Walther Zimmermann

Homöopathie in der Klinik
Eine erlebte Heilmethode

Walther Zimmermann

Homöopathie in der Klinik

Eine erlebte Heilmethode

Quintessenz

Der Autor:
Dr. med. Walther Zimmermann
Internist, ehemaliger Chefarzt des Krankenhauses für Naturheilweisen München

CIP-Titelaufnahme der Deutschen Bibliothek

Zimmermann, Walther:
Homöopathie in der Klinik:
eine erlebte Heilmethode /
W. Zimmermann. – München :
Quintessenz, 1990

ISBN 3-928036-02-5

Lithographie: Toppan Printing Co. (S) Pte., Ltd., Singapore
Satz und Druck: Bosch-Druck, Landshut/Ergolding
Bindearbeiten: Lüderitz & Bauer GmbH, Berlin
Printed in Germany

Inhaltsverzeichnis

Vorwort

Die Entwicklung der Medizin, der Trend der Bevölkerung und der jungen Ärztegeneration zu natürlichen Heilmethoden, aber auch das hartnäckige Weiterbestehen homöopathischer Heilweisen über jetzt nahezu 200 Jahre haben die Diskussion über den Wert der Homöopathie neu aufleben lassen. Im vorliegenden Buch wird der Versuch gemacht, trotz der Sintflut einschlägiger Literatur aus langjähriger klinischer Erfahrung mit der Homöopathie ein wegweisendes Konzept für die zukünftige Entwicklung im Therapiedenken der Homöopathie darzustellen. Es ist nicht Zweck dieses Buches, die Einzelheiten der bekannten Arzneitherapie vorzustellen. Dafür gibt es genügend bewährte Lektüre. Vielmehr soll für den bereits Eingeweihten ein Denkanstoß gegeben werden, Homöopathie und Schulmedizin zu einem Konsens zu bringen, von dem nicht eine Lehrmeinung, sondern der Patient profitieren sollte. Die meisten Gegenargumente aus dem naturwissenschaftlich-kausalen Denken in bezug auf eine potenzierte Arznei sind bisher nur von einem physikalischen oder chemischen Aspekt her möglich gewesen. Trotzdem gab es in unserem Jahrhundert Ansätze, z.B. die Hochpotenzfrage zu klären. Unsere Zeit ist zwar reif geworden für den Ausflug zu den Sternen, aber noch nicht reif genug, den Mikrokosmos zu erobern. So bleibt dem Erfahrenen nur der Ausweg in die Kasuistik gegenüber der wissenschaftlich geforderten Statistik. Der Patient fragt nicht nach der Statistik, wenn er in diese nicht integriert werden kann.

Als der Verfasser im Jahre 1958 das „Homöopathische Krankenhaus München-Höllriegelskreuth“ übernommen hatte, wurde ein Stiftungszweck aus dem vorigen Jahrhundert zugrunde gelegt, wonach in dem 87 Betten-Haus vorwiegend nach homöopathischen Methoden behandelt werden sollte. Dieser Stiftungsnachlaß stammte aus der Mitte des vorigen Jahrhunderts, und auch die historischen Ereignisse der Zwischenzeit waren an dem Stiftungsgebäude nicht spurlos vorübergegangen. Trotzdem wurde der Auftrag ernsthaft betrieben aus den Erkenntnissen einer Medizin des vorigen Jahrhunderts und aus dem Gedanken: „Wer heilt, hat recht“ und der ethischen Verpflichtung, jedem Hilfesuchenden nach besten Möglichkeiten zu helfen.

Jeder homöopathische Arzt macht Krisen durch, wo er am Scheideweg steht zwischen der bequemen und forensisch gesicherten Methode der Behandlung und einer wenig abgesicherten Heilmethode. Solche Krisen sind meines Erachtens wichtig für die eigene Entwicklung und das eigenständige Denken. So kam es im entscheidenden Augenblick zu einem Dialog mit einem Patienten, der sich als hochangesehener Physiker der NASA mit den Dimensionen der Naturwissenschaft gründlich auseinandergesetzt hatte. Dieser Patient hat eine typische homöopathische Behandlung durchgemacht und als wirksam empfunden. Seine Aussage hierzu wird später noch wörtlich wiedergegeben.

So waren es also Erlebnisse, die mit der Heilmethode immer mehr vertraut machten, unabhängig von Vorbehalten wissenschaftlicher Argumentation, aber auch unabhängig von Vorbehandlern und Vorbehandelten. Nach einigen Schlüsselerlebnissen bleibt der Arzt an der Methode hängen, er übernimmt aus dem Unvermögen, seine Erfolge zu erklären, genau die Vorschriften, die von *Hahnemann* und seinen Epigonen überliefert wurden. Er achtet pedantisch darauf, keine Fehler im historischen Sinne zu machen, um den Erfolg für seine Patienten nicht in Frage zu stellen. Sollten wir aber in dieser pedantischen Lethargie verharren oder den Versuch machen, in der bewährten Arzneisystematik auch Hintergründe zu erkennen?

Wer als Arzt Homöopathie betreiben will, muß in mehreren Dimensionen denken. Auch die Homöopathie darf nicht allein in der Luft stehen bleiben, sie braucht wie jede andere Behandlungsart Einsicht in das Krankheitsbild und das Verhaltensmuster des Patienten. Sie darf nicht aus Prestigegründen oder aus Gründen der Deklarierung am Arztschild der Praxis betrieben werden.

Kongresse und Literatur bringen meist im Zeitraffertempo den so imponierend kurzen Weg von der Arzneidiagnose über einige Tropfen zur Heilung. Der lerneifrige Anfänger findet dies beeindruckend und nachahmenswert, die Kongreßvorträge sind meist auf das Arzneimittel zugeschnitten und werden oft mit bestechender Eloquenz vorgetragen, so daß niemand ahnen kann, welche Mühe und Überlegung und oft genug auch nächtliche Sorge auf dem Wege zum Behandlungserfolg warten. Der Kliniker hat sich im Gegensatz zum freipraktizierenden Arzt nicht allein dem Patienten gegenüber zu verantworten, sondern auch gegenüber dem Assistenten und Hospitanten, dem Pflegepersonal und den eventuell im Zimmer weilenden Mitmenschen.

Trotzdem lohnt sich die Auseinandersetzung mit der Homöopathie, weil die offizielle Medizin dringend einer Erweiterung ihres Therapiespektrums bedarf. Sie bedarf auch eines paracelsischen Gedankens, wonach es in der Natur Mittel gibt, um Krankheiten auszulösen, und ebensolche, die heilen. Viele sehen in der Homöopathie einen Rückschritt in die Zeit *Goethes* und weniger den Fortschritt, den die Medizin bereits gemacht hat in bezug auf die Leib-Seele-Problematik. Noch verharrt die Medizin in der Zweiteilung und hat noch keinen therapeutischen Konsens gefunden. So sollte dieses Buch über erlebte Homöopathie ein Lebenswerk beschreiben und dazu beitragen, die nur scheinbar feindlichen Brüder einander näherzubringen.

Alle Beiträge zu diesem Buch entstammen Vorträgen, Diskussionen und Fortbildungsveranstaltungen, wobei immer wieder die Theorie mit der Praxis konfrontiert wurde. Die Darstellungen sollen kein Lehrbuch sein, d.h. sie sollen nicht belehren, nicht zeigen, wie man es besser machen kann. Sie sollen ausschließlich Erlebnisse am Patienten mit einer Heilmethode zur Diskussion stellen. Nur wenige Beiträge sind bereits auszugsweise veröffentlicht worden, viele wurden angeregt durch Gespräche mit Kollegen, wobei ich mich dankbar erinnere an die Diskussionen mit dem Anthropologen Prof. Dr. *Jakob* und an die bereits erwähnten Gespräche mit dem Physiker Prof. Dr. *Plendl*. Nicht zuletzt denke ich auch an die interessanten Gespräche mit meinen Mitarbeitern, deren kluge Einwände bereits für die Arzneitherapie genutzt wurden.

Das vorliegende Buch ist die Darstellung eines Klinikers, der einerseits nicht auf sein von bedeutenden Lehrern vermitteltes Wissen verzichten wollte, andererseits eine Klinik führen mußte, die im Bedarfsplan einer Großstadt zugelassen war und damit einen vorgeschriebenen Einzugsbereich zu versorgen hatte. So konnten die für die Homöopathie geeigneten Behandlungsfälle nicht ausgesucht werden. In jener Exklusivität der Patientenauswahl bilden sich nämlich die negativen Bewertungsmerkmale einerseits beim Arzt oder Heilpraktiker, wenn er auf eine mögliche und erweiternde Technik der Krankheitsdiagnostik verzichtet, dem Patienten „unnötige Operationen" ausreden will, um nur einige Belastungen anzudeuten. Andererseits entsteht bei dem Patienten der Eindruck, es handle sich um eine gefahrlose und einfache Therapie, der man aus vielen Gründen mehr vertraut als einer zeitgerechten, fortschrittlichen Medizin. Dazu kommt, daß mehr funktionelle – um nicht zu sagen – neurotisch gefärbte Krankheiten in den Wartezimmern der Homöopathen anzutreffen sind als andere, deren Weg durch die Einbahnstraße der modernen Diagnostik vorgeschrieben ist.

Die Probleme sind noch nicht zu Ende. Die Vertreter der homöopathischen Therapie haben für denjenigen, der sich von den bald 200jährigen Regeln der Homöopathie entfernt, ein böses Schimpfwort parat. Sie bezeichnen ihn als einen „Bastardhomöopathen". Damit wird nicht nur der Behandler abqualifiziert, sondern er verliert auch unter den strengen Augen *Hahnemann*'scher Wächter der Heilkunst seine Hoffähigkeit. Solche Verurteilungen sind weder historisch noch sachlich gerechtfertigt. *Hahnemann* war der erste Arzt in der Medizingeschichte, der die Arzneimittel systematisch in bezug auf Wirkung und Verwendung geprüft hat. Er hat einem ganz neuen Konzept in der Medizin Rechnung getragen. Mit den Methoden der Beobachtung und Erfahrung hat er Arzneistoffe geprüft und dabei vor allem die Rolle von Konstitution und Individualität mit den Methoden seiner Zeit vereint. *Hahnemann* hatte ein Therapiekonzept, an dem die heutige Zeit noch arbeitet, wobei der Rahmen einer psychosomatischen Medizin richtungsweisend sein kann. Man könnte *Hahnemann* also den Vorläufer einer psychosomatischen Medizin nennen, und er wäre damit hochaktuell und modern.

Wenn sich die Homöopathie als Heilmethode vorstellt, dann darf man wohl zu Recht fragen, warum man sie nicht auch in der Klinik findet. Warum hat uns die klinische Homöopathie nur einige schüchterne Krankenblattdarstellungen hinterlassen, wenn man von dem mutigen Torso *Alfons Stiegeles* absieht? – Wie kann eine Forderung nach Lehrkanzel und Universität gerechtfertigt werden, wenn die naturwissenschaftliche Entwicklung der letzten beiden Jahrhunderte nicht in das Gesamtbild der Homöopathie integriert werden soll? Demgegenüber hat sich die Homöopathie sehr rasch der Computer bedient, Fragebogentaktiken und Repertorisation haben die ärztliche Intuition und Erfahrung am Patienten verdrängt, was zum Verlust eines wesentlichen Elementes, des Vertrauens zwischen Arzt und Patient, führen kann. Das Gespräch mit der Bewertung der Gestik, mit dem Mit-Leiden war bisher ein starker Vertrauensfaktor, der die Homöopathie so beliebt machte. Patienten haben berichtet, daß sie sich im Wartezimmer des Homöopathen über eine Stunde mit dem Fragebogen gequält haben, dann im erwarteten Gespräch mit dem Arzt dessen Zuwendung zu einem dicken Nachschlagewerk erlebten. Das gleiche kann auch vom Computer oder einem Karteisystem geleistet werden. Andere Auswüchse, wie etwa der Einsatz eines Hautwiderstandsmessers zum Herausfinden einer Therapie mit einer Vielzahl von Nosoden, sollten hier gar nicht erwähnt werden. Ist dies der Fortschritt einer Heilmethode in unserer Zeit?

Das Postulat „similia similibus curentur“ ist kein Dogma, und man fragt sich nicht vergebens, inwieweit *Hahnemann* in der heutigen Zeit nicht auch die Fortschritte einer Naturwissenschaft in sein vorwiegend induktiv-empirisches Konzept mit einbezogen hätte. Die Fortentwicklung der Immunologie und Mikrobiologie läßt heute bei der Dosierung schon in Dimensionen denken, die homöopathischen Verdünnungen sehr nahe stehen. Auch die strenge und unnatürliche Trennung von Phyto- und Homöotherapie ist nicht mehr gerechtfertigt, sie entspricht nie der Praxis, sondern ist eine theoretische Trennung.

So will das vorliegende Buch Einblicke vermitteln in die Möglichkeiten klinisch-homöopathischer Krankenbehandlung. Unterstellt wird die Integration aller Heilmethoden mit Schwerpunktbildung in der Homöopathie. Andere Rücksichten wie Verweildauer, Sparmaßnahmen im Gesundheitswesen, Fragen der Wirtschaftlichkeit in einem Krankenhaus und Dirigismus der Gesundheitsbehörden sollten die Zielsetzung aller Therapien im „cito, tuto et iucundo“ nicht irritieren, erschweren aber den Weg zu einer individuellen Heilbehandlung.

Schließlich gilt es noch, eine Dankespflicht abzustatten. Gedankt sei allen, die bei der Sichtung und Umarbeitung verantwortlich mitgearbeitet haben, um dieses Buch zu gestalten. Dank meiner ehemaligen Sekretärin, Frau *I. v. Lemcke*, die mir ordnend zur Seite stand, und nicht zuletzt meiner Tochter *Flavia*, die mir Grafik, Erstellung des Fotomaterials und mühselige Schreibarbeiten abgenommen hat. Schließlich sei allen Freunden und Kollegen und dem Quintessenz-Verlag und seinem Leiter, Herrn *Dengler*, gedankt, die mich bei dem Gedanken zu diesem Buch unterstützt haben.

Deisenhofen, im Juli 1990

Dr. med. Walther Zimmermann
Internist und ehemaliger Chefarzt des Homöopathischen Krankenhauses Höllriegelskreuth b. München und des Krankenhauses für Naturheilweisen, München-Harlaching

Teil I
Theorie und Grundlagen der klinischen Homöopathie

„Medizin muß Wissenschaft sein oder sie ist nicht mehr“, war 1908 der Ausspruch *Naunyns*.
Anschütz hat ihn im Vorjahr erweitert: „Medizin muß mehr sein als Wissenschaft!“

1
Praktische Möglichkeiten der Homöopathie aus historischer Sicht

Naturheilgedanke und Selbstheilungsbestreben der Natur sind mit der Medizin seit dem Beginn ihrer Geschichte verbunden. Die Heilkunst aber ist nicht statisch, sondern einer ständigen Veränderung unterworfen, wobei jede Epoche ihre eigene Prägung hat, die nur aus der historischen Situation heraus zu verstehen ist. Manchmal scheinen sich sogar einzelne Epochen im Laufe der Zeit zu wiederholen.

Wenn die heutige Zeit für Natur und Umwelt kämpft und der Technik den Rücken kehren möchte, so erinnert dies an die Mitte des vorigen Jahrhunderts, in der sich bekanntlich die Naturheilbewegung formierte. Am Anfang bildeten Revolution und Industrialisierung den gesellschaftlichen Hintergrund, dann folgte die stürmische Entwicklung von Chemie und Medizin, was die Ursache dafür wurde, daß die Naturheilbestrebungen gegenüber der Schulmedizin und Wissenschaft eine kämpferische Haltung einnahmen.

Fünf große Laien brachten damals eine Volksbewegung in Gang: *Prießnitz, Schroth, Kneipp, Felke* und der Vater des Vegetarismus, *Balser*. Andere, wie *Rickly*, entdeckten die Heilwirkung der Sonne oder, wie *Bircher-Benner*, die Kräfte der besonnten Natur. *Friedrich Ludwig Jahn* lehrte die Deutschen das Turnen; der Schwede *Ling* führte die Leibesübungen ein und Dr. *Moritz Schreber* den Kinderspielplatz und im weiteren Sinne den *Schreber*garten. Diese Entwicklung in der Mitte des vorigen Jahrhunderts erinnert an unsere Zeit und rechtfertigt die Bemerkung: „Alles schon dagewesen!"

Schon 1796 aber hatte *Samuel Hahnemann* mit seiner Veröffentlichung „Versuch über ein neues Prinzip zur Auffindung der Heilkräfte der Arzneisubstanzen nebst einigen Blicken auf die bisherigen" (Hufeland-Journal, Bd. II) die Geburtsstunde der Homöopathie eingeläutet, so daß dieses Heilverfahren jetzt schon über 190 Jahre existiert. Die Homöopathie entwickelte sich schnell; sie löste die Therapie mit Aderlässen und Drecks-Apotheken ab und paßte zur empirischen Denkart von *Kant* sowie zu den individualistischen Bestrebungen der Naturphilosophen *Fichte* und *Schelling*.

Die Homöotherapie ließ ein Höchstmaß an Individualisierung zu; sie förderte Selbstheilungsbestrebungen und die Therapie von Befindensstörungen, wie nie zuvor bekannt.

Im Jahre 1805 veröffentlichte *Hahnemann* seine erste Arzneimittelprüfung am Gesunden unter dem Titel „Fragmenta de viribus medicamentorum". Diese Arzneiprüfung am Gesunden wurde neben dem Prinzip der Ähnlichkeit und der kleinsten Dosen die tragende Säule der Homöopathie, die sich – nicht zuletzt unter dem Einfluß des grundlegenden Werkes „Organon" (erstmals 1810, dann verändert 1819, 1824, 1829 und 1833 aufgelegt) – bis zum Tode *Hahnemanns* im Jahre 1843 stürmisch ausbreitete. Die von ihm vor seinem Tode in Paris konzipierte letzte Auflage von „Organon" wurde als Nachlaß erst 1921 von *R. Haehl* entdeckt und herausgegeben. In diesem Werk finden sich auch die Quellen zur Bereitung der sogenannten „LM-Potenzen". Darüber hinaus zählen neben einer Vielzahl von kleineren Schriften jeweils 6 Bände „Die reine Arzneimittellehre" und „Chronische Krankheiten" zur Hinterlassenschaft *Hahnemanns*.

In den fast 200 Jahren ihres Bestehens hat sich die Homöopathie in nahezu unveränderter Form bewährt. Die älteste deutsche Ärztezeitschrift, die „Allgemeine Homöopathische Zeitung", wurde als AHZ bis zum heutigen Tage lückenlos geführt.

Viele Generationen von Ärzten und Laien haben sich inzwischen mit der Homöopathie auseinandergesetzt, zahlreiche Kliniken nutzten diese Therapieform, und in einhelliger Übereinstimmung wurde die homöopathische Heilmethode am Krankenbett bestätigt. Dennoch haftet ihr bis heute etwas Anrüchiges an, nämlich der Verdacht, daß es sich bei Behandlungserfolgen nur um Scheineffekte (sogenannte „Placebo-Wirkungen") handele, vor allem, wenn es um Erklärungen für die Wirksamkeit kleinster Dosen geht. Der Begriff „Allopathie" wurde geprägt, um den Gegensatz (und die Distanzierung) deutlich zu machen; auf der anderen Seite wurde die Bezeichnung „Schulmedizin" mit einem negativen Unterton gebraucht.

In dieser Auseinandersetzung muß man wiederum eine historische Entwicklung beachten. Nicht nur die aufstrebende Chemie, die der Pflanze das Geheimnis ihrer Wirksamkeit entlockte und sie nur noch nüchtern deutete, sondern auch die unter *Virchow* neu konzipierte Zellularpathologie veränderten zu Beginn des 19. Jahrhunderts das seit *Hippokrates* bestehende humoralpathologische Denken. Bekanntlich betrachtete *R. Virchow* seit 1858 die Zelle als Sitz wie auch als Ursache von Krankheiten und lehnte damit in extremer Form alles ab, was nicht im Mikroskop sichtbar war. Diese Veränderung des wissenschaftlichen Denkens in der Medizin war ein tiefer Einschnitt, der die Möglichkeiten für eine funktionelle Sicht der Gegebenheiten verschloß und dem Regulationsprinzip der Homöopathie feindlich gegenüberstand. Man preßte die Medizin in den Rahmen einer exakten Naturwissenschaft; neben den psychischen Einflüssen wurde auch alles Funktionelle und Regulative auf nachweisbare Parameter übertragen – das Ursache-Wirkung-Denken blieb im Mechanistischen stecken...

Es ist verständlich, daß sich die Homöopathie trotzdem kontinuierlich über fast 200 Jahre behaupten konnte, weil sie im Funktionellen dachte; andererseits jedoch geriet ihr Standpunkt angesichts der Entwicklung von Medizin und Naturwissenschaft der letzten 150 Jahre mehr und mehr in Bedrängnis. Allerdings darf man wohl annehmen, daß nach einem Zeitraum von 190 Jahren von einer Therapieform mit lediglich einem Placebo-Effekt längst nicht mehr gesprochen würde – oder auch nur in der Weise, wie man heute von der Alchimie paracelsischer Prägung spricht: Mit Hochachtung für historische Gedanken einer Zeit, die dafür noch nicht reif war.

Es fehlte nicht an Bemühungen, die Homöopathie in ein Therapiekonzept einzuordnen, was jedoch schwierig war, da die Vielschichtigkeit der Krankheitsbilder eine vielseitige Behandlung erfordert, bei der Fragen der Ätiologie, der Konstitution, der Organotropie und Psychosoziologie nur einen groben Rahmen der Möglichkeiten aufzeigen. *F. Hoff* hat ein Schema präsentiert, das von *Ritter* erweitert wurde und den Platz der Homöopathie bestimmte. Dabei wird unterschieden zwischen:

1. *Kunsttherapie* (ohne Mitwirkung des Organismus):
   a) symptomatische oder auch palliative Behandlungsweise (etwa Schmerzmittel bei Kopfschmerzen oder auch chirurgische Entfernung einer Geschwulst u.ä.);
   b) Substitutionstherapie
   (Ergänzen und Ausgleichen, Hormone, Vitamine, Mineralsalze usw. Prototyp hierfür ist der Diabetes mellitus);
   c) Antiparasitäre Behandlung
   (typische Beispiele: Antibiotika- und Chemotherapie).

2. *Regulationstherapie* (unter Ausnutzung der natürlichen Heilungsbestrebungen des Organismus):
   a) unspezifische Reiztherapie
   (Immuntherapie, wie Proteinbehandlung, Schwefel, Fieber, Überwärmungsbäder etc.);
   b) spezifische Reiztherapie
   (Hierher gehört entsprechend den im Ähnlichkeitsprinzip aufgedeckten Krankheitszeichen die Homöopathie);
   c) organspezifische Phytotherapie
   (insbesondere, soweit sie die Mite-Substanzen betrifft);
   d) Neuraltherapie nach *Hunecke*
   (Impletol, Procain, Ameisensäure);
   e) Akupunktur.

Inwieweit man ausschließlich Regulationstherapien als die kurativen Methoden bezeichnen kann, sei dahingestellt, da auch bei einer antibiotischen Therapie in der Überwindungsphase die Selbstregulierungskräfte eingesetzt werden müssen. Die Erkenntnisse der Immunbiologie in den letzten Jahren haben gezeigt, wie vielseitig der Organismus bei seiner Selbstheilung sein kann.

Da der Mensch aus Geist und Materie besteht, ergibt sich für die Therapie ein Zugang über das Soma und einer über das Psychosoma (das Ganze). Der Theorienstreit homöopathischer und naturwissenschaftlicher Mediziner wäre längst entschieden, wenn einer der Streitenden recht hätte – oder noch besser, wenn er unrecht hätte. Diesen Streit kann man vergleichen mit der Auseinandersetzung darüber, ob das Licht Wellen- oder Korpuskelnatur habe. *F. Capra* hat in seinem Buch „Wendezeit“ diese Aussage unterstrichen, als er sagte: „Um über die klassischen Modelle hinauszukommen, müssen die Wissenschaftler die Grenzen der mechanistischen und reduktionistischen Anschauungsweise überschreiten, wie dies in der Physik geschehen ist, und ganzheitliche sowie ökologische Anschauungen entwickeln."

Nur der Pathologe kann und darf einseitig denken; der Arzt muß nach dem Wesen des Menschen suchen, und er sollte diese Tatsache nicht ignorieren. *Hahnemann* sagt in § 9 seines „Organon": „Im gesunden Zustand des Menschen waltet die geistartige, als Dynamis den materiellen Körper belebende Lebenskraft unumschränkt und hält alle seine Teile in bewunderungswürdig harmonischem Lebensgang ...".

So ist also das Wichtigste, was der homöopathische Arzt mitbringen muß, ein anderes Krankheitsverständnis: Der Patient leidet beispielsweise nicht einfach an einer Grippe, sondern an einer Befindensstörung, die mit Knochenschmerzen, Frösteln, Kopfschmerzen und Augendruck verbunden ist, ausgelöst etwa durch kalten Wind oder auch durch mannigfache andere Ursachen, die für die nun folgende Arzneiwahl bedeutsam sein können.

Dieses „Auffächern" eines Krankheitsbildes, bei dem übrigens Lebensereignisse eine ebenso wichtige Rolle spielen wie Emotionen und Affekte (d.h. Gemütsverfassungen), ist keineswegs eine Marotte der Homöopathie, sondern die grundlegende Darstellung des einzigartigen Individuums, für das es nur ein einziges Mittel gibt, nämlich ein Mittel, das am Gesunden geprüft und mit der gleichen Symptomatik behaftet ist!

Nicht zuletzt die schwierige, überaus subtile Anamnese und die Ermittlung eines passenden Arzneibildes lassen den Patienten ahnen, mit welcher Aufgeschlossenheit und Gründlichkeit der Arzt auf das eingeht, was er als krankhaft empfindet. *A. Jores* hat einmal die Homöopathie und ihre Heilerfolge als „Kleine Psychotherapie" bezeichnet – so betrachtet, sicherlich nicht unberechtigt.

Der Homöopath ist imstande, an Hand einer Vielzahl von Symptomen das Ungleichgewicht zu erkennen, das häufig der Anfang eines Krankheitsgeschehens ist. So stellen Änderungen im Verhalten des Menschen – seine Empfindlichkeit gegen Kälte, sein Verlangen etwa nach Zucker oder auch Salz und dessen Unverträglichkeit, Schlafgewohnheiten, periodische und rhythmische Merkmale – die Reaktionen des Organismus auf Ungleichgewichte in der dynamischen Ebene dar. Die Gesamtheit dieser Symptome nimmt Gestalt an, wird Persönlichkeit und – nach physikalischen Gesichtspunkten – ein Schwingungsbild dieses Menschen. „Dynamis" hat es *Hahnemann* genannt, „Lebenskraft, Systemeigenschaft von Regeleinrichtungen" nannte es *Bayer*, und „Chi" nennen es die Chinesen, deren Hauptaugenmerk in der traditionellen Medizin auf die Harmonisierung dieser Lebensenergien gerichtet ist. Eine homöopathische Therapie besteht darin, das Muster der für den Patienten charakteristischen Symptome mit einem Muster zur Deckung zu bringen, das bei dem Heilmittel identisch ist. Physikalisch heißt dies: Wenn das Energiemuster des Patienten mit dem des Heilmittels übereinstimmt (d.h. in Resonanz kommt), so wird der Heilungsprozeß eingeleitet. Dabei können einmalige Symptome von größerer Bedeutung sein als solche, die den Individualcharakter eines Mittels oder einer Krankheit herauszustellen vermögen.

Zur Erklärung des eben Gesagten mögen folgende Beispiele dienen:

1. *Pareira brava*, eine der Berberitze verwandte Menispermaceae (Chondodendron tomentosum), ist in Mittel- und Südamerika beheimatet und enthält Alkaloide, die auf die Blasenmuskulatur einwirken. In Prüfungen der amerikanischen Schule beobachtete man das Symptom: „Muß sich am Schwanz eines Pferdes festhalten beim Urinieren". Übertragen auf unseren Kulturkreis bedeutet dies, daß sich der Patient mit einer Strangurie quält, was umgedeutet

wurde in eine heftige Schmerzattacke beim Urinieren. Dabei wird häufig beobachtet, daß sich der Patient infolge seiner Krampfschmerzen in der Blasengegend auf Hände und Knie niederläßt. Bei diesem Mittel genügt allein dieses absolut zuverlässige, seltene Symptom!

2. *Lilium tigrinum*, die Tigerlilie, hat neben einer Reihe von Senkungsbeschwerden in ihrem Arzneimittelbild ebenfalls ein seltenes Symptom: Das Zusammenschnüren des Herzens und ein Ziehen am Herzen „wie mit einem Band" – ein Symptom, das auf ein hyperkinetisches Herzsyndrom hinweist, gleichzeitig aber auch Symbolwirkung hat, nämlich Bindung und Bandgefühl der kranken Person.
   Tatsächlich bewährte sich dieses Mittel gerade bei solchen Patienten, wo echte, im ureigentlichen Sinne „Herzensbindungen" irritiert waren.

3. *Abies nigra*, die Schwarzfichte, hat in ihrem Arzneibild auch ein nicht häufiges Symptom: Das Gefühl eines Knödels in der Magengrube – meistens verbunden mit einer atrophischen Gastritis bzw. mit einer Untersäuerung des Magens. So weist dieses relativ seltene Symptom eine Organbeziehung auf, die den Hinweis auf eine Systemschwäche der Schleimhaut gibt.

Andere Symptome signalisieren dem behandelnden Arzt Verlustereignisse, die etwa mit *Ignatia*, oder chronische Kummersituationen, die mit *Ammonium muriaticum* therapiert werden.

Aber auch einfache Prüfungsmerkmale eines Mittels haben therapeutische Bedeutung, z.B. das *Belladonna*-Arzneibild mit dem klinischen Bild des Scharlachs.

Mit zu den Grundlagen der Homöopathie gehört das *Ähnlichkeitsprinzip*. Schon zu *Hahnemanns* Zeiten fand es Anwendung in der *Jenner*schen Kuhpocken-Impfung. Die ersten Arzneimittelprüfungen brachten die Bestätigung, zu der im Laufe der Zeit die Erkenntnisse der Gewerbe-Toxikologie und die Erfahrungen mit chronischen Vergiftungen als Arzneibilder hinzukamen. Bis heute haben die Arzneibeobachtungen *Hahnemanns* ihre Gültigkeit behalten; sie wurden in den letzten 150 Jahren kontinuierlich ergänzt, nachgeprüft und erweitert.

Unabhängig von der Entwicklung in Deutschland, später auch in Frankreich, wo *Hahnemann* und seine Schüler tätig waren, kam es in Amerika zu einer eigenständigen Entfaltung. *Kent, Farrington, Allen* und *Royal* sind die bekanntesten Vertreter dort, in Frankreich profilierten sich *Jousset, Julian, Charrêt* und *Voisin*, in der Schweiz neben vielen anderen *Pierre Schmidt, Voegeli* und *Künzli*.

Die Prüfung am Gesunden ist eine weitere Voraussetzung. In der heutigen Diskussion über den Tierversuch mit Arzneimitteln gilt ein wesentliches Argument: Zellstruktur und -funktion des Stoffwechsels sind bei Mensch und Tier sicherlich vergleichbar. Aber erst die „in die menschliche Sprache gekleideten Symptome der Arzneien", wie *Hahnemann* es in seiner „Reinen Arzneimittellehre" ausgedrückt hat, liefern die Voraussetzung für die Ähnlichkeitstherapie. Natürlich waren diese Prüfungen nicht frei von spekulativem Denken und Alltagssymptomen, obwohl es an Sorgfalt – gerade bei *Hahnemann*, aber auch in früheren Zeiten – nicht gefehlt hat. Die Arzneiprüfungen waren um so bedeutsamer, als es sich nicht um grobe Vergiftungserscheinungen handelte, sondern um Befindungsstörungen, die der Beginn einer Krankheit sein können und im Vorfeld häufig genug mit einer Vielfalt seelischer Kümmernisse und Mißstimmungen verbunden sind.

Die *Dosierung* schließlich macht es möglich, Prüfungen an Gesunden mit jenen kleinen Gaben durchzuführen, die man belächelte und deren Wirksamkeit von den Naturwissenschaften in Frage gestellt wurde. Dies ist auch der Kritikansatz für den naturwissenschaftlich geschulten Apotheker und Arzt, obwohl in den letzten Jahren beim Studium von Enzym- und Hormonwirkungen Dosierungen von 10^{-12} und höher kein Staunen mehr hervorriefen. So wurde vor kurzem am Pharmazeutischen Institut München von *H. Wagner* bei der Suche nach immunstimulierenden Pflanzensubstanzen festgestellt, daß potenzierte Verdünnungen nach homöopathischer Manier mehr stimulative Kraft zeigen konnten als reine Ursubstanzen nach dem Prinzip des Massenwirkungsgesetzes.

Aber auch diese Tatsachen allein genügen nicht, um die Effekte der sogenannten „Hochpotenzen" in der Homöopathie (also jener Substanzen, die über die *Lochschmidt*sche Zahl – nämlich 10^{-23} – potenziert sind und demnach kein Molekül Substanz aufweisen) zu erklären. Gleichwohl ist für jeden erfahrenen Homöopathen – wie auch hier – die Wirkung offensichtlich!

Nach den vorwiegend theoretischen Auseinandersetzungen mit unserem Thema sollen nun einige praktische Erfahrungen vermittelt werden.

Eine oft gestellte Frage lautet: „Welche Krankheit eignet sich besonders für die Homöopathie, und welche sollte besser mit anderen Methoden behandelt werden?"

Es wurde bereits erwähnt, daß die Homöopathie eine organspezifische Reiztherapie ist, d.h., die geprüften Arzneimittel lassen eine bestimmte Wirkungsrichtung vermuten. Zunächst gilt immer der Erfahrungssatz, daß im einzelnen Fall diejenige Behandlung die geeignete ist, die sicher und zuverlässig, rasch und ohne Schädigung zum Erfolg führt – ein Gebot, dem sich auch der homöopathische Arzt zu unterwerfen hat! Die Zeiten, in denen eine Sepsis mit homöopathischen Mitteln behandelt wurde, sind vorbei; es gibt inzwischen Möglichkeiten, das lebensbedrohliche Krankheitsbild mit hochdosierten und gezielten Antibiotika schneller und sicherer zu bessern oder sogar zu heilen. Daraus läßt sich gleich eine weitere Erfahrung ableiten: Je akuter das Krankheitsbild, je deutlicher Organbeziehung und Defektsyndrom, desto weniger eignet sich zunächst die Homöopathie – und wenn überhaupt, so wäre sie in Dosierungsbereichen einzusetzen, die der Urtinktur bzw. der Ursubstanz der Arznei nahe kommen. Man denke in diesem Zusammenhang an Digitalis oder Strophanthin, die bei einer Dekompensation des Herzens oder des Kreislaufs nur als Glykosid verabreicht werden und in dieser Form zur Rekompensierung ausreichen. Das Gleiche gilt für Schock und Kollaps. Es ist aber nicht auszuschließen, daß z.B. Defekte wie Infarzierung nach Beseitigung der akuten Not auch Arzneien (beispielsweise Arnica oder Ruta) vertragen zur Abmilderung des Traumas in seiner ganzen Breite.

Ähnliches gilt auch für die chirurgischen Indikationen – angefangen beim Blinddarm, bei dem noch im vorigen Jahrhundert die Behandlung mit Belladonna und Bryonia empfohlen wurde und der heute vernünftigerweise dem Chirurgen überlassen wird. Entstehen nach einer solchen Operation jedoch Verwachsungen des Darmes oder Fehlfunktionen in diesem Bereich, so wird der Homöopath mit Erfolg Staphisagria einsetzen und damit Ruhe in die postoperative Phase des Abdomens bringen.

So ist die Homöopathie also Ergänzung für den Anfänger und Bereicherung für den Erfahrenen, der sie zusätzlich oder auch alternativ dort einsetzt, wo er für den Kranken mehr Hilfe braucht, als die übliche Therapie sie geben kann. In den Händen des geschulten Arztes kann die homöopathische Arznei zu einer Wunderwaffe werden, wenn sie zum richtigen Zeitpunkt, beim geeigneten Zustand des Patienten und nicht zuletzt auch in der richtigen Dosierung angewandt wird.

Mangel an Erfahrung kann man dabei mit Hilfe von Symptomenlehren oder Repertorien aufwiegen – ein Zeitaufwand, dessen Wert gar nicht zu ermessen ist!

Homöopathie ist kein Dogma, aber auch kein unreines Placebo *(Kuschins-*

ki) oder ein Adjuvans bei der Psychotherapie *(Oebner)*.

In den üblichen Arzneimittellehren sind ca. 500 bis 600 Arzneimittel aufgeführt. Der größte Teil davon ist geprüft, nur ein kleiner Teil stammt aus dem Erfahrungsschatz der Ärztegenerationen homöopathischer Provenienz. Für den Anfänger wird es genügen, wenn er sich mit 200 bis 300 Mitteln beschäftigt; diese Zahl entspricht auch weitgehend dem Bestand der früher üblichen Dispensier-Apotheken in der Praxis homöopathischer Ärzte.

Die Vorteile der Homöopathie liegen zweifellos in der Behandlung von chronischen Krankheiten, insbesondere von Bindegewebserkrankungen, wenn nicht zuviel suppressive Therapie vorausgegangen ist. In solchen Fällen muß nach unserer klinischen Erfahrung das Bindegewebe erst wieder aktiviert werden, was mit Hilfe von Fieber oder künstlicher Entzündung, Überwärmung u.ä. geschieht. Aber auch eine Kostumstellung, wie etwa Fasten oder Umstellung auf Rohkost, kann helfen. Erst danach folgt die individuell erforderliche homöopathische Arznei – ein mühevolles Unterfangen, bei dem die Geduld und die Mitarbeit des Patienten ebenso auf die Probe gestellt werden wie die des Arztes.

Demgegenüber sind chronische und auch akute Hautkrankheiten ein vielseitiges – und dankbares – Betätigungsfeld für den Homöopathen. Ihr Wesen ist die Reaktionsbereitschaft eines Keimblattes (Ektoderm), welches zugleich Kontaktorgan zur Umwelt ist, einer geographischen Skizze der Körpersegmente gleicht und immunitäre Möglichkeiten von Epithel-Mesothel-Reaktionen birgt.

Die bei einer Allergie stattfindende Antigen-Antikörper-Auseinandersetzung ist nur ein Teil dieser Immunkrankheit, um die es sich vorwiegend handelt. *Hahnemann* verwendet dafür den Begriff „Psora“, was – unter Verzicht auf die historische Bedeutung – nichts anderes bedeutet als Allergie.

Bei *Hautkrankheiten* hat sich folgender Weg bewährt:

1. Die *Behandlung der konstitutionellen Minderwertigkeit*, die meist auf einen kindlichen Lymphatismus zurückzuführen ist.
   Hauptmittel sind hier Calcium carbonicum sowie alle Erdalkalimittel der II. Ordnungsgruppe des Periodensystems, also insbesondere Magnesium und Barium, sowie die Mittel der V. Gruppe.

2. Die *Behandlung von Dispositionsbereitschaften* auf besondere Lebenseinschnitte und -faktoren wie Pubertät, Klimakterium, Hormonumstellung und Hormonbehandlungen.
   Hierfür geeignet sind Pulsatilla, Sepia, Cimicifuga, Staphisagria und Natrium muriaticum.

3. Die *Beseitigung etwaiger Unterdrükkung oder Verdrängung* einer anderen Krankheit, die sich an der Haut manifestiert hat.
   Dafür kommen vor allem Psorin, Tuberkulin, Thuja und besonders Sulfur in Frage.

Auch der Anfänger kann bei Hautkrankheiten Erfolge erzielen. Es geht dabei um die sogenannten „kleinen Mittel“, auf die *Stiegele* aufmerksam gemacht hat, Mittel also, die nur bei einer lokalen Indikation (ohne Rücksicht auf die große körperliche Symptomatik) erfolgreich sein können. An solchen kleinen Erfolgen schult sich im allgemeinen der beginnende Homöopath.

Einige Beispiele hierzu nennt der obere Teil der Tabelle 1, um nur einige wenige erfolgreiche Mittel zu nennen, die man hier empfehlen kann. Handelt es sich jedoch um Einzelerscheinungen, so gibt es auch bewährte Arzneimittel bei systemischen Belastungen (siehe unteren Teil der Tabelle 1).

Bei einem generalisiert auftretenden Bläschenausschlag kann man Mece-

Tab. 1

Anagallis D 2 – D 4	bei Bläschenausschlag auf dem Handrücken (Abb. 1a und b, siehe Bildtafeln ab Seite 137)
Anantherum D 1	bei brüchigen Nägeln (Abb. 2)
Caltha D 2 – D 3	bei Bläschenausschlag an Unterarmen und Beinen
Mancinella D 3 – D 5	bei Bläschenausschlag an den Fußsohlen (Abb. 3 a und b)
Medusa D 3	bei Nesselausschlag
Myristica sebifera D 4	bei Nagelbetteiterung
Sedum acre D 4	bei Analfissuren mit dem entsprechenden Brennschmerz
Belladonna	bei den Folgen einer Insolation (Sonneneinstrahlung) mit nachfolgender Rötung der Haut
Urtica urens	bei Harnsäurebelastung mit Juckreiz und kleinflächigen Hauteruptionen

reum, den Seidelbast, oder Rhus toxicodendron empfehlen.

Das dyshidrotische Ekzem spricht auf Dulcamara genau so sicher an wie etwa das Hodenekzem auf Croton tiglium. Scharfer Hahnenfuß, Ranunculus acer, ist das Standardmittel bei Herpes zoster (vorwiegend im Brustsegment), während die gleiche Krankheit im Trigeminus (also dem Gesichtsbereich) auf Capsicum annuum anspricht.

Bläschenauschlag um die Lippen spricht auf Comocladia dentata oder Acidum muriaticum, im Genitalbereich auf Euphorbia oder Clematis an. Wir gehen nicht fehl, wenn wir bei Euphorbiaceaen und Ranunculaceaen an aggressive Stoffe, nämlich Diterpenester, denken, die bekanntlich auch als Kokarzinogene gelten. Es ist anzunehmen, daß es sich hierbei um starke immunogene Stoffe handelt, wie dies auch schon früher von der Aristolochiasäure bekannt geworden ist.

Beim Krankheitsbild des Ekzems überwiegen Arzneien aus der Kohlenstoffreihe, wie etwa Graphit beim Ohrekzem (Abb. 4a und b) oder Petroleum bei Ausschlag im Nacken. Eiterungsprozesse dagegen verlangen Schwefel, entweder als Schwefeljodat oder Hepar sulfuris, Kalkschwefel oder Selen, das dem Schwefel nahe steht. Auch Antimon ist ein besonders bei Tendenz zu überschießender Verhornung bewährtes Mittel, worauf später noch näher eingegangen wird. So läßt sich aus dem Krankheitsbild eine systematische homöopathische Behandlung aufbauen, die vor allem dann, wenn sie Bezüge zum Periodensystem der Elemente zeigt, der Wissenschaftlichkeit nicht entbehrt.

Allerdings würde es zu weit gehen und der Homöopathie als individueller Arzneibehandlung widersprechen, wenn man allein vom Krankheitsbild her ein Behandlungsschema aufstellte, was durchaus möglich ist, aber nicht gefordert werden darf.

Wenn wir von der Gesamtheit der Symptome sprechen, müssen wir bei wortkargen und schüchternen Menschen häufig mit Schwierigkeiten rechnen, was umgekehrt auch für den Hypochonder und Übertreiber gilt. Der homöopathische Arzt ist also genötigt, in die Organotropie auszuweichen; die Forderung nach dem Einzelmittel ist dann nicht mehr gerechtfertigt. So hat sich schon frühzeitig die Komplextherapie als Ausweichmöglichkeit angeboten. Dabei werden verschiedene Arzneimittel, die erfahrungsgemäß ein bestimmtes Krankheitsbild günstig beeinflussen, zusammengestellt. Mit diesen Kombinationen kann man durchaus erfolgreich behandeln. Beliebt ist auch die Mischung von Pflanzentinkturen und homöopathischen Verdünnungen. Dabei zählen pflanzliche Verdünnungen bis D 3 oder D 4 sicherlich noch zum Wirkungsbereich der Phytotherapie, während bei höheren Potenzen von Homöopathie gesprochen werden kann. Dies gilt besonders für Giftpflanzen wie Aconitum und Belladonna, die bei Grippe und Erkältungskrankheiten als beliebte Kombination zusammen verabreicht werden. Kombinationen von 4 bis 6 Arzneien sind in der zu erwartenden Wirkung übersichtlich, während Komplexe von mehreren Anteilen eigentlich erst geprüft werden müssen wie die komplexe Zusammensetzung einer Pflanze – ein Problem, das bei der Anerkennung von Phyto- und Homöotherapeutika durch das BGA eine große und sicherlich noch nicht ideal gelöste Rolle spielt. Beispielsweise enthalten Hustenmittel Sapogenine, ätherische Öle und Emetine, Polysaccharide und Mucilagosubstanzen, Nierenmittel enthalten Piperidine, Apiole, Hydrochinone, Phenole, Kieselsäure, Saponine und nicht zuletzt Inhaltsstoffe des Wassers, mit dem der Tee zubereitet wird.

Man hat diese Kombinationen mit dem Begriff „Schrot-Schuß" belegt, doch sollte man auch die Vorteile nicht vergessen. Für den Anfänger ist es zunächst leichter, gegen eine Krankheit nach schulischer Methode eine Arznei zu verordnen. Die mühevolle und zeitraubende Symptomenermittlung kann bei Bagatellerkrankungen unterlassen werden; sollte das Mittel nicht wirken, so ist das Arzneirisiko nicht groß. Darüber hinaus sind die Kombinationen weniger Arzneimittel oft gut abgestimmt und von erfahrenen Behandlern zusammengestellt, so daß auch damit gute Behandlungsergebnisse zu erzielen sind. Rein pflanzliche Kombinationen gehen entsprechend ihrer Zusammensetzung nicht über Mite-Wirkungen hinaus, doch können sie durch die Beimischung der einen oder anderen homöopathischen Verdünnung durchaus zusätzliche Wirkungsakzente erhalten. Dabei sei auch an die nachparacelsischen Quecksilberkombinationen oder auch an die in der Selbstmedikation verwendeten Grippe-, Husten-, Blasen- und Darmmittel erinnert; oft füllen solche Präparate die Arzneilücke am einfachsten aus.

Abschließend sei noch auf die homöopathische Krebsbehandlung eingegangen. Erstes Gebot für jeden homöopathischen Arzt ist dabei zunächst die möglichst gründliche Beseitigung des Primärtumors. *Krebswucherung der Zellen ist keine Befindensstörung, sondern eine Gesetzlosigkeit!* Die Einstellung der Homöopathie zur Nachbestrahlung ist unterschiedlich – meist negativ, da die Abwehrkräfte des Körpers infolge der Strahlenschäden zusätzlich beansprucht werden. Dies muß aber in jedem einzelnen Fall für sich beurteilt werden, da z.B. strahlenempfindliche Krebszellen beim Lungenkarzinom in der Radiatio bessere Ergebnisse zeigen als bei einschneidenden Operationen.

Aufgabe des homöopathischen Arztes ist meistens die Nachbehandlung, bei der er nicht nur auf konstitutionsbezogene Eigenheiten des Patienten eingeht, sondern auch auf die übliche Misteltherapie zurückgreift. Sicherlich wird die zukünftige Krebstherapie die Immunbehandlung sein, und es wird sich zeigen, wieweit sich dabei auch homöopathische Arzneien bewähren. Bei einigen deutlichen Besserungszeichen – etwa bei der Behandlung von hormonbezogenem Unterleibskrebs mit Schlangengiften – haben die Erkenntnisse noch nicht zum Durchbruch geführt. Sosehr man – nach offizieller Meinung – die mit einer Misteltherapie zu erreichende Verbesserung der Lebensqualität schätzen muß, fehlt doch bisher der Nachweis der eindeutigen, zuverlässigen und voraussehbaren Wirkung...

Schließlich noch ein Wort zum Wirksamkeitsnachweis der Homöopathie, der bekanntlich vom BGA gefordert wird: Es gibt etliche bekannte Arbeiten, die im Doppelblindversuch an Krankheitssyndromen bei Menschen, aber auch bei Tieren eindeutige Wirkungen nachgewiesen haben. Offenbar reicht dies aber noch nicht aus. Man verlangt von der Homöopathie einen intraindividuellen Nachweis, während sich das erste Postulat auf die Gesamtheit der Symptome einer Person bezieht. In der Tat ein schwieriges Unterfangen!

Die Homöopathie stellt einen Widerspruch zum herrschenden naturwissenschaftlichen Weltbild dar; denn die Methode hochgradiger Individualisierung beraubt sie der sonst üblichen Bezugsgröße, mit deren Hilfe man „messen und wägen" könnte *(Gebhardt)*. Auch die Kleinheit der Dosen steht im Widerspruch zu den herrschenden Ansichten über Dosis und Wirkung. So ist es also am einfachsten, den Glauben an die Wirkung der Homöopathie in den Bereich von Magie und Okkultismus zu verweisen und Ärzte, die sich damit befassen, zu den Scharlatanen zu zählen. Aber die Diskussion über die Wirksamkeit homöopathischer Behandlungen ist noch nicht abgeschlossen, sie wird noch viele Überraschungen bereithalten.

Homöopathie wird nie die alleinige Therapie für alle Krankheiten und Kranken sein. Die Auswahl der dafür als geeignet erscheinenden Patienten kann nur ein Arzt treffen, der in beiden Disziplinen bewandert ist und so die Vor- und Nachteile der einen oder anderen Behandlungsmethode abzuschätzen vermag! Der Homöopathie und Schulmedizin betreibende Arzt muß *in zwei Sprachen denken und handeln lernen*, was mühevoll ist, dafür aber wird er erfolgreicher behandeln. Die echten und bleibenden Erfolge homöopathischen Handelns liegen im sorgfältigen Abwägen und synthetischen Denken. Dies ist in der Medizin am meisten gefordert, droht aber bei dem heute zunehmenden Trend zum Auseinanderstreben der Fachbereiche erheblich gestört zu werden.

2
Allopathie – Homöopathie

Die Gegenüberstellung von Homöopathie und Allopathie ist heute aus der Reklame von Apotheken geläufig; sie hat sich auch im Volksmund durchgesetzt, wenn es gilt, verschiedene Heilweisen auseinanderzuhalten. Daß diese Gegenüberstellung eigentlich auf *Hahnemann* zurückgeht, wissen wir aus einer Studie von *Tischner* über den Begriff „Allopathie".

„Homöopathie" will sagen, daß man zur Heilung einer Krankheit ein Mittel geben soll, das imstande ist, ein ähnliches Leiden auszulösen – entsprechend der Simileregel.

„Allopathie" umfaßte alle diejenigen Heilmethoden, die nicht am Sitz der Krankheit oder der Beschwerden angriffen, sondern an einer anderen Stelle, wie dies vor allem bei den zu Zeiten *Hahnemanns* üblichen „Ausleerungs-Verfahren" üblich war. Später erst umschrieb *Hahnemann* alle Heilverfahren, die mit der Homöopathie absolut nichts zu tun hatten, mit dem Begriff „Allopathie". Im Kampf um die Heilverfahren setzte man dann Allopathie mit Schulmedizin gleich. Diese Gegenüberstellung der Begriffe ist – aus der Sicht *Hahnemanns* und vor allem in das 18. Jahrhundert projiziert – nur eine stolze Gebärde; denn wir wissen, daß es zur damaligen Zeit eine auf der Kenntnis von Ursache, Krankheitsprozeß und Heilmittel begründete wissenschaftliche Therapie nicht gab! Wie *Hoff* treffend bemerkte, war die Therapie immer das Stiefkind der Medizin; sie erschöpfte sich zur Zeit *Hahnemanns* in Aderlässen, auflösenden Methoden sowie – meist unzeitig gegebenen – Brech- und Purgiermitteln, eine Therapie also, die erstickte.

Bei einer Rückschau auf die Entwicklung der Heilkunde kann man feststellen, daß – ähnlich wie schon in vorhippokratischer Zeit – die abendländische Medizin und die volksnahe Heilkunde lange einen gemeinsamen Weg mit im wesentlichen gleichen Grundanschauungen gingen. Erst die Gründung der Universitäten im späten Mittelalter ließ einen gebildeten wissenschaftlichen Ärztestand entstehen, der sich von Volksbräuchen und vor allem von den unausgebildeten Wundärzten streng distanzierte. Ähnlich wie der häufig blühende Mystizismus blieb die Empirie der volkstümlichen Heilkunde vorbehalten, während sich die wissenschaftliche Medizin der Krankheitserforschung widmete, schon damals mehr an morphologische Substrate (Anatomie) gebunden als an die funktionellen Merkmale der erst später aufblühenden Physiologie. Diese ersten Anzeichen einer morphologischen Betrachtungsweise in der Medizin standen dem humoralen Denken der Volksmedizin, etwa der Säftelehre, schon frühzeitig kritisch gegenüber, jedoch beeinflußten sich beide Richtungen gegenseitig, wobei der Schwerpunkt der Therapie immer stärker in die Hände des niederen Pflegepersonals abglitt. In dieser Situation trat *Hahnemann* mit einem Heilprinzip an die Öffentlichkeit, das – völlig neuartig – alle Gesichtspunkte berücksichtigte, deren die moderne Medizin bedarf. Die Homöopathie, aus dem Gedankengut eines Arztes entstanden, hätte sich neben der Schul- oder Universitätsmedizin durchaus halten können, hätte nicht *Virchow* mit seiner zwar genialen, aber auch überspitzten und einseitigen Zellularpathologie die Medizin der Jahrhundertwende beeinflußt. Durch ihn erst wurde es möglich, sich vom Unbekannten zu lösen, die Einflüsse mittelalterlichen Aberglaubens und wenig wissenschaftlich betriebener Humoralpathologie (Signaturenlehre) abzuschütteln und eine wissenschaftliche Medizin aus der Sicht einer reinen Morphologie und in einer zweifellos übertriebenen Lokalpathologieschau aufzubauen. So liegen also die Wurzeln der Entzweiung zwischen Homöopathie und Allopathie in einer für die Homöopathie zutreffenden, im Grunde humoral orientierten Pathologie und Ganzheitsbetrachtung gegenüber der *Virchow*schen zellulären Lokalpathologie. Wann immer in den letzten 200 Jahren ein Wandel der Krankheitslehre erfolgte, kam es zu neuen kritischen Auseinandersetzungen zwischen der Schulmedizin und der nach Annäherung strebenden Homöopathie. Dies konnte man beispielsweise in den zwanziger Jahren bei *A. Bier* erleben oder auch nach dem Krieg besonders stark durch die Einflüsse der funktionellen Pathologie *v. Bergmanns* und die Neuralpathologie *Sperantzkis*. Man sprach dann lapidar von einer „Krise“, in der sich die Medizin befinde...

Dabei hat auch die Schulmedizin in ihrer Krankheitslehre längst die rein zelluläre Betrachtungsweise aufgegeben – ja, wenn man die modernen hormonellen und immunologischen Auseinandersetzungen verfolgt, könnte man sogar der Ansicht sein, daß es eine Bewegung in Richtung auf die Humoralpathologie gibt. Der wissenschaftliche Dogmatismus jedoch sorgt dafür, daß sich die Homöopathie deswegen noch lange nicht mit der Allopathie vereinigt. Wie segensreich könnte es sein, wenn sich hier die Meinung von *Ortega y Gasset* durchsetzte: „Wenn die gegenwärtigen Methoden der Wissenschaft nicht ausreichen, um heute der Rätsel der Welt Herr zu werden, so wäre es verständig, sie durch andere, wirksamere, zu ersetzen. Aber die gängige Wissenschaft ist voller Probleme, die nicht in Angriff genommen wurden, weil sie sich nicht mit ihren Methoden vereinen lassen. Als ob jene sich diesen unterordnen sollten – und nicht umgekehrt! Die Wissenschaft ist voller Anachronismen.“

Nach Meinung von *Aschner* geht es immer mehr um die *naturwissenschaftliche Erklärung* als um den *empirischen Heilerfolg*; die Schulmedizin ist bestrebt, den Vorzug der Homöopathie, nämlich universalistisch zu sein, entweder nicht anzuerkennen oder aber als psychologischen Effekt abzutun.

Freilich haben auch Naturheilkunde und Homöopathie einen Wandel hin zum exakten medizinischen Denken durchgemacht, jedoch können wir auch der Schulmedizin vorhalten, daß es nirgendwo absolut sichere Kenntnisse gibt, da die Heilkunde schlechthin gegen die Kausalität und daher unzuverlässig ist!

Es folgt nun wesentliches Gedankengut, das die Homöopathie von der Allopathie trennt oder auch mit ihr verbinden könnte.

Fahrenkamp versuchte vor einigen Jahrzehnten eine sogenannte „klinische Beweisführung" für die Gegenüberstellung von Homöopathie und Allopathie am Beispiel von Herzklappenfehlern. Er spricht dabei von unfertigen und fertigen Herzklappenfehlern, von klinischen und anatomischen Diagnosen. Danach hat jede morphologische Veränderung ein funktionelles Vorstadium; aus der Anamnese von Herzkranken etwa weiß man, wie sich aus der echten Funktionsstörung unmerklich die morphologische Veränderung entwickelt. Letztere bietet das Bild einer *fertigen Krankheit*, während das funktionelle Vorstadium eine *unfertige Krankheit* darstellt. *Fahrenkamp* zieht den Schluß, daß die Homöopathie von dem Bestreben geleitet sei, unfertige Krankheiten zu behandeln, während die Allopathie – vorwiegend durch das Erfahrungsgut der pathologischen Anatomie – das Ziel verfolge, fertige Krankheiten zu erkennen und zu behandeln. Er folgert weiter, daß Homöopathie und Allopathie nur gemeinsam mit ihrer Gesamterfahrung und durch gegenseitigen Gedankenaustausch imstande sein können, kranken Menschen zu helfen. Nach dieser Vorstellung sind die meisten Patienten erst eine gewisse Zeit lang „homöopathisch" krank, ehe sie „allopathisch" erkranken.

In der englischen Medizin werden grundsätzlich zwei Arten von Krankheitsäußerungen festgelegt, nämlich die subjektiven „symptoms" und die sinnesmäßig-physikalisch und chemisch faßbaren äußeren Krankheitszeichen, die „signs". In der schulmedizinischen Diagnostik ist es häufig üblich, bei Erhebung der sogenannten Vorgeschichte sowie im Beschwerdebild nur das zu fixieren, was unbedingt notwendig ist. Ein Beweis dafür in negativer Richtung ergibt sich daraus, daß unsere Patienten völlig hilflos antworten, wenn wir nach mehr fragen, als zum unmittelbaren Beschwerdebild gehört (z.B. Kopfschmerzen). Es sind also mehr als nur Symptome und äußere Zeichen, die zum Erscheinungsbild eines homöopathischen Arzneimittels gehören, es ist vor allem die ätiologische Funktion, die teils als hervorragendes Einzelsymptom, teils als Leitsymptom das Krankheitsbild deklariert. Wie problematisch im allopathischen Sinn eine solche Auseinandersetzung werden kann, zeigt uns eine der einfachsten Krankheiten: die Erkältung. Wir kennen eben noch in der Pathophysiologie den Begriff Überhitzung und Erfrierung; die Erkältung dagegen zählt zum Allgemeingut der Volksmedizin. Die medizinische Definition beginnt erst bei der katarrhalischen Entzündung mit Desquamation der Schleimhaut, mit dem exsudativen, evtl. auch hyperergischen Gewebszustand. Wo aber hat sich die Medizin jemals darum gekümmert, *wie* diese Erkältung *zustande kam* – durch Durchnässung, kalten Wind, Erfrierung, kalte Füße, kalten Trunk usw.? Die Therapie wird jedenfalls, soweit sie nicht antiinfektiös sein muß, auf die Beseitigung der unangenehmen Erscheinungen einer Erkältung ausgerichtet sein. Man denke nur an den banalen Schnupfen, dessen Fließkraft durch lokale Anwendungen von histamin- oder adrenalinhaltigen Präparaten gehemmt wird, während die Volksmedizin seit Jahrhunderten davor warnt, einen Schnupfen nach innen zu vertreiben! Wenn wir an die homöopathische Behandlung denken, geht es aber um noch viel mehr, nämlich um die Entscheidung, ob wir Aconit einsetzen sollen, weil ein kalter Ostwind die Verkühlung ausgelöst hat, oder ob wir Sulfur einsetzen, wenn der Schnupfen im Anschluß an ein Bad eingetreten ist; ob es sich um eine Thuja-Disposition handelt, die bei naßkalten Wetter den Schnupfen entstehen ließ oder auch Dulcamara, das noch viele Jahre nach der stattgefundenen Durchnässung hilfreich ist. Wie befriedigend mag für den

Neuling eine solche Therapie sein, wenn sie auch noch zuverlässig ist!

Es gab eine Zeit, in der für funktionelle Störungen im Dualismus Vagus-Sympathikus in besonders hohem Maße die Verlegenheitsdiagnosen „vegetative Dystonie", „vasomotorische Neurose" und andere gestellt wurden – geradezu eine Antwort auf die Forderung *Gustav von Bergmanns*, daß die Einstellung auf die Pathologie der Funktion umwertend das klinische Denken zu bestimmen habe.

Wieviel menschliches Unrecht ist hierbei geschehen, wenn man an die Menschen denkt, die – ihres vertrauten Milieus beraubt – in das erste Stadium einer „unfertigen Krankheit" traten und denen besser mit Verständnis als mit einer Verlegenheitsdiagnose zu helfen gewesen wäre. Noch heute kommen Patienten mit der Aussage, diagnostiziert seien sie bereits, man habe nichts gefunden außer einer vegetativen Labilität, behandelt habe sie noch niemand.

Den Homöopathen wirft man vor, symptomengläubig zu sein und sich eines „Symptömchens" zu bedienen, auf das sie dann ein Arzneimittel setzten. Doch liegen hier Systembeziehungen vor, welche die Therapie der Schule nicht spezifiziert, sondern am liebsten in die Hände des Psychotherapeuten verweist, konstitutionelle Beziehungen, die – seit den Uranfängen der Homöopathie nutzbar – in zunehmendem Maße auch von der Schule beachtet werden. Lymphatismus, exsudative Diathese, hormonelle Dysfunktion und rheumatisch-katarrhalische Disposition sind nur wenige Beispiele einer gemeinsamen Konstitutionsbetrachtung, die die Homöopathie bereits seit mehr als 150 Jahren betreibt und in der sie zweifellos der Schulmedizin auch heute noch überlegen ist. Hier bieten sich, vor allem in der Kinderheilkunde mit ihrer Kalziumtherapie und auch in der Behandlung von Infektionskrankheiten mit der Schwefeltherapie, gemeinsame Wege an, deren Unterschiedlichkeit lediglich in der Dosierungsfrage liegt.

Bei Betrachtung der Konstitutionen und vor allem ihrer Erkrankungen tritt der Krankheitsname weitgehend in den Hintergrund, der kranke Mensch wird als Einheit begrifflich festgelegt. Sowohl von der Schulmedizin als auch von den Vertretern der biologischen Heilweise wurde die Beteiligung der Konstitution an der Krankheitsentstehung schon frühzeitig erkannt, und hier fanden sich auch bis zum heutigen Tag immer von neuem Brücken des Verständnisses zwischen Allopathie und Homöopathie. Die lokalpathologische Ansicht – besonders im Hinblick auf chronische Krankheiten, die auch Konstitutionskrankheiten genannt werden, – konnte sich nicht mehr halten.

Nach *Much* darf die Konstitution zwar nicht als Erbanlage verstanden werden, wohl aber als Zustand, der sich aus der jeweiligen Erbanlage und den Einflüssen der Umwelt ergibt. Hier wird angedeutet, daß es sich um Zustände handelt, die morphologisch einfach nicht erfaßbar sind, wie z.B. die Beschaffenheit des Blutes, der Lymphe sowie die Art und Weise der Körperreaktion gegenüber verschiedenen Einflüssen. So verstehen wir die Psora, die Sycosis und die Syphilis der *Hahnemann*schen Konstitutionslehre als mögliche Erklärung und Einteilung, ebenso wie *Rademacher* den Mangel an Salpeter, Eisen oder Kupfer als die drei Arten der Blutentmischung beschrieb – aus der damaligen Sicht auch nur eine mögliche Erklärung. Demgegenüber reicht die *von Grauvogelsche* Theorie von der biochemischen Zelltätigkeit schon erheblich tiefer in die Konstitutionspathologie hinein, wenn wir beispielsweise wissen, daß bei der hydrogenoiden Konstitution, bei der sich besonders Krankheiten des rheumatischen Formenkreises entwickeln, alle Gewebe zuviel Wasser enthalten! Dieser Zustand wurde auch als „Hydrämie" bezeichnet. Die darunter leidenden Menschen klagen auch im Sommer über Kälte und Frostigkeit, ihre Haut neigt zu Exanthemen. Auch Asthma, Lebererkrankungen, allergische und rheumatische Leiden gehören hierher. Bei den homöopathischen Mitteln denkt man dabei vor allem an die hygroskopischen Salpetersalze, ferner an Natrium- und Ammoniumverbindungen, an Thuja, Pulsatilla, Nux vomica und Arnica, an China, Rhododendron und Apis.

Die oxygenoide Konstitution wiederum ist gekennzeichnet durch eine Steigerung des Oxidationsprozesses, wobei auch ein Mangel an Stickstoff und Kohlenstoff vorliegen soll. Es besteht dabei eine Abneigung gegen Fleisch und das Verlangen nach kohlehydratreicher Nahrung. Eine vegetarische Lebensweise bekommt diesen Patienten besser – offenbar, weil beim Oxidationsprozeß die Kohlehydrate leichter verbrennen und Eiweiß gespart wird. Menschen mit oxygenoider Konstitution reagieren besonders auf den Wechsel von Trokkenheit zu Nässe sowie auf beginnenden Regen- und Schneefall. Die Symptomatik der oxygenoiden Konstitution wird am besten umrissen durch die Krankheiten Skrofulose, Eisenmangelerscheinungen und Hyperthyreodismus. Homöopathische Mittel dafür sind demnach Ferrum, Jod, Sulfur, Selen, Phosphor, kurzum alle jene, die den gesteigerten Oxidationsprozeß abschwächen können.

Die dritte, als carbo-nitrogene Konstitution gekennzeichnete Anomalie setzt eine verminderte Oxidation mit Anhäufung von Kohlen- und Stickstoff sowie Venösität des Blutes voraus. Hierher gehören allgemein alle Retentionsprozesse wie etwa Kongestion und Müdigkeit, auch die harnsaure Diathese, Gicht, Sehnen- und Knochenleiden sowie Neuralgien. Die carbo-nitrogene Konstitution bessert sich in frischer Luft, wobei Nässe und Kälte nicht als verschlimmernd, sondern im Gegenteil manchmal sogar als bessernd empfunden werden. Die Krankheiten zeichnen sich aus durch Störungen der Sekretion und Exkretion. Mittel dagegen sind Sulfur, Cuprum, Argentum nitricum, Belladonna, Lycopodium, Digitalis, Rhus tox usw.

So wurden hier in die Konstitutionsbetrachtung bereits reaktive Beziehungen von Arzneimitteln zum Krankheitssystem eingebaut. – Später wurden diese Grundlagen der Konstitutionslehre zum Teil mit rein allopathisch-klinischen Merkmalen verquickt. So entstand aus der Psora *Hahnemanns* – einer rein skrofulösen Konstitution – die Verbindung mit der exsudativen Diathese von *Czerny*, die man als lymphatische Konstitution schlechthin deutete. Die harnsaure Diathese, auch als rheumatisch-gichtische Konstitution bekannt, wurde mit der Sycosis *Hahnemanns* und der hydrogenoiden Konstitution *von Grauvogels* unter eine lithämische Konstitution eingeordnet. Die vor allem Reizbarkeit und Schwäche des Nervensystems sowie die Spasmophilie einschließende neuropathische Konstitution stellt ebenfalls eine Möglichkeit dar, die konstitutionell erkannte Krampfbereitschaft einzuordnen. Der Vollständigkeit halber sei auch noch die dyskratische Konstitution erwähnt, der sich vor allem *Aschner* gewidmet hat. Er selbst spricht von einer „Störung der Säftemischung“ und bezeichnet seine Dyskrasie als nicht nur ein Spiel mit Worten. Vielmehr habe diese Bezeichnung den Zweck, daran zu erinnern, daß bei den meisten Kranken Blut oder Körpersäfte einen normalen Gehalt an Inhaltsstoffen oder aber eine Verunreinigung des Blutes mit blutfremden Stoffen aufweisen. Deshalb dürfe man, wie er schreibt, nicht nur Lokalpathologie und Lokaltherapie betreiben, sondern müsse in diesem Falle auch an eine Allgemeinbehandlung in Form von Stoffwechselverbesserung und Blutreinigung denken.

Mit der Darstellung der verschiedenen Konstitutionsbegriffe sollte vor allem gezeigt werden, welche Bemühungen gerade die homöopathisch orientierten Ärzte unternommen haben, um den Konstitutionsbegriff zu integrieren und in eine Therapie einzuordnen. Ein gleiches Bemühen dürfen wir *Kretschmer* unterstellen, nämlich die Konstitutionstypenlehre methodisch zu erfassen und in die Psychopathologie einzuführen, wobei mehr zur Beurteilung und Prophylaxe beigetragen wurde als zu einer sonst notwendigen Therapie. Freilich wurde den Untersuchungen nur ein Teil der Konstitutionsfaktoren zugrunde gelegt, und zwar die Wechselbeziehung zwischen Körperbau, Persönlichkeitsanlage sowie psychiatrischer und internistischer Morbidität, doch leiten sich daraus vegetative und endokrine Steuerungen ab, die Licht in unsere Betrachtungsweise der Gesamtpersönlichkeit eines Kranken bringen. Wenn wir von einigen spezifischen Behandlungsmöglichkeiten absehen, hat auch eine Konstitutionslehre von *Curry* oder *Lampert* zunächst keine neuen Gesichtspunkte gebracht.

Es wurde bereits erwähnt, daß die Kinderklinik den von *Czerny* begründeten Begriff der Diathese gezwungenermaßen akzeptiert hat, nachdem beobachtet worden war, daß Kinder unter denselben äußeren Bedingungen häufig auf gleiche Reize ganz verschieden reagierten.

Wenn gerade bei Kindern diese Reaktionslehre die Typenlehre verdrängte, so nur deshalb, weil es einfach zwingend notwendig wurde, einen Teil von Erkrankungen zu erklären. *Pfaundler* lehrt die Unterscheidung der Reaktionslage bei Erwachsenen und Kindern. Er meint, das Kind neige mehr dazu, als Ganzes zu reagieren, der Erwachsene hingegen habe mehr die Tendenz, durch seine Teile zu antworten. Die Bedeutung der homöopathischen Konstitutionslehre wird besonders klar, wenn man die Veränderungen in der kindlichen Entwicklung, zu denen *Pfaundler* meint, daß jeder Entwicklungsstufe eine spezielle körperliche und geistig-seelische Alterskonstitution entspreche, im fließenden Übergang von den Calcium carb.-Bildern der Säuglingsjahre zu den Bildern des Phosphors beobachtet. Wenn man diesen Wandel betrachten und gegebenenfalls sinnvoll korrigieren kann, so wird, vor allem wenn es um die eigenen Kinder geht, doch das Quäntchen einer schöpferischen Aufgabe offenkundig...

Zur letzten Differenzierung und als Ergänzung zu einem vollständigen Bild des Krankheitsgeschehens soll noch auf die Wechselbeziehung Psyche-Symptomatik, also speziell auf den psychischen Bereich der Krankheitslehre eingegangen werden. In seiner „Abhandlung vom kranken Menschen" hat *Jores* unsere heutige Medizin dahingehend kritisiert, daß sie keineswegs ein wohlabgewogenes Bild des Krankheitsgeschehens vermittele. Nur Krankheiten mit eindeutiger äußerer Ursache seien davon ausgenommen, während im somatischen Lehrgebäude der Medizin für die meisten als spezifisch menschlich erkannten Krankheiten eine Lücke bestehe: die Krankheitsursachen. Infolge dieses Mangels an ätiologischen Kenntnissen werde die Mehrzahl der Patienten nicht kausal, sondern symptomatisch behandelt, so daß – wie er schreibt – die Zahl der chronisch Kranken ständig steige. Auf die Erfahrung als wichtigste Erkenntnisquelle ist man ebenso in der Psychologie angewiesen, wenngleich dadurch die Ergebnisse nicht im Sinne naturwissenschaftlicher Forschung beweisbar sind. Gerade in den letzten Jahrzehnten wurde eine ungeheure Fülle entsprechenden Materials erarbeitet und – dem Zuge unserer Zeit folgend – sofort in ein differenziertes Lehrprogramm verwandelt. So hat sich eine Kompliziertheit entwickelt, die – nach dem bereits zitierten *Jores* – zu zahlreichen Fehlern geführt hat, da die Psychotherapeuten – mit *Freud* beginnend – sich nicht mit der schlichten psychologischen Befunderhebung begnügten, sondern sofort daran gingen, die Befunde zu interpretieren und in ein Lehrgebäude über seelische Strukturen einzuordnen. Wenn Psychologie und psychologische Betrachtungsweise des Krankheitsgeschehens aber die Lücke wenigstens teilweise schließen wollen, kann dies nicht im *Freudschen* Sinne geschehen, sondern nur in der Auseinandersetzung des Individuums mit seiner Umwelt!

Damit werden die Begriffe „Affektivität" und „Reaktivität" in das Krankheitsgeschehen, vor allem in sein Frühstadium, eingebaut. Alle kennen den Menschen, der – introvertiert – sich nicht von Unlustgefühlen befreien kann (wie das meist von Hypertonikern bekannt ist). Ebenso kennt man dies vom scheuen, leicht erregbaren Ulkuskranken mit seinem starken Geltungsbedürfnis und ehrgeizigen Leistungswillen. Dabei ist es nicht damit getan, den Patienten in psychologisch vorbestimmte Bahnen zu leiten, wie es der passiven Haltung in der Psychotherapie entspricht, sondern man muß die Affektivität und Reaktivität in das somatische Bild einordnen und mit ihm ausgleichen – genauso, wie *Hahnemann* in § 253 seiner Krankheitsbeobachtung schreibt, daß der Zustand des Gemütes und das ganze Benehmen des Kranken das sicherste und einleuchtendste Zeichen sei. Vielleicht etwas zu Unrecht wurde vor allem in der *Kentschen* Schule das Gemütssymptom dem Allgemein- und Lokalsymptom vorgezogen, womit eine Wertskala geschaffen wird, die in einer Gesamtschau keine Berechtigung hat! Nur so sind aber auch die Auswüchse zu verstehen, die wir zum Teil auch in unserer Literatur finden – man denke an die Schrift von *Gallavardin* über die Beeinflußbarkeit von Trunksucht und Sexualität.

Andererseits wieder läßt sich ein Krankheitsbild wie etwa das von Lachesis mit seiner großen seelischen Erregbarkeit, gepaart mit gesteigerter Arbeitslust, Heiterkeit, Mitteilsamkeit, aber auch Ängstlichkeit, Eifersucht und Gewalttätigkeit, nicht denken ohne die erwähnten seelischen Qualifikationen, die als Dissoziation des vorwiegend klimakterischen Umbruchs aufzufassen sind. Wenn bei einem solchen Patienten ein Hochdruck behandelt werden muß, so werden die Grenzen zur Psychotherapie fließend, denn dort ist die Beurteilung dieses Patienten als labil, im Affekt lebend, ruhelos und gehetzt, ängstlich und sensitiv ebenso maßgeblich wie in dem bereits oben beschriebenen Arzneibild.

Denkt man an die Frau im Berufsleben oder die Frau im Klimakterium mit der Angst zu versagen, die zu einem Leben in Leistungsspannung führt, so hat man die psychologische Erklärung der Migräne. Auch dabei kann Lachesis heilsam sein, wenn ein Zusammenhang zwischen Menstruation und Migräneanfällen besteht. Somatisch bedeutet dies: Auftreten der Migräne vor der Regel, deutliche Besserung nach Eintritt der Menstruation. Wenn nicht die psychologische Erklärung plausibler wäre, könnte man hier an allergische Faktoren oder die vieldiskutierten Menotoxine von *Aschner* denken. Nach psychologischer Deutung handelt es sich um eine innere Ablehnung der Sexualität, eine ablehnende Haltung gegenüber dem Ehemann wie überhaupt gegenüber der eigenen weiblichen Rolle, wobei Leistung ein männliches, Hingabe ein weibliches Prinzip ist. Vielleicht liegt hierin auch eine Erklärung dafür, daß die weibliche Migräne ungleich häufiger ist. Viel wichtiger aber ist es, diese psychologische Situation auf ein Arzneibild zu projizieren, das, wie im Beispiel von Lachesis, diese Grundtendenzen im psychischen Bereich, d.h. im Affektleben verfolgt. Für den Homöopathen ist es müßig, hier zu fragen, ob die psychologische Einstellung mit der feinstofflichen oder mikrotoxikologisch-somatischen kausal verquickt ist oder in welcher Form sich beide gegenseitig beeinflussen; dies würde sehr an die Frage erinnern, ob wohl das Ei oder das Huhn zuerst dagewesen sei! Nimmt man die ausschließlich psychologische Erklärung, so muß man sagen, daß eine solche Verhaltensweise eben nur dort möglich ist, wo eine entsprechende somatische, besonders vegetativ-hormonelle Dissoziation den Boden dazu bereitet. In einer solchen Annäherung an eine feinstoffliche Therapie im somatisch-hormonellen Bereich – vor einer Intelligenz voraussetzenden psychotherapeutischen Maßnahme, die weiblich-männliche Dissoziationen bewußtseinsmäßig überdeckt – wird es möglich, sich im Psychischen ebenso feinstofflich zu orientieren wie auch im Somatischen mikrotoxikologisch mit der Homöopathie zu arbeiten. Mit diesem Beispiel, das beliebig erweitert werden kann, mag die enge Beziehung zwischen Homöopathie und Allopathie auf dem Sektor des Psychischen und auch der hohe Grad einer möglichen Annäherung aufgezeigt sein.

Welche Fülle an krankhaften Faktoren! Und welche mannigfachen Möglichkeiten, darauf einzugehen! Wie notwendig wäre es, Homöopathie und Allopathie zu einem fruchtbaren Miteinander zu bringen! Wieviel einfacher wäre es, anzuerkennen, daß – wie *Kneuker* in seiner „Philosophie der Medizin" meint – „jede Erkenntnis, die unser Wissen bereichert, von welcher Seite sie auch immer kommen mag, als Erkenntnis willkommen sein muß – so lange eben, als man Erkenntnisse benötigt, d.h., solange nicht das Ziel der Medizin, nämlich die Allgesundheit, erreicht ist!"

Es geht nicht darum, den Arzt zu einem Außenseiter oder Fanatiker zu machen, es geht darum, eine Heilmethode durchzusetzen, die sich im Rahmen einer Gesamtmedizin nicht nur durch ihren geschichtlichen Bestand, sondern vor allem durch ihre überzeugenden Therapieerfolge und ihre umfassende ganzheitliche Sicht eine Existenzberechtigung erworben hat! Falsch wäre es, dabei davon auszugehen, daß die Homöopathie eine „Ergänzungs"therapie ist; dies käme dem Zugeständnis gleich, das ein handfester Schulmediziner der biologischen Therapie macht, wenn er einem mit Digitalis überdosierten Herzkranken Crataegus verabreicht... Was in der Homöopathie gut ist, sollte jeder therapeutisch selbst versuchen und beurteilen. In Abwandlung des Wortes von *Jakob Barion* aber kann gesagt werden: „Es ist nicht der letzte Sinn aller Wissenschaften, Kenntnisse zu schaffen, um die Welt zu beherrschen. Zur Erfüllung des menschlichen Daseins gehört auch der Gedanke, etwas Rechtes getan zu haben!"

3
Zur Forschung und Wissenschaft in der Homöopathie

Will man sehen, was in den letzten Jahrzehnten zum Thema Homöopathie von seiten der homöopathischen Ärzteschaft geleistet worden ist, so kann uns über deren Denken und Handeln eigentlich nur der Literaturspiegel einen Einblick verschaffen. Fraglos hat man jedoch mehr gedacht als getan, und es wirkt geradezu aufdringlich, in welcher Fülle und mit welchem Enthusiasmus Vorschläge gemacht worden sind. Sie sollten dem Zweck der Forschung, der wissenschaftlichen Untermauerung der Lehre und schließlich der Anerkennung der Homöopathie in der Schule dienen. – Dieser Mangel an Anerkennung ist eine Dauerkränkung des homöopathischen Arztes, der sich auf vielen Wegen, über viele Schwierigkeiten hinweg und aufgrund mancher Erfahrungen zur homöopathischen Medizin bekennt und darunter leidet, von seinen Mitkollegen als nicht vollwertiger Behandler betrachtet und evtl. angefeindet zu werden. Analysiert man dieses Gefühl der Zurücksetzung, so basiert es nicht in erster Linie darauf, daß die Homöopathie nach Ansicht der anderen auf wackeligen wissenschaftlichen Beinen steht, sondern vor allem darauf, daß es der homöopathische Arzt – mit dem Ziel einer individuellen Therapie nach seiner Methode – sehr rasch verlernt, die Sprache der Schule zu sprechen und schließlich auch zu verstehen. Ein klinisch tätiger Arzt ist z.B. nach ca. 5 Jahren nicht mehr in der Lage, der intensiven Entwicklung, die in der medizinischen Technik heutzutage stattfindet, zu folgen, wenn er nicht regelmäßig Zeitschriften liest und Kongresse besucht oder zumindest Berichte über Kongresse verfolgt. Ähnlich verhält es sich mit der wissenschaftlichen Untermauerung der Lehre: Je mehr – meist theoretische – Beweise angeboten werden, desto mehr Anfeindungen und vor allem Gegenargumente gibt es, die zwar an der Sache vorbeigehen, aber allseits übernommen werden, wie z.B. die ewig alten und neuen Argumente aus der Feder *Prokops* und seiner Epigonen...

Zwar hat die Homöopathie immer den Dialog gesucht, doch ist dieser stets an der mangelhaften sprachlichen Verständigung gescheitert. Deshalb sollte man darauf keine Kraft und Hoffnung mehr verwenden, sondern warten, bis sich ein Dialog zufällig ergibt. Es geht jetzt mehr darum, die Forschung in der Homöopathie mit ihren Problemen zu diskutieren.

Seit fast 200 Jahren wird die Lehre *Hahnemanns* als Grundlage für die Therapie mit mehr oder weniger großer Treue angewandt. Wir müssen uns heute fragen, ob wir uneingeschränkt die Gedanken *Hahnemanns* nachvollziehen oder aber an eine modernere Interpretation denken sollten. Andererseits halten wir die Symptomatologie *Kents* für heilig, die innerhalb ihrer Grenzen zwar noch Modifikationen zuläßt, insgesamt jedoch steril geworden ist. Aus dieser Haltung ist ein Fortschritt einfach nicht zu erwarten! Die Medizin von heute hat eine zu starke Position, als daß wir mit Polemik überzeugen könnten, so daß uns nur ein Weg offenbleibt: Besser machen und neue Wege finden, über die einheitliche Therapie sprechen, die jeder von uns betreibt *(Ritter)*. In unsere Denkart zwingen können wir unsere Kollegen nicht, was immer wir auch an überzeugenden Motiven vorbringen mögen. Wir können nur versuchen, das Verständnis für eine andere Betrachtung des Menschen zu wecken, jenes Verständnis, das für uns oft von Vorteil ist, wenn ein Patient über ein geläufiges Symptom klagt, geläufig aus einem Arzneibild, aus einer Beobachtung oder auch aus unserer Sicht schlechthin.

Das toxikologische Weltbild *Hahnemanns* war beeinflußt von der Kultur seiner Zeit. Wir sind auch darin anders geworden – man denke an Ernährung, Kleidung und Lebensgewohnheiten, an die chemischen und physikalischen Einflüsse, die heute zum Alltagsmilieu des Menschen gehören. So ist zu vermuten, daß heutige Prüfungen anders sind, daß sie von der Vielfalt früherer Prüfungen abweichen – und dies nicht nur, weil wir verlernt haben, auch kleinste Symptome zu registrieren *(Pirtkin)*! So ist es beispielsweise nicht gleich, ob ein gegen Kälte abgehärteter Mensch des vorigen Jahrhunderts eine Aussage über eine Arznei macht oder einer, der bereits im September die Heizung einschaltet! – Doch zunächst soll auf den Spiegel der Forschung in der homöopathischen Literatur eingegangen werden:

1960 schrieb *Gutman* in einem Artikel über „Homöopathie und Wissenschaft", daß jede Wissenschaft nur lebendig bleibe durch Fortschritt und Forschung, womit sie sich auch laufend bestätige. Er folgert, die Homöopathie habe eine eigene Methode, deren wichtigster Bestandteil die Arzneiprüfung am Gesunden sei. Darauf werde viel Zeit, Geduld und Papier verwendet, was – wie er glaubt – historisch gesehen von höchst vergänglichem Nutzen sei.

Gutman meint weiter, es sei an der Zeit, daß an die Stelle der jetzt noch so beliebten Interpretationen und Erklärungen das Tun trete. Er schlägt die Organisation einer internationalen Forschungsgemeinschaft vor und macht folgende Vorschläge für ein Forschungsprogramm, das er in die Hände der Liga legen möchte:

1. Arzneiprüfungen;
2. Sammlung toxikologischer Arbeiten als Material für zukünftige Prüfungen;
3. experimentelle Arbeiten (ohne nähere Angaben);
4. Fallberichte über die Anwendung neuer Arzneimittel (klinische Bestätigungen);
5. Einzelfälle von ungewöhnlichem Interesse;
6. Statistiken;
7. Sammlung von Material aus dem Bereich der experimentellen und klini-

schen Medizin, Physiologie, Pharmakologie, Biochemie und Biophysik, Konstitutionsforschung, Psychologie sowie aus dem Gebiet anderer Naturwissenschaften, wodurch Prinzipien und Praxis der Homöopathie bestätigt werden;

8. spezielle Projekte, z.B.
   a) Studium der Behandlung einzelner, spezieller oder epidemischer Krankheiten,
   b) Studium prophylaktischer Influenza-Vakzinierung mit homöopathischen Präparaten,
   c) Studium der Potenz- und Einzelgabenfrage (hohe/niedere Potenzen, LM-Potenzen, Präparationen).

Wir wissen, wo sich seine Auseinandersetzung mit der Forschung niedergeschlagen hat: Zunächst im Forschungsbemühen der Liga – so entstanden die Kadmium- und Berylliumprüfungen. Mit der Vakzinierung, die im deutschen Sprachraum von *Schwarzhaupt* beschrieben wurde, sind dies zwei Beispiele.

Eine Art Zwischenbilanz zog *Gutman* anläßlich des Godesberger Kongresses 1962. Nach einer medizinhistorischen Einleitung sieht er nunmehr den Kernpunkt der Forschung in der experimentellen Prüfung der Ähnlichkeitsregel; als Vorbild hierfür nennt er die Versuche *Kötschaus* am isolierten Darm. Weiter hält er es für wichtig, sich mit der experimentellen Prüfung der Potenz- bzw. Hochpotenzfrage zu befassen. Dabei bezeichnet er die Versuche der französischen Schule als vorbildlich, erwähnt die englischen Versuche von *Boyd* und *Perssons* und sieht in physiologischer Hinsicht die Versuche von *Seitscheck* ebenfalls als beispielhaft an.

Ein weiteres Aufgabenfeld sieht *Gutman* in der Verbesserung und fortlaufenden Vervollständigung unserer Repertorien – jener Methode, die den Tod jeglichen wissenschaftlichen Denkens in der Homöopathie darstellt. Als Herzstück homöopathischer Aufgaben bezeichnet er schließlich die Arzneiprüfung, mit der dem homöopathischen Arzt wie keinem anderen die Möglichkeit gegeben sei, an jedem Ort, zu jeder Zeit und mit dem geringsten materiellen Aufwand das Höchste zu erreichen: Die Schaffung von Heilmitteln.

Lassen wir diese Forderung zunächst ohne Kommentar. Negativ sieht *Gutman* unsere Literatur. Es erscheint nicht unwichtig, einige seiner Aussagen anzuführen. Er will vor allem das Niveau unserer Literatur heben. Ein flüchtiger Blick in manche Nummer unserer Zeitschriften könne seiner Ansicht nach sogar einen *eingeweihten Arzt* zu der Meinung verleiten, er habe ein *philosophisches Journal* vor sich! 80 % der Veröffentlichungen enthalten nach seiner Auffassung allgemein bekannte Tatsachen, und es werde häufig bereits früher bis zum Überdruß Gesagtes mit mehr oder weniger anderen Worten wiederholt. *Gutman* schließt seine Zwischenbilanz mit mehreren Seiten Wiederholungen früherer Aussagen und einigen Zitaten.

Ripke forderte 1962 (AHZ 1962/10) in seiner Auseinandersetzung „Homöopathie auf dem Wege der Reproduzierbarkeit" vier Dinge, die beachtet werden müssen:

1. Neuordnung und Vervollständigung des Arzneischatzes;
2. Koordination der Heilmittel;
3. Durchführung von Arzneiwirkungsprüfungen;
4. Ermittlung der Heilmittelwirkungswege.

Diese Gedanken halte ich für so wichtig, daß ich die Kommentare zu den einzelnen Punkten wiedergeben möchte:

Zu 1. Der Heilmittelschatz der Homöopathie muß – den Beziehungen der Arzneistoffe zueinander entsprechend – nach den Ordnungen der Botanik, Zoologie und Chemie gegliedert werden, damit alle Arzneien, die noch kein Arzneibild ergeben, in den Grundzügen ihres Arzneibildes erfaßt werden können, wodurch eine Vervollständigung der Arzneibilder erreicht wird (z.B. Periodensystem der Elemente oder Taxonomie der Pflanzen).

Zu 2. Die Heilmittel müssen ebenso nach ihren Hauptwirkungen geordnet werden, wie dies in der Wissenschaft bei den Krankheiten üblich ist, damit Heilmittel und Krankheiten als Similia koordiniert werden können.

Zu 3. Wie die homöopathische Arzneimittelprüfung am Gesunden die Wirkungen der einzelnen Arzneien ermittelt, so muß diese Wirkung auf alle Krankheiten übertragen werden, denen die Arzneien nach Stellung und Hauptwirkungen ähnlich sind.

Zu 4. Solange es Behandlungsmißerfolge gibt, muß die Wirkungsweise der Heilmittel erforscht werden, die durch Ingangsetzen der gleichen Wirkungsmechanismen durch Krankheit und Arznei unter Zuhilfenahme der Abwehrkraft des Körpers deutlich wird. Die Wirkungswege der Arzneien sind dort zu finden, wo diese die größten subjektiven wie auch objektiven Heilerfolge erzielen (z.B. Ferment- oder Transmitterwirkungen).

Diese Forderungen *Ripkes* versteht man vielleicht besser, wenn man berücksichtigt, daß sie auf Gedanken über die Wirkung von Aethiops antimonialis beruhen. Allerdings dürften sie, besonders hinsichtlich der Betrachtung unserer Arzneibilder, auch allgemeine Gültigkeit haben!

Die wissenschaftlichen Probleme der Homöopathie und ihrer Erforschung hat *Unger* 1963 in seinem Vortrag in Moskau zusammengefaßt und dabei folgende Punkte betont (AHZ 1964/4):

1. Mikrotoxikologie und Pharmakodynamik
2. Die ganzheitliche AMP als Methode medizinischer Anthropologie
3. Die komplexen Beziehungen von Reiz und Reaktion
4. Die Einheit der psycho-physischen Person und die substantielle Auffassung des Psycho-Syndroms
5. Die biographische Anamnestik in der Pharmakodiagnostik
6. Die Synthese von pharmakodynamischer Differentialdiagnose und klinischer Funktionsdiagnose
7. Eine pharmakologische Funktionspathologie mit Chronopathologie
8. Die Simileregel als Arzneifindungs- und therapeutisches Prinzip
9. Das Problem der Dosierung für eine qualitative und quantitative Arzneiwirkung
10. Das Prinzip einer pharmakodynamischen, individualspezifischen Reiztherapie

Wie hier theoretische Erkenntnisse vorliegen, deren Darstellung in etlichen Punkten überzeugend ist, so mangelt es auch nicht an praktischen Erfahrungen, Versuchen und Ergebnissen, die von allen möglichen Seiten aus an die Forschungsproblematik herangehen, wie etwa die Versuche der französischen Schule, bei denen Versuchsanordnung und Methodik durchweg überzeugen. Weiter ist zu denken an die vergleichenden chromatographischen Untersuchungen von *Wurmser*, die Experimente von *Boiron* an Weizenkeimlingen mit Natrium arsenicosum, an die Hochpotenzversuche an Taubenvestibularorganen und anderes mehr. Aber auch die Beryllium-Prüfungen von *Gutman* sind ein wertvoller Beitrag zur Arzneimittellehre. Obwohl es gewisse Gegensätzlichkeiten gibt, kann man hier Vergleiche ziehen zu den Arzneimittelprüfungen von *Pirtkin* bei Bryonia und Belladonna, die statistisch signifikant brauchbare Beweise für unsere Materia homöopathica liefern.

Trotz mancher negativer Beurteilungen aus dem *Robert Bosch*-Krankenhaus kann man sagen, daß diese Kritik mehr unserem eigenen Standpunkt diente als der Literatursammlung von *Prokop*. Im deutschen Sprachraum bestachen zweifellos die Versuche von *Schoeler* mit seinen oszillographischen Messungen von der Technik her am meisten. Leider sind die untersuchten Medien wenn auch nicht immer in den toxikologischen, so doch meist in den phytotherapeutischen Verdünnungsbereich einzuordnen – eben dort, wo noch jeder an die Wirkung einer Droge glaubt. Ähnlich, jedoch die Kriterien praktischer bzw. klinischer Symptomatik enthaltend, sind die Beobachtungen *Mössingers*, die sich an der Grenze zum Toxikologischen bewegen und gerade die „Außenhaut" der Homöopathie betreffen (Silicea, Mercur, Apis und Histamin). Auch Massenuntersuchungen, wie sie im Rahmen der Vakzinierung mit Influenza in einem bundesdeutschen Industriewerk von *Schwarzhaupt* durchgeführt wurden, stehen als Einzelbeobachtungen einem großen, noch ungelösten Fragenkomplex gegenüber. Man muß bedenken, daß bei diesen Untersuchungen über Grippeprophylaxe erhebliche statistische Kriterien fehlen! So könnte man noch eine Vielzahl weiterer Einzeluntersuchungen anführen, die alle nicht überzeugen und der Homöopathie nicht zur Durchsetzung verholfen haben. In diesem Zusammenhang muß auch an die Untersuchungen der Englischen Homöopathen bei Rheuma oder Pollenallergie erinnert werden.

Ich will diesen Querschnitt nicht abschließen, ohne auf eine Methodik einzugehen, die zunächst für die Homöopathie am erfolgversprechendsten schien und deshalb auch von der Forschungsgemeinschaft der DHU kräftig unterstützt wurde: Es ist die Konzeption von *Dinkelacker* bezüglich der Tonsillenbehandlung mit Mercur. Sein Werben für die gute Sache läßt sich über viele Jahre (1961-65) verfolgen. Nicht ganz zu Unrecht führte *Dinkelacker* den Erfolg der Psychotherapeuten als Parallele an und gründete in dem Wissen darüber, was für die Homöopathie gut wäre, die Arbeitsgemeinschaft über die Mercurbehandlung. Abgesehen davon, daß es sich dabei um die Behandlung einer festständigen Erkrankung handelt, habe ich gegen die Honorierung der Mitarbeit immer die größten Einwände erhoben. Welche Kritik hätten wir hinnehmen müssen, wo wir doch gerade bei der Anginabehandlung zwischen Belladonna, Apis, Lachesis, Phytolacca und den diversen Mercursalzen differenzieren! Dies nur als Beispiel; es war kein Unglück, daß sich diese Versuche totgelaufen haben... Vielleicht ist der berechtigte Enthusiasmus, der zu diesen Aktivitäten führte, aber auch dort zum Erliegen gekommen, wo der größte Teil unserer homöopathischen Wissenschaftlichkeit versandet ist: in der falschen Einschätzung der Schwierigkeiten, die in einer Sache liegen (was man – wissenschaftlich – Dilettantismus nennt) und in der falschen Einschätzung unserer homöopathischen Kollegen! *Dinkelacker* selbst schreibt 1965 in der AHZ: „Was ist das Wesentliche bei diesen Arbeitsgemeinschaften? Es sollen die Erfahrungen aller kritisch zusammengetragen und gesichtet werden. Die persönlichen Erfahrungen eines Einzelnen werden nie berücksichtigt und anerkannt werden aus verschiedenen Gründen. Durch die I.G. (Interessen-Gemeinschaften) können jedoch zahlreiche persönliche Erfahrungen objektiviert und auf wissenschaftliche Ebene gehoben werden, da durch sie bei genügender Breite die psychischen, örtlichen und zufälligen Faktoren eliminiert werden." – Welche idealen Vorstellungen!

Aber lassen wir auch unsere Gegner zu Worte kommen.

Wir sind uns alle darüber im klaren, daß hier meist jegliches Verständnis fehlt, sich in unsere Probleme und Schwierigkeiten hineinzudenken, jedoch sind manche Argumente nicht von der Hand zu weisen und sollten uns für unsere Handlungsweise Hinweise geben. Bekanntlich gibt es seit *Hahnemann* schon eine ganze Literatur mit Argumenten gegen die Homöopathie. Diese lassen sich in Äußerungen von *Prokop* und *Martini* zusammenfassen, von denen hier folgende interessieren:

1. Viele Unklarheiten und Widersprüche (Dosierungsfragen/Mercur).
2. Mangel an Systematik und Sichtung.

3. Arzneimittelversuche sind nicht kritisch genug durchgeführt.
4. Arzneimittel werden nicht genügend geprüft, sondern unbesehen seit 150 Jahren auf Grund damaliger noch ungenügender Versuche übernommen. Ein ungeheurer Ballast wird dadurch mitgeschleppt.
5. Die Thesen zur Erklärung der homöopathischen Wirkung können einer wissenschaftlichen Prüfung nicht standhalten. Auch der Ähnlichkeitssatz als Kernpunkt der homöopathischen Lehre ist nicht bewiesen. (Selbst *Sievers* mit seiner Aussage, daß die Simileregel ein Axiom sei, das nicht bewiesen werden könne und auch nicht bewiesen zu werden brauche, genügt unseren gedanklich doch weit abseits stehenden Widersachern nicht).
6. Angeblich beruht die Wirkung von Mittel- und Hochpotenzen nach den wissenschaftlichen Erkenntnissen auf reiner Suggestion.
7. Mangel an kritischer Beobachtung (Fehlen von Placebo-Versuchen).
8. Mangel an vergleichenden Serien von Behandlungsversuchen zwischen homöopathischen und schulmedizinischen Mitteln bei bestimmten Krankheitsbildern *(Dinkelacker).*
9. Mangel an Statistik überhaupt, weswegen von gegnerischer Seite erklärt wird, die Homöopathie sei der Ärzteschaft den Beweis für die Wirkung ihrer Mittel schuldig geblieben *(Prokop).*
10. *Martini* schließlich meint, die homöopathischen Ärzte handelten mit ihrer Therapieform gegen die „ratio“.

Wie wenig dies alles zutrifft, bedarf unter Homöopathen keiner Diskussion; wie berechtigt andererseits einige der vorgebrachten Argumente sind, wird aus dieser Zusammenstellung klar. Nach dem Rückblick auf die letzten Jahrzehnte fragt man nun nach den Möglichkeiten einer methodologischen Forschung. Dazu einige Vorbemerkungen:

Erstens lassen sich im Vergleich zur Allopathie veränderte Grundsätze anwenden, was sowohl für die Methodik als auch für die Statistik zutrifft. Hierher gehört vor allem die ausgeprägte Individualität der Mittel, die jeweils auf den besonderen Fall zugeschnitten sein müssen. Die von *Hahnemann* bis zuletzt beibehaltene Behandlung festständiger Krankheiten erfordert – von ihm im strengen Sinne nur für die Infektionskrankheiten anerkannt – ein gleiches Mittel für die gleiche Erkrankung. Die echte homöopathische Anamnese (etwa Ätiologie) ergibt jedoch beim Vergleich mit dem allopathischen Krankheitsbegriff wie Angina, Ulkus oder Kolitis bereits ein breites Spektrum für die Arzneimittelwahl. Eine Möglichkeit zur Wiedereinengung auf gleiche Ausgangspunkte bietet lediglich die Persönlichkeitsdiagnostik oder die psychische Anamnese. Beim klinischen Begriff „Ulcus duodeni“ werden allopathisch Einheitsmittel verabreicht; die Homöopathie erfordert eine Differenzierung (Sofort-/Nüchternschmerz, Besserung durch Krümmung oder Strecken, Jahres-/Tageszeitenrhythmik, Folgen von kalten Getränken oder unregelmäßigem Essen usw.), also die Berücksichtigung einer Symptomatik, deren Sprache die Schule nicht kennt. Zwar beginnt die Schule, die tieferen Schichten im emotionalen oder affektiven Bereich wie etwa Frustration, Folgen von Ärger und Verdrängung, zu verstehen, jedoch führt dies dann nur zur Überweisung des Patienten an den Psychotherapeuten. Die nächsttiefere Schicht – Organlymphatismus bei gestörtem Verhalten in der ersten Lebensperiode, was zur abnormen Persönlichkeit führt – würde schließlich die Homöopathie wieder ansprechen, deren Verständigung mit der Schule aber fehlt.

So stecken wir in der Forschung im Vergleich zur Schule in zahlreichen Sprachschwierigkeiten, was ausschließt, daß wir dabei sowohl methodisch als auch theoretisch und praktisch gleiche Wege einschlagen können. Wo wir dies dennoch tun, bewegen wir uns im Fahrwasser der dort besser gerüsteten Allopathie. Denken Sie aber in diesem Zusammenhang an die Psychotherapie; sie hat sich kontinuierlich gegen die Einwände der klassischen Medizin durchgesetzt, weil sie nie die Sprache der Schule gesprochen, sondern ihre eigene gewählt hat. Wie rasch hat die Schule diese Sprache gelernt und anerkannt!

Zweitens: Trennung von Tief- und Hochpotenzen. – Die Wirkung der Mittel ist so divergierend, daß wir allen Versuchen jeweils gleiche Potenzen zugrunde legen müssen. Viele Diskussionen haben mir diese Notwendigkeit ebenso bewußt gemacht wie die Tatsache, daß man in der Potenz Ø – D 3 bei pflanzlichen Mitteln von Phytotherapie sprechen muß. Ab D 4 – D 12 sollte man von Tiefpotenzen mit materiellem Nachweis sprechen, ab D 12 – D 18 von reaktivem Nachweis und schließlich von D 20 aufwärts von Hochpotenzen mit mangelndem materiellen Nachweis, jedoch möglichem Nachweis in Form von Induktion oder Prägung auf der Ebene genetischer Strukturen.

Drittens ist der Arzneimittelversuch bisher die wesentliche Grundlage unserer Wissenschaft, bietet aber der Forschung keine großen Möglichkeiten. Trotz Blindversuchs mischen sich noch zu starke subjektive Merkmale in die Aussagen, selbst wenn toxikologische Prüfungen mit zugrunde gelegt werden. Fordern muß man aber eine von toxikologischen Elementen getrennte Sammlung der AMP mit karteimäßiger Erfassung und Auswertung. Schon Systematik in unseren Arzneibildern mit einer vergleichenden Schau – wie bereits von *Leeser* geboten – wäre etwas wesentlich Neues, das sich allerdings im *Leeser*schen Gesamtwerk nicht genügend niedergeschlagen hat. Trotzdem ist dieses Werk Teil unserer Forschung, wozu auch eine Sichtung des Symptomenverzeichnisses gehört. Dabei ist die Taxonomie der Pflanzen ein typisches Merkmal, das wie auch das periodische System der Elemente bislang völlig unterbewertet wurde.

Viertens: Sammeln und Zusammenfassen von Erfahrungen, vor allem in der Katamnese, Kasuistik, vergleichenden Botanik. Meines Erachtens nimmt die einfache Beobachtung in unserer Literatur einen zu geringen Raum ein. Wäre dies anders, könnten viele angeregt werden, die sich wissenschaftlich nicht genügend auszudrücken verstehen.

Und schließlich fünftens: Die klinische Forschung betrifft Statistik und Katamnese. Homöopathie dagegen bezieht sich auf die Kasuistik, die allein ausschlaggebend ist für die angestrebte Individualbehandlung.

Aus dem Gesagten ergeben sich folgende Möglichkeiten einer methodologischen Forschung:

1. Kybernetik, besonders in bezug auf Reizelemente homöopathischer Therapie.
2. Immunbiologische Beobachtungen aus dem Formenkreis der Allergie und ähnlicher Phänomene, aber auch moderner Immun-Parameter.
3. Mikrobiologie = vergleichende Botanik, Mikrotoxikologie = Nosodentherapie als klassischer Beweis homöopathischer Phänomene.
4. Funktionelle Embryologie: In der Entwicklungsgeschichte lassen sich die überzeugendsten Beweise für homöopathische Wirkungen finden (z.B. Kiemenbogenaspekte des Lymphatismus).
5. Anthropologische Physiologie in Verbindung mit Konstitutions- und Diathesenforschung, Erforschung und Registrierung von Persönlichkeitsmerkmalen sowie von Charakteristika der Lebensphasen und damit die Erforschung der Verhaltensbiologie als einziger Möglichkeit, den Menschen in seiner Reaktionsweise zu studieren und die Gesetze für Konstitutionsmittel zu schaffen.

Wenn wir entsprechend der einleitenden Bemerkung die Schule zu unserer

Sprache führen wollen, ohne daß dies schon bei der Potenzfrage scheitert, können wir nur von dieser Seite Fortschritt und Forschung erreichen! Die Gestaltbeschreibung der Persönlichkeit ist der Schule noch nicht gelungen, während wir dafür bereits eine Vielzahl von Möglichkeiten haben. Der einzige Weg, der der Homöopathie bleibt, mit der Schule Erfahrungen zu tauschen, ist eine homöopathische oder biologische Anthropologie; in der bisherigen Aschenputtelstellung wird die Homöopathie ihre Rolle als Ergänzungstherapie nie verlieren...

Fortschritt der Medizin erfolgt durch Forschung. Seit je besteht das Bestreben, Dinge zu erklären, mit denen wir uns von altersher auseinandersetzen müssen. Leider ist das Denken derjenigen Menschen, die forschen wollen, nicht immer geschult; man berichtet gern sensationell, benutzt Schlagworte und beobachtet oberflächlich. Dazu kommt noch subjektives und metaphysisches Denken. Diese Fehler darf man im allgemeinen der Wissenschaft und Forschung unterstellen. Da sie bis vor kurzem in Personalunion betrieben wurden, kommt bei der Medizin noch hinzu, daß diese alle Fortschritte der Naturwissenschaft mitgemacht hat. Vor allem aber wird, wie *Kisskalt* sagt, der Mensch, der etwas Einmaliges ist und wissenschaftlich als Ganzes betrachtet werden sollte, von Chemie und Physik zerlegt. Anders bei der Homöopathie: Zur Wissenschaft kommt die Kunst hinzu: Alles sucht den Menschen. Homöopathie ist – unabhängig von Schemata in Diagnose und Therapie – das Auffinden neuer Wege im Einzelfall. Zwar kann auch die Homöopathie nicht auf die Grundprinzipien der Forschung wie etwa Beobachtung, Hypothese, Problemstellung und Problemlösung, verzichten, aber sie erfordert andere Wege als die Allopathie, mit der man sie nicht vergleichen darf. Eines allerdings hat die Homöopathie gemeinsam mit der allopathischen Forschung: Beide haben den Menschen als Bezugspunkt. Der Zugang zum Menschen ist dabei nur eine Frage der Ordnung von Einzelfakten; der Übergang von der Organsystematik zur persönlichen Symptomatologie ist ein wesentliches Merkmal für die Arzneimittelprüfung und deren Verständnis. Wir können etwa am Nux vomica-Bild den Organstatus am Magen nachweisen, nicht aber den Jähzorn. Auch diese Tatsache wartet darauf, aus dem bloßen Bereich der Erfahrung herausgenommen zu werden. Je höher der Punkt liegt, an dem sich Krankheit und Arznei berühren, desto „geistartiger" kann bekanntlich die Einwirkung sein und desto geringer die benötigte Arzneimenge.

Das Alterswerk *Hahnemanns* ist die Entdeckung immaterieller Arzneimittel. Sie kann gedanklich nachvollzogen werden. Das geht aber nur über den Menschen als Bezugspunkt – und hier kann angesetzt werden, um die Heilerfolge der Homöopathie von dem Vorwurf zu befreien, sie seien auf Suggestion zurückzuführen! Die Forschung darüber befaßt sich nicht mit der allopathisch-statistischen Significanz, mit dem chemischen Nachweis kleinster Entitäten, sondern ausschließlich mit dem psychophysischen Verhalten des Menschen, womit die Krankheitskasuistik zum allein verwertbaren Forschungsmerkmal wird.

4
Wirksamkeitsnachweis in der Homöopathie

„Homöopathie und Wissenschaft“ – dieses Thema ist ein Dauerbrenner auf Kongressen, Tagungen und in den in den letzten Jahren immer mehr überhandnehmenden „Für und wider“-Diskussionen.

Grundsätzlich kann man zwei Gruppen von Diskussionspartnern finden: Solche, die mit der Homöopathie eigene Erfahrungen gemacht oder Fremderfahrungen nachgeprüft haben, und solche, die von der Theorie der Naturwissenschaften ausgehen. Letztere finden im homöopathischen Schrifttum immer zahlreiche unqualifizierte Äußerungen, wodurch ihre grundsätzliche Abneigung sozusagen wissenschaftlich untermauert wird. Die anderen plaudern munter aus dem Erfahrungsschatz, den sie sich selbst angesammelt haben, mit dem vielzitierten Argument: „Wer heilt, hat recht“.

Die Schwachstellen der Homöopathie sind nicht die Arzneiprüfungen am Gesunden oder etwa die Auswahl der Arzneimittel wie Pflanzen, Tiergifte oder Mineralien, sondern die Dosierungsfrage, wenn es um die *Lochschmidt*sche Zahl geht. Davon wird spontan abgeleitet, daß der Behandlungserfolg mit homöopathischen Mitteln keine sachliche Grundlage habe und auf einen Placebo-Effekt zurückzuführen sei. Bei dem beliebten „Bodensee-Verdünnungsvergleich“ einiger Juristen wird die Verdünnung als Musterbeispiel eines kriminellen Schwindels in der Medizin herausgestellt, was jeder „geistesgesunde Laie einsehen müsse“ *(Wimmer)*.

Im 44. Jahrgang der „Naturwissenschaften“ (1957) wird über Duftstoffuntersuchungen an Aalen berichtet, bei denen Dressuren mit Aasgeruch in einer Verdünnung von 10^{-18}, was also etwa einer D 18 entspricht, durchgeführt werden konnten.

Hierbei hätte die 58fache Wassermenge des Bodensees zur Verdünnung ausgereicht.

In einer Mitteilung der Gesellschaft Deutscher Naturforscher und Ärzte, Jahrgang 46 (1959), wurde berichtet, daß Hormone in einer Dosierung von 10^{-12} die Wechselwirkungen im vegetativen Nervensystem regulieren.

Nach einem Zitat in der Zeitschrift für angewandte Chemie, Jahrgang 53 (1940), macht eine Dosierung von 10^{-15} eines Krozin-ähnlichen Farbstoffes die Gameten der Grünalgen beweglich.

Solche Beispiele lassen sich beliebig anführen, und man kann pauschal sagen, daß Ferment-, Vitamin- und Hormonwirkungen als Wechselwirkungen und kybernetische Impulse überhaupt erst in Dosierungsgrößen von 10^{-6} bis 10^{-15} eintreten.

Dies gilt ebenso für Immunmechanismen, was sich bei der Allergie mit der Auslösung von Schockzuständen durch einzelne Allergenmoleküle bestätigt.

Schon zu *Hahnemanns* Zeiten hat man mit der wissenschaftlichen Aufarbeitung der Behandlungserfolge begonnen. Bei der Typhus-Epidemie 1814 in Leipzig hat *Hahnemann* von insgesamt 180 behandelten Patienten weniger als 5 verloren, was zu dieser Zeit schon ein großer Erfolg war.

Während der Cholera-Epidemie in Europa 1830/31 wurden auf Empfehlung *Hahnemanns* 14 000 Patienten homöopathisch behandelt. Die Mortalität in den homöopathischen Hospitälern Deutschlands, Österreichs und Ungarns betrug dabei 4 – 7 % (nach *v. Grauvogel*). Die Mortalität in den anderen Hospitälern lag mit einer Zahl von 450 000 Patienten bei 49 %.

Nach *Simonson* wurden 1938 am homöopathischen Kinderhospital in New York 846 Patienten mit Erkrankungen der oberen Luftwege erfolgreich behandelt. Am Londoner Homöopathischen Krankenhaus wurde eine Statistik veröffentlicht, aus der hervorging, daß bei der Behandlung von Pneumonien und Bronchopneumonien bei Kindern unter 12 Jahren mit homöopathischen Arzneien eine Mortalität von 12,3 % bestand gegenüber 23 % bei allopathisch behandelten Kindern (nach *Schilsky*).

1976 und 1977 hat *P. Mössinger* mehrfache Praxisstudien durchgeführt, in denen das selbständige Mittel bei einem Symptomenkomplex verabreicht worden war. Die Behandlungen der Pharyngitis mit Phytolacca und des Schleimbeutelhygroms mit Apis bewiesen, daß auch mit einem Krankheitskomplex statistische Studien betrieben und Erfolge und Wirksamkeit homöopathischer Mittel belegt werden können. Es verwundert dabei nicht, daß diejenigen Patienten, deren Symptomatik nahe an der des geprüften Arzneimittels lag, einen spontanen und besseren Erfolg zeigten als andere.

H. v. d. Lan hat 1964 Untersuchungsergebnisse veröffentlicht, nach denen Regenwürmer, die mit einem Insektizid (Sevin) kontagiert worden waren, überlebten, wenn sie in einer Nährlösung mit einer homöopathischen Verdünnung von Regenaplexen behandelt wurden.

A. Rost hat die Wirksamkeit homöopathischer Arzneien anhand von Kreislaufmitteln mit Hilfe der Thermographie im doppelten Blindversuch an Patienten bewiesen.

Sehr erfolgreich waren auch die Versuche an Tieren, bei denen sogar mit Hochpotenzen im doppelten Blindversuch von *H. Wolter* die Wehenschwäche der Schweine durch Caulophyllum D 30 beseitigt werden konnte.

Vom gleichen Prüfer wurde die Acetonämie der Rinder mit Flor de Piedra D 3 behandelt und signifikant gebessert bzw. beseitigt.

Die Homöopathische Zeitschrift, wohl die älteste medizinische Zeitschrift, die seit 1830 fortlaufend herausgegeben wurde, ist voll von Fallschilderungen einzelner Ärzte, deren Kritikfähigkeit zwar vielfach angezweifelt werden kann, besonders im Hinblick auf die im vorigen Jahrhundert sehr magere Medizindiagnostik, doch sind immer wieder aus verschiedenen

Ländern von unterschiedlichen Beobachtern ernst zu nehmende Behandlungserfolge berichtet worden. Unter diesen zahlreichen Beobachtungen darf der Schwefelversuch von *A. Bier* nicht unerwähnt bleiben. An der Chirurgischen Universitätsklinik in Berlin hat *Bier* mit Silberfolien auf der Haut nachweisen können, daß Sulfur D 3 eine vielfache Schwefelausscheidung auf der Haut hervorruft, was einer echten homöopathischen Logik entspricht.

In den letzten Jahren wurde eine Liste von 48 Dissertationen aus Frankreich bekannt, die von *Boiron*/Lyon zusammengestellt worden war.

Folgende interessante Ergebnisse sind veröffentlicht:

1. Potenziertes Natrium arsenicosum hat Arsen mobilisiert und die Ausscheidung beschleunigt (ähnlich dem *Bier*schen Versuch).
2. An der Alge Chorella wurde der Einfluß von potenziertem Kupfersulfat in Stoffwechselversuchen nachgewiesen.
3. Am Alloxan-Diabetes der Tiere zeigte sich mit potenziertem Alloxan (C 7 und C 9) eine wesentliche Erhöhung der Toleranzschwelle gegen toxische Gaben von Alloxan.
4. Der Einfluß auf eine toxische Hepatitis (bedingt durch Tetrachlorkohlenstoff) durch Phosphor in homöopathischen Verdünnungen.

Es gibt also Ansätze, die Homöopathie als wirksame Arzneitherapie zu betrachten, wobei sich auch im physikalischen Bereich der Minimaldosen Erklärungsmöglichkeiten eröffneten.

So ist die Kristallgitterenergie in der Kristall-Atomphysik ein wesentlicher Begriff. Sie ist die Energie, die erforderlich ist, um das Kristallgitter aus Atomen aufzubauen. Wenn ein Kristallgitter mechanisch zerstört wird, setzt man einen Teil der Energie frei.

Ein einfaches Experiment hilft hier zum Verständnis. Wird z.B. Würfelzucker mit einer Blechschaufel aus einem Behälter genommen, so entstehen beim Hineinstoßen der Schaufel elektrische Lichtblitze, ein Zeichen der durch die Kristallzerstörung freigesetzten Energie, was besonders eindrucksvoll sein kann, wenn dies in der Dunkelheit beobachtet wird.

Der gleiche Vorgang tritt beim Zerreiben von polikristallinem Material im Mörser auf, wenn auch nicht so leicht sichtbar. Dieser elektrische Entladungsvorgang bewirkt, daß es zu elektrischen Aufladungen (plus und minus) in den Atomen des Restkristallgitters kommt. Wird nun dieser Vorgang bei zunehmender Ausdünnung mehrfach wiederholt, wie dies bei der Herstellung homöopathischer Medikamente der Fall ist, so wird bei der äußersten Verfeinerung des Kristallmaterials die Aufladung immer stärker, was einer Tonisierung nach höheren Tonisationsstufen entspricht. Das Kristallmaterial wird also dadurch stark aktiviert. Durch das Beifügen von gut leitenden Metallen wie Silber oder Gold, d.h. von Elementen, die leicht Elektronen abgeben oder aufnehmen, kann man die Aktivierung beschleunigen. So können die ionisierten Kristallatome Verbindungen mit anderen Atomen oder Molekülen eingehen, die sie ohne Aktivierung nicht eingehen würden. Man kann daher mit äußerst kleinen Dosen und ohne schädliche Nebenwirkung – wie etwa Strahlenschäden – eine Krankheit entscheidend beeinflussen (zitiert nach einer persönlichen Aussage des Physikers Dr. *H. Plendl*).

Obwohl auch die obige Darstellung Ansätze zur Erklärung der Hochpotenzwirkungen enthält, wird man in der heutigen Zeit die Spekulation über Wirkungen jenseits der *Lochschmidt*schen Zahl so lange zurückstellen müssen, bis dafür die physikalischen oder chemischen Grundlagen geschaffen sind.

Damit bleibt die Erklärung für die Wirkungsweisen in der Homöopathie noch auf das derzeit herrschende naturwissenschaftliche Weltbild beschränkt. Es ist durchaus zweifelhaft, ob die Homöopathie ihren Wirksamkeitsnachweis nach den Gesetzen der obwaltenden medizinisch-klinischen Prüfmethoden erbringen kann. Viele Anzeichen sprechen dafür, daß phylogenetische Merkmale für die Wirksamkeitsbestätigungen bessere Ansätze bringen als organpathologische. Auch die Einbeziehung der Gesetzlichkeit des Periodensystems der Elemente in die Behandlung erweist sich als erfolgreich, wenn man davon ausgeht, daß in der Kindheit z.B. Calcium carbonicum-Salze besser ansprechen, nach der Pubertät die Magnesiumsalze und später evtl. Strontiumverbindungen, während Bariumsalze typische Altersmittel sind. Hier handelt es sich um die Elemente der 2. Ordnungsgruppe des periodischen Systems mit typischen Symptomen für den altersbedingten Einsatz. Ähnliche Zusammenhänge sind auch für andere Ordnungsgruppen abzuleiten.

Schließlich darf die ärztliche Erfahrung eines langen Lebens nicht abgewertet werden; denn ungewöhnliche Beobachtungen waren oft Wegweiser zu neuen Entdeckungen. Homöopathie darf aber nicht zum Dogma werden. Damit kann sie weder der starken diagnostischen und auch therapeutischen Position der Schulmedizin gerecht werden noch einer zeitgemäßen Einstellung entsprechen und die berechtigte Forderung des Wirksamkeitsnachweises erfüllen. Allzulange haben sich Homöopathen der wissenschaftlichen Aussage gegenüber gesperrt mit der alleinigen Begründung der Einmaligkeit eines Kranken, der nicht für eine statistische Einordnung tauge. Dann müßte aber als logische Folge die Materia medica homöopathica einen Arzneimittelschatz aufweisen, der nicht auf etwa 3000 Arzneien beschränkt ist, sondern an die Milliardenzahl der Menschen heranreicht.

Allopathie und Homöopathie stellen heute keine Gegensätze mehr dar; beide Bereiche haben Schwerpunkte. Dabei ist die Homöopathie sicherlich die vollendetste Form der Ganzheitsbehandlung.

Bei der Arznei, die auf Grund der persönlichen Anamnese des Patienten gefunden wird, werden alle Lebensbereiche des kranken Menschen mit einbezogen. Dabei kann oft in erstaunlicher Weise eine Fülle von Lebenszusammenhängen aufgedeckt werden, wie das sonst nur der Psychologie gelingt. Dies kann zweifellos den Blick für ein Krankheitsgeschehen mehr öffnen, als es der technologische Apparat unserer üblichen Diagnostik zu tun vermag.

Andererseits ist die Homöopathie keine Notfallbehandlung und nur eingeschränkt bei akuten Krankheiten einsetzbar. Sie vermeidet eine chirurgische Indikation und erfordert eine Auswahl der Patienten, die nur der Arzt treffen kann, der in beiden Disziplinen – Schulmedizin und Homöopathie – bewandert ist. Der Arzt, der Homöopathie und Schulmedizin betreibt, muß – wie bereits ausgeführt wurde – in zwei Sprachen denken und handeln lernen, was sicherlich mühevoll und nicht leicht ist. Aber die Erfolge homöopathischen Handelns beruhen auf der sorgfältigen Abwägung und dem synthetischen Denken – einem Denken, das in der Medizin am meisten gefordert ist und durch den zunehmenden Trend zur Auseinanderentwicklung der Fachbereiche gestört zu werden droht.

Pietschmann sagte einmal: „Ein Verzicht auf wenig Abgesichertes gegenüber dem wissenschaftlich Anerkannten ist ebenso unverantwortlich wie eine Heilung ohne medizinische Kenntnisse. Richtige Entscheidung wird nur durch Gewissen und nicht durch Wissen gefällt. Wer über genügend Wissen verfügt, wird in Wahrheit die richtige Entscheidung treffen."

5 Geschichte der klinischen Homöopathie

Auch die Geschichte der homöopathischen Krankenhäuser geht auf *Hahnemann* zurück, und zwar auf seine Leipziger Zeit in den dreißiger Jahren. Damals wurde von seiten verschiedener homöopathischer Ärzte der Wunsch nach einer Krankenanstalt laut, in der man die notwendigen Hilfsmittel für die wissenschaftliche Untermauerung der damals noch jungen Homöopathie zu finden hoffte. So wurde am 22.1.1833 die Klinik in Leipzig gegründet, schon damals in Verbindung mit einer Poliklinik, und alle homöopathischen Ärzte beobachteten gespannt dieses Experiment. Doch schon nach einem halben Jahr kam es zu Unzufriedenheiten mit mehrfachen Protesten gegen den damaligen Chefarzt *Moritz Müller*, dem vor allem vorgeworfen wurde, er mache aus der Behandlung ein „Amalgam von Homöopathie und Allopathie". In der Folgezeit kam es zu einem mehrfachen Wechsel der Klinikleitung, was schließlich im Jahre 1842 – also nach nur knapp 8 Jahren – zur Auflösung des Hospitals führte. – In der Zwischenzeit wurde in München vom Minister des Inneren, dem Fürsten *Karl von Öttingen-Wallerstein*, 1836 die „Homöopathische Heilanstalt" gegründet und – wie es heißt – auf Staatskosten erhalten. An dieser waren die Doktoren Hofrat *Reubel*, Medizinalrat *Wiedemann* und *Roth* angestellt. Ein vom Bayerischen Landtag zunächst bewilligter höherer Staatsbeitrag wurde schon bald wieder gestrichen. Dennoch bestand die Homöopathische Heilanstalt unter der Leitung von Dr. *Max Qualio* und Prof. *Josef Buchner* weiter – ja, es kam mit der Zeit sogar noch eine zweite hinzu!

In den folgenden Jahren wurden homöopathische Kliniken in Wien, Linz, Budapest, in Siebenbürgen und anderen Orten ins Leben gerufen. Während sich die klinische Medizin des 19. Jahrhunderts darauf beschränkte, nach zeitgemäßen Gesichtspunkten die Diagnose zu stellen und darauf eine möglichst zielgerechte Arzneisymptomatik aufzubauen, wurde in der Homöopathie, wie man in österreichischen Krankenjournalen von *Wurm* nachlesen kann, am meisten Wert auf eine ausführliche Beschreibung des Krankheitsgeschehens gelegt. Allerdings hat sich bereits um die Jahrhundertwende die homöopathische Klinik in Deutschland sehr an die Form der klinischen Medizin, d.h. der Allopathie angelehnt. Man versuchte, die Erfolge der homöopathischen Behandlung pathologisch und physiologisch zu erklären, obwohl damit kein endgültiger Beweis für die Homöopathie erbracht und vor allem nie ihre Anerkennung durch die Schule erreicht wurde.

Ein homöopathisches Versuchsobjekt im deutschen Sprachraum war vor allem das *Robert Bosch*-Krankenhaus, nachdem die Bestrebungen in Dresden während des Krieges mehr auf Naturheilverfahren ausgerichtet waren.

Die homöopathische Klinik in München erfuhr erst durch die Verlegung nach Höllriegelskreuth (durch den damaligen Förderer *Rudolf Hess*) neuen Auftrieb, allerdings mit einem Trend zur Anthroposophie, zurückzuführen auf den damaligen Chefarzt *Schauer*, der nach dem Krieg nach Argentinien auswanderte und die Klinik bis 1950 der anthroposophischen Richtung überließ. Dem sehr engagierten Dr. *Hermann Dingfelder* gelang es dann 1950 durch die Konstituierung des Stiftungsvereins, unter der Leitung von *Dr. Oemisch* wieder ein rein homöopathisches Krankenhaus zu errichten. Bis 1968 habe ich dieses Krankenhaus geführt, um dann mit dem „Krankenhaus für Naturheilweisen“ in München-Harlaching einen neuen Anfang zu machen. Da Homöopathie allein nicht ausreichte, war die Bezeichnung „Homöopathisches Krankenhaus“ nicht mehr gerechtfertigt; die Homöopathie hatte fortan ihren Platz als Teil der Gesamtmedizin einzunehmen.

Die Anerkennung einer homöopathischen Klinik in Berlin mit dem dazugehörigen Lehrauftrag war im wesentlichen der Einstellung *August Biers* zur Homöopathie zu verdanken. Leider blieb der Homöopathischen Poliklinik in Berlin nur ein kurzes Dasein beschieden, da es für *Bastannier* nach dessen Tod keinen Ersatz gab. In Stuttgart wiederum gab es seit 1921 eine „Homöopathische Heilanstalt“, die nach einer Stiftung von *Robert Bosch* 1939 zu einem 300 Betten-Haus erweitert wurde und in der ersten Hälfte unseres Jahrhunderts zu voller Blüte kam. Schon der Vorläufer des *Robert Bosch*-Krankenhauses, das Stuttgarter Krankenhaus an der Marienstraße, wurde von *Stiegele* geleitet. Später übernahm dieser das *Robert-Bosch*-Krankenhaus teilweise zusammen mit *Otto Leeser*, der 1933 emigrierte und nach dem Krieg wieder an die Lehrstelle der Homöopathie zurückkehrte. In der klinischen Homöopathie sah *Stiegele* durchaus eine Möglichkeit, die mehr praktischen Erfahrungen einer Therapie hoffähig zu machen. Davon legt eine große Zahl von Arbeiten, vor allem eine Monographie über die *klinische Homöopathie*, heute noch Zeugnis ab.

Neben dem Krankenhaus in Bremen unter dem *Stiegele*-Schüler *Schlütz* lassen sich noch das Krankenhaus in Schwerte *(Rau)*, das in Lengerich (unter *Vogt*) und andere mehr nennen, die heute – wenn man an die biologischen Abteilungen etwa von Bremen und auch Freudenstadt denkt – auf die breitere Basis der Naturheilverfahren gestellt sind, während Heidenheim die anthroposophische Zielrichtung vertritt.

Wenn auch die Zahl homöopathischer Kliniken und Lehrstätten noch beschränkt ist, so zeichnet sich doch eine gewisse Kontinuität ab, die immer wieder neu unter Beweis stellt, daß die klinische Homöopathie durchaus eine Existenzberechtigung hat. Andererseits fehlt es nicht an Stimmen, die aus der klinischen Homöopathie und der Homöopathie in der Praxis einen Gegensatz formulieren, der allerdings, wenn man an die Beurteilung des Krankengutes geht, nur teilweise berechtigt ist. Gegensätze in der Homöopathie hatten schon immer ihre Ursache in der Dosierungsfrage: Die Denkart eines homöopathischen Arztes beruht ebenso wie die des Klinikers auf der Lehre *Hahnemanns*!

Oft spricht man von der kritisch-wissenschaftlichen Richtung der Homöopathie, und zwar meistens dann, wenn versucht wird, die infinitesimalen Dosen der Arzneien quantitativ nachzuweisen. So betrachtet, ist die kritisch-wissenschaftliche Richtung der Homöopathie sicherlich ein Irrweg, da sie meist ausschließlich von den Tiefpotenzen ausgeht, deren Substanzwirkung noch stark nach dem Massenwirkungsgesetz oder den Gesetzen der Phytotherapeutik beurteilt wird. Zweifellos tut man sich leichter, wenn man homöopathische Verdünnungen von der Urtinktur bis D 3 dem Bereich der Phytotherapie zuordnet, soweit es sich um Dosierungen aus Pflanzensubstanzen handelt, wie bereits früher erwähnt wurde, während die regulative Therapie, wie aus dem Fermenthaushalt bekannt ist, zwischen einer Dosierung von etwa D 4 – D 18 liegt. Jenseits der nachweisbaren Verdünnungen liegende Hochpotenzen sind nicht nach physikalischen und chemischen Größen zu beurteilen, wenn auch zu erwarten ist, daß von der modernen Physik, der physikalischen Chemie und Immunologie eines Tages eine Erklärung gefunden werden wird. Im Gegensatz zur mathematischen Sicherheit, die auf große Zahlen in der Statistik zurückgeführt werden kann, kann man im Bereich kleiner Dosen nur von einer Wahrscheinlichkeit oder Kasuistik sprechen. Es geht dabei um außerordentlich kleine Energiemengen, die z.B. im Sinne von Neurotransmittern den Impuls einer Nervenzelle auslösen, wie es ja auch genügt, daß ein Chromosom von einem einzigen Quant Röntgenlicht getroffen wird, um unter Umständen eine dauernde, im Phänotyp weithin sichtbare Genmutation hervorzurufen. In der Größenordnung der kleinsten biologischen Elemente können also die undeterminierten Bewegungen kleinster physikalischer Elemente ganz erhebliche Wirkungen auf den Gesamtorganismus haben. Seit 1937 vertritt *Pasqual Jordan* die Verstärkertheorie, bei der die Steuereinrichtung des Organismus mit einem Radiogerät verglichen wird, in dem die großen, dem Lichtstrom entnommenen Energien von winzig kleinen, den ankommenden elektrischen Wellen über die Antenne entnommenen Energien gesteuert werden. Man ist zwar weit davon entfernt, mit diesen Denkformeln die Hochpotenzwirkung zu erklären, die jederzeit in Klinik und Praxis zu beobachten ist, jedoch soll damit die Richtung angedeutet werden, die man einschlagen müßte, um sich überhaupt an eine Erklärung der Hochpotenzwirkung heranzuwagen.

Zurück zur klinischen Homöopathie. Im Jahre 1851 gründete *Hirschel* in Dresden die „Zeitschrift für homöopathische Klinik". Er schreibt in der Einführungsnummer: „Die Aufgabe, die wir in den Blättern dieser Zeitschrift zu lösen beabsichtigen, besteht darin, die Pharmakodynamik in ihrer praktischen Bedeutsamkeit, in der Anwendung am Krankenbett zu zeigen oder – mit anderen Worten – sie als spezielle Therapie und Klinik zu vervollständigen und zu ergänzen, um so den Beweis für die Wahrheit der physiologischen Wahrnehmungen fortzuführen." – Unter diesem Aspekt bedeutet Klinik aber nichts anderes als Praxis! So geht auch aus den Krankenjournalen der damaligen Zeit nicht mehr hervor als eine subtil registrierte Krankenbeobachtung ohne all jene Merkmale, die man heute für die Klinik beanspruchen muß. Der Begriff der Klinik hat sich also nach Umfang und Inhalt im letzten Jahrhundert stark verändert. Mit der Entwicklung der Medizin wandelte sich der ursprüngliche Sinn der Klinik: Sie wurde zur Aufgabe und schließlich zum Inbegriff entsprechend eingerichteter Krankenhäuser.

Durch die Zahl der schweren wie auch der ungeklärten Krankheitsfälle unterscheidet sich das Krankengut der Klinik von dem einer Allgemein- oder Sprechstundenpraxis. Die Notwendigkeit einer klinischen Diagnose ergibt sich bei jedem Krankheitsfall in zunehmendem Maße, wenngleich der Klinik jetzt auch Aufgaben der Pflege schlechthin übertragen werden, da man inzwischen Geburt und Tod, ja zum Teil banale fieberhafte Infekte ins Krankenhaus verlagert. Das Krankenhaus ist also darauf angewiesen, sowohl für die Krankheit als auch für die Therapie feste Begriffe zu schaffen, die sich durch gemeinsame Merkmale auszeichnen, jedoch der von *Hahnemann* für jedes Krankheitsbild geforderten Individualisierung, d.h. individuellen Unterscheidung, widersprechen. Andererseits aber fordern schwere und lebensbedrohliche Krankheitsfälle in der Klinik eine Therapie zur Erhaltung physiologischer Funktionen, ohne vom Patienten eine entsprechende Rückäußerung in Form von Klagen über Symptome erwarten zu können.

Die Forderung *Hahnemanns*: „Wähle in jedem Fall, um sanft, schnell und dauerhaft zu heilen, ein homöopathisches Arzneimittel!" ist ebenso wie der zu seiner Zeit bestehende Gegensatz zwischen Allopathie und Homöopathie nicht mehr gültig; es wäre müßig, darüber viele Worte zu verlieren. *Stiegele* hat schon früher immer betont, man müsse eine *vergleichende Therapie* betreiben, d.h. die Erfolgsaussichten einer homöopathischen Behandlung müßten in Gedanken immer mit denjenigen anderer Behandlungsmethoden verglichen werden. Oft genug wird die Entscheidung durch die Erfahrung zahlreicher durchgeführter Therapien erleichtert, wenn es schließlich darum geht, als letzten Ausweg nochmals einen Versuch mit anderen therapeutischen Methoden zu unternehmen.

Die Vielschichtigkeit des heutigen Patientengutes und die oft jahrelang durchgeführte intensive Therapie bei chronischen Krankheiten machen es erforderlich, bei der Abwägung möglicher Behandlungsmethoden auch an Antibiotika, Antidiabetika, Hormone und andere Mittel zu denken. Wenn auch jeder weiß, daß solche Mittel im allgemeinen keine Heilung im idealen Sinne bringen können, so ist sich doch auch jeder darüber im klaren, daß auf sie – vor allem bei der Notwendigkeit einer Sofortbehandlung – nicht verzichtet werden kann. Ein einfaches Beispiel dafür ist ein mit Kortison vorbehandelter Patient mit einem Asthmaanfall, der aus dem Status heraus in die Klinik eingewiesen wird und bei dem der Behandler außerstande ist, mit einer homöopathischen Behandlung im strengen Sinne fortzufahren. Man muß sich dabei auf zahlreiche Umwege besinnen, wie z.B. Fastenbehandlung oder auch ausleitende Therapien, um so den Übergang zu einer homöopathischen Beeinflussung zu finden und den Kranken auf diese Weise weiterzubehandeln. Ferner gibt es eine große Zahl von Krankheiten, bei denen auch das fundierteste Individualisieren nicht hilft, weil die vielfache Schichtung von pathogenetischen Faktoren nicht mehr zu überblicken ist; man denke etwa an die Polyarthritis und andere Erkrankungen, die mit bindegewebsblockierenden Methoden erträglich gemacht werden können, deren anschließende Behandlung mit homöopathischen Reizdosen aber nach meinen Erfahrungen völlig aussichtslos ist, worüber noch gesprochen werden muß.

Der Arzt ist also gezwungen, sich in der Therapiewahl weise zu beschränken und dort, wo die Therapie angesetzt wird, eine gesunde Kritik walten zu lassen. Es kann z.B. sehr elegant sein, ein Ulcus duodeni homöopathisch zu heilen, wobei kein großer Unterschied bestehen muß zum Erfolg einer andersartigen Therapie allein mit Bettruhe und Diät oder auch einem Milieuwechsel. Endeffekt wie auch zeitlicher Aufwand unterscheiden sich unter Umständen nicht von einer individualisierten homöopathischen Therapie. Dies sind die Kriterien, die man nicht außer acht lassen darf. Die Wahl der Therapie darf nicht zur Prestigefrage werden, sondern sie muß von dem Gedanken getragen sein, möglichst wirksam und – hinsichtlich der Dauer des Erfolges – befriedigend zu handeln.

Es ließen sich noch viele interessante, für die klinische Homöopathie bedeutsame Argumente erörtern, etwa die mangelhafte sprachliche Auseinandersetzung mit dem Patienten, die nicht ausreichende Beobachtung des Patienten und seiner Symptomatik; dies und vieles andere mehr brauchen wir für eine individualisierende Therapie. Sich mit den Schwierigkeiten der klinischen Therapie im Detail vertraut zu machen ist schwer, aber trotz mehrfacher Ansätze und Versuche ist eine Fragebogen-Anamnese bisher leider immer gescheitert. Der Mexikaner *Sanchez Ortega* hatte schon recht, als er 1959 prophezeite, die Anpassung der *Hahnemann*schen Lehre an die Errungenschaften der modernen Wissenschaften und das aktuelle Schrifttum unserer Pathogenese werde eine enorme Arbeit erfordern. Dabei hat es der Praktiker einfach mit seinem Standpunkt, weil er ohne Schwierigkeiten bei der klassischen Definition der Homöopathie bleiben kann. In der Klinik steht man täglich vor der Situation, die Kollegen nicht zu dieser Denkart zwingen zu können – ganz gleich, welche überzeugenden Fälle und Beweise angeführt werden... Gelernt aber haben wir vor allem, daß wir die moderne Medizin mit ihren starken Positionen nicht mehr, wie es zu *Hahnemanns* Zeiten doch noch teilweise gelang, durch Polemik überzeugen können. Dabei wollen und können wir ja nicht mehr, als das *Verständnis für eine andere Betrachtung des Menschen* wecken, dieses für uns häufig so nützliche Verständnis beim Erkennen eines uns vertrauten Symptoms, das uns dann zu einem Arzneibild führt! Noch aber steckt man meist in Sprachschwierigkeiten, wenn der Dialog mit der Schule gesucht wird. Eine ähnliche Schwierigkeit hat, wie bereits erwähnt, vor vielen Jahren die Psychologie durchgemacht – mit dem Erfolg, daß sie der Schule ihre Sprache aufgezwungen hat. Die Homöopathie dagegen befaßt sich noch mit dem Emotionalen, Affektiven, Konstitutionellen, mit den diathetischen, ätiologischen und pathogenetischen Faktoren – und nicht zuletzt mit der Organsymptomatik, dem Bild einer physiologischen Anthropologie.

Möge die vorliegende Darstellung dazu beitragen, den Aussagewert der Homöopathie darzulegen, die Lehre der Arzneimittelbestimmung, der Toxikologie sowie der Arzneifindung und was sonst noch zur Homöopathie gehört, zu ergänzen und das Bild dieser Behandlungsform abzurunden.

6
Homöopathie aus der Sicht des Klinikers

Homöopathie am Krankenbett gilt als Alternative zur homöopathischen Praxis; die Auseinandersetzung darüber will seit *Hahnemanns* Zeiten nicht zur Ruhe kommen.

Die sogenannte „klinische Homöopathie" hat seit jeher ihre Verfechter und ihre Gegner gehabt. Um es noch deutlicher zu sagen: Die Homöopathie am Krankenbett ist immer eine persönliche Therapie geblieben und nie übertragbar gewesen auf den großen Rahmen, in dem sich die klinische Medizin heute bewegt. Als erster ließ *Voisin* einen Begriff aus der Pathologie in die Arzneimittellehre einfließen und übertrug damit das vom Patienten geprägte Symptom auf pathophysiologische Merkmale. Seine Homöopathie kann gelehrt und am Krankenbett demonstriert werden.

Wie bereits festgestellt wurde, unterscheidet sich das Krankengut der Klinik durch die Zahl der schweren und ungeklärten Krankheitsfälle von dem einer allgemeinen oder Sprechstundenpraxis. Die Klinik ist darauf angewiesen, sowohl für die Krankheit als auch für die Therapie festständige Begriffe zu schaffen, die sich durch gemeinsame Merkmale auszeichnen und der in der Homöopathie üblichen individuellen Unterscheidung oft widersprechen. Andererseits aber können die in der Klinik erforderlichen Sofortmaßnahmen einen Gegensatz in der Therapie nicht mehr rechtfertigen. Nach *Stiegele* betreiben wir in der Klinik eine vergleichende Therapie, wobei die Erfolgsaussichten, wie bereits mehrfach erwähnt, gedanklich ständig mit denen der allopathischen Behandlung verglichen werden müssen.

Ein wichtiges Problem, das klinisch immer häufiger auf uns zukommt und dem wir uns als homöopathisch denkende

Ärzte unbedingt stellen müssen, ist die *Unterdrückung.* – Unterdrückung ist die Beseitigung von Krankheitsphänomenen, wodurch jedoch eine andere Erkrankung oder auch die Verstärkung eines Krankheitsbildes hervorgerufen wird. Wir unterscheiden dabei zwischen *zufälliger Unterdrükkung* im Verlauf eines Krankheitsprozesses und *medikamentöse*r und *chirurgischer Unterdrückung.*

Unterdrückungsphänomene spielen im Krankheitsgeschehen eine große Rolle. Bei jeder Art von Vorbehandlung besteht die Möglichkeit einer Unterdrückung. Die Psora bei *Hahnemann* ist im Grunde nichts anderes als ein allergisches Geschehen, das nur abgewandelt ist – die häufigste Form der Unterdrückung. In der Klinik floriert der Begriff „Immunsuppression", den wir homöopathisch aber als Unterdrückung ansprechen. An diesem Beispiel kann man schon sehen, daß es oft genug nur darum geht, den normalen Krankheitsverlauf zu unterdrücken, und wenn sich dafür andere Phänomene einstellen, stellt man neue Überlegungen an, wie man die Krankheit verdrängen könnte...

Verständlicherweise induziert die Art, wie wir heute Krankheit betrachten – nämlich als lästiges Übel, dessen Symptome möglichst rasch beseitigt werden sollten – die Unterdrückung; Fieber, Entzündung und Ausscheidung, mit denen man sich früher in der Pflege auseinandersetzte, werden heute symptomatisch bekämpft; die ganze chemische Industrie richtet ihre Aktionen auf solche Suppressionen.

Der Körper hat drei Möglichkeiten, auf Krankheiten zu reagieren: durch sein Ektoderm, sein Mesoderm und sein Entoderm. In diesen drei Bereichen, von denen man weiß, daß sie auch an das RES angeschlossen sind, vollziehen sich die Entwicklung und der Wandel eines Krankheitsbildes, wie von *Reckeweg* bereits genial erahnt. So bedeutet also Unterdrückung entweder die Verschiebung des Krankheitsprozesses innerhalb des gleichen Reaktionsbereiches des Gewebes mit einem Wandel der Symptome oder, was häufiger der Fall ist, innerhalb der Keimblätter mit neuen Voraussetzungen. Wir kennen nach *Kent* zwar eine große Zahl von Unterdrückungsmitteln, doch reichen sie bei weitem nicht aus, um alle Wandlungen in der Krankheitssymbolik erfassen zu können. Die 168 Symptome der Unterdrückung nach *Kent* sind offensichtlich nur ein Bruchteil! So müssen wir also neue Möglichkeiten mit einbeziehen und immer das Phänomen des Krankheitswandels im Auge behalten, da wir aus dem frühen Verlauf einer Krankheit leichter auf das helfende Mittel schließen können als aus dem gegebenenfalls unterdrückten oder abgewandelten Bild. So möge die Homöopathie am Krankenbett dazu beitragen, eine neue Art des Denkens hervorzubringen, zumal sich heute zum Phänomen der Unterdrückung zunehmend in fast ebenso auffälliger Form das Problem der Umwelteinflüsse gesellt. Überall – im Alltag, am Arbeitsplatz, ja sogar bei unseren täglichen Verrichtungen – werden wir mit Noxen konfrontiert, die wir noch nicht genügend in die Pathogenese mit einkalkuliert haben. So gilt auch hier das Kausalgesetz von *Demokrit*: Nichts entsteht planlos, sondern alles aus Grund und Notwendigkeit.

Im Phänomen „Unterdrückung" offenbart sich das ganze Elend der Medizin, denn wir wissen, daß eine antibiotische Behandlung keineswegs immer zu der gewünschten Heilung führt, die nur durch Erholung der immunitären organischen Möglichkeiten mit Verbesserung der Abwehrsituation oder durch eine Anregung des Immunsystems durch Reize erreicht werden kann. Das Antibiotikum kann zwar eine Schlüsselfunktion in der Abwehr haben, in der Unmittelbarkeit der Behandlung aber nicht zur Heilung führen.

So betrachtet, handelt es sich beim Einsatz von Antibiotika also um keinen echten Fortschritt der Medizin, sondern nur um einen scheinbaren, der zwar mit der Entwicklung diagnostischer Neuheiten und pharmazeutischer Spitzenpräparate herausgestellt wird, leider aber nicht – wie das im idealen Sinne gefordert wird und auch gefordert werden muß – Heilung bedeutet.

Die Homöopathie aber setzt sich mit der Noxe und dem Entgiftungsvermögen des Körpers auseinander und vor allem mit der Konstitution des Kranken, aus welcher allein die Möglichkeit zu erkennen ist, wie man mit einem Keim oder einer Krankheitsnoxe fertigwerden kann! Die historische Grundlage der Homöopathie wird seit nahezu 200 Jahren von zahlreichen Ärztegenerationen immer wieder in Frage gestellt und hat sich trotzdem durchgesetzt. Demgegenüber ist die Schulmedizin in einem stetigen Wandel von Ansichten und Erkenntnissen begriffen, so daß wir *Martini* zitieren können, nach dem „die Wahrheit von heute den Irrtum von morgen darstellt". Diese Gedanken darf man sicher nicht aussprechen, ohne auf die bewundernswerten Fortschritte etwa der Chirurgie zu verweisen, durch die heute beispielsweise viele Unfallverletzte gerettet werden können. Wenn man aber beim weiteren Ausbau der Techniken sogar beginnt, etwa über Transplantationen von menschlichen Köpfen zu diskutieren, stößt man an die von der Natur gesetzten Grenzen. Hier kann man aber mit *Schipperges* sagen, daß wir uns wieder im Übergang von einer Heilstechnik zu einer umfassenden Heilkunde befinden...

Letztlich verbleibt der physiologischen und morphologischen Forschung, die immer mehr Feinheiten und Geheimnisse des Lebens entdeckt, die Aufarbeitung in den verschiedenen Disziplinen: zum einen analytisch, zum anderen in einem dem Leben nachempfundenen Ganzheitsanspruch erahnt, gemäß der Aussage *Schelers*, nach der jeder rationalen Erkenntnis ein emotionales Werterlebnis vorausgeht.

Die Erfahrungen und Erlebnisse fast eines halben Jahrhunderts mögen den geschulten Leser zum Nachdenken und Bessermachen anregen. Alle Beiträge dieses Buches beruhen auf Erlebnissen – teils aus der Praxis, vorwiegend aus der Klinik –, schon manches Mal reflektiert in Gesprächen mit Assistenten oder auch in weiterbildenden Vorträgen.

7
Die Dimensionen der klinischen Homöopathie

Man hat die Homöopathie gern in ihre Grenzen verwiesen, wenn es um die Bewertung von Schulmedizin und Erfahrungsmedizin ging. Dies war gewiß erforderlich, sobald es um die Abgrenzung naturwissenschaftlicher Methoden und damit begründbarer Krankheitsbilder ging. Andererseits aber sind es Befindensäußerungen, die sich – der homöopathischen Denkart entsprechend – in symptomatische Bilder einordnen lassen. Nur noch in der traditionellen chinesischen Medizin gibt es Zugang zu einem solchen „Heilsdenken“; es geht von einem Ungleichgewicht von Yin und Yang aus, aus dem die Symptomatik abgeleitet wird und die Erkrankung behandelt werden kann.

Zunächst war ja die Heilkunst empirisch, ihre Begründung entsprach der Hermeneutik. Erst dann erfolgte eine auf die Naturwissenschaft reduzierte Heiltechnik, die den Krankheitsbegriff auf den Organdefekt zurückführte und sich heute – um mit *Schipperges* zu sprechen – zu einer psychosozialen Devianz mit allen Bedürfnissen des Sozialstaates gewandelt hat. Über diesen Paradigmenwandel hat man viel philosophiert, um schließlich bestätigt zu finden, daß der Ansatz *Hahnemanns* weitblickend und von bezwingender Einfachheit war...

Aus Beobachtung entsteht Erfahrung, aus dieser wiederum wird eine Aussage gemacht, die sich im Versuch bestätigt. So entwickelte sich aus der Toxikologie der Arzneiversuch, der als solcher schon ein wissenschaftliches Ergebnis mit exakter Vorhersage darstellen kann. Wenn wir uns in die Zeit *Hahnemanns* versetzen, so war bereits diese Folgerung eine enorme wissenschaftliche Leistung; denn die Chemie unterlag noch den Irrtümern eines *Paracelsus*, und die Pharmazie war noch bei den Kräuterbüchern des Mittelalters. Erst in den dreißiger Jahren des 19. Jahrhunderts begann der Siegeszug von Chemie, Pharmakologie und Pharmazeutik; die Zellenlehre von *Virchow* ließ die Funktionen vergessen. Es kam zum psychosozialen Wandel mit Aufstieg und Niedergang sowie all den Problemen eines psychosozialen Verhaltens, welches inzwischen so sehr strapaziert wird, daß der Arzt zum Erfüllungsgehilfen von Kasse, Patient und Standesorganisation geworden ist! Auf der Suche nach einem Weg, die Heiltechnik wieder in eine Heilkunst zu verwandeln, dachte man in den letzten Jahrzehnten darüber nach, wie die Lehre *Hahnemanns* aus dem Jahre 1830 weiter gepflegt werden könnte und wie sich die gewandelten Merkmale des Krankseins in unserer Zeit mit der Homöopathie verbinden lassen. Sollten wir fixiert bleiben auf den bemerkenswerten Ratschlag: „Macht's nach – aber macht's genau nach!", oder gibt es in einer Medizin, die in all ihren Bereichen einen Fortschritt von 100 Jahren mit wesentlichen neuen Erkenntnissen aufzuweisen hat, vielleicht ein Konzept des homöopathischen Gedankens? – Dies ist die Fragestellung meiner Ausführungen, deren Grundlage unter anderem eine langjährige klinische Erfahrung ist.

Zur richtigen Interpretation der diagnostischen Möglichkeiten zu Zeiten *Hahnemanns* müssen wir wissen, daß die Anfänge einer Ordnung von Krankheitsbegriffen in das 18. Jahrhundert zurückreichen. Krankheiten wurden als „parasitäre Lebewesen" betrachtet und in gleicher Systematik eingeordnet, wie es zur gleichen Zeit *Linné* (1763) mit den Pflanzen tat. Die Ordnung nach morphologischen Eigenschaften wurde von Biologie und Chemie, später auch von der Physik bestätigt und entsprechend betrieben. Zu Beginn des 19. Jahrhunderts waren auch die Klassifizierungen nach pathologisch-anatomischen Determinanten üblich, nach *Buchborn* insbesondere deshalb, weil die meisten Krankheiten mangels einer geeigneten Therapie durch den autoptischen Befund statistisch geordnet wurden... Offenbar aus dieser Zeit stammt auch der Schauer vor dem Krankenhaus, das damals wohl eher zum Sterben einlud.

Wie bedeutsam mag gerade in dieser Zeit die Lehre *Hahnemanns* gewesen sein, Krankheiten nach Symptomen zu ordnen, dabei Funktionen mit einzubeziehen und Erlebnisse während der Arzneiprüfungen herauszustellen, auf die sich erst 100 Jahre später die Psychologie einen Reim machen konnte! Wir alle wissen, was dann geschah: *Virchow* entdeckte die Zelle als krankes Organteil, *Robert Koch* und *Paul Ehrlich* kamen den Erregern unserer Infektionen und Seuchen auf die Spur, *Sertürner* fand die für die Heilwirkung verantwortlichen Bestandteile des Opiumsaftes, und Madame Curie entdeckte die Strahlenaktivität des Radiums – was Wunder, daß *Naunyn* 1908 den bekannten Ausspruch tat: „Die Medizin muß Wissenschaft sein oder sie ist nicht mehr."

Aus diesem Höhenrausch heraus verwechselte man in den folgenden Jahrzehnten gern die Medizin mit der Technik, es bahnte sich die Neuzeit an, in der das Stethoskop dem Schraubenzieher ähnelte... Was wollte da die Medizin mit der Homöopathie, die ja auf dem Stand der Wende vom 18. zum 19. Jahrhundert stehengeblieben war und krampfhaft daran festhielt! Aber sicher auch mit Berechtigung daran festhielt, weil es galt, Werte zu erhalten, die von wenigen wie Gralsschätze gehütet wurden. „Macht's nach – aber macht's genau nach!" war das Motto, das Drohung und mangelnde Kompromißbereitschaft enthielt.

Und wie sieht es heute aus? Noch jetzt ist die Homöopathie geneigt, alles abzulehnen, was aus dem Labor und von technischen Hilfsmitteln kommt; der künstliche Gegensatz Allopathie – Homöopathie wird mit jenem unerschütterlichen Selbstvertrauen gepflegt, zu dem *François Magendie* bemerkt, daß es nie aus wahrem Wissen entstehen kann. Nach *Koelbing* ist die vorherrschende Grundhaltung der praktischen Medizin nicht therapeutische Skepsis, sondern therapeutischer Optimismus; so fällt das Handeln dem wissenschaftlich Denkenden schwerer als dem handfesten Empiriker.

E. Buchborn hat in einer bemerkenswerten Studie über „Medizin ohne Diagnose" eingeräumt, daß an die Stelle ein dimensionaler, z.B. morphologisch definierter Krankheitseinheiten randscharfe, räumlich vorzustellende Datenbilder (Clusters) treten können, wie sie in einfacher Form als Syndrome vorliegen. Zu ihrer Abgrenzung bedarf es einer mathematischen Beschreibung, ähnlich einer numerischen Taxonomie. Diese kann durch neue Befundkonstellationen Zusammenhänge zwischen den Befunden aufdecken, die die Abgrenzung bisher unbekannter Krankheitszustände erlauben, während sich gleichzeitig andere – zuvor als Krankheitseinheit verstandene – Gruppierungen auflösen.

Information und Erkenntnis sollen sich in Klinik und Praxis am praktischen Nutzen der Therapie orientieren, folgert *E. Buchborn* in seiner oben zitierten Arbeit. Er räumt ein, daß auf Diagnose verzichtet werden kann oder muß, beispielsweise in der allgemeinmedizinischen Praxis, der Intensivmedizin, bei der Stellung von Operationsindikationen oder der Diagnose ex juvantibus. Nach ihm ist nicht die Zufriedenstellung des Arztes durch eine Diagnose das Ziel wissenschaftlicher Medizin, sondern die Behandlung des Patienten, wobei die Motive für das Helfenwollen mit der Notwendigkeit der Wissenschaft untrennbar verknüpft sind.

Die Homöopathie befindet sich in einer Zwischenstellung, sie ist – soweit es die Pflanzen in der Arzneimittellehre betrifft – auf dem Wege zu einer Taxonomie pflanzlicher Inhaltsstoffe, bedingt durch mehr oder weniger enge Verwandtschaftsbeziehungen und durch die Zuordnung von mineralischen Stoffen, deren innere Verbindung in den Bahnen des periodischen Systems verläuft. Ausschlaggebend für therapeutisches Handeln sind ferner die Aussagen des mikro- und makrotoxikologischen Bildes, das nicht nur im Arzneiversuch, sondern auch in gewerbetoxikologischen Beobachtungen bestätigt wurde.

So werden bei sorgfältiger Aufbereitung der biologischen Innen- und Umwelt eines Patienten spezifische Systeme angesprochen, die je nach Schulung und reflektierender Verarbeitung des Behandlers zunehmend mehr therapeutische Einblicke zulassen. In der Klinik und vermutlich ebenso in der Praxis hilft hierbei die Dimension der Krankheit; nur sie bestimmt den Weg, der im speziellen Fall einzuschlagen ist und der immer zum Ziel haben muß, auf schnelle, angenehme wie auch vollständige Art zu helfen – und den Schwarzen Peter nicht dem nächsten Behandler elegant zuzuschieben (das berühmte Spiel der Fachdisziplinen).

Kehren wir aber nochmals zum 19. Jahrhundert zurück, in dem der Begriff „Diagnose" seine wissenschaftliche Bedeutung erhielt. Denn die Homöopathie hat sich von der Diagnose befreit, sie spricht von *Befindensstörungen* (wie die chinesische Medizin), und sie ordnet Krankheitssymptome in das Gerüst eines Arzneimittelbildes – der einzige Weg zur Therapie schlechthin! Noch immer aber fordert die Medizin eine Diagnose.

Diese Forderung kam mit der naturwissenschaftlichen Medizin im 19. Jahrhundert. „Grundlage jeder sicheren Therapie ist die Diagnose!" betonte *Naegeli*, und das geflügelte Wort, daß die Götter vor die Therapie eine Diagnose gestellt haben, feiert noch heute fröhliche Urständ. Und dabei haben letztlich nicht nur kassentechnische Verpflichtungen, sondern auch computergesteuerte Antworten als Maßstab einer exakten Krankheitserkennung gerade in der heutigen Medizin die Klassifizierung ärztlichen Handelns bezüglich Diagnose und Prognose in Schwierigkeiten gebracht! Spätestens die Einbeziehung von psychologischen und psychosozialen Verhaltensmustern in das krankhafte Geschehen läßt die Mehrdimensionalität erkennen, mit der sich der Arzt auseinanderzusetzen hat. Dazu kommen die Praxiserfahrungen mit den nicht mehr unter Lehrbuchbegriffe einzuordnenden Wechselwirkungen zwischen Arzt, Patient und Gesellschaft. So wird heute – nach *Weed* – durch den Verzicht auf eine Diagnose im üblichen Sinne das Krankenblatt zum Dokument einer problem- und damit patientenorientierten Medizin anstelle einer Medizin, die diagnose- und damit krankheitszentriert ist. Damit wird die Statistik von Diagnosen und Krankheitsbildern ersetzt durch die Dynamik offener Probleme und kybernetisch gesteuerter Krankheitsprozesse!

Je einheitlicher der Diagnosebegriff hinsichtlich des Defekts und Störfaktors ist, desto einheitlicher kann auch die Therapie gestaltet werden (Prototyp: Substitution des Pankreas mit Insulin). Andererseits: Je mehr Relationsfaktoren das Krankheitsbild umkreisen, also multifaktorielle Ätiologien berücksichtigt werden müssen, desto schwieriger wird die konsekutive Therapie – ja, sie wird unmöglich, wenn es um Fehlhaltungen aus früher Kindheit geht, die man weder durch Erkenntnis verarbeiten, noch im üblichen Sinn wiedergutmachen kann – das Problem unserer Psychiatrie... So sind die homöopathischen Erkenntnisse und nachfolgenden Therapien keine Medizin ohne Diagnose, sondern sie stellen eine Möglichkeit dar, die zahlreichen Krankheitsmanifestationen unserer heutigen Zeit einzuordnen. Der Wandel unseres Krankheitspanoramas von akuten Infektionskrankheiten zu Wohlstandskrankheiten, die nicht mehr zu beherrschen sind (wie von *Schipperges* angesprochen), oder vom Krankheitsbegriff des Organdefektes zu dem der psychosozialen Deviation mit allen Bedürfnissen des Sozialstaates hat die Medizin, die auf eine naturwissenschaftliche Heilstechnik reduziert war, wieder zu einer empirischen Form zurückkehren lassen. Dieser Wandel in den Dimensionen unserer Behandlung sollte sich therapeutisch manifestieren, jedoch ohne daß die Erkenntnisse der naturwissenschaftlichen Medizin ignoriert werden. Auch sie hat ihre therapeutische Dimension, die jedoch durch ein Konzept erweitert werden muß, das neben life-events Folgen von Psycho-Insulten, Symbolbeziehungen im „as-if"-System der menschlichen Sprache sowie Fehlverhalten mit einbezieht – und dies mit der gleichen Zielsetzung: dem Kranken zu helfen.

Zumindest in ihrem diagnostischen Ansatz ist klinische Medizin Biochemie und Biophysik; auch diese beiden Disziplinen bringen – wenn auch nur beschränkte – Aspekte und Dimensionen: Wohl dem, der seinen Blick über diese Grenzen erweitern kann!

Einen Überblick über die Dimensionen der klinischen Homöopathie vermittelt Abbildung 5.

1. Dimension. Bei der 1. Dimension handelt es sich um Arzneimittel, die bei einem Symptom oder einer speziellen Krankheitsbereitschaft bereits in niedrigen Dosierungen eingesetzt werden können. *Stiegele* nannte sie die „kleinen Mittel", bei *Hahnemann* wird eher von festständigen Mitteln gesprochen, z.B. bei Camphora Rubini in der Urtinktur, das sich bei jener historischen Choleraepidemie in Leipzig bewährt hat. Festständige Mittel sind Arzneien, mit denen nicht nur der Anfänger gut umgehen kann, sondern die sich auch als homöopathische Mittel bei einzelner Symptomatik bewährt haben. Ihre Anwendung beruht ausschließlich auf dem Erfahrungsschatz homöopathischer Ärzte, und jeder Behandler gewinnt neue Erfahrungen hinzu. Nur einzelne Beispiele seien deshalb hierbei erwähnt.

Festständige Mittel:
Cantharis D 4 bei Blasenentzündungen, besonders am Anfang.
Crocus sativus D 4 bei Nasenbluten, besonders während der Regel,
Aesculus D 4 – 6 bei Kreuzschmerzen,
Gnaphalium D 4 – 6 bei Ischias mit dem L 5-Syndrom,

Phytolacca D 4 bei Milchstau und entzündlichen Affektionen der Brust,
Chinin ars. D 4 bei Verdauungsschwäche und frischen Infekten des Darmes,
Sulfur jod. D 6, bewährtes Resorptionsmittel nach Infekten,
Viburnum op. D 4 bei Dysmenorrhöen,
Kalium muriaticum D 4 bei Katarrhen der Eustachischen Röhre,
Laurocerasus D 4 bei Zyanose der Lippen (Bradykardie),
Acidum hydrocyanicum D 6 bei Zyanose und Tachykardie,
Arnica, Ruta, Hypericum, Prunus spin., Bellis perennis in niedrigen Dosierungen sind bewährte Traumamittel.

Als Reaktionsmittel nach fieberhaften Infekten, wenn das Fieber nicht schwindet, sind Ferrum phosphoricum und Antimonum sulf. aurantiacum D 4 – 6 bewährte Arzneien.

Zu den Mitteln der 1. Dimension gehören nach *Schüßler* auch Mittel, die die Biochemie liefert. Dabei besteht die Vorstellung, daß bei Verlust von Salzen deren Wiederaufnahme die Biochemie der Zelle verbessert.
Calcium fluoricum (Bindegewebsschwäche – Venen)
Calcium phosphoricum (Pubertätsmittel)
Ferrum phosphoricum (Lungenmittel s.o.)
Kalium phosph. – Nervenmittel
Kalium sulfuricum (Gelenkmittel)
Magnesium phos. (Gastritis)
Natrium mur. (Anämie)
Natrium phos. (Magennerven)
Natrium sulf. (Leberstörungen)
Silicea (blasser Bindegewebsschwächling)

2. Dimension. 1. Fall: Capsicum (Abb. 6.). Ein 63jähriger Kaufmann macht im Anschluß an eine größere Reise einen leichten fieberhaften Infekt durch und fühlt sich danach nicht mehr sehr leistungsfähig. Kälteempfindlichkeit, Kopfschmerzen, Schnupfen und Heiserkeit wechseln. Nach weiteren 2 Wochen Auftreten eines schmerzhaften Bläschenausschlages im Bereich des 1. Trigeminusastes. Ungemein schmerzhafte Ausbreitung eines Herpes zoster im Gesichtsbereich und Kopf (Abb. 6a).

Magenschmerzen, Hämorrhoiden, Brennschmerz mit Durst, Hitze und Kälte wechseln im Kopf, rheumatoide Gliederschmerzen.

Erst nach einem halben Jahr kommt der Patient mit einer Zosterneuralgie, die sich nur mit stärksten Mitteln behandeln läßt, in die Klinik. – Behandlung mit Capsicum D 12 – 30. Genesung nach 14 Tagen Klinik und weiteren 3 Wochen häuslicher Pflege.

2. Fall: Aloe (Abb. 7). Idiopathische Sprue einer 35jährigen Frau. Anfangs kein Blut und eher Verstopfungstendenz mit einem typischen Schweregefühl im After, was ebenso an Anacardium wie auch an Silicea denken läßt. Später entwickelt sich eine häufige Durchfallsituation, die krisenhaft mit sehr schmerzhaften Hämorrhoidalbeschwerden einhergeht. In den vorbehandelnden Kliniken wurde eine Gluthenallergie nachgewiesen und eine Selektionsdiät verordnet. – Behandlung mit Aloe D 4 und später D 6 führt zu einer völligen Normalisierung, die sogar eine gewisse Freiheit in der Kostauswahl mit sich bringt.

3. Dimension. 1. Fall: Das Psychosyndrom. Die Homöopathie befaßt sich mit einer Unzahl psychologischer Symptome und Funktionen. Am besten sprechen die hormonell bezogenen Psychosyndrome auf die Therapie an, wie etwa die Neigung zu Trauer auf Pulsatilla, zu Melancholie auf Cimicifuga oder Sepia, die gestörten Emotionen auf Natrium muriaticum oder Ignatia, die mangelhaft abgeleiteten Schockerlebnisse auf Opium. die Borderline-Symptomatik auf Veratrum album – um nur einige zu nennen. – Hier ein Fall, bei dem weder Tranquilizer noch Psychotherapie eine entscheidende Wirkung zeigten: Eine 62jährige Patientin lebt seit vielen Jahren sehr zurückgezogen. Sie ist alleinstehend und hat bis vor zehn Jahren mit einer seit ihrer Kindheit kränkelnden Mutter zusammengelebt und diese betreut. Sie selbst war Beamtin und ist jetzt im Ruhestand. Sie lebt von den Erinnerungen an eine vornehme Kindheit und Jugend und eine Reihe von hochgestellten Verehrern, die sie alle wegen ihrer pflegebedürftigen Mutter ausgeschlagen habe. Die Patientin kommt ins Krankenhaus, um dort „in Frieden sterben zu können", gibt sich fast theatralisch, ist geschminkt, minutiös frisiert, umgibt sich mit wertvollen Alltagsutensilien (Silberkamm etc.), liegt in Seide drapiert im Bett und ist zutiefst traurig und depressiv. Das Visitenzeremoniell bewegt sich um ihre Traurigkeit, den ersehnten Tod und ihre Liebesunfähigkeit, die aus allen Ecken offenbar wird. Kurz gesagt: eine narzistische Persönlichkeit, fast therapierefraktär. – Platina 6. LM – nur 8 Tage!

Wesentliche Bedeutung und einen Einfluß, der in seinen Ausmaßen noch nicht genügend abzuschätzen ist, hat die Gemütsverfassung auf einen Krankheitsprozeß! *Hahnemann* hat bereits solche Einflüsse auf die schlummernde Psora besprochen und damit den Weg zur chronischen Krankheit gezeigt. So werden solche Ereignisse von wesentlicher Bedeutung für die Arzneifindung. Erst in den letzten Jahrzehnten wurde das Problem des Objektverlustes oder eines Lebensereignisses als psychosoziologischer Faktor beim Krankheitsausbruch erkannt. *Larbig* hat emotionale Faktoren und einschneidende Umweltveränderungen für die Pathogenese psychischer, aber auch körperlicher Störungen beschrieben. Umstellung von Lebensgewohnheiten, Änderungen des Freizeitverhaltens, des Familienlebens und vielfältige Rollentransformationen sind determinierende ätiologische Faktoren. Am Schicksal der Flüchtlinge sah man, daß es die neurotisch vorbelasteten am stärksten getroffen hat, ähnliches hat man hinsichtlich des Heimwehs der Gastarbeiter erkannt. Das Rätsel der Mechanismen, die nach einem schweren Verlusterlebnis oder aber auch bei der Häufung unlösbarer Probleme entstehen, ist noch ungelöst, so daß in der Allgemeinmedizin auch die therapeutische Entsprechung mager, wenn nicht sogar ungenügend ist. Die Homöopathie allein ist in der Lage, auf solche ätiologischen Faktoren einzugehen, weil sie einschlägige Mittel aufweisen kann! So spielen in der Klinik einige Mittel initial eine große Rolle: Natrium mur. bei Verlust eines nahen Angehörigen, Ignatia bei Verlust eines Partners (Lösung von Freundschaften), Lachesis bei Liebesverlust, Zerbrechen einer starken Bindung (Kinder, Ehemann), Ammonium muriaticum bei chronischem Kummer, der unlösbar scheint.

2. Fall: Natrium muriaticum (Abb. 8a). 45jährige Patientin, die zur Melancholie neigt und seit vielen Jahren einen sich mehr und mehr ausbreitenden Lupus erythematodes durchmacht, den sie mit Kortisonsalben einigermaßen in Schach hält, was aber in Anbetracht ihres Berufes oft problematisch ist. In der Anamnese stellt sich heraus, daß die Hautveränderungen etwa ein halbes Jahr nach der Trennung von ihrem Lebensgefährten, die zwar von ihr ausging, aber ein großes Gefühl der Vereinsamung hinterließ, aufgetreten waren. Durch die Hauterscheinungen war die Patientin kontaktarm geworden. Verdauungskrisen bei oft gesteigertem Appetit, besonders vormittags um 11 Uhr, waren gefolgt von Appetitverlust in Verbindung mit Depressionen.

Natriumbild aufgrund eines Verlusterlebnisses (fraglich Ignatia, aber Salzverlangen, Rückenschwäche, Lokalisation etc. sprachen für Natr. mur.) und der Eifersucht, wegen der die Freundschaft auseinanderging. Behandlung mit Natr. mur. LM 6. – Nach 4 Wochen Ausheilung.

4. Dimension. 1. Fall: 78 Jahre alte Patientin (Abb. 9 a bis d). Seit ca. 12. Lebensjahr Kopfschmerzen (familienbelastet!), AE mit 19 J. – Narkosezwischenfall, mit 26 J. Pleuritis exsud. 3 x punktiert, mit 31 J. Nierensteinentfernung, mit 44 J. Hysterektomie – 2 J. Presumen, im 66. Jahr

Cholezystektomie, mit 68 J. Varizenstripping, seit dem 44. Lebensj. Bandscheibenbeschwerden, seit dem 74. Lebensj. schwere Rheumabelastung, 1983 – Rheumaschub, kleine und große Gelenke. 18 Wochen stationär, Voltaren – Unverträglichkeit – Felden. 250 mg Resochin, 1986/87 – Rezidiv. Iritiden, etwa alle 4 – 5 Wochen an beiden Augen, 1985 – Ureterkolik re. (ruhendes Kelchkonkrement), 1986, Mai – rote Flekken, am Gesäß beginnend, dann sich über den Körper ausbreitend. Probeexzision Sarkoidose, 2. Exzision Granuloma annulare, 3. Exzision Vasculitis allergica, 4. Granulomatöse Hautrekation (Behandlung Felden, Kortison!!!). PcP und Migräne bestehen weiter. 1986, Okt. – Hautklinik, disseminiertes lichenoides Granuloma annulare, PcP, Zervikalsyndrom. BKS I, Gamma-Glob. erniedrigt. Histologie: Granuloma annulare. Verzicht auf Allergietest und Arzneimittelreduktion. UVA-Bestrahlung: angeblich Rückgang der Hauterscheinungen. 1986, Nov. – stationär: Polyarthritis, Granuloma annulare dissemin., Leberzyste, Rundschatten re. Lunge, Nierenkonkrement, Gamma-Glob. erniedrigt, IgG zu wenig, C-reakt. Protein erhöht, Triglyzeride, Harnsäure, Bilirubin, BKS erhöht, Eiweiß im Urin. Therapie: Sulfur 30. Nosoden: Kortison – Voltaren – Amuno – Felden. Augenbehandlung der Iritis: Kalmia 12 – Prunus spin. 12 – Tuberkulin-Marm. 3 x 30 > 200.

2. Fall: 51jährige Patientin. Nach einem Darminfekt Auftreten einer Scheidenmykose. 1/2 Jahr Behandlung mit Antimykotika – Auftreten eines bds. Handekzems. – Candida-Nosode D_{30} - 3 x im Abstand von 3 Tagen.

5. Dimension. Fall Lachesis. 40jährige Patientin mit Pemphigus, der seit 4 Jahren bestand. Vorgeschichte: Keine Kinderkrankheiten. Im Jugendalter (18) Auftreten einer Adnexitis, erst links, dann rechts. 10 Jahre Pille. Mit 34 erste Geburt mit Sectio wegen Beckenlage. Dabei mußte wegen Inkompatibilität des Rh-Faktors ein Antiserum verabreicht werden. Mit 36 Jahren zweite Geburt, ebenfalls Sectio. Anschließend kein Wunsch mehr nach weiteren Kindern und wieder Griff zur Pille (Marvellon). Fristgemäß am 1. Tag trat die Blutung ein, am 3. Tag plötzliches Auftreten von Hautblasen im linken Schulterbereich. Anschließend Absetzen der Pille; die Blasen blieben jedoch und breiteten sich kontinuierlich über den ganzen Körper aus – erst Stamm, dann Extremitäten, und zwar mit jeder Menstruation mehr. Univ.-Klinik: Kortisontherapie; Besserung, aber keine Ausheilung. Vor 1/2 Jahr wegen Cushing abgesetzt, gelegentlich Synacthen. Kostumstellung und Fastentherapie nach Buchinger – Besserung, aber keine erträgliche Situation. Jetzt erfolgte Einweisung zu uns.

Ein besonderes Phänomen: 5 Tage vor der Menses wird die Haut unruhig, es entstehen neue Blasen. Nach Eintritt der Blutung Beruhigung der Haut. Sonne verschlimmert. Berührungsempfindlichkeit, so daß die Patientin am liebsten nackt umhergeht. Angst, nicht mehr gesund zu werden – aber auch Angst vor Kortison und anderen „Giften". Schreckhaft mit Schwindel und Blutwallungen, Frösteln und Schaudern wechseln, Herzsensationen mit Kopfschmerzen, besonders beim Erwachen. Ehe ist durch die Erkrankung krisenhaft geworden, Patientin mit ständigen Eifersuchtsgedanken beschäftigt, die sie ausdrückt und in Redeschwallen von sich gibt. Die Sekrete der Haut stinken und sind auf der ganzen Etage nachzuweisen. Die Haut ist livid und bläulich verfärbt, unheilsam. Hautjucken bis zur Unerträglichkeit, besonders nach warmem Bad. Nach einem warmen Bad sitzt die Patientin stundenlang nackt im Zimmer.

Behandlung mit Lachesis D 12, dann 12. LM und D 30 mit kontinuierlicher Besserung (Abb. 10a bis d).

8
Was ist anders in der Homöopathie? (Moderne Krankheitsbilder oder eine andere Betrachtungsweise)

Die Heilkunst ist nicht statisch; sie hat sich in ihrer geschichtlichen Entwicklung immer den Erfordernissen der Epochen, aber auch der Menschen angepaßt. Doch ist sie mit Wissenschaft und Technik so verbunden worden, daß wir heute unterscheiden müssen zwischen Heiltechnik und Heilkunst!

Von Anfang an hat sich die Homöopathie von Normierung und Konfektionierung frei gemacht. Im Gegensatz zur physiologischen und morphologischen Forschung, der wir die Kenntnisse über die Feinheiten und Geheimnisse menschlichen Lebens verdanken, hat sie sich mit einem emotional erspürten und dem Leben nachempfundenen Ganzheitsanspruch entwikkelt, was auch ganz der These *M. Schelers* entspricht, daß jeder rationalen Erkenntnis eine emotionale Wertigkeit vorausgeht.

Wie stellt sich nun die Homöopathie zur modernen Normierung der Krankheiten und ihrer Therapien, zur Programmierung und versicherungstechnischen Manipulation hinsichtlich der Krankheitsdauer, zur klinischen Verweildauer und anderen Eingriffen in die Rechte von Arzt und Patient? – Und wie versteht der Patient, der aufgrund der überall verbreiteten Aufklärung das jeweils Modernste verlangt, daß Ganzheit das richtige ist? Überall wird Technik in der Diagnostik und viel Labor sowie Programmierbarkeit der Therapie gewünscht. Dabei mangelt es zunehmend – vielleicht gerade deswegen? – an Beobachtungsgabe und Artikulationsfähigkeit; beides aber kann sehr bedeutsam sein bei Nahrungs- und Arzneimittelwirkungen! Typisch ist aber auch, wie man am klassischen Beispiel des Fiebers sehen kann, der Mangel an Leidensfähigkeit beim heutigen Menschen. – So ist manche moderne Krankheit eine Herausforderung für die Homöopathie schon deshalb, weil es häufig keine oder nur unzulängliche Therapien gibt. Sie muß also unter Beweis stellen, daß sie nicht statisch ist und den Anforderungen unserer Zeit gerecht werden kann!

Ich erinnere nur an die Lungenentzündung zu *Hahnemanns* Zeiten oder auch an ihre klassischen Verlaufsformen in unserer Ausbildungszeit: Wer erlebt heute schon noch eine Lobärpneumonie mit ihrem Verlauf bis zur Lysis und Entfieberung? Demgegenüber finden wir heute eine Vielfalt von peribronchialen, interstitiellen, paraallergischen, spastischen und hilären Formen, die sich entsprechend dem frühzeitigen Einsatz von Antibiotika jeden Tag wandeln. Dabei ist die Verlaufszeit der Krankheit jedoch keineswegs kürzer geworden!

Oberstes Prinzip der Symptomatik ist die Schwäche, die ich pathognomonisch für alle modernen immunitär begleiteten Erkrankungen in die vorderste Reihe stellen möchte. Unterdrückung von Krankheit und Arzneimittel-Nebenwirkungen ist dabei ebenso bedeutsam wie es die Nosoden der klassischen Pharmakopoe sind, erst dann sollte man an das Konstitutionsmittel denken.

Schwieriger wird es (um zu unserem ersten Beispiel zu kommen), eine der modernen Krankheiten zu behandeln, die sich durch verborgene Ätiologie mit einem nur auf der Aussage des Patienten beruhenden Symptomenbild zeigt, das Müdigkeit, Schwäche und Appetitlosigkeit ohne Schmerzempfindung oder Organbild umfaßt. Denken wir einmal an die Hepatitis, die heute bestenfalls noch gelbe Skleren und Juckreiz im Gefolge hat. Alle unsere probaten Mittel wie Eupatorium, Bryonia, China und viele andere müssen wirkungslos bleiben, bis der Organismus in der zweiten Phase der Erkrankung (mit unserem Dazutun vielleicht auch früher) eigengesetzlich seine Immunität wieder aufbaut! Dann aber erleben wir mit Mercur, Arsen, Acidum mur. oder auch Natrium sulfuricum eine zügige Rekonvaleszenz. Im Gegensatz zum A-Virus, bei dem wir dank der *Stauffer*schen Empfehlung mit Elaterium eine gute Rückbildung der Cholostase erreichen, ist der B-Typus noch hoch problematisch, weil die Entwicklung der Immunität von vielen Faktoren abhängt, die wir noch nicht beeinflussen können, ganz abgesehen von der früheren Non A – Non B, jetzt C-Hepatitis, die ja schon in ihrem zwiespältigen Namen das „Ignorabimus" verkörpert hat.

Damit sind wir bei dem modernen Problem der Immunität und bei jener Krankheit, die sowohl in gesellschaftspolitischer Hinsicht als auch im medizinischen Bereich die Gemüter angeheizt hat und die wir für eine Bewährungsprobe der Homöopathie nicht aussschließen können:

Acquired Immune Deficiency Syndrome – kurz AIDS genannt, eine Krankheit mit tausend Gesichtern, wie auch die auslösenden Viren bereits vier an der Zahl sind. Die Krankheitszeichen wechseln dabei beim Erwachsenen vom Herpesinfekt zur Dermatitis über Lymphadenopathien zu Candidainfekten verschiedenster Lokalisation, bis es schließlich zum Kaposi-Sarkom von Haut und Schleimhaut bis hin zur Pneumocystis carinii kommt.

Der Patient klagt über Beschwerden wie Müdigkeit und Schwäche mit Schweißen und Fieberzuständen ohne typische Prägung, Gewichtsverlust und Neigung zu Diarrhöe. Monate später, nachdem wir glauben, das Krankheitsbild zu beherrschen, treten die Symptome erneut auf – diesmal mit völlig anderen Lokalisationen: einmal mit Husten, Kopfschmerz und wiederum Fieber, ein anderes Mal septisch und schließlich in Form einer Continua.

Fall 1

Am Beispiel eines Patienten, bei dem die Homöopathie eingesetzt wurde, nachdem alle anderen Therapiemaßnahmen verpufft waren, außer bei Beschränkung auf Palliativmaßnahmen, will ich die Schwierigkeiten aufzeigen:

Bekanntlich liegt dieser Krankheit eine oft schon jahrelang bestehende Immunschwäche zugrunde, die sich am Relationsgefälle von Helfer- und Suppressorzellen der T-Lymphozyten nachweisen läßt. Unser 40jähriger Patient hatte eine harte, unglückliche Kindheit durchgemacht. Nach seinen Angaben war er mit Ausnahme einiger Bagatellerkrankungen bis zu seinem 32. Lebensjahr gesund. Damals sei eine Hepatitis B aufgetreten, die längere Zeit behandelt, besser gesagt, beobachtet wurde. Seit dieser Zeit litt er an gelegentlicher Appetitlosigkeit sowie konstanter Müdigkeit und Schwäche. Die seit dem Verlassen des Elternhauses entwickelten homosexuellen Neigungen führten im 38. Lebensjahr zum Kontakt mit einem an AIDS erkrankten Freund, der bald darauf verstarb.

Das vorliegende Krankheitsbild mit Nachtschweißen, Leistungsknick, Lymphdrüsenschmerzen und alsbald auch Schwellungen am linken Hals sowie in der linken Leiste hatte sich seit ca. einem halben Jahr entwickelt. Der Patient klagte auch über Muskelschmerzen allgemeiner Art an den Oberschenkeln. – Der Hausarzt behandelte mit Thymusextrakt und Echinacea-Injektionen und erreichte damit eine deutliche Besserung und Stabilisierung. Zwei Wochen vor der Einweisung in die Klinik stellten sich zu den vorherigen Beschwerden noch eine schwere Stomatitis aphthosa und eine Analmykose ein. Die Laborwerte zeigten eine beachtenswert hohe BKS, während das Serumeisen abnorm niedrig lag, die Elektrophorese war im Gamma-Anteil über 30 erhöht, der ELISA-Test positiv. Schließlich wurde das HIV-Virus nachgewiesen. Im Immunbild zeigten sich die B-Lymphozyten erhöht, die T-Zellen ebenso wie die Helferzellen und Suppressorzellen (Therapie) stark erniedrigt. Das IgG war – wie auch das C3-Komplement – stark erhöht.

Die Therapie erfolgte zunächst mit Jodum, Acidum nitricum, vorübergehend auch mit Acidum muriaticum. Mit dem Konstitutionsmittel Magnesium muriaticum besserte sich der Stuhl, mit Acidum nitricum deutlich die Schleimhautmykose. Das Fieber dagegen blieb unbeeinflußt. Nach Eintreten einer subjektiven Besserung wagten wir schließlich den Einsatz von Tuberkulin Marmoreck C 30. Wenige Stunden später kam es – unter Verschlechterung aller Zeichen – aus der subfebrilen Temperatur zu einem heftigen Anstieg bis auf 40°. Nach bangen zwei Tagen aber ging das Fieber ohne weitere Therapie zurück – der erste große Schwung einer Besserung war eingetreten! Fünf Tage später wiederholten wir die Gabe von Tuberkulin – diesmal ohne Reaktion. Das ganze Bild hatte sich grundlegend verändert: Der Durst wurde größer, das nächtliche Schwitzen nahm zu, die Schleimhäute besserten sich zusehends. Mit dem nunmehr folgenden Mercurius sol. D 12 erreichten wir den Entlassungszustand.

Was hatte sich hier getan? – Die Helferzellen hatten sich vermehrt, ebenso die T-Lymphozyten von 1600 insgesamt auf 2750, das IgG war von 350 auf 290 abgefallen (Norm: bis 173). Alles in allem war also die zelluläre Immunität deutlich besser und die Schleimhautimmunität normalisiert (IgA von 231 auf 138 abgefallen – Norm 208), ebenso war das Komplement C3 als unspezifischer Entzündungsfaktor normal geworden. Vor allem aber war der Patient – nach genau 28 Behandlungstagen – entlassungsfähig, ohne daß man allerdings von einer Heilung sprechen konnte.

Wir blieben über den Hausarzt mit dem Patienten in Kontakt und erfuhren, daß nach einer Latenzzeit von 5 Monaten erneut Beschwerden auftraten, die sich wiederum an der Magenschleimhaut manifestierten, so daß eine spezielle gastroenterologische Behandlung vorgezogen wurde. Das dabei endoskopisch an der Magenschleimhaut entdeckte *Kaposi-Sarkom* konnte bioptisch entfernt werden. – Der Patient erholte sich zunächst und strebte dann die Arbeitsfähigkeit an.

Was haben wir aus dem Fall gelernt? – Tuberkulin, der stärkste immunitäre Eingriff, brachte eine Besserung! Dazu einige Worte zum Tuberkulin selbst:

Tuberkulose war und ist die markanteste Infektionskrankheit mit zellvermittelnden und humoralen Immunreaktionen. Es stellt sich heute sogar die Frage, ob sie nicht die klassische Folgekrankheit nach Versagen der T-Lymphozyten ist. Noch heute ist das Tuberkulin – abgesehen von der relativ häufigen homöopathischen Indikation – in der BCG-Impfung mit einem jahrelangen Immunschutz lebendig *(Hodgkin*, Lymphome etc.).

Beim 20-Tage-Weltraumflug von Apollo konnte man bei den mitfliegenden Ratten einen deutlichen Anstieg der T-Lymphozyten und eine Erhöhung der allergischen Reaktivität gegen Tuberkulin feststellen. Angesichts dieser Tatsache warf der Allergologe *Findeisen* die Frage auf: „Könnte Tuberculin nicht eines Tages nutzbar werden für die Restabilisierung des Immunsystems und auch für die Tumorprophylaxe?“ Später wird darüber noch zu berichten sein. –

Fall 2

Bevorzugte Bereiche für Immunreaktionen sind die Haut, das Atmungssystem und der Magen-Darm-Trakt. 20 – 40 % der Bevölkerung beobachten zu irgendeinem Zeitpunkt Immunreaktionen, von denen allerdings die meisten leicht verlaufen. Dabei kann es sich um eine Allergie des Soforttyps I handeln (atopische Reaktion), zu dem die Heufieber-, Asthma- und Ekzemgruppe gehören, um eine allergische Reaktion auf Arzneistoffe mit Antigen-Eigenschaften, aber auch um den sogenannten Typ IV, den zellulären, der die Bildung von Immunzellen bzw. Lymphozyten veranlaßt. Allergische Reaktionen aufgrund lokaler Einwirkungen folgen grundsätzlich dem Typ IV. Man weiß z.B., daß 30 % der Kontaktekzeme auf Medikamente und weitere 30 % auf Baustoffe bzw. Nickel, Kobalt und chromathaltige Kontaktstoffe zurückgeführt werden können. Testverfahren sind jedoch kostspielig und nicht verläßlich. Am ergiebigsten ist eine minutiöse Anamnese, wenngleich auch sie oft enttäuscht, da der Patient bei täglich konsumierten Abführmitteln nicht an relevante Allergene und ähnliches denkt. Erschwerend ist auch die mehrwöchige, ja monatelange Karenzzeit zwischen Sensibilisierung und Immunreaktion.

Eine 25jährige Patientin litt seit einem halben Jahr an einem sich bis zur Hälfte des Unterarmes ausbreitenden Handekzem, das trotz intensiver Kortisonsalbenanwendung in Intervallen auftrat. Ein Jahr vorher hatte die Patientin die Pille gewechselt. Sonst bestand kein auffälliger Kontakt mit bekannten Allergenen, etwa in Seifen, Putzmitteln etc. Die Patientin arbeitete seit mehreren Jahren als Sekretärin am gleichen Arbeitsplatz (Abb. 11 a bis c).

Nach unseren Erfahrungen versuchten wir die Behandlung dem Arzneibild entsprechend mit Petroleum und Graphites sowie später Rhus toxicod. – ohne Erfolg. Mit Psorin ließ sich zwar der Juckreiz vermindern, jedoch trat an der schrundig-rhagadigen, mit gelben Borken besetzten Haut der Hände keine Besserung ein. Dazu kam noch, daß die Blutungsneigung, der Anblick wie auch der tägliche Gebrauch der Hände das ständige Tragen von Handschuhen erforderten.

Die Konstitutionsanamnese ließ von seiten der Kindheitsentwicklung an Calcium phos. denken, der funktionelle Zustand an Petroleum und Graphites. Schließlich leiteten wir eine dramatische Fastentherapie (bei asthenischer Patientin) ein – in der Annahme, daß ein nutritives Allergen eine Rolle spielte. Es trat darauf eine deutliche Besserung, aber keine Ausheilung ein. Eines Tages kamen wir auf den Gedanken, diesen borkigen Zustand der Hände mit einem von uns schon mehrfach behandelten Maurerekzem in Verbindung zu bringen, dessen Ursache bekanntlich Chromat ist – vor allem, da im Allergiepaß Nickel und Chromat erwähnt waren. Keinesfalls nach der Methode *Hahnemanns* verabreichten wir Kalium bichromat C 30 und erlebten eine Überraschung: Das Ekzem heilte spontan in 3 Tagen ab, und die Patientin blieb seitdem (1 1/2 Jahre) rezidivfrei! War ein stummes Allergen (Pelz, Taschen, Lederbekleidung etc.) beteiligt? War es die Similewirkung unseres vorher beobachteten Zementekzems? Oder spielte die getestete Sensibilität gegenüber Kontaktallergenen eine Rolle? – Die Frage bleibt offen ...

Fall 3

Der dritte Fall, den ich vorstellen möchte, betrifft den Begriff Autoimmunität. – Dabei führen Proteine zur Bildung von Antikörpern gegen körpereigenes Protein, wobei es zu typischen Reaktionen an Haut (Schmetterlingsröte) sowie an Gefäßen und Gelenken kommt, die man als Erythematodes bezeichnet. Hier können Arzneimittelallergien mit Empfindlichkeiten gegen Penizillin, Tetrazyklin und Butaphenen eine Rolle spielen. Typisch ist die Lokalisation an den Wangen und der Nase. Die Gewebsschäden sind von vaskulär-nekrotischem Charakter, in der perivaskulären Region entwickeln sich Nester von Leukozyten. – Aufgrund seines Verhaltens ist der Erythematodes von der PCP und der Psoriasis arthropathica zu trennen.

Charakteristisch ist bei dieser Erkrankung das sehr aktive Immunsystem, das genetisch für diese Krankheit determiniert sein muß. Abgesehen von der kosmetischen Verunstaltung bietet der Patient keinen Krankheitsbefund, obwohl er – immunbiologisch betrachtet – schwer krank ist! So gelten für die homöopathische Arzneimittelwahl ausschließlich die personotropen Gesichtspunkte, da es auch nosologisch keine entsprechenden Mittel gibt – diese wären zudem nach monatelangen Kortisonbehandlungen fragwürdig...

Bei der 52jährigen Patientin wiesen einige Blutbefunde auf einen latenten Rheumatismus hin, ansonsten war die Anamnese fast alltäglich, wenn man von Sonnenunverträglichkeit, Obstipationsneigung und Verlangen nach scharf gewürzten Speisen einmal absah. Bei der beruflich engagierten, sehr selbständigen Patientin kam es ein Jahr vor dem Auftreten der Hauterscheinungen zu einer Trennung vom Partner, die ihr sehr zugesetzt hatte und an der, wie sie mir gestand, ihre krankhafte Eifersucht schuld gewesen sei. – Einer vorbereitenden Nosodentherapie mit Kortison und Tuberkulin folgte in diesem Fall die Gabe des Konstitutionsmittels Natrium mur. 6. LM und später nochmals in C 30. Damit erreichten wir in einer zweiwöchigen Behandlung die völlige Rückbildung der Hauterkrankung (die übrigens bioptisch gesichert war)!

Was können wir zusammenfassend aus den drei Fällen folgern?

1. Der totale Zusammenbruch des Immunsystems, wie dies bei der HIV-Infektion der Fall ist, hat eine wesentliche Behandlungschance mit der Verabreichung von Tuberkulin, dem in der T-Zellfunktion offenbar ein bedeutsamer Platz einzuräumen ist. Eine konstitutionsspezifische Homöotherapie hat nach unserer – allerdings nicht sehr reichhaltigen – Erfahrung nur vorübergehend eine bessernde Wirkung. Größere Wirkung auf die Funktion – evtl. auf das schleimhautassoziierte IgA – hat das Mercur.
2. Allergien vom Spättyp – wie bei dem erwähnten Kontaktekzem – erfordern unbedingt eine Nosodentherapie, am besten mit Allergennosoden! Bei Kontaktekzemen steht als Umweltallergen Kalium bichromat an der Spitze, das aber evtl. als Similenosode auch bei anderen Kontaktekzemen wirksam sein kann.
3. Autoimmunkrankheiten sind genetisch verursacht. Ihre Behandlung erfordert Konstitutionsbilder, die die Krankheit wieder in ein Latenzstadium zurückversetzen können. Ein späteres Wiederaufflackern der Krankheit erfordert gege-

benenfalls die Suche nach einem Auslöser wie etwa Klimakterium, Arzneibehandlung etc.

4. Die bei *Hahnemann* aufgeführten Infektionsnosoden sollten ergänzt werden durch gängige Umweltnosoden und vor allem Arzneimittelnosoden, von denen Penizillin G als Auslöser von 12 % der Allergien an erster Stelle steht!

Allergie erfordert zu ihrem Verständnis Abstraktion. Ihren Beweis erbringt der biologische Versuch, ihre Diagnostik und Therapie beruht auf der Auffassung vom Menschen als harmonischer oder dissoziierter Einheit!

Die Vorstellung *Hohenbergs*, daß ein verabreichtes Mittel bereits auf einen sensibilisierten Organismus trifft und dabei sowohl auf die mögliche Allergennatur des Arzneimittels als auch auf die Erkrankung Rückschlüsse zuläßt, ist eine Art homöopathischer Krankheitsschau, die in der Praxis oft unbewußt angewandt wird.

Vergessen wir nicht, daß Immun- und Allergielehre ihre Wurzeln in einer Epoche haben, die die Zeit *Hahnemanns* war. Der Fortschritt der Medizin wird auch im homöopathischen Denken seinen Niederschlag finden, denn die Heilkunst ist nicht statisch!

8.1 Der Unterschied zwischen Homöopathie und anderen Heilmethoden

Die vielfachen Diskussionen in der und über die Homöopathie sind meist bei der Dosisfrage steckengeblieben – zu Recht, denn die Zeit ist noch nicht reif, um über die kleinen Dosen Rechenschaft zu geben. Daraus den Placebo-Effekt abzuleiten, zeugt von oberflächlicher Betrachtungsweise, denn die Homöopathie birgt einige geheimnisvolle Elemente, die ihren zweihundertjährigen Bestand erklären können. Keine Therapie, die mit dem „Bodensee-Verdünnungsgrad" lächerlich gemacht werden kann, könnte sich so lange behaupten. Das gleiche gilt für etwaige Placeboerklärungen. Was sind aber – so müssen wir fragen – die tragenden Pfeiler dieser Therapie, insbesondere dann, wenn sie aus dem phytotherapeutischen Bereich ausgeklammert wird? Es sind neben vielen anderen drei Aspekte bei der Auseinandersetzung mit der Krankheit, mit denen sich die Medizin, besonders die naturwissenschaftlich geprägte der letzten hundert Jahre, noch nicht oder nur ungenügend beschäftigt hat:

1. Die Konstitution und ihre Beeinflußbarkeit
2. Der Symbolbegriff in Sprache und Darstellung der Krankheit
3. Die Bedeutung von Lebenskrisen und ihre krankmachende Kraft.

Unter diesen drei Aspekten sollte die Homöopathie verstanden, gelehrt und geübt werden. Das schließt nicht aus, daß je nach Zeit, Aufwand, mangelnder Explorationsbereitschaft des Patienten oder des Arztes noch eine Homöopathie des Organs und Systems betrieben werden kann. Klinische Homöopathie ist eine solche Therapie in Dimensionen, der stationäre Aufenthalt des Patienten bietet auch die Möglichkeiten einer Therapie seines Verhaltens zur Umwelt.

8.2 Die Konstitution und ihre Beeinflußbarkeit

Es gibt keine wissenschaftliche Pathologie, die nicht auch die Wissenschaft von der Gesundheit mit einbezieht. Daraus resultiert eine Lebenserwartung, die man mit dem Begriff „Konstitution" verbinden kann. Erst die Integration des ganzen Zellsystems verspricht die Auseinandersetzung mit den Umwelteinflüssen, die darauf einwirken. Konstitutionsfragen sind an der Rasse, aber auch phänotypisch am Habitus vielfach diskutiert worden.

Die Person als Ganzes ist Ansprechpartner für die Einflüsse aus der unmittelbaren Umgebung und der weiteren

Umwelt. Die Sinnesorgane sind die Rezeptoren für alle ankommenden Reize, die das Nervensystem ordnet, bündelt und in den reaktiven Schaltzentren verarbeitet, wie es *Selye* in seiner Streßlehre dargestellt hat. Demgegenüber gibt es die endogenen Faktoren der Krankheitsentstehung. Nach der früheren mechanistischen Auffassung von der Konstitution als einer unwandelbaren und nicht zu beeinflussenden Erbanlage hat *v. Pfaundler* die Konstitution als Reaktionsbereitschaft des Individuums aufgefaßt. *B. Aschner* sprach sogar von ihrer Modellierbarkeit, was die Erfahrungen mit Mutationen nach radioaktivem Einfluß heute erst verständlich gemacht hat.

Konstitution ist streng individuell, ihre Einzigartigkeit ist begründet in den unbegrenzten Variationsmöglichkeiten der genotypischen Anteile. Die Typenlehre kennt noch Übereinstimmungen, die aber fast in Vergessenheit geraten sind. Die Homöopathie pflegt diese Typenlehre im Sinne einer Reaktionsbereitschaft auf bestimmte Arzneiwirkungen. Hier liegt der paracelsische Gedanke zugrunde, wonach jede Pflanze die Konstitution bestimmt, bei der sie helfend eingesetzt werden kann.

Schon seit den Zeiten des *Hippokrates* gab es die Vorstellung von einem individuellen, unbeeinflußbaren Zustand, den man als naturgegeben ansah und mit dem Begriff „res naturales“ belegte. Hierbei waren die Einflüsse von außen, aber auch die der Arzneien einander gegenübergestellt. Damit ließ sich auch erklären, warum der eine unter gleichen Krankheitsbedingungen von außen krank wird, während der andere davon unberührt bleibt. Ein Gedanke, der später von den großen Mikrobiologen, wie *Pasteur* und *Koch*, immer wieder aufgegriffen wurde.

Die Lebenskraft, der man einmal die Disposition für bestimmte Krankheiten unterstellte (Krebs, Tuberkulose, Arthritis usw.) wurde auch mit Organgruppierungen systematisiert (Blut-Nervensystem u.ä.) und schließlich im naturwissenschaftlichen Jahrhundert durch *Virchow, Morgagni, Bichat* etc. mit anatomischen Merkmalen belegt. Damit sollte Konstitution meßbar gemacht werden, wie es Wissenschaft und Fortschritt fordern. Die Folge davon ist bis zum heutigen Tag das materialistische und mechanistische Denken in der Medizin, das sich besonders in der Diagnostik widerspiegelt. Therapie muß die individuellen Faktoren des Patienten berücksichtigen, sonst wird sie zum Programm mit allen negativen Merkmalen der individuellen Unverträglichkeiten, der Arzneimittelinteraktionen, der Generic-Debatten und vielen Verunsicherungen moderner Prägung. Schließlich mündet diese Denkart in einen therapeutischen Nihilismus oder Pessimismus, der nur noch wenigen Arzneien das Wort reden möchte.

Zwischenzeitlich wurde die Konstitutionsfrage im Sinne einer Diathesenlehre von *Paltauf, Bartels* und *Sigaud* in Frankreich und Deutschland sowohl für die Pädiatrie als auch für die Dermatologie wieder aufgegriffen, wenn es sich auch dabei nur um vorherrschende Organsysteme handelte (Status thymicus, lymphaticus, arthriticus usw.). Schließlich hat *F. Martius* die Zeit der nosologischen Systeme totgesagt und eine angeborene und erworbene Konstitution definiert, dabei die angeborene mit einer Plus- und Minusvariante belegt, während die Gesamtkonstitution die Summe der Teilkonstitutionen darstellt.

Die Arbeitsprogramme waren nach verschiedenen Sichtweisen ausgerichtet, einmal der Status hypoplasticus nach *Bartel*, die exsudative Diathese nach *Czerny*, die asthenische Konstitution nach *Stiller* und der asthenische Infantilismus nach *Mathes*, insgesamt Betrachtungsweisen, die hauptsächlich in den pädiatrischen Bereich der Medizin verweisen. Diese Einengung auf einzelne Wirkbereiche hat zweifellos die Arbeit am Krankenbett erschwert.

Die Definition des Konstitutionsbegriffes ist immer sehr unterschiedlich gewesen. Am ehesten kommt der für die Homöopathie naheliegende Teil an die Vorstellungen von *B. Aschner* heran. Nach ihm ist Konstitution das gesamte fertige Körpersubstrat mit seinen anatomischen und funktionellen Eigenschaften, seiner Reizbarkeit und Widerstandskraft gegenüber äußeren Einflüssen und seinen körperlichen und seelischen Reaktionsweisen in gesunden und kranken Tagen. Morphologisch äußert sie sich im Habitus, funktionell im Temperament.

Hier sei auch an die Auseinandersetzung *Heyers* mit dem Ganzheitsbegriff erinnert, der sich aus dem physikalischen und materialistischen Anteil sowie dem psychologischen-spiritualistischen zusammensetzt. Für die Homöopathie bedeutsam, will *Heyer* den physikalischen Anteil auch im korpuskulären, subatomaren Wellenbereich sehen. Damit wird die Ganzheit mit dem fluidalen Gefüge in einer Funktionseinheit zusammengesehen, die für alle Äußerungen in gesunden und kranken Tagen verantwortlich ist. Inwieweit hierbei noch von Wissenschaft gesprochen werden kann, sei dahingestellt, aber den ärztlichen Bemühungen in einem Therapieauftrag kommt man mit einem Teil empirischen und einem anderen Teil wissenschaftlichen Denkens am nächsten.

Alle Konstitutionsbeschreibungen gehen von polaren Bezügen aus und lassen den Ausweg in den Mischtypus zu. Die Wertigkeit, die dabei ausgetragen wird, ist individuell vom Betrachter ausgehend und damit nicht mehr wissenschaftlich objektiv einzuordnen. Dies um so mehr, als nicht nur angeborene, also vererbte Merkmale, sondern äußere Lebenseinflüsse wie Ernährung, Domestikation, Alter, Geschlecht mit einkalkuliert werden müssen.

Die Homöopathie kann für sich in Anspruch nehmen, in der Behandlung immer den Konstitutionsgedanken verfolgt zu haben, wo sie doch in erster Linie eine Individualbehandlung sein will. In der biologischen Sicht ist zu wenig erkannt worden, daß die Konstitution funktionell anpassungsfähig sein muß. Kein statisches System wird unterstellt, sondern ein ewig wandelbares, nicht nur im Hinblick auf Lebensumstände und Alter, sondern auch im Sinne der Adaptation von Erfahrung, die von dem einzelnen Menschen gemacht wird. Gegenüber der ungeheuren Wandlungsfähigkeit, die ein Individuum im Laufe seines Lebens zeigt, bieten morphologische Merkmale wie Haarfarbe und Organanfälligkeit nur einen kleinen Ansatz zur Einordnung gegenüber der ungeheuren Bildungs- und Verbildungsmöglichkeit, der ein Individuum im Laufe seines Lebens ausgesetzt wird.

Der Konstitutionsgedanke in der Homöopathie ist auch historisch betrachtet eigene Wege gegangen. Zu den wesentlichen Vorläufern zählen *Paracelsus* und *Rademacher*. Zusammen mit *S. Hahnemann* verbinden alle über die Konstitution den Gedanken der einschlägigen Therapie. So sieht *Paracelsus* (1493 – 1541) erst die 3 Hauptprinzipien Sulfur, Mercur und Sal, erweitert sie zum Morbus arsenicosus, der mit dem homöopathischen Arsenbild viele Gemeinsamkeiten aufweist. *Rademacher* (1772 – 1850), ein Zeitgenosse *Hahnemanns*, wählt für die typische epidemische Konstitution Eisen, Kupfer und Salpeter, für die nichttypischen epidemischen Leiden sieht er in Nux vomica, Chelidonium, Carduus Marianus u. Cochenille Heilmittel, die der jeweiligen Krankheit ihren Namen geben. Auch hier ist wieder an die Ähnlichkeit der Nux vomica-Krankheit mit dem homöopathischen Arzneibild zu erinnern.

Hahnemann sieht dagegen Psora, Syphilis und Sykosis als die drei Hauptursachen seiner chronischen Krankheiten und verabreicht dagegen Sulfur, Mercur und Thuja. Das Hauptübel sieht er in der Psora. *Stauffer* hat später in dem Begriff einer psorischen Konstitution den Lymphatismus in Verbindung mit der exsudativen Diathese gesehen. Er blieb damit nicht unwidersprochen, wenn man auch seinem Scharfblick vieles zutrauen darf. Die für die Homöopathie jedoch wegweisende Konstitutionsvorstellung war die *von Grauvogels*. Er hat gefordert, daß jede homöopathische

Behandlung konstitutionsgerichtet sein müsse. Seine drei Haupttypen sind die hydrogenoide, die oxygenoide und die karbonitrogene Konstitution. Die hydrogenoide Konstitution ist definiert als größerer Wassergehalt des Körpers, dadurch Verschlimmerung der Beschwerden durch Kälte, feuchtes Wetter, durch kalte Speisen und Getränke; das Temperament sei phlegmatisch, es bestehe Neigung zu katharrhalischen Erkrankungen – sein Hauptmittel Natrium sulf. Die oxygenoide Konstitution ist gekennzeichnet durch gesteigerte Oxidationsprozesse und Mangel an Stickstoff und Kohlenstoff. Die Verschlimmerung durch Wind und Wetterwechsel sei charakteristisch, das Temperament sei cholerisch, und das typische Mittel hierfür ist Jod. Die karbonitrogene Konstitution schließlich entspricht am meisten der Psora *Hahnemanns*. Sie zeichnet sich aus durch eine verstärkte Retention von stickstoff- und kohlenstoffartigen Substanzen. Das Hauptmittel ist Sulfur. Auch die *von Grauvogel*schen Gedanken haben sich nicht durchgesetzt, obwohl sie den homöopathischen Similevorstellungen am nächsten kamen. *V. Grauvogel* vertritt in seiner Lehre bereits den adaptiven Gedanken von den äußeren Einwirkungen und inneren Gegenwirkungen. Er hat die Voraussetzung geschaffen für das Arzneibild, das in der einschlägigen Prüfung am Gesunden den Weg zur Arzneikonstitution zeigt.

In der ersten Hälfte unserers Jahrhunderts, in der sich die Homöopathie mehr als praktische Therapie profilierte und die Integration einer Gesamttherapie anstrebte, hat sich der *Leeser*sche Gedanke mehr und mehr durchgesetzt, mit den (in bezug auf die Potenzstufe) niederdosierten Organmitteln, den Systemmitteln, deren Dosierungsbereich noch in erfaßbaren Ferment oder Transmittervergleich einzuordnen ist und schließlich den Konstitutionsmitteln mit den typischen personotropen Prägungen zu behandeln. Der Grund für diese auch auf die Dosierung bezogene Einteilung ist in den vielfachen Einflüssen von Umwelt, Arzneien im Vorfeld und Chemismen des Alltags zu sehen, für die es noch keine Prüfungsmuster im homöopathischen Sinne gibt, es sei denn, man weicht auf eine isopathische Nosode aus (also auf ein potenziertes chemisches Arzneimittel). Der Idealfall, wie ich ihn in den klinischen Dimensionen dargestellt habe, ist und bleibt die personale Arznei.

Bei der Psora ist nicht nur der Ansteckungsgedanke von der Krätze her übernommen, sondern auch die geistige Potenz einer Krankheit mit einbezogen. *Hahnemann* sprach von der bewußten und unbewußten Wirkung einer Arznei und von der magischen Kraft, die ihr innewohne. Trotz der vielen mehr oder weniger anerkannten einheimischen und exotischen Behandlungswege in der ärztlichen Kunst bleibt die Homöopathie der goldene Weg einer Heilkunst.

8.3 Die Arzneimittel der Homöopathie und ihre Beziehung zur Konstitution

Hierbei interessiert zunächst nur die Möglichkeit der Konstitutionsbeziehung. Auch dafür muß es Ansätze geben, wenn das Arzneimittel den Prägungscharakter hat, wie ihn *Hahnemann* postuliert.

Drei Kategorien von Arzneistoffen kennt die Homöopathie, die *mineralisch-chemischen Stoffe* und deren Verbindungen einschließlich der Metalle, die *pflanzlichen*, als Ganzes und als Teile, die *Tierstoffe*, als Sekrete, Exkrete oder in ganzer Verarbeitung. Diese Arzneistoffe haben untereinander Beziehungen, die eine gewisse Einordnung auch im Hinblick auf die Wirkstoffe zulassen. Über diese Systeme besteht eine enge Beziehung zu den einzelnen Arzneibildern. Diese Wirkungsähnlichkeiten, die ja das Grundprinzip der Simileregel darstellen, verbinden sich gesetzlich mit den Krankheitsähnlichkeiten.

1. Beispiel: Das Zusammenspiel der chemischen Wirkkräfte kann am einfachsten an Hand des Periodensystems der Elemente gezeigt werden. Wenn man die 2. Gruppe der Erdalkalimittel herausgreift, so zeigt sich hier ein deutlicher innerer Zusammenhang im Sinne der Ordnungszahlen (Tab. 2).

Magnesium, Kalzium, Strontium und Barium korrespondieren im Hinblick auf den Alterseinsatz. Alle Stoffe haben eine Beziehung zum Skelettaufbau und Degenerationsablauf, sie sind die Mittel des Wachstums und Hautgefüges, aber auch der gegenseitigen Beeinflussung, wie zum Beispiel in der Herzmuskelzelle Magnesium das Kalzium verdrängt. Alle diese Mittel aus der Stoffgruppe verbinden sich als Kationen mit den Halogenen der Ordnungsgruppe VII und bieten damit die wesentlichen Therapiemöglichkeiten für die Bereiche der Kiemenbogenorgane, die beim Lymphatismus die Funktion der Adaptation an das Lebensmilieu haben. Andere Gruppen, wie z.B. die Gruppe VI, stellen die aus der *v. Grauvogel*schen oxygenoiden Konstitution her bekannten Beziehungen dar, wobei erst neuerdings dem Selen als Spurenelement eine wichtige Rolle zugeschrieben wurde.

2. Beispiel: Der Zusammenhang zwischen den Mitteln der taxonomischen Pflanzengruppe ist in der Homöopathie eindeutig.

Familie der Kompositen: Arnica, Chamomilla, Bellis perennis, Calendula, Eupatorium perf., Echinacea, Senecio, Erigeron und Gnaphalium haben den gemeinsamen Ansatz bei Wunden, Blutungen, Verletzungsfolgen und Entzündungsvorgängen trotz verschiedenartiger Inhaltsstoffe in den einzelnen Pflanzen.

Die Mittel aus der Familie der Nachtschattengewächse wie Belladonna, Hyoscyamus, Stramonium, Mandragora, überwiegend aus der Pharmakotherapie übernommen, zeigen Übereinstimmung in den Gehirnreizungszuständen, in deren Plötzlichkeit, der nächtlichen Verschlimmerung, den aus cholinergischen Wirkprinzipien abgeleiteten Symptomen, wie bei Tabacum.

Mittel aus der Familie der Cucurbitaceen wie Bryonia, Momordica, Elaterium und Colocynthis, zeigen in ihren Arzneibildern Übereinstimmungen im Hinblick auf Spasmolyse, auf Cholerese und Cholekinese und die serösen Häute, was sich auch bei der exotischen Luffa zeigt.

Die Mittel aus der Familie der Mohngewächse mit dem Bild von Opium, Sanguinaria, Adlumia fungosa, Chelidonium und Fumaria haben neben ihrer Neurotransmittereigenschaft spasmolytische Wirkungen im vegetativen Nervensystem.

3. Beispiel: Tiergifte, bei denen der Biochemismus entweder im hämotoxischen oder neurotoxischen Bereich wirksam wird, ohne daß die vielfachen inneren Zusammenhänge näher definiert werden können. Hier bietet sich der Ansatz für immunologische Vergleichsstudien vor und nach der Therapie, evtl. sogar der Nachweis der sogenannten Hochpotenzwirkungen.

8.4. Die Immunität

Immunität und Infektanfälligkeit und die homöopathische Konstitutionstherapie am Beispiel des Lymphatismus
Trotz der kontinuierlichen Entwicklung von Antibiotika und antiallergischen Medikamenten ist die Infektgefährdung bei der Auseinandersetzung mit der Umwelt keineswegs beseitigt, sondern wird vielmehr zu einem Problem der Menschheit. Dabei geht es gar nicht so sehr um die relativ kleine Zahl von Immundefekten oder Immunopathien, wie etwa das Antikörpermangelsyndrom, sondern vielmehr um banale Infektionen, die zum Rezidiv neigen und hinsichtlich ihrer Folgeerkrankungen einer erhöhten Aufmerksamkeit bedürfen. Nicht zuletzt ist an den Wandel der Virusbiologie zu denken und an die schleichende Zunahme mykologischer Superinfektionen.

Gerade am Wandel der Erregerbiologie zeigt sich, daß der naturwissen-

Tab. 2

Das Periodensystem der chemischen Elemente

Periode	Reihe	Gruppe I (a / b)	Gruppe II (a / b)	Gruppe III (b / a)	Gruppe IV (b / a)	Gruppe V (b / a)	Gruppe VI (b / a)	Gruppe VII (b / a)	Gruppe VIII b (Gruppe VIII)			Gruppe VIII a (Gruppe 0)	Anzahl
1	I	**1 H** Wasserstoff 1,00797 *1*										**2 He** Helium 4,0026 *2*	2
2	II	**3 Li** Lithium 6,939 *1*	**4 Be** Beryllium 9,0122 *2*	**5 B** *1* Bor *2* 10,811	**6 C** *2* Kohlenstoff *2* 12,01115	**7 N** *3* Stickstoff *2* 14,0067	**8 O** *4* Sauerstoff *2* 15,9994	**9 F** *5* Fluor *2* 18,9984				**10 Ne** Neon *6* 20,179 *2*	8
3	III	**11 Na** Natrium 22,9898 *1*	**12 Mg** Magnesium 24,305 *2*	**13 Al** *1* Aluminium *2* 26,9815	**14 Si** *2* Silicium *2* 28,086	**15 P** *3* Phosphor *2* 30,9738	**16 S** *4* Schwefel *2* 32,064	**17 Cl** *5* Chlor *2* 35,453				**18 Ar** Argon *6* 39,948 *2*	8
4	IV	**19 Ka** Kalium 39,102 *1*	**20 Ca** Calcium 40.08 *2*	**21 Sc** Scandium *1* 44,956 *2*	**22 Ti** Titan *2* 47,90 *2*	**23 V** Vanadin *3* 50,942 *2*	**24 Cr** Chrom *5* 51,996 *1*	**25 Mn** Mangan *5* 54,9380 *2*	**26 Fe** Eisen *6* 55,847 *2*	**27 Co** Kobalt *7* 58,9332 *2*	**28 Ni** Nickel *8* 58,71 *2*		18
	V	**29 Cu** *10* Kupfer *1* 63,546	**30 Zn** *10* Zink *2* 65,37	*1* **31 Ga** *10* Gallium *2* 69,72	*2* **32 Ge** *10* Germanium *2* 72,59	*3* **33 As** *10* Arsen *2* 74,216	*4* **34 Se** *10* Selen *2* 78,96	*5* **35 Br** *10* Bro, *2* 79,904				**36 Kr** Krypton *10* 83,80 *2* *6*	
5	VI	**37 Rb** Rubidium 85,47 *1*	**38 Sr** Strontium 87,62 *2*	**39 Y** Yttrium *1* 88,905 *2*	**40 Zr** Zirkonium *2* 91,22 *2*	**41 Nb** Niob *4* 92,906 *1*	**42 Mo** Molybdän *5* 95,94 *1*	**43 Te** Technetium *6* [97] *1*	**44 Ru** Ruthenium *7* 101,07 *1*	**45 Rh** Rhodium *8* 102,905 *1*	**46 Pd** Palladium *10* 106,4		18
	VII	**47 Ag** *10* Silber *1* 107,868	**48 Cd** *10* Cadmium *2* 112,40	1 **49 In** 10 Indium 2 114,82	*2* **50 Sn** *10* Zinn *2* 118,69	*3* **51 Sb** *10* Antimon *2* 121,75	*4* **52 Te** *10* Tellur *2* 127,60	*5* **53 J** *10* Jod *2* 126,9044				**54 Xe** *6* Xenon *10* 131,30 *2*	
6	VIII	**55 Cs** Cäsium 132,905 1	**56 Ba** Barium 137,34 *2*	**57 La** *) Lanthan *1* 138,91 *2*	**72 Hf** Hafnium *2* 178,49 *2*	**73 Ta** Tantal *3* 180,948 *2*	**74 W** Wolfram *4* 183,85 *2*	**75 Re** Rhenium *5* 186,2 *2*	**76 Os** Osmium *6* 190,2 *2*	**77 Ir** Iridium *7* 192,2 *2*	**78 Pt** Platin *9* 195,09 *1*		32
	IX	**79 Au** *10* Gold *1* 196,967	**80 Hg** *10* Quecksilber *2* 200,59	*1* **81 Tl** *10* Thallium *2* 204,37	*2* **82 Pb** *10* Blei *2* 207,19	*3* **83 Bi** *10* Wismut *2* 208,980	*4* **84 Po** *10* Polonium *2* (210)	*5* **85 At** *10* Astat *2* [210]				**86 Rn** *6* Radon *10* [222] *2*	
7	X	**87 Fr** Francium [223] *1*	**88 Ra** Radium [226] *2*	**89 Ac** **) Actinium 1 [227] 2	**104 Ku** Kurtschatovium (260)	**105 Ha** Hahnium (260)	**106** Element 106						

*) Lanthanoide
**) Actinoide

schaftlichen Diagnostik Grenzen gesetzt sind und die wissenschaftliche Methode oft genug einer empirischen gegenübersteht. Ungezwungen verhalten sich beide Methoden mit ihrem Anliegen der Präventivmedizin zur Beseitigung von Risikofaktoren, so meint *H. Schäfer* weiter, wenn aber an die Stelle von Risiko der Krankheitswert tritt, so verkrampft sich die Medizin oft in wissenschaftlichen Aspekten, an deren Ende häufig therapeutischer Nihilismus steht.

Gerade die Individualisierung in der Homöopathie gilt als fragwürdig, da eine gesicherte Therapie auf jeden Krankheitsfall übertragbar sein muß. So ruft die Einbeziehung von Verhaltensweisen und Reaktionsformen sowie der gesamten anthropologischen Struktur des Patienten vielfach Unsicherheit hervor.

Für die Immunität und Infektanfälligkeit ergeben sich folgende Ansätze:

1. Die Entwicklung des Lymphsystems und der lymphatischen Diathese als anthropologische Grundlage der Resistenzschwäche.
2. Die vegetative Gesamtumschaltung als natürliche Anpassung und die Möglichkeiten ihrer Beeinflussung.
3. Humorale und zelluläre Immunitätsbeeinflussungen mittels biologischer Methoden.

Der *Diathesenbegriff* wurde erstmals von *Czerny* und *v. Pfaundler* als Krankheitsmerkmal in die Kinderheilkunde eingeführt. *Paltauf* hatte bereits 1889 auf die Rolle der Thymusdrüse hingewiesen. *V. Pfaundler* sprach von System- und Leistungsanomalien des Abwehrsystems und von einer Prädisposition zur Beantwortung von Reizen in krankhafter Form. Ganz im Sinne *Conrads* ist auch die Definition einer konservativen Entwicklungstendenz von *M. Zilch* aufzufassen, der beim Lymphatismus von einem torpiden Krankheitsverlauf mit überschießenden und unterwertigen Abwehrreaktionen spricht. Die Neigung zum Rezidiv bei katarrhalischen und infektiösen Erkrankungen der Haut und Schleimhäute, die hypertrophischen Wucherungen des lymphatischen Gewebes, das „Klebenbleiben" im abklingenden Stadium und damit Chronischwerden einer Krankheit gehören ebenso in diese umfassende Definition wie eine erhöhte Krankheitsbereitschaft und Lymphopathie. Anfälligkeiten der oberen Luftwege, der Haut und Schleimhaut werden klinisch am häufigsten auf eine lymphatische Diathese zurückgeführt.

Beobachtungen an chronisch Erkrankten – vor allem hinsichtlich der Keimblattmanifestation und des Keimblattwechsels, aber auch in bezug auf anatomische und embryologische Gemeinsamkeiten – haben zu einer Arbeitshypothese geführt, nach der zu den wesentlichen Grundzügen des Abwehrsystems fünf Funktionskreise gehören, die der kontinuierlichen Anpassung des Individuums an seine Umgebung im Laufe des Lebens dienen (Abb. 12). Es sind dies
der adenohypophysäre Funktionskreis,
der thymolymphatische Funktionskreis,
der tonsillopharyngeale Funktionskreis,
der thyreoidale-branchiogene Funktionskreis,
der parathyreoidale Funktionskreis.

Davon hängen folgende adaptive Leistungen des Individuums ab:
Streß-Adaptation,
Immunität und Autoimmunität,
Kontrolle der nutritiven und aerogenen Bakterienflora,
Affekteinflüsse auf die Person,
Skelettwachstum und Kontrolle der pH-Hautregulation.

Alle Organe dieser Funktionskreise stammen aus dem ekto- und entodermalen Anteil der Kiemenbögen; alle Organe wie Tonsillen, Epithelkörperchen, Thymus und Hypophysenvorderlappen sind Ausstülpungen des Kopfdarmepithels und auch in der histiogenetischen Differenzierung bemerkenswert gleichartig. Wir haben es hier mit den *Aktionsorganen* des lymphatischen

Gewebes zu tun, denen die Reaktionsorgane gegenüberstehen, die sich erst später entwickeln. Nach dem 4. Fötalmonat nämlich entwickeln sich Leber, Milz, Knochenmark, insbesonders aber die polyvalenten Mesenchymzellen. Dieses histiozytäre System wird aufgrund seiner besonderen Beziehung zur Immunabwehr als „zweites Gewebe" bezeichnet.

Als biologische Gesetzlichkeit gilt, daß ein erblich geregeltes Hormonsystem auch als Aktionssystem und eine erblich vorbestimmte Bereitschaft als Reaktionssystem bezeichnet wird. Ein Aktionssystem versetzt das Reaktionssystem in Schwingung, was, auf den Lymphatismus übertragen, bedeuten kann, daß die Kiemenbogenorgane sich im ersten Fötalmonat differenzieren und die lymphatischen Blutreaktionen erst induzieren.

Die Organe des Kiemenbogensystems sind als Adaptationssystem des Individuums zu betrachten, das in der postpartalen Entwickung alle Impulse der Millieuangleichung verwertet und reguliert.

Gehen wir von der Annahme aus, daß die Keimentwicklung in der Differenzierung der Kiemenbogen- oder Schlundtaschenentwicklung durch Genninduktion oder Eingriffe in die genetische Entwicklung gestört wird, so zeigt als Folge die spätere Funktion der Lymphorgane Mängel. Der Prototyp derartiger Störungen ist die Rubeola-Erkrankung während der Schwangerschaft. Aber auch andere Infektionen oder Noxen können als Störmechanismen in der für die Abwehr so wichtigen Keimesentwicklung vermutet werden. Die Tuberkulose der Vorfahren scheint beim Zustandekommen einer verstärkten Lymphreaktion eine wichtige Rolle zu spielen. So erklärt sich häufig der Segen der BCG-Impfung bei lymphatischen Erkrankungen, der *Ponndorf*-Impfung und schließlich der Sinn des Einsatzes der Tuberkuline als Nosoden. Die Manifestationsmöglichkeiten des Lymphatismus sind die folgenden:

1. Der *frühkindliche Lymphatismus*, der in seiner akuten Form auch als exsudative Form bekannt ist. Es überwiegen die Unterfunktionen der Aktionsorgane. Hypothyreose, Hypokalzämie und Thymushyperplasie als Ausdruck der Schwäche des Systems.
2. Die *pubertäre Form des Lymphatismus*, bei der die Aktionsorgane in Überfunktion in Erscheinung treten. So z.B. Thymusrückbildung, verstärkte Knochenentwicklung, Epiphysenverknöcherung, Milzhypertrophie als Zeichen der Schwäche, aber auch starke lymphozytäre Blutreaktionen sind zu beobachten.
3. Der *kompensierte oder larvierte Lymphatismus* mit einem Ausgleich der Aktions- und Reaktionssysteme. Hier treten vorwiegend Bindegewebsreaktionen auf. Dabei überwiegt die chronisch indurierte Verlaufsform von Hauterkrankungen. Latente pathologische Prozesse an Drüsen und Schleimhaut.
4. Der *Spätlymphatismus* mit eindeutig sklerosierenden Tendenzen und fibrösen Umwandlungen der Reaktionsorgane. – Harnsaure Diathese als Form des Spätlymphatismus tritt nach besonderen Belastungen, z.B. chronischen Infekten in Form einer verstärkten lymphozytären Reaktion mit beschleunigtem Zerfall und einem dadurch bedingten erhöhten endogenen Harnsäurepool auf.

Erbdiathesen bedingen eine verzögerte Entwicklung menschlicher Milieubereitschaft. Der Lymphatiker gehört zu den Spätentwicklern; er lernt erst spät, sich aufzurichten und zu sprechen, Knochen- und Zahnentwicklung dauern länger, er bedarf eines intensiveren Nestschutzes, seine Bindung an Mutter und Pflege sind enger. Psychisch besteht eine stärkere Introversion, an der auch der somatisch so vorteilhaft verlaufende Hypophysenstreß in der Pubertät nicht viel ändern kann.

Aus den lymphatischen Diathesen entwickeln sich schließlich auch Krankheiten, die alle Organe betreffen, die von den Funktionskreisen abhängen. Dies gilt für die Erkrankungen der Atemwege, für die adenoiden Vegetationen, Sinusitiden, Tonsillo-Pharyngitiden mit absteigender Tendenz zur Tracheobronchitis, Bronchopneumonie und Asthma. Auf die Störungen des parathyreoidalen Systems sind Rachitis und Knochenwachstumsstörungen, juvenile Haltungsanomalien bis hin zur Osteoporose des Alters zurückzuführen. Auch die Irritation der Haut, Entzündungen und allergische Reaktionen sind davon herzuleiten. Der typische Befund hierfür ist die Neurodermitis. Eine systematisch geprüfte Koinzidenz zwischen der Osteoporose des Alters und der kindlichen Skelettentwicklung erklärt die Unterschiede in unserer Population. Auch die pubertäre hypertrophe Schilddrüsenentwicklung sollte demnach nicht mit einer kosmetischen Operation, sondern mit einer funktionellen Therapie beseitigt werden.

Mit welchen Mitteln ist die lymphatische Fehlentwicklung zu beeinflussen?

Hier findet sich die bemerkenswerte, bereits erwähnte Übereinstimmung mit den Mineralien der 2. Ordnungsgruppe des periodischen Systems. Kalzium, Magnesium, Strontium und Barium als Kation und die Salze der Halogene der 6. Ordnungsgruppe in homöopathischen Dosierungen bringen hier erstaunliche Erfolge. Zu den Erdalkalimetallen gesellt sich die Alkaligruppe mit Natrium, Kalium und Lithium. Daraus ergibt sich eine Vielzahl von Behandlungsmöglichkeiten: Der Jodgehalt der Luft an der Nordsee, die Umstimmungswirkung von Meersalzbädern, die Neuraltherapie der Tonsillen bei chronischen Infekten der oberen Luftwege. Auch der seit langem bekannte *Bier*sche Jodtropfen bei Erkältung, die *Lugol*sche Lösung bei Nasenmuschelhypertrophie und schließlich die Behandlung von Kieferhöhlenaffektionen mit Mercurius bijodatus. Mercur gehört in die Nebengruppe der Erdalkalimetalle und wird dort eingesetzt, wo mehrfach unterdrückte und chronifizierte Infektionsprozesse im Bereich der Kiemenbogenorgane abgelaufen sind und eine gewisse Reaktionsverarmung eingetreten ist. Eines unserer besten Mittel zum Ausgleich von hypophysären Fehlleistungen ist Magnesium. Es ist wie Kalzium bei der Bildung von Interferon wichtig und dient der humoralen Abwehr.

Die vegetative Gesamtumschaltung

Mit den Kiemenbogenorganen sind archaische Prinzipien der Abwehr angesprochen. *F. Hoff* hat mit seiner vegetativen Gesamtumschaltung ein Reaktionsschema erstellt, das die z.B. bei Fieber ablaufenden Mechanismen erklärt. Die Vielzahl von typischen vegetativen Regulationen tritt immer dann auf, wenn das Zwischenhirn-Nebennierensystem gereizt wird und Abwehrreaktionen im systematischen Ablauf erkennbar werden. Diese Wirkungen studierte *F. Hoff* an der Wirkung unspezifischer Reize mittels künstlichen Fiebers bei Traumen, zentralnervösen Reizen, Operationen, Streß, bei Menstruation und in der Pubertät. Dazu hat *Selye* die hormonellen Faktoren von Hypophyse und Nebennieren beschrieben.

Für die vegetative Gesamtumschaltung hat *Hoff* den Weg gewiesen, wie sich schwache Abwehrreaktionen durch Maßnahmen verstärken lassen, die den Umschaltmechanismus induzieren. Derartige Maßnahmen nennen wir Umstimmung, womit eine verbesserte Abwehrsituation erreicht wird. Bei der Betrachtung von Streß und Adaptation können wir Reize interpretieren, die einen komplizierten Hormonmechanismus in Gang setzen, welcher letztlich – wie alle anderen Maßnahmen – die Abwehrkraft des Organismus und damit die natürliche Resistenz fördert. Auch mit Hilfe der Homöopathie kann es zu spezifischen Umstimmungen kommen, insbesondere dann, wenn Arzneimittel mit der entsprechenden Prägung, z.B. für Erkältung und Infektion (Eupatorium, Echinacea, Belladonna, etc.), einen Wandel des Krankheitsgeschehens einleiten.

Neben den spezifischen Umstimmungsmaßnahmen, zu denen die Homöopathie zählt, spricht man auch von unspezifischen Umstimmungsmaßnahmen wie Überwärmungsbad und *Kneippmaßnahmen*. Eine Vielzahl von diätetischen Möglichkeiten wie Rohkost, Fastentherapien, aber auch humorale Anwendungen wie Eigenblutinjektionen, Bluttransfusionen etc. dienen dem gleichen Zwecke.

Bei den zellgebundenen Immunbiologien läßt sich die homöopathische Erfahrung mit den neuesten wissenschaftlichen Erkenntnissen vereinbaren. Zunehmend bestätigt sich, daß Pflanzen Fundgruben antigener Substanzen sind, deren Rolle beim Heuasthma und der Pollinose klinisch und praktisch nachgewiesen wurde. Die natürlichen Proteine in den Pflanzen verhalten sich gegen bestimmte Polysaccharidantigene spezifisch, obwohl diese sogenannten Lektine den sonstigen Immunglobulinen nicht ähnlich sind. Die bis jetzt bekannten Lektine entdeckte man auf Grund ihrer Fähigkeit, mit Säugetier-Erythrozyten zu reagieren. So agglutinieren beispielsweise Extrakte aus Dolichos biflorus Blutgruppenzellen A – die gleiche Pflanze, die homöopathisch gegen Pruritus symptomatisch eingesetzt wird. Aber auch andere Pflanzenextrakte wie etwa Rhizinussamen, Lima- und Feuerbohnen erweisen sich als Phythämagglutinine. Sie enthalten außerdem mitogene Substanzen, die in dieser Eigenschaft Lymphozyten zur Mitose veranlassen. Hierzu gehört auch Phytolacca decandra, die afrikanische Kermesbeere, die in der afrikanischen Volksheilkunde beim *Burkitt*-Sarkom angewandt wird und in der Homöopathie eine ausgesprochen starke Anregung aller Lymphorgane wie Tonsillen, Thymus und Schilddrüse induziert. So hat sich auch gezeigt, daß Phytolacca seine eindrucksvollsten Erfolge in den Dosierungsbereichen von D 4 – 12 erbringt, was als echter Eingriff in das Immungeschehen gedeutet werden kann.

Bei den Phythämagglutininen müssen wir auch einen Zugang zur Interferonbildung vermuten, einem unspezifischen atoxischen Arzneiprinzip. Dagegen ist Virusindifferenz dem biologischen Arzt schon lange bekannt, wenn es gelingt, mit einer Pockenimpfung spontan einen Herpes zoster auszuheilen. Diese Beobachtungen haben im Schriftum durch *H. Dingfelder* ihren Niederschlag gefunden und gehören zu der Gedankenwelt *Hahnemanns*, wenn dieser fordert, eine Krankheit mit einer anderen zu beeinflussen.

Das Fieber gehört mit zu den stärksten Umstimmungsmaßnahmen, wenngleich der Effekt von gezielten Antibiotika das entzündliche Krankheitsbild am augenfälligsten verändert. Damit wächst aber die Rezidivgefahr, so daß andere Maßnahmen wie Fasten und humorale Umstimmungsmethoden zusätzlich eine Antikörperbildung bewirken müssen. Auch die Homöopathie sollte hier nicht vergessen werden, und die Frage: „Homöopathie oder Antibiotika?" ist nicht mehr zeitgemäß. Mittel für Umstimmungsmaßnahmen sind neben Antibiotika Präparate mit Echinacea, Eupatorium, Ferrum phosph. oder Chinin. ars. in niederen Potenzen. Dabei entsteht das Problem, daß sich bei reiner Antibiotikabehandlung anstelle der Antikörper gegen Keimbefall Antitoxine gegen den Chemismus des Antibiotikums bilden. Weiß man doch, daß auch harmlose Saprophyten zu Sepsiskeimen werden können, wenn die Immunabwehr gestört ist. Trotzdem darf man sich der Forderung nach Entwicklung neuer und hochwirksamer Antibiotika nicht verschließen, wenngleich darüber die Stärkung der Abwehr nicht vergessen werden darf.

Der Wunsch nach rascher Entfieberung und auch rascher Beseitigung eines banalen Infektes führt zu einem oft undifferenzierten Einsatz schwerer Antibiotika oder Chemotherapeutika. Dabei wird der gewünschte Effekt, ein Rezidiv zu verhindern oder eine Zweitkrankheit zu vermeiden, keineswegs immer erreicht – im Gegenteil: Das Krankheitsbild wird kaschiert, der resistente Krankheitskeim nicht oder nur ungenügend erreicht und gerade damit die Folgekrankheit provoziert. Vor allem bei Kindern ist die Erkältungsneigung nicht nur eine Frage von Diathesen, sondern auch der Abhärtung oder Verweichlichung schlechthin. Mangelnde Bewegung, ungesunde und unregelmäßige Ernährung, ungeeignete Kleidung und überheizte Wohnungen sind nur einige Faktoren, die für eine notwendige Prävention, deren Ansätze in der Pädiatrie viel bedeutsamer sind, berücksichtigt werden müssen.

Aus der Konstitutionspathologie der Kiemenbogenderivate ergeben sich somit zahlreiche Möglichkeiten für die Resistenz und Immunitätsverbesserung. Eine zusätzliche Chance ist das Therapieren nach dem Muster der Infektsymptome im homöopathischen Sinne.

9
Der Symbolbegriff in Sprache und Darstellungswelt des Patienten

Alle Begriffsbildungen, die sich entweder an der objektiven Erfahrung oder an der subjektiven Vorstellung festmachen, schließen ein bestimmtes Prinzip der Verknüpfung und der Reihung in sich ein. Aus diesem Prinzip und dem Fluß der Eindrücke werden bestimmte Gebilde mit festen Umrissen und Eigenschaften. Unsere Sprache weist gewisse Merkmale auf, die unseren Denkgewohnheiten nicht entsprechen. Dies gilt besonders für die Ausdrucksweisen der Patienten, wenn sie den spezifischen, nur von ihnen erlebten Krankheitsvorgang beschreiben und damit darstellen, wie sie das Leiden oder das krankhafte Mißbehagen erleben.

In einer Zeit, in der die Technik eine persönliche Beziehung zwischen Arzt und Patient zu verdrängen droht, in der das geflügelte Wort „Sind Sie ruhig, was Ihnen fehlt, stellt unser Computer fest " zur Apostrophe gehört, sollte in der Alltagspraxis eines Arztes die verbale Kommunikation nicht vergessen werden. Das ist nicht zuletzt mit ein Grund, warum so viele Patienten den Trend haben, eine „Heilpraxis" aufzusuchen.

Wenn wir unser Ohr für die Ausdrucksformen des Patienten schulen, unser Auge für die Gestik in der Leidensdarstellung und für den Symbolcharakter des Organs, an dem sich die Krankheit festmacht, so finden wir darin ein wichtiges Hilfsmittel, um einen Mythos zu erleben. Mythos und Sprache haben gemeinsame Wurzeln, beide haben ihren Ursprung im metaphorischen Denken. So können wir also vom Wesen der Metapher ausgehen.

Eine Metapher ist ein durch einen Vergleich zustande kommender bildlicher, (meist vom Konkreten zum Abstrakten) übertragener Ausdruck.

Metapher ist eine echte Übertragung, die bei den Inhalten, zwischen denen sie eine Verbindung herstellt, für sich bestimmte und selbständige Bedeutungen erlangt. Diese Vorstellung ersetzt Begriffe. So hat die Symbolsprache des Patienten mehr Bedeutung, als der allgemeine und alltägliche Ausdruck für eine Sache. Symbol ist erlebtes Wort, durch die Erfahrung bereits auf einen Punkt ausgerichtet. Es ist beim Patienten mehr als die Hinführung zu einem Organ, es ist das Erleben eines Organs oder einer Körperpartie im Wort. Eine Bedeutung gerade für die dafür geschulte Homöopathie hat das sogenannte „as if" – Symptom als Erlebnisaussage.

E. Buchborn hat in einer Reflexion über die Umgangssprache in der Medizin festgestellt, daß der Kranke über keine spezifischen Begriffe verfüge, so daß er seine alltägliche Umgangssprache hierfür benütze. Eine Ergänzung dazu ist die Aussage von *D. Goltz*, nach der die Krankheitsbeschwerden vom Kranken wie unerklärliche Naturerscheinungen erlebt und mit „es" bezeichnet werden (es zieht..., es ist mir elend ...), was auf Relikte eines Glaubens an böse Geister zurückzuführen sei. In deutlichem Gegensatz hierzu steht das Symbol.

Das Symbol in der sprachlichen Ausdrucksform ist bedeutsamer, es ist persönlicher, es ist der Bezug auf eine Krankheit im höherwertigen Sinne des Erlebten. Die Metapher tritt dort auf, wo die Sprache keinen Ausdruck mehr bereithält, wo die Umgangssprache nicht mehr weiterkommt, überall dort, wo ein neuer Begriff geschaffen werden soll, etwas Neues und Ureigenes. Die Tiefendimension, wie sie in der bewußten Metapher der Dichtung angesprochen wird, ist auch im Unbewußten des Kranken vorhanden und deshalb wegführend und bedeutungsvoll. Metaphern sind sinnvolle Vergeistigungen, die, von der Phantasie beeinflußt, durch den Leidensdruck des Patienten entstanden sind. Dies wird bei Geisteskranken höchst bedeutungsvoll und offenkundig.

Wenn wir die Bedeutung des Symbols und seiner sprachlichen Objektivierung ermessen wollen, so drängt sich zunächst der Gedanke von *Novalis* auf: „Sonderbar, daß das Innere des Menschen bisher nur so dürftig betrachtet und so geistlos behandelt worden ist. Verstand, Vernunft, Phantasie, das sind die dürftigen Fachwerke des Universums in uns, von ihren wunderbaren Vermischungen, Gestaltungen, Übergängen kein Wort. Keinem fiel es ein, noch neue ungeahnte Kräfte aufzusuchen – ihren geselligen Verhältnissen nachzuspüren. Wer weiß, welche wunderbaren Vereinigungen, welche wunderbaren Generationen uns noch im Innern bevorstehen."

Während schlichte Menschen ihre Ergriffenheit in einem Gesang oder Jodler auf der Bergesspitze ausdrücken, braucht der geistig-seelische Mensch nicht nur eine Exklamation, sondern es verlangt ihn, das Ungestalte zu formen, es zu durchbilden oder bildhaft auszudrücken. Wenn der Mensch erschüttert ist, will er dieser Erschütterung Gesicht verleihen, bis das Gesicht zum Gebild geworden ist, wie es *Heyer* ausgedrückt hat.

Es gibt kein festes Zeichensystem, in das die Hintergründe der Erlebnisse eingeordnet werden, sondern der Mensch drückt sie in Bildern aus, die nicht nur subjektive Vorstellungen, sondern überpersönliche Formen der Gestaltwerdung sind. Nach *Klages* sind es die Seelen der Welt, die der schauenden Seele als Anschauungsbilder erscheinen. Das Erkennen aus den Bildern sieht die Wurzeln in der Schicht der Bilderschau und wird sich dessen bewußt *(Meinertz)*.

Seitdem *v. Üxküll* gezeigt hat, in welcher eigenen Um- und Innenwelt jedes Lebewesen beschlossen ist, haben wir kein Recht mehr zur früheren Egozentrik, auf Grund derer wir annahmen, unsere Um- und Innenwelt gälte auch für das Tier. Seitdem haben wir den Mut, uns jene so ganz primitiv-naturhaften Lebenswelten vorzustellen, in denen das Tier lebt, von denen sich der Homo sapiens aber so sehr entfernt hat, daß sie bei ihm nur noch in den (im Laufe der Höherentwicklung überlagerten) archaischen Schichten existieren, in seinem „Unbewußten" also.

9.1 Das Symbol der Krankheit im Organ

Von psychosomatischer Seite wurde mehrfach versucht, Krankheitsorgane rein psychologisch zu erklären. Vor allem *G. Groddeck* hatte das *Freud*sche Konversionsmodell in fast banaler Weise auf organische Krankheiten übertragen. So wurden diese konversionsneurotischen Ansätze zu Konstruktionen, die nicht mehr vom Psychologischen her verständlich sind, aber in der Arzt-Patientenbeziehung einen Stellenwert haben können. „Der Herzfehler pflegt von Liebe und ihren Verdrängungen zu erzählen ... das Magenleiden berichtet von dem Tiefsten in der Seele, weil das ES in den Bauch verlegt wurde ... der Gebärmutterkrebs spricht von der Sünde wider die Mutterpflicht und bereuter Wollust ... Nicht mit dem ES hat sich das Individuum auseinanderzusetzen, sondern mit dem Symbol des Organs."

Viel einfacher ist es, die Sprache des Volkes in bezug auf den Krankheitsbefund zu analysieren. So wird das Herz zum Organ der Liebe, des tiefsten Erlebens. Darauf bezieht sich, wenn das Herz an eine Sache verlorengeht, wenn ein Stein vom Herzen fällt oder das Herz im Kummer erdrückt wird. So zeigt uns der Darm die Beziehung zum Ernährer und zur Mutter, die ungelöste Beziehung im Sinne der ureigentlichen Ernährung mit Muttermilch. Vom Zurückhalten in der Obstipation bis zur Angst, in die Hose zu machen, ist die Sprache voll von Deutungen. So können die Kontakte zur Umwelt an der Haut abreagiert werden, wenn einer aus der Haut fahren möchte oder gegen jemanden allergisch ist. Versagensprobleme in der Partnerschaft „gehen an die Nieren", wie grundsätzlich Rücken- und Kreuzschmerzen mit dem Achsensyndrom des Menschen, nämlich dem Stehen, zu tun haben. Das Durchstehen, Einstehen für etwas, das von-Sorgen-gebeugt-Sein und das Nicht-mehr-ertragen-Können sind symbolhafte Ausdrücke, die ernst zu nehmen sind.

Symbole des Kopfes sollten uns aufhorchen lassen, denn dabei lassen sich die meisten krankmachenden Bezüge des Sinnenlebens erkennen. Den Kopf zu voll haben, nicht mehr hinsehen oder etwas nicht mehr mit ansehen können sind die Äquivalente für Lebensereignisse, die längere Zeit zurückliegen können. Nicht die Therapie erfolgt aus diesen Analysen, sondern der Zugang zur Krankheitsquelle, was für die Ätiologie im homöopathischen Sinne bedeutsam ist.

9.2 Das Symbol in der Gestik

Der Eindruck, den der Patient vor allem beim ersten Gespräch mit dem Arzt vermittelt, seine Art, sich zu unterhalten und sein Leiden darzustellen, sind wesentliche Gesichtspunkte für die Ganzheitsdiagnostik. Es kann dabei verständlicherweise zu Fehleinschätzungen kommen, da die persönliche Eigenart, der soziale Status, die innere Einstellung und momentane Gemütslage keine zuverlässige Aussage zulassen.

Die besten Aussagen sind aus der Körperhaltung abzuleiten, wenn z.B. ein Patient mit eingesunkenem Oberkörper dasitzt und damit Schwäche, Angst oder Passivität signalisiert oder mit vorgeneigtem Oberkörper den Wunsch nach Kontakt zeigt. Der hängende Kopf deutet auf Apathie und Melancholie, wie bekanntlich der hochgetragene Kopf die Überheblichkeit andeutet.

Unsicherheitsgefühle, etwa verschränkte Arme oder hochgezogene Schultern, sind so manchmal zuverlässiger festzustellen als durch die direkte Frage nach Unsicherheit, die meist nicht bejaht wird. Auch bei der Befragung kann der Wechsel der Körperhaltung, wie z.B. das Zurücklehnen und zeitweise Überschlagen der Beine auf eine Defensivhaltung hinweisen, die durch eine Frage provoziert wurde.

Diese wenigen Merkmale sind nur im Rahmen der Symbole erwähnenswert, am wichtigsten bleibt die sprachliche Auseinandersetzung mit den Symbolen, die der Patient zur Umschreibung seines Leidens benutzt.

9.3 Das Symbol in der Sprache

Nach der Aussage von *C. G. Jung* eignet dem geistigen Wesen ein spontanes Bewegungs- und Tätigkeitsprinzip, die Eigenschaft der freien Bilderzeugung jenseits der Sinneswahrnehmung und schließlich die autonome und souveräne Manipulation der Bilder. *Jung* dachte dabei in erster Linie an die Traumbilder. Wie aber sind die Bilder aus der Erlebniswelt des Menschen einzuordnen? Sind es nur Symptome oder besitzen sie einen Stellenwert, der zu den unbewußten Bildern hinüberleitet? Bilder mit Symptomwert für das Organ gehören zweifellos zur neurotischen Symptomatik, das Bild wird dabei eindeutig zur Einbildung. Jedes Nachleben setzt aber ein Erlebnis voraus, das eine Reproduktion von Gefühlen ermöglicht. Nachdem Neurosen Entwicklungshemmungen im Sinne von Infantilismus darstellen, entstehen die Bilder aus der Fixierung an eine frühere Stufe. Wesentlich ist jedoch, aus diesen Bildern Aussagen zu machen, die mit einer Therapie in Zusammenhang zu bringen sind. So bietet die Homöopathie aus der Zusammenkettung der erlebten Arzneibilder im einzelnen Arzneiversuch, den sogenannten Arzneimittelprüfungen, ein Lexikon menschlicher Erlebnisse verschiedener Reifestadien und damit einen ungeheuer wertvollen Zugang zur Behandlung.

Das Profil, aus dem sich das Gesamtbild der Persönlichkeit zusammensetzt, hat einen psychischen Erlebnisaspekt sowie einen somatischen und einen anthropologischen Verhaltensaspekt. Ausgangspunkt für die Beobachtung des Erlebens oder Befindens, des Antriebs und der Kreativität ist das Verstehen. Diagnostik beruht üblicherweise auf der Beurteilung dieses Verhaltens, Benehmens und der somatischen Abläufe. Damit erkunden wir Teilsymptome einer Krankheit, beobachtet an den somatischen Merkmalen. Der andere Weg ist, die Krankheit als Aussage aufzufassen, von der wir ausgehen, um über das Persönlichkeitserlebnis, also die psychische Entsprechung der pathophysiologischen Reglermechanismen, die somatischen Bezüge festzulegen. In diese werden phylogenetisch-embryologische Organcharakteristika einzubeziehen sein. Die Bildersprache als Krankheitsaussage ist keineswegs ein neuer Aspekt, er ist der älteste und modernste zugleich, wenn man an die Erfordernisse einer biologischen Anthropologie erinnert *(Doerr)*.

Nach *Klages* hat der Mensch als Ausdrucksmöglichkeiten die Physiognomie, die Gestik, die Sprache und die Schrift, um die wichtigsten zu nennen. Die Sprache formuliert dabei die Vorstellung des Geistes. Die Ganzheit, die zu Recht in der Medizin gefordert werden muß, kann sich deshalb in der dualistischen Leib-Seele-Sicht nicht erschöpfen, was nicht ausschließt, daß man die Homöopathie trotzdem in verschiedenen Dimensionen betreiben kann, wie aufgezeigt ist.

9.4 Beispiele einiger „as if"-Symptome

1. *Aus dem Gemütsleben:*
   Auffahren aus dem Schlaf, als ob ein elektrischer Schlag durch einen durchginge: Arg. m., Ars., Nat. m., Nux m.
   Als ob er sterben müsse: Ars., Aconit.
   Gefühl als ob er etwas vergessen habe: Jodum (Causticum).
   Als ob er sich in fremden Räumen bewege: Bar. m.
   Als ob er den Verstand verlieren würde: Alum., Ambra.

2. *Symbole am Kopf:*
Als ob der Kopf vom Körper getrennt wäre: Psorinum.
Als ob ein Gewicht am Hinterkopf ziehe: Agaricus.
Wie in Eis gepackt. Veratrum.
Kappengefühl am Kopf: Carbo v., Cyclamen Graphites, Cimicifuga.
Zugluft wie vom Winde: Cor. r., Meny., Nat. m., Petr., Aurum., Sabina etc.
3. *Symbole an den Augen:*
Nebelsehen: Alum., Ambra.
Schleiergefühl: Alum.
Wimpergefühl im Auge: Puls., Sang., Tab.
Als wären sie locker: Carb. an.
Gefühl wie von einer Schnur nach innen gezogen: Crot. tigl.
4. *Gesichtsempfindungen:*
Spinnwebgefühl: Bar. c., Brom., Graphites, Mag. c., Sulf. und Acid. sulf.
Kiefer wie verrenkt: Rhus tox., Petr.
Als ob die Augenbrauen zusammengezogen werden: Carb. sulf.
Backenknochen wie in Schrauben gepreßt: Platina.
Schmerzen wie von Fäden: All. c.
5. *Empfindungen am Hals:*
Kriechendes Gefühl in den Drüsen: Conium.
Kloßgefühl in der Halsgrube: Asa foetida, Ignatia, Lachesis.
Schwellung, als ob die Schilddrüse sich vergrößere: Mag. carb.
Als ob Speisen stecken bleiben: Arg. n., Arn., Calcium carb., Ferrum jod.
Knochensplitter im Hals: Hep. sulf., Acid. nitr., Ignatia.
Schmerzen wie Feuer im Hals: Mercurius corr.
6. *Symbole im Abdomen:*
Als ob sich etwas auf und ab bewege: Lyc.
Brennen wie von feurigen Kohlen: Arsen.
Der Leib muß mit beiden Händen gestützt werden: Lil. tigr.
Eine Kugel steigt zum Hals: Arg. nitr., Raph.
Als ob sich etwas Lebendiges im Bauch befinde: Croc., Cycl., Hyosc., Thuja
Steingefühl im Leib: Ant. t., Cocc., Calc. carb., Puls.
7. *Gliedmaßen:*
Hand und Beine wie hölzern: Kal. nitr.
Hüpfendes Gefühl: Croc.
Als ob eine Spinne drüberkrabbele: Visc. Alb.
Das Bein scheint verlängert: Carb. an.
Handgelenk wie von einem Band gebunden: Bellis perennis.
8. *Rückenbeschwerden:*
Als wolle der Rücken zerbrechen: Bell. Kalium carb., Natrium m., Aesculus
Wie nach einem Hammerschlag: Sepia.
Gefühl, als ob das Kreuzbein abgetrennt wäre: Calcium phos.
Beschwerden wie durch langes Sitzen: Rhus tox.
Als ob Kälte übergossen würde: Agaraicus.

Diese wenigen Beispiele geben Hinweise auf die Symbolwelt des Patienten und dienen der Arzneifindung. Verständlicherweise konnten nur einige Beispiele angeführt werden, eine Zusammenstellung ist im Joh. Sonntag-Verlag, Regensburg, von *M. Hackl* erschienen.

10 Lebensereignisse als Quelle von Krankheiten

Die Psychotherapie sieht seit langem ihre Aufgabe in der Aufarbeitung von Lebenskrisen, während die wissenschaftliche Medizin den unmittelbaren Zusammenhang zunehmend ignoriert, zumal sie kein entsprechendes Behandlungskonzept anbieten kann.

Hahnemann sagt in seinen „Chronischen Krankheiten" bei der Psora: „Diejenigen Ereignisse im Menschenleben vermögen, wenn sie dem schon chronisch Kranken begegnen, seine Krankheit nicht nur zu erhöhen und schwieriger heilbar zu machen, sondern auch, wenn sie in hohem Grade ihn bestürmen, dieselbe unheilbar zu machen, im Falle die üble Lage desselben sich nicht plötzlich zu seinem Besten verändert. Solche Ereignisse sind von verschiedener Natur und daher auch von sehr verschiedenem Grade nachteiligen Einflusses. Der jählinge Todesfall des einzigen Sohnes zieht der schon psorisch kränkelnden Mutter eine unheilbare Lungeneiterung oder einen Brustkrebs zu, der schon psorischen Jungfrau verschmähte Liebe eine Melancholie". Weiter schreibt *Hahnemann*: „Doch die häufigste Aufregung der schlummernden Psora zu chronischer Krankheit, so wie die häufigste Verschlimmerung vorhandener chronischer Übel im Menschenleben entsteht durch Gram und Verdruß. Ununterbrochener Kummer oder Ärgerniß entwikkelt alle erdenklichen chronischen Leiden".

Wenngleich *Hahnemann* damit nur Einflüsse der Gemütsverfassung auf die schlummernde Psora annahm, so wurde die Gemütsverfassung doch später für die Arzneifindung von nachhaltiger Bedeutung.

Das Problem des Objektverlustes – des life event – sowie die Bedeutung von Schicksalsschlägen wurde medizinisch erst seit kurzer Zeit als psychosoziologisches Problem erkannt. Umstellung von Lebensgewohnheiten, Veränderungen des Familienlebens sowie vielfältige Rollentransformationen können von determinierender ätiologischer Bedeutung sein.

Wenn man an das Schicksal von Flüchtlingen und Aussiedlern denkt, so trifft dies neurotisch belastete Menschen am stärksten, während psychisch Gesunde eine Emigration und die Schwierigkeiten in einer neuen Heimat nahezu unbeschadet ertragen.

Hahnemann nahm zunächst an, daß es bei den Einbrüchen der Gemütsverfassung nur zu einer Verschlimmerung der psorischen Leiden käme. Viele Beobachtungen sprechen aber dafür, daß die Ereignisse ätiologisch auslösend für den Krankheitsfall sind.

Wichtig für die ätiologische Beurteilung ist die sogenannte stumme Zone, also die Zeitspanne zwischen dem Ereignis und dem Ausbruch der Krankheit. Die Biologen sprechen dabei auch von der „vulnerablen Phase", die vor einer evolutionären Wandlung besteht und als stumme Adaptationsphase erklärt wird. Ähnliches gilt auch hier, wo man annehmen darf, daß Kräfte für die psychische und biologische Bewältigung eines solchen Ereignisses freigesetzt werden und erst dann ein Krankheitsgeschehen eingeleitet wird, wenn die Bewältigung mißlingt. Dieses wichtige Zwischenglied in der Anamnese, das übrigens auch beim Unterdrückungsphänomen gilt, wird oft übersehen oder ignoriert. Die Erklärung ergibt sich wahrscheinlich einfach durch das verzögerte Ingangkommen von auf Koppelung und Rückkoppelung beruhenden Regelmechanismen.

Nach *Siegrist* wird das Lebensereignis wie folgt definiert:

1. Ereignis, welches die normale Lebensroutine unterbricht und eine erhöhte Anpassung erfordert; hierher gehören die bekannten Beispiele von Kindheit und Alter mit dem volkstümlichen Vergleich, ein alter Baum sollte nicht verpflanzt werden. Damit werden Unsicherheitszustände provoziert, die eine Lebensentfaltung verzögern oder behindern, wie dies von der fehlenden Nestwärme besonders der Kinder im ersten Lebensjahr bekannt ist *(R. Spitz).*
2. Ereignis, das unerwartet, unerwünscht und unbeeinflußbar mit negativen Folgen behaftet ist, bekannt durch die emotionalen Erlebnisse wie Schreck und Trauer.
3. Bestimmte Belastungen wie Trennungserfahrung und Statusbedrohung können auch durch Häufung so schwer werden, daß eine normale Bewältigung bzw. Anpassung nicht mehr möglich ist.

Die Aufarbeitung dieser Lebensereignisse ist nicht ausschließlich einer Arznei zu überlassen; sie hängt auch wesentlich von der Akzeptanz und den Einflüssen des Milieus mit ab. Durch Beobachtungen des Heimwehsyndroms von Gastarbeitern konnte man die unterschiedlichen Einflüsse der sozialen Schicht, der Sprachbarrieren und der Bewältigungsstrategien, die weitgehend auch von der Kultur des Ursprungslandes abhängen, studieren, wie früher schon angedeutet wurde. Für die Homöopathie versteht sich die Einordnung der Lebensereignisse im Sinne *Hahnemanns* bei den Gemütssymptomen.

Hahnemann hat solche „life events" unter die Gemütssymptome eingeordnet; insbesondere scheinen ihm Psorinum und andere Schwächemittel typisch für schlechte oder mangelhafte Abwehrreaktionen sowohl im Psychischen als auch im Organischen.

Kent hat in seinem Repertorium keine eigene Rubrik für das Verlustsyndrom, was teilweise aus der Zusammenstellung „in der Folge von" abzuleiten ist. Dabei ist aber meines Erachtens der Kummer, die Trauer oder die Schwermut als Leitsymptom nicht genügend differenziert.

Lebensereignisse mit krankmachendem Effekt werden in der einschlägigen Forschung unter „Streß im allgemeinen" eingeordnet. Damit wird eine hohe

Anforderung an den Organismus unzureichend eingeschätzt, was eine Diskrepanz in der Bewältigung hinterläßt. Diese einfachste Form kann zwar nur als Verständigungsgrundlage dienen für eine Reihe von Antworten auf Belastungssituationen. Aber man weiß, daß neben suizidalen Handlungen, Schwangerschaftskomplikationen, Tuberkulose und Herzinfarkt auch bestimmte Karzinomarten auftreten, die zwar alle unterschiedlich bewertet werden müssen, aber einheitlich als Belastungserkrankungen zu definieren sind.

Wie kommt es zu einem solchen Mechanismus?

Roger et al. haben in einer Studie aufgezeigt, daß derartige Streßbilder die Reaktionen von T-Zellen beeinflussen. Bekanntlich sind ja intakte Immunmechanismen nicht nur für die Abwehr von Infektionskrankheiten und die Verhinderung von Autoimmunerkrankungen bedeutsam, sondern auch für die Verhütung und Verzögerung maligner Neubildungen. So konnte *Bartrop* bei 26 verwitweten Personen fünf Wochen nach dem Tod des Partners eine hochsignifikante Senkung der Lymphozytentoxizität finden gegenüber der gleichen Zahl parallelisierter Kontrollen. Dies ist insofern von großer Wichtgkeit, weil bisher alle Streßreaktionen über das adrenergische System verstanden wurde, während neuerdings tiefere Eingriffe in das Immunsystem ebenso angenommen werden wie andere noch nicht näher definierte neurohormonale Transmittersubstanzen *(Siegrist)*.

Dies schließt nicht aus, daß an dem Streßmechanismus Adrenalin bzw. die Hypophyse-ACTH-Nebennierenachse beteiligt sind, vor allem dann, wenn zum Schädigungsmuster Koronarerkrankungen wie Herzinfarkt oder Rhythmusstörungen zählen. Aber auch die Erhöhung der Blutviskosität und Thrombenbildung gehören dazu.

Einige wenige der zahlreichen Untersuchungen, die sich mit Lebensereignissen und Krankheitshäufung befassen, will ich hier nennen:

Nach *Rahe* und *Romo* ergaben sich bei 229 Herzinfarktpatienten, die vorher gesund waren, katamnestisch bis zu einem halben Jahr vor dem Infarkt Belastungen in besonders auffallender Weise gegenüber einer Gruppe mit Vorkrankheiten. Ähnliches bestätigte auch *Siegrist*. – Bei 4486 Witwern fand *Parkes* im Vergleich zu parallelisierten Verheirateten eine um 40% erhöhte Mortalitätsrate (vorwiegend koronare Herzerkrankungen). Zum Heimweh gibt es eine Studie von *W. Larbig*; aus Japan stammen Untersuchungen von *Masuda* und *Holmes*, aus Amerika von *Nuckells*, *Cassel* und *Kaplan*.

Die Folgen von Lebensereignissen sind auch im homöopathischen Schrifttum nicht eindeutig herausgestellt. Ein Verlustsyndrom ist vieldeutig und nur auf die Konstitution bezogen, die den Verlust erleidet und individuell reagiert.

Trotzdem kann man von verschiedenen Arzneibildern eine ähnliche Konstellation ableiten. So läßt sich etwa bei allen Einbrüchen in die Nestschutzsituation der Kinder Calcium carb. einsetzen; man hilft mit Calcium fluoricum, wenn es um einen Geldverlust mit nachfolgenden Depressionen und Ängsten geht. Cimicifuga wiederum gehört zu allen Verlustereignissen im Klimakterium der Frau, die mit Depressionen quittiert werden. Hepar sulfuris bezieht sich auf die Folgen unangenehmer Erinnerungen, während Hyoscyamus auf die Folgen von Eifersucht und Argwohn sowie Beschwerden auf Grund unglücklicher Liebe eingeht. Ignatia ist als Mittel bei stillem Kummer bei unlösbaren Situationen mit widerspruchsvollen Reaktionen hinlänglich bekannt, es ist auch angezeigt, wenn ein Patient nicht über Kummer und Kränkung hinwegkommt. Gegen die Folgen abrupten Alleinseins möchte ich alium carb. als Witwenmittel schlechthin bezeichnen. Auch Lachesis ist ein Verlustmittel, allerdings vor allem bei sehr starken Bindungen, wie etwa zwischen einer Mutter und ihrem Kind, wofür gleich ein Beispiel folgen wird.

Wenn wir schon beim Verlust sind, so dürfen wir Natrium mur. nicht vergessen, das bei Verlust von Personen gleichen Geschlechts in der Familie, bei Kummer, Hoffnungslosigkeit und Verzweiflung gleichermaßen zum Einsatz kommt, wie früher aufgezeigt.

Schließlich ist Verlust auch auf Organe bezogen, so daß Staphisagria die Folgen von Operationen, Stramonium Schreckbilder und Religiösität umfaßt. Mit Pulsatilla sind die Folgen von Kränkung und stillem Kummer charakterisiert, und schließlich sei noch an Sulfur erinnert, das große Unterdrückungsmittel, und Thuja als Mittel bei den Folgen von Infektionen und Impfungen – um nur einen kleinen Eindruck zu vermitteln von der reichhaltigen Palette der Homöopahtie!

Zu dem Problem nun einige klinische Behandlungsfälle:

1. Fall

Eine 63jährige Patientin wurde eingewiesen wegen paroxysmaler nächtlicher Tachykardien bei einem postmenopausischen Verstimmungssyndrom.

Ihre Klagen: Nächtliche Angst und Nervosität, wacht zu unregelmäßigen Zeiten mit jagendem Herzklopfen auf und stellt dann unregelmäßig und heftig klopfenden Puls fest. Beschwerden seit etwa einem Jahr regelmäßig. Kopf dabei heiß, schwitzend, Hände und Körper kalt. Appetit schlecht, Ekel vor Fett, gelegentlich starke Lust auf Süßes. Obstipationsneigung, die mit Gleitmitteln kompensiert wird. Am unangenehmsten werden aber Erschöpfungszustände bis zu totaler Schwäche – besonders nach Herzanfällen – empfunden. Allgemein besteht Wärmeverlangen, Bewegung bessert nur kurz und verursacht anschließende Schwäche.

Klinisch: Tachykardie-Paroxysmen im Sinne einer extrasystolischen Arhythmie, phasenartig, vorwiegend in der ersten Nachthälfte. Sonst kein wesentlicher Befund. Schilddrüse und Fokalsuche ohne Befund. BKS anfangs 20/54 mm n.W., bei Entlassung 8/23 mm n.W.

Eigene Vorgeschichte: Masern, Mumps, Pertussis, mehrfache Pneumonien, leichte Spitzen-Tbc in der Jugend. – Mit 38 Jahren Uterusoperation wegen einer Retroflexio. 50jährig Appendizitis mit nachfolgender purulenter Peritonitis. Langwierige Rekonvaleszenz, während der im gleichen Jahr eine Harnleiter-Eierstock-Zyste entfernt werden mußte.

Psychosoziale Vorgeschichte: Die Patientin hatte eine überaus harmonische Ehe mit einem sehr viel älteren Mann hinter sich. Die Ehe war kinderlos geblieben. Vier Jahre vor der Klinikeinweisung war ihr Mann während des Fernsehens neben ihr tot umgefallen, was die Patientin außerordentlich schockiert hatte. Kurz danach Auftreten von Verstimmungszuständen, die zu periodischen Depressionen führten. Nach einem halben Jahr erstmals Extrasystolen beobachtet, die von den konsultierten Ärzten zunächst bagatellisiert wurden. Auch sie selbst sah das nur als „nervöse Erscheinung" an. Vor einem Jahr kam es dann zu regelmäßigen nächtlichen Paroxysmen, die mit Tranquilizern nur symptomatisch zu beseitigen waren.

Epikritisch war das entscheidende Lebensereignis der Tod des Mannes mit der nachfolgenden Angst und der Rhythmusstörung des Herzens. Bis zum psorischen Einbruch bei der Bauchoperation war zweifellos eine Pulsatilla-Konstitution anzunehmen, im Anschluß daran entwickelte sich eine Silicea-Arzneibereitschaft. Das auslösende Lebensereignis war der Schock, nach dem sich die Depression bzw. eine Affektangst entwickelte (*Kent* Bd. I, S. 9, „Angst durch Schreck", Silicea 2 f.).

Behandlung: Anfangs in Hochpotenz Tuberkulin und Psorin, dann Silicea D 30. Nach der 1. Gabe erhebliche Verschlimmerung, nach der 2. und 3. Gabe dann völlige Normalisierung des Herzrhythmus und Beseitigung der Angst.

2. Fall

Eine 57jährige Patientin wurde eingewiesen wegen migränoider Kopfschmerzen links und rheumatischer Schwellungen der Finger beider Hände, die seit 2 Jahren bestanden, wobei auch Knie- und beide Schultergelenke befallen waren. Hypertonie mit Angstsyndrom (Klaustrophobie und Platzangst) sowie depressiven Verstimmungen. Außerdem bestand eine Nephrolithiasis links mit Nierenausgußstein.

Klagen: Kreislaufkrisen in Verbindung mit den Rheumabeschwerden, Versagenszustände in Verbindung mit einer zunehmenden Hilflosigkeit, die sich in der Forderung äußerte, ständig den Gatten um sich zu haben, aus Angst, es könnte etwas passieren. Da man alle Beschwerden auf ein postklimakterisches Syndrom zurückführte, war die Folge eine Unmenge von Medikamenten, vor allem von Hormonen.

Klinisch: Hypercholesterinämie, Hyperurikämie, Nephrolithiasis. Allergose mit 15 % eosinophilen Zellen im Blut. Spondylosis deformans der gesamten Wirbelsäule, Bandscheibendegeneration im lumbosakralen Übergang. Hypertonie mit schwankenden Werten von 170/100 mm Hg bis zu 200/110 mm Hg. Als Folge des Hypertonus Linkshypertrophie des Herzens. Postklimakterisches Angstsyndrom.

Eigene Vorgeschichte: Als Kind Diphtherie. Mehrfache Pneumonien und häufig Anginen. 1978 Spontanpneu nach Sturz von der Treppe, anschließend Pneumonie und Pleuritis mit langdauernder Antibiotikabehandlung, anschließend daran stellte sich der Nierenstein links ein. 1 Jahr vor der Einweisung 1979 Varizenoperation, nach der vor allem der Blutdruck krisenhaft anstieg. Danach verstärkte Hormonbehandlung mit Presomen, da alle ihre Beschwerden auf die Amenorrhöe und das frühzeitig (im 39. Lebensjahr) eingetretene Klimakterium zurückgeführt wurden.

Psychosoziale Vorgeschichte: 1948 wurde die Patientin von einem Sohn entbunden, der 6 Jahre später vom Balkon fiel und tödlich verunglückte. Im Anschluß an diesen Insult bekam die Patientin nicht nur verständliche Depressionen, sondern auch die bekannten Schwierigkeiten in der Kommunikation mit anderen Menschen. Sie zog sich zurück, konnte aber andererseits nicht allein sein. In dieser nicht bewältigten Verlustsituation lebte sie über 20 Jahre mit ihrem Manne, der sie wohlbehütete, geradezu in Watte packte und väterlich betreute. Im weiteren Verlauf waren fast täglich Herz- und Kreislaufbeschwerden aufgetreten. Schließlich kam es zum Versiegen der Menstruation mit dem 39. Lebensjahr und zu der konsekutiven Hormonbehandlung (*Kent:*Menses unterdrückt durch Gefühlsbewegung – Cimicifuga Bd. III, S. 769).

Epikrise: Trotz der vordergründigen psorischen Belastung aus der Kindheit war bei der Patientin der entscheidende Lebensinsult der Verlust des Sohnes, der nie bewältigt wurde. Zunächst darf angenommen werden, daß die Amenorrhöe Ausdruck der intensiven Bindung an dieses Geschehen war, was sich auch in der Kindheitsregression zeigt, in der sie sich unentwegt auf die Nähe des Ehemannes angewiesen fühlte. Die Entwicklung des vollen Beschwerdebildes war gekennzeichnet durch das vorzeitige Ausbleiben der Menstruation und die nachfolgende Hormonbehandlung sowie schließlich Anteile von Unterdrückung (wie etwa die Varizenoperation). Bemerkenswert für die Arzneifindung waren die morgendlichen Schwierigkeiten und die Besserung der Beschwerden, wenn es zur klimakterischen Schweißbildung kam, die aber meist mit Hormonen gedrosselt war.

Behandlung: Die Patientin erhielt zuerst Sulfur, dann das entscheidende Cimicifuga D 30 und Lachesis D 12.

Es trat eine spontane Besserung der Stimmung und auch der Gelenkbeschwerden ein. Der Blutdruck sank rasch auf normale Werte, die Ängste waren beseitigt.

Bei einer erneuten Untersuchung bzw. Kontrolle der Befunde ein Jahr später hatten diese sich einschließlich der Eosinophilie normalisiert. Patientin berichtet bei dieser Gelegenheit von einer erstaunlichen Wandlung in ihrer Ehe: Der Mann wurde wider sein Erwarten in eine passive

Rolle zurückgedrängt, die Frau entwickelte Lebensfreude und aktive Eigenschaften mit Gesellschaftszuwendung und Organisationstalent, was den Mann geradezu erschütterte. Bei diesem Aufenthalt kam es auch noch einmal zu einem Gespräch über das Verlustereignis, wobei die Patientin zu ihrem größten Entsetzen feststellte, daß sie wenige Tage zuvor den Geburtstag ihres Kindes, der sonst immer am Grab zelebriert wurde, völlig vergessen hatte. Das Lebensgefühl der Patientin war wiedergekehrt, brachte aber jetzt ernsthafte Schwierigkeiten im Partnerverhältnis.

3. Fall

Einweisung einer 67jährigen Patientin wegen seropositiver Polyarthritis rheumatica. Daneben bestand eine schwere reaktive Depression.

Klagen: Wenige Tage nach einer Influenza-Impfung kam es zu Müdigkeit und grippalen Beschwerden mit Schnupfen etc. Mehrere Wochen später erstmals Schwellung des rechten Mittelfingers mit Rötung und Bewegungseinschränkung. Kurz darauf Befall aller Fingergelenke mit Morgensteifigkeit, dann Übergreifen auf die Zehengrundgelenke. Auch nach der Behandlung mit einer Reihe üblicher Antirheumatika keine Besserung. Seit dem letzten Frühjahr auffälliges Kältegefühl „wie ein Eisfleck im Nackenansatz bis zu den Schulterblättern“. Gleichzeitig trat in dieser Gegend auch oft ein Juckreiz auf (*Kent*, Schlüsselsymptom Bd. II, S. 307).

Klinisch: Seropositive Polyarthritis mit einer anfänglichen BKS von 35/55 mm n.W., erhöhter ASL und Latex +. Hypochrome Anämie und Eisenmangel im Blutbild. Im Oberbauchsonogramm Nachweis einer rezidivierenden Cholezystitis. – Der mitgebrachte Befund einer Rheumaklinik spricht von einer chronischen Polyarthritis mit synovitischer Schwellung der Hand-, Fuß- und Sprunggelenke. Zitat aus dem Befund: „Da bei der Patientin eine gesicherte chronische Polyarthritis vorliegt, haben wir neben einer symptomatischen Therapie mit 100 mg Voltaren gleichzeitig eine Basistherapie mit Gold begonnen...“.

Diese Therapie sollte in unserem Hause fortgeführt werden.

Eigene Vorgeschichte: In der mütterlichen Familie Rheuma. Die Patientin selbst hatte jetzt seit 2 Jahren den Befund und brauchte zur Beseitigung ihrer Ängste abends zusätzlich Tavor. 1967 Hepatitis infectiosa, neben Masern die üblichen Kinderkrankheiten. Mit 3 Jahren Lungenentzündung und sehr häufig Erkältungskrankheiten.

Psychosoziale Vorgeschichte: Bei der Erhebung der Anamnese gab die Patientin eine dramatische Häufung von Verlustsituationen an: Ihr erster Mann starb frühzeitig an Tbc, der zweite ist im Krieg gefallen, der dritte bald nach der Verehelichung an Prostatakarzinom verstorben. Im Jahr vor der Aufnahme starb ihr Sohn mit 41 Jahren an einer Gehirnblutung. Nun lebte die Patientin mit der einzigen Tochter zusammen, die gerade erst eine Scheidung hinter sich gebracht hatte...

Die Patientin betrachtete den chronischen seelischen Kummer, der sie das ganze Leben begleitet hatte, als die Hauptursache ihrer Krankheit. Deshalb sei sie auch so depressiv, was erstmals nach der Gelbsucht mit 54 Jahren aufgetreten sei. Die rheumatischen Beschwerden stellten sich ein halbes Jahr nach dem Tode ihres Sohnes ein.

Epikrise: Zweifellos war die Kummersituation am Krankheitsgeschehen wesentlich beteiligt, wobei als Schlüsselsymptom das Kältegefühl im Nacken („wie Eisnadeln“) in Frage kam. Die differentialdiagnostisch bestehende Beziehung zu Causticum klärt sich durch die Einbeziehung der Leber und den Mangel an Blasensymptomen.

Behandlung: Patientin erhielt mehrmals Ammonium muriaticum D 30. Bereits nach der ersten Gabe besserte sich das Kältegefühl und verschwand schließlich ganz. Bei zunehmender Besserung der Gelenkbeschwerden konnte die Patientin nach

3 Wochen entlassen werden. Die BKS war inzwischen ohne jegliches Rheumamittel auf 14/34 mm n.W. abgesunken. – Zu Beginn versuchten wir Angustura und Cimicifuga, jedoch hatten beide Mittel keinen Einfluß auf das Beschwerdebild. Erst nach der Gabe der Ammonium muriaticum-Dosis kam die Besserung in Gang. Bei der Entlassung fand sich noch Latex +, während ASL und CRP negativ waren.

Diese Beispiele zeigen, daß die Interpretation eines Lebensereignisses in der homöopathischen Anamnese nicht separat gewürdigt werden muß. Für die historische Anamnese muß besonders auf die sogenannte „stumme Phase" hingewiesen werden, die nicht immer genügend beachtet bzw. in die Ätiologiefindung einkalkuliert wird. Entgegen der sonst gemiedenen Gefahr einer sogenannten „Hinterfragung" kann man darauf in solchen Fällen nicht immer verzichten... Nach den Forschungsergebnissen scheint der Objektverlust oder der Eintritt eines Lebensereignisses im Krankheitsgeschehen eine rein kausale, d.h. auslösende Rolle zu spielen.

Demgegenüber hat *Hahnemann* in seiner Psoradeutung dem Gemütssymptom – also auch Lebensereignis – nur eine verschlimmernde Wirkung auf das Psorageschehen zugestanden. Damit ist auch erklärt, daß tatsächlich doch nur ein Teil der Menschen an den Lebensereignissen leidet, während andere sie ohne Schwierigkeiten bewältigen können.

Die in der Literatur erwähnten ohne eine Vorerkrankung anfälligen Kollektive dagegen müssen anders betrachtet werden. Als Vorerkrankung wird nämlich eine Krankheit im Rahmen etwa des abgelaufenen Herzinfarktes betrachtet, beispielsweise eine Angina pectoris oder eine Thrombose, während der Begriff der Vorerkrankung im homöopathischen Sinn – die psorische Belastung in der historischen Anamnese des Patienten – als Aussage zu bewerten ist.

Während die Zielsetzung der Lebensereignisforschung praktische Folgerungen nach sich zieht wie etwa Maßnahmen zur Krisenintervention, problemorientierte Gespräche, Aktivierung von Unterstützungssystemen wie Familie, Sozialhilfen und Beratungsstellen, und der Patient auch hingeführt werden soll zu einer erhöhten Aufmerksamkeit gegenüber Symptomen und zur Beachtung der vulnerablen Phase, hat es die Homöopathie einfacher, da entsprechende Mittel wie etwa Ignatia, Lachesis, Natrium muriaticum, Staphisagria, Sulfur, Pulsatilla und Aurum – um nur einige der probatesten zu nennen – zum Abbau des Verlustsyndroms bereitstehen.

Daneben ist eine Reihe von Unterdrückungsmitteln bei entstehenden Angstsyndromen wesentlich wie etwa Arsen, Cimicifuga, Sulfur, Platina, Opium und Nux vomica, und schließlich können wir durch den Einsatz von Psoramitteln die Konstitution so kräftigen, daß sie zur Bewältigung eines Lebensereignisses imstande ist. Dafür sollte man neben Thuja, Causticum etc. an Psorinum, Tuberkulinum und Medorhinum denken.

Bei der Vielzahl von Zugangsmöglichkeiten ist es der Homöopathie nicht unmöglich, eine geeignete Prophylaxe nach einem Objektverlust oder Lebensereignis zu betreiben. Wesentlich aber für alle derartigen Behandlungen ist die subtile und sorgfältige Anamnese, wobei allein der Behandler entscheiden kann, welche mehr oder weniger große Bedeutung dem einzelnen Verlust oder Lebensereignis zukommt.

Teil II Klinik

1 Die Homöotherapie der Herz- und Kreislauferkrankungen

Es gab eine Zeit, da war es ein Fehler, dem Patienten nicht rechtzeitig Digitalisglykoside verabreicht zu haben. Heute ist die Situation fast umgekehrt. Die Differenzierung der Herzdiagnostik und die Einsichten in die Pathophysiologie des Insuffizienzgeschehens haben neue Therapien auf den Plan gerufen. So fragt man sich, ob und inwieweit die Homöopathie überhaupt einen Beitrag zur Herz- und Kreislaufbehandlung liefern kann und welchen Stellenwert sie dabei einnimmt. Hier bietet sich vor allem ein Anwendungsbereich in bezug auf ältere Menschen für die Zeichen des sogenannten „Vorwärtsversagens" mit zerebralen Erscheinungen, Schlaflosigkeit, Müdigkeit, Störung der geistigen Leistungsfähigkeit u.ä. Der Begriff des Altersherzens ist dabei zum nichtssagenden Ausdruck homöopathischer und phytotherapeutischer Maßnahmen geworden. Er ist aber auch zu einem Sammelbegriff individueller Versagenszeichen als Grundlage einer ganzheitsbetrachtenden Naturheilmethode geworden.

In der folgenden Darstellung sollen einige Grundlagen und Merkmale hierzu besprochen werden.

Grundsätzlich ist zu sagen, daß aus der Entwicklungsgeschichte des Mesoderms die gesamte Anlage für Herz- und Gefäßsystem abzuleiten ist und demnach auch in der Behandlung alle Gesetzlichkeiten einer Mesodermbehandlung bei der Therapie von Herz- und Kreislaufkrankheiten ihre Gültigkeit haben (Mercur, Aurum, Spigelia, Kalmia, Kaladium, Kalzium, Barium usw.).

Im Übergang von der Kiemenatmung zur Lungenatmung in der Phylogenese wird für das Gefäßsystem ein komplizierter Umbau notwendig. Neben dem Körperkreislauf muß ein Lungenkreislauf entstehen. Die beiden Kapillargebiete sind aber nebeneinandergeschaltet, so daß die Unterteilung in einen arteriellen Teil – linke Herzhälfte – und einen venösen Teil – rechte Herzhälfte – nötig wird. In der Phylogenese ist diese Umstellung nur schrittweise erfolgt, wobei die ursprüngliche Anlage aus dem Dottersack-Kreislauf und dem Nabelkreislauf resultiert, um schließlich in der 14. Embryonalwoche in den Körperkreislauf einzumünden.

Dabei unterscheiden sich die Merkmale des Kaltblütler- und Warmblütlerkreislaufs, wobei die Entwicklung zweier getrennter Herzhälften aus dem primitiven Endokardschlauch endgültig nur beim Warmblütler stattgefunden hat.

Die aus der primitiven Entwicklung sichtbare Zweiteilung des Kreislaufs in einen arteriellen linken und einen venösen rechten Kreislauf ist bis in die Symptomatologie bzw. die Symptome der Kreislaufpathologie verfolgbar. Die aus dem embryonalen Herzschlauch hervorgehende, zunächst paarige Aorta korrespondiert mit ihren Aortenbögen mit den Kiemenbogenarterien der Halsregion. Nach mehreren Rückbildungen dieser Aortenbögen kommt es schließlich zur Drehung des Haupttrunkus der Aorta und seiner hämodynamischen Betonung der linken Seite. Bei der Entwicklung des Halses deszendiert das Herz aus seiner ursprünglich zervikalen Lage in die Thoraxhöhle. Dadurch wird verständlich, daß die Symptomatologie des Aortensystems, z.B. Blutdruckkrisen, vorwiegend in die Brustbeinpartie und in die Halspartie verlegt werden, wobei auf Grund der inneren Beziehung des 3. und 4. Kiemenbogens auch die Schilddrüse mit einbezogen werden kann (Lachesis, Spongia, Spigelia, Phosphor, Apis und Aurum).

Auch die Neuraltherapie des Gg. stellatum profitiert davon. Demgegenüber ist das venöse System bereits frühzeitig an die Entwicklung der Leber fixiert, wobei auch die später obliterierenden Nabelvenen mit der Leberanlage in Verbindung stehen, was das Ligamentum teres noch zeigt.

Dadurch ist unschwer verständlich, daß die Symptomatologie des venösen Systems entweder primär oder sekundär mit der Lebersymptomatik und damit auch mit der Symptomatik der rechten Körperseite in Verbindung steht und so betrachtet werden muß (Chelidonium, Carbo veg., Sulfur, Carduus mar. etc.). Anders das pulmonale Venensystem, das arterielles Blut führt, als Ausstülpung der dorsalen Wand des Vorhofes zu verstehen und damit unmittelbar mit der Herztätigkeit in Verbindung zu bringen ist.

1.1 Zur Physiologie des Herzens

Im Beginn der Erregung des Herzens, d.h. des Herzmuskels, treten Natriumionen in die Muskelzellen ein, gegen ihr Ende zu wandern Kalziumionen aus. In der Erholungsphase wird durch einen aktiven Vorgang der Ionenpumpen *(Fleckenstein)* der ursprüngliche Zustand wiederhergestellt. Die „Kaliumbatterie" wird aufgeladen. Das kontraktile System wird entscheidend von ionisiertem Kalzium beeinflußt. Diese Ionenverschiebung erfordert einen erheblichen Energieaufwand. Er stammt vorwiegend aus den energiereichen Phosphaten, also aus dem Zerfall von Adenosintriphosphorsäure in Adenosindiphosphorsäure, Adenosinmonophosphorsäure und schließlich Xanthin. Zur Resynthese dieser Phosphatverbindungen wird wiederum Energie verbraucht. Diese stammt zu etwa 99 Prozent aus oxydativen Vorgängen. Schon das Herz des ruhenden Menschen braucht ungefähr 30 ml Sauerstoff in der Minute, das entspricht 43 l pro Tag. Der Energiebedarf des Herzmuskels deckt sich nicht, wie früher angenommen, vorwiegend aus der Verbrennung von Glykose, sondern von freien Fettsäuren. Während körperlicher Belastung wird in relativ großem Umfang Milchsäure verbrannt, die aus der peripheren Muskulatur stammt. Ohne Sauerstoff kann das menschliche Herz nur wenige Sekunden arbeiten.

Die Rolle der Ca-Antagonisten, die Magnesium-Therapie der Rhythmusstörungen und die Kaliumtherapie im homöopathischen Sinne finden hier ihre Erklärung.

Aus diesem nur kurzen Einblick in die Physiologie des Herzmuskels ergeben sich für die Behandlung – speziell für die Homöotherapie – insofern Gesichtspunkte, als sowohl mit Phosphatverbindungen (also Phosphoranionen) als auch mit Kationen wie Kalium, Magnesium, Natrium und vor allem Kalzium ein wirksamer, nahezu enzymatischer Eingriff in die Herztätigkeit unternommen werden kann. Wir finden deshalb sowohl bei den Alkalimetallen als auch bei den Erdalkali-Kationen einerseits, bei den Anionen der Phosphorsäure ganz speziell, aber auch bei den Anionen der Kohlensäure und der Salzsäure andererseits spezifische Mittelverbindungen zur Behandlung von Herzerkrankungen.

Es sei noch an die nervale Versorgung und ihren Zusammenhang mit der Entwicklung des Herzens erinnert, bei der wir zunächst die bereits erwähnte Halsarterienbeziehung zu den Kiemenbögen und Schlundtaschen finden, und zwar speziell im Bereich des 3. und 4. Kiemenbogenanteiles mit der entsprechenden nervalen Versorgung des Glossopharyngeus und Vagus, während das sympathische Nervensystem segmentär frühzeitig mit dem Herzen korrespondiert und bekanntlich bis in die feinsten arteriellen Verzweigungen des Gefäßsystems sein spezifisches Merkmal zeigt.

Die gesamte Sensibilität des Herzens und des Gefäßsystems, auch der Lunge, ist über den Sympathikus zu verstehen. Dabei wird die Rolle der peripheren autonomen Ganglien wie der 3 Halsganglien und des Glg. cardiacum nur als Rudiment vernachlässigt. Querverbindungen zum Grenzstrang des Sympathikus geben ihnen bedeutungsvolle Aufgaben (Abb. 14). So wird im 3. Halssegment der Herzschmerz erklärbar. Ausstrahlungen der Herzschmerzen in den linken Arm, in die Brustbeinpartie, in die Halssegmente, ja schließlich bis zum Trigeminusbereich, aber auch in die Kopfschwartenanteile sind über die Anastomosen der Ganglien und teilweise entwicklungsgeschichtlichen Beziehungen des sympathischen Nervengeflechtes verständlich geworden.

Hier ist auch die β-Rezeptorenblockade verständlich. Die Homöotherapie spielt vor allem bei den schweren Formen der Herzinsuffizienz keine oder nur eine ergänzende Rolle, gewinnt aber bei spezifischen Erscheinungsbildern auf Grund konstitutioneller und autonomer Eigenheiten eine zunehmende Bedeutung. Schließlich wissen wir, daß nicht ausschließlich die Digitalistherapie zum Dauererfolg führt; die Reversibilität schwer, vor allem insuffizient erkrankter Herzen hängt nicht etwa vom Optimum einer Digitalisierung oder Strophanthisierung ab, sondern ist weitgehend von den krankhaften Faktoren des Kreislaufs mit beeinflußt.

1.2 Die Herzinsuffizienz

Unter Herzinsuffizienz versteht man die Unfähigkeit des Herz- und Kreislaufsystems, die erforderlichen physiologischen Leistungsbedingungen zu erfüllen.

Die Herzinsuffizienz entwickelt sich langsam und tritt meist unter besonderen Belastungen wie z.B. Infekten, Operationen, körperlicher Belastung, Streß-Situationen usw. auf, wobei die erste Phase als Belastungsinsuffizienz in Erscheinung tritt, während beim fortgeschrittenen Zustand auch die Ruheinsuffizienz hinzukommt.

Die Ursachen für das Herzversagen sind (nach *Hegglin*):

a) mechanisch
   1. muskuläre Überbelastung durch krankhafte Druck-Volumen-Belastung (Niere, Hypertonie, Herzfehler);
   2. Ausfall von Herzmuskelfasern (Myokarditis, Koronarinsuffizienz);
   3. Herzrhythmusstörungen (Tachykardie, Bradykardie);
   4. Mechanische Behinderung der Herztätigkeit (konstriktive Perikarditis, Herzbeuteltamponade).

b) biochemisch
   1. Substratmangel, Sauerstoffsättigung;
   2. Störung der Utilisation, z.B. durch Elektrolyte, Gifte, Barbitursäure, Alkohol und anderes, vor allem auch Vitaminmangel (Beriberi).

c) durch Erlahmung oder Blockierung der neuralen bzw. hormonalen Stimulation und

d) Kombinationsform als häufigste Form der Herzinsuffizienz.

In der Praxis haben wir es meistens mit der Kombinationsform zu tun.

Die Formen der Herzinsuffizienz werden als Vorwärts- oder Rückwärtsversagen, als trockene oder feuchte Insuffizienz, als Plus- oder Minusdekompensation unterschieden. In der Klinik hat sich die einfache Einteilung in Links- und Rechtsinsuffizienz und in die globale Rechts-Links-Insuffizienz bewährt.

Die Linksinsuffizienz bleibt im Beginn klinisch stumm. Die Vorstadien, die oft auch als Herzneurose bezeichnet werden, sind mit dem Begriff der Dyskardie umrissen, vorwiegend sind es jedoch Zeichen des Lungenkreislaufs. Das manifeste Stadium ist demnach auch ausgezeichnet durch die Ruhedyspnoe oder die Atemnot, die sich bis zur asthmatischen Verengung der Bronchien im Sinne eines Asthma cardiale fortsetzen kann.

Das Lungenödem ist die Folge des Linksversagens, besonders wenn sich die Linksinsuffizienz rasch entwickelt und keine Zeit zur Dehnung des rechten Ventrikels bleibt. Damit entsteht kurze Zeit später die globale Herzinsuffizienz.

Demgegenüber ist die Rechtsinsuffizienz meist die Folge der Linksinsuffizienz. Lediglich bei der Mitralstenose, bei Klappenfehlern des rechten Herzens und krankhafter Drucksteigerung im kleinen Kreislauf entwickelt sich eine reine Rechtsinsuffizienz. Subjektiv kommt es dabei beim Patienten zu einer Entlastung, da die störende Atemnot durch den Eintritt der Rechtsinsuffizienz häufig zu Erleichterung führt. Neben der Stauungsgastritis imponiert am meisten die gestaute Nierendurchblutung, Erythrurie und Albuminurie in Verbindung mit den Kreislaufzeichen.

Periphere Ödeme an den Beinen runden das Bild der Rechtsinsuffizienz ab, die schließlich in Hydrops, Anasarka, Aszites und Pleuraergüsse ausarten kann. Die chronische Rechtsinsuffizienz führt zur Stauungszirrhose der Leber, was meistens den Bilirubinspiegel im Serum erhöht.

Während die Zyanose mehr zur Linksinsuffizienz gehört, sind die gelben Skleren Zeichen vermehrter Rechtsbelastung, so daß sich die chronische Herzinsuffizienz im Gesichtsausdruck des Patienten darstellt.

Bei der *Behandlung der Herzinsuffizienz* dominieren die Herzglykoside, Diuretika, koronare Unterstützung und – je nach Kreislaufverhalten und Elektrolytbild – die kombinierten Arzneistrategien moderner Prägung. Es wäre verkehrt, auch nur den Versuch mit homöopathischen Arzneien zu unternehmen, um damit eine Rekompensation zu erreichen. Ein schweres und lebensbedrohliches Krankheitsbild darf nicht zum Experimentierfeld untauglicher Mittel werden, sosehr der homöopathische Arzt in der einen oder anderen Äußerung des Patienten eine Möglichkeit für „seine Mittel“ sehen mag.

Es ist aber unwidersprochen, daß er zusätzlich die Expektoration mit Tartarus oder Ammonsalzen bessert, die Diurese mit Solidago ausgleicht insbesondere im Hinblick auf den häufig gestörten pH-Wert.

Es gehört auch zu einer naturheilerischen Einstellung, mit Diät – sei es mit der *Kempner*schen Reisdiät oder nach unserer Erfahrung mit der Kartoffelkost – die Ausschwemmung natürlich zu unterstützen, den Blutdruck zu senken und gerade mit der Kartoffeldiät den Kaliumhaushalt zu unterstützen und auszugleichen.

Für die Beschreibung einer Glykosidtherapie ist hier nicht Raum. Vielmehr geht es darum, die Glykoside rechtzeitig zu reduzieren, wenn die abklingenden Symptome einer Herzinsuffizienz zusätzlich mit einer homöopathischen Medikation beeinflußt werden können.

Die Glykoside erster Ordnung sind der akuten Herzbelastung vorbehalten, während die Glykoside zweiter Ordnung den leichteren Insuffizienzzeichen zugeschrieben werden.

Wenn wir von Crataegus absehen, das kein Glykosid ist, so denke ich an die zahlreichen Variationen der Scillaglykoside und der Apocynumglykoside.

Zu diesen Glykosiden oder Kardiaka zweiter Ordnung zählen: Apocynum cannabinum, Crataegus oxyacantha (Abb. 15), Convall. majalis, Adonis vernalis, Oleander nerum, Scilla maritima (Abb. 16).

Bei der homöopathischen Arzneimittelprüfung dieser Pflanzen, die vorwiegend in der *Wappler*-Schule zu Leipzig durchgeführt wurde, haben sich einige interessante Aspekte gezeigt, die den Einsatz nach einer bestimmten Symptomatik sinnvoll erscheinen lassen. Die Differenzierung dieser Glykoside zweiter Ordnung stellt eine Verbindung pharmakologischer und homöotherapeutischer Maßnahmen dar, die sich in der Praxis bewährt hat, jedoch droht diesen Mischpräparaten wohl bald der Eingriff unserer pharmazeutischen Überwachungsbehörden.

So hat sich bei Adonis vernalis gezeigt, daß Herzinsuffizienzen auf thyreotoxischer Basis besonders gut ansprechen.

Bei Apocynum sind im homöopathischen Sinne die Sphinkterschwäche des Afters und der Blase, eine mangelnde Nierenfunktion und Aszites bis zu präurämischen Erscheinungen charakteristisch. Aus dem Arzneibild ist bekannt, daß Durchfälle, Bradykardie und Extrasystolie auftreten, was mit den Nebenwirkungen bei Apocynum in Zusammenhang gebracht wird. Convallaria setzt, homöopathisch verordnet, nervöse Sensationen am Herzen mit dem Gefühl des Aussetzens des Herzschlages voraus, wobei der Puls schwach, die Akren der Peripherie mangelhaft durchblutet sind. Die Anwendung betrifft alle Präinsuffizienzen, vor allem solche mit Reizleitungsstörung.

Die Wirkung von Scilla wird heute von Pharmakologen teilweise noch angezweifelt. Wir wollen zunächst nur feststellen, daß Scilla der Digitalis am nächsten steht und bei Herzinsuffizienzen auch mittlerer Schwere durchaus wirksam sein kann. Vom Arzneibild her und aus homöopathischer Sicht sind es die bradykarden Formen (auch die absolute Arrhythmie bei bradykardem Typus), die sich für eine Scillabehandlung anbieten. Dabei ist anzunehmen, daß die für Digitalisglykoside typische Einwirkung auf die Überleitungszeit für Scilla offenbar nicht beachtenswert ist.

In der homöopathischen Dosierung von D 2 bis D 4 wird es gerne verordnet, wenn Lungensymptome mit trockenem Husten, also beginnende Stauungserscheinungen der Lunge im Vordergrund stehen. Bei der Arzneimittelprüfung zeigte sich die Beziehung zur Lunge so eklatant, daß Scilla auch bei Dyspnoe in Folge von Pneumonien verordnet und empfohlen wird, wie es sich überhaupt bei Lungensymptomen oft einsetzen läßt.

Ähnlich wie bei Apocynum gilt auch für Oleander im homöopathischen Prüfungsbild die Darmbeziehung in Form von spastischen Koliken im Wechsel mit Obstipation und Meteorismus. So empfiehlt sich Oleander nicht selten beim *Roemheld*schen Symptomenkomplex; nach den durchgeführten Prüfungen der Poliklinik in Leipzig unter *Wappler* und *Schoeler* soll es sich bei der Reizleitungsstörung mit Blutdruckabsinken, beim Altersherzen und bei der Koronarsklerose besonders bewährt haben.

Diese Digitaloide sind in der Dosierung meist nahe der Urtinktur oder als Urtinktur selbst zu verordnen, was im eigentlichen Sinne noch keine Homöotherapie darstellt. Neben der Frühinsuffizienz sind es vor allem die sogenannten Digitalis-refraktären Fälle, die zur Therapie geeignet sind.

Bei der latenten chronischen Insuffizenz alter Menschen gilt es, die schwächste, eben noch wirksame Reizbehandlung für den Herzmuskel zu finden.

Zur Digitalisfrage: Die Behandlung mit Digitalis hat in der Homöotherapie seit der Prüfung durch *Hahnemann*, der ja bekanntlich der Entdeckung der Digitalisdroge durch *Withering* zeitlich nicht ferne stand, reichliche Wandlungen durchgemacht. Zunächst war die Zurückhaltung in der Dosierung durch *Hahnemann* verständlich, nachdem gerade in den letzten Behandlungsfällen durch *Withering* selbst und seine Zeitgenossen erhebliche Intoxikationen mit Digitalis beobachtet worden waren. Andererseits sind aus diesen Intoxikationsbildern reichliche Impulse in das homöopathische Arzneibild geflossen, das bekanntlich *Hahnemann* noch in seiner Arzneimittellehre erstellt hat. Wenn *Hahnemann* selbst zur hohen und höchsten Verdünnung riet, so wurden von *Grieselich* und *Baer* später wirksame Dosen in der Digitalistherapie grundsätzlich abgelehnt. Erst um die Jahrhundertwende ging man durch *Wappler* und *Stauffer* mit den Dosierungen zurück, wobei heute noch in manchen Lehrbüchern von einer Therapie mit der D 2 bis D 4 gesprochen wird. Man muß dabei jedoch grundsätzlich unterscheiden, ob es sich um eine Glykosidtherapie handelt oder ob das aus der Intoxikation bekannte Arzneibild angesprochen wird, bei dem eine Reihe von Erscheinungen, die zweifellos in der Folge von Herzinsuffizienzen auftreten, neben einer schulischen Glykosidtherapie auch mit Digitalis im homöopathischen Sinne therapiert werden können. Wenn es einmal üblich war, mit Digitalis in einer hohen Potenz eine Herzinsuffizienz zu behandeln, so gehört dies historischen Zeiten an.

Digitalis in der homöopathischen Dosierung von D 4 aufwärts hat aber auch in der Klinik der Herzkrankheiten noch interessante Behandlungsmerkmale. Zu den bewährten Symptomen gehört hierbei der Ikterus in Verbindung mit Stauungsleber, die Schlaflosigkeit in der Folge von Herzinsuffizienz, auch wenn sie mit Glykosiden kompensiert ist. Eine typische Digitalisindikation sind z.B. die schweren Träume mit dem Gefühl des Herabfallens aus der Höhe, das *Stiegele* auch als Fahrstuhlschwindel bezeichnet hat, sowie das nächtliche Aufschrecken, wie wir dies bei Asthma cardiale vorfinden. Eine weitere, auch vielfach bewährte Indikation ist die Übelkeit und der Brechreiz in Folge von Stauungsgastritiden, auch nach Glykosidmedikation, sowie die Sphinkterschwäche von Anus und Blase. Wenn wir noch die Akkommodationsschwächen der Augen in Verbindung mit Ermüdungserscheinungen bei vermehrter Anstrengung der Augen in das Bild mit einbeziehen, so kann die Indikation von homöopathischer Digitalisdosierung als eine Therapie des vermehrten Vagotonus aufgefaßt werden, wobei sich auch dann Digitalis verwenden läßt, wenn keine Herzinsuffizienz zugrunde liegt, sondern ein konstitutioneller Vagotoniker behandelt werden muß. Solche Typen finden wir nicht selten bei jugendlichen, hochgeschossenen Patienten, die ein labiles vegetatives System zeigen, zu Kollaps neigen und bei denen sich oft Bradykardien beobachten lassen. Zu den speziellen Streitfragen der Digitalistherapie gehört schließlich noch die Pulsfrequenz, die nach den Aufzeichnungen von *Hahnemann* beschleunigt sein soll, was später so erklärt worden ist, daß sich vor der Intoxikation, die ja bekanntlich mit einer Bradykardie des Pulses einhergeht, eine tachykarde Phase einstellt.

Zusammenfassend läßt sich hierzu sagen, daß die homöopathische Dosierung von Digitalis immer eine vagolytische Wirkung hat, so daß auch der bradykarde Puls, die asthmatische Sekretionsneurose und andere Symptome mit Digitalis behandelt werden können. Dafür spricht jedenfalls die Erfahrung, die wir in vielen Jahren an der Klinik mit Digitalis, meist in der D 4, gemacht haben.

Am Bild einer Digitalistherapie zeigt sich deutlich die feine Differenzierung zwischen einem Phytotherapeutikum und einem homöopathischen Arzneimittel.

Mittelgruppe mit vorwiegend Flavoninhalten und nichtdigitaloider Natur. Es folgt nun die Besprechung einer Mittelgruppe, die nicht zur Behandlung einer Herzinsuffizienz mit schweren Insuffizienzzeichen dient, sondern als sinnvolle Unterstützung und auch als Zwischenmittel in Frage kommen kann.

Es ist dies in erster Linie *Crataegus oxyacantha*, ein seit der Jahrhundertwende viel gebrauchtes Mittel, das aus der Phytotherapie und aus der früheren Homöopathie bereits bekannt war und von *Assmann* nachgeprüft wurde.

Obwohl über Crataegus bereits eine jetzt in den letzten 30 Jahren entstandene sehr umfangreiche Literatur und Beobachtung vorliegt und das Mittel zweifellos im Arzneischatz einen festen Platz erobert hat, erlebt man in den letzten Jahren zunehmend eine Ablehnung der Pharmakologen und der Kliniker gegenüber diesem Mittel, was zunächst von der schwachen Wirkung bei Herzinsuffizienz her verständlich ist, andererseits bedingt ist durch die Indikation des Altersherzens.

Trotzdem sind wir für eine Differenzierung der Therapie. Crataegus Urtinktur ist eine sinnvolle Überbrückung zwischen zwei Behandlungsphasen, wobei auffällt, daß die Urtinktur eine blutdrucktonisierende Wirkung und die Verdünnung D 4 bis D 12 eine blutdrucksenkende Wirkung zeigt. Wenn diese beiden wichtigsten Indikationen auch in das Gebiet der Gefäßerkrankungen verwiesen werden müssen, so möchte ich doch Crataegus in eine Zwischentherapie der Herzinsuffizienz mit einbeziehen, und zwar nicht nur wegen der gefäßerweiternden bzw. koronaren Wirkung, die unterstützend auch für Glykoside sinnvoll ist, sondern auch wegen des von *Schimmert* erstmalig geprägten Begriffes der „Schiene“ für andere Glykoside. Darunter will *Schimmert* verstanden wissen, daß mit einer Nebentherapie von Crataegus Glykoside eingespart werden können und der Herzmuskel für die Glykoside vorbereitet wird. Die Eigenschaften von Crataegus oxyacantha liegen in seiner kardiotonischen und sedierenden Wirkung.

Ein Mittel, welches dem Crataegus sicherlich nicht fernsteht, aber eine ungleich ältere medizinische Geschichte aufweist, ist *Leonurus cardiaca* (Abb. 19), das Herzgespann, dem eine erheblich stärkere sedierende Wirkung nachgesagt wird. Man vergleicht dieses Mittel gerne auch mit Baldrian. Wir finden es vorwiegend angewandt in der Phytotherapie und in Verbindung mit Präparaten, die eine sympathikotone Phase der Herztätigkeit beeinflussen sollen, wie etwa antithyreotoxische Herzmittel.

Die Pflanze Leonurus cardiaca enthält einen Bitterstoff (Leonurin), Gerbstoffe, ätherisches Öl und ein Alkaloid, das Leonurinin, neben anderen Glykosiden, die den Blutdruck erniedrigen sollen. Darauf beruht wohl die beruhigende Wirkung, die dem Mittel eine Baldrianähnlichkeit verliehen hat.

Angewandt wird vorwiegend die Urtinktur.

Eine homöopathische Prüfung steht noch aus, so daß wir uns zunächst auf die Literatur in der Phytotherapie beziehen müssen. Ein drittes in diese Gruppe einzureihendes Mittel ist *Helleborus niger*, die Schneerose, die bereits von Paracelsus als Herzmittel hoch gerühmt wurde.

In der homöopathischen Prüfung wird die diuretische Wirkung erwähnt, was aber mit den Inhaltsstoffen, die glykosidischer und alkaloider Natur sind, nicht unbedingt kongruent verläuft. Aus dem Arzneibild werden Sensationen von seiten des Gehirns bekannt mit Kongestion und schrillem Aufschreien, Schwindel und Benommenheit, Pupillenveränderungen, Schlummersucht bis zu Lähmungserscheinungen und Hirndruckbildern. Diese Wirkungen, die man wohl auf das toxikologische Bild zurückführen muß, sind deutliche Alkaloidbilder.

Die Herzschwäche, die Wassersucht, urämische Erscheinungen in Verbindung mit Krämpfen lassen aber vor allem in einer Dosierung von D 2 bis D 4 auch an einen Einsatz als herzstärkendes Mittel denken. Hier findet sich eine Droge, die in homöopathischer Dosierung neben Digitalis und Strophanthin gegeben werden kann und neben diuretischen Eigenschaften bei der chronischen Herzbelastung eine recht brauchbare Unterstützung bietet.

Andere zur Behandlung der Herzinsuffizienz übliche brauchbare homöopathische Arzneien. Es handelt sich hier um drei Mittel, deren gemeinsames Prinzip das Blausäureglykosid ist, das bekanntlich in der Pflanzenwelt weit verbreitet ist.

Alle Blausäurewirkungen lassen an einen zentralen Wirkort denken, nämlich das Atem- und Kreislaufzentrum.

Die Mittel sind dort angezeigt, wo es sich um Beengung am Hals mit Atemnot, Kopfschmerz, Schwindel, Delirien, Ohrensausen, Übelkeit und Erbrechen mit kleinem Puls bei verlangsamter Atmung, ferner um Anstieg des Blutdruckes und plötzlichen Abfall handelt. Die Blausäure ist bekannt für die Lähmung der Zellatmung und die Irritation des Atem- bzw. Vasomotorenzentrums, was schließlich zur Lähmung führt.

Die Herzinsuffizienz, vor allem die chronische, bewirkt – wohl auf Grund der dauernden Vermehrung der Kohlensäurespannung im Blut – im Laufe der Zeit eine Lähmung des Kreislauf- und Atemzentrums, so daß bei allen Formen der schweren Herzinsuffizienz diese Kriterien der zentralen Schädigung vorhanden sind. Bekanntlich gelingt es nie, mit Glykosiden allein diese Form der zentralen Atmungs- und Vasomotorenirritation zu beeinflussen.

Ich verweise hier auf die Therapie, die wir in der Klinik nach schulischem Muster mit Euphyllin und Purinderivaten durchführen, wobei wir dabei nicht nur die koronarerweiternde Wirkung der Theophylline und Euphylline ansprechen, sondern auch die verbesserte Durchblutung der Gehirngefäße.

Bei den mehr akuten Formen, die mit Eiskälte der Haut, kaltem Schweiß, hochgradiger Zyanose und Blutandrang zum Kopf mit Zyanose einhergehen und sich mit Angst- und Schwächegefühl des Patienten zeigen, bietet sich *Acidum hydrocyanicum* an, das in etwa D 4 bis D 6, zweistündlich eingesetzt, sehr rasche Hilfe bringen kann. Ein wichtiges Unterscheidungsmerkmal gegenüber dem nächsten Blausäuremittel Laurocerasus ist der kleine, frequente Puls bei Acidum hydrocyanicum mit Kollapsneigung und eiskalter Schweißhaut.

Bei *Laurocerasus*, dem Glykosid des Kirschlorbeers, ebenfalls ein Abkömmling der Blausäureglykoside, steht im Vordergrund die Zyanose und hier nun ganz eindeutig zur Unterscheidung gegenüber anderen Mitteln die Bradykardie der Herztätigkeit. Es zeigen sich weniger Kollapsneigungen als vielmehr pulmonale Symptome wie Dyspnoe, Reizhusten und Unverträglichkeit äußerer Wärme, was uns wiederum an Camphora erinnert.

Das dritte Mittel ist nun *Prunus spinosa*, die Schlehe oder der Schwarzdorn, ein in Europa und Asien weitverbreiteter Strauch. Auch hier wird vorwiegend die Blausäure als Agens der Therapie vermutet. Eine Unterscheidung von den beiden bisher besprochenen Mitteln besteht darin, daß eine Pulsveränderng bei Prunus spinosa nicht besteht. Trotzdem ist Prunus ein Mittel zur

Behandlung der chronischen Herzinsuffizienz, die auch ohne Zyanose vorliegen kann, wobei aber ein Soforterfolg im Gegensatz zu beiden anderen Mitteln nicht zu erwarten ist.

Scheidegger, der offenbar gute Erfahrungen mit dem Mittel hat, hat eine Dauerbehandlung bei chronischen Herzerkrankungen gefordert und verweist es wie Crataegus in den Bereich der Altersinsuffizienz. Während kongestive Kopfschmerzen mit stechenden Symptomen, vor allem auch Schmerzen im rechten Augapfel, dem Mittelbild zugeschrieben werden, gehören Kurzatmigkeit, Oppression in der Brust und Atemnot schon bei geringster Körperbewegung in den Bereich, der hier interessiert.

Mittel, die den Elektrolythaushalt des Herzmuskels beeinflussen. Bekanntlich hat die Herzinsuffizienz eine Störung des Elektrolythaushaltes zur Folge. Teilweise folgt dies nach einer Digitalisierung, teilweise ist es aber auch Folge der Insuffizienz – vor allem, wenn es sich um Kalium- und Magnesiumionen handelt, die die Fähigkeit haben, den Widerstand des Herzmuskels zu erhöhen, während andere Elektrolyte, besonders ein Übermaß an Natriumionen, einen ungünstigen Effekt in dieser Richtung ausüben.

Bezüglich der pathophysiologischen Merkmale solcher Elektrolytstörungen sei auf die spezielle Therapie verwiesen. Erinnert sei nur an die Ionenpumpe, den Kaliumverlust durch Diuretika, die Reizleitungsstörungen und vieles andere.

Es verwundert deshalb nicht, wenn – unabhängig von der in den letzten Jahren häufig geübten Elektrolyttherapie bei Herzerkrankungen – sich auch die Homöopathie zunächst der Wirkung von Kalium bei Herzinsuffizienz zuwendet, was seit vielen Jahrzehnten aus den Arzneimittelbildern von Kalium abzuleiten ist.

Die Pottasche und ihre Verdünnungen sind speziell für die Herzschwäche in den späteren Stadien der Herzkrankheiten geeignet. Sie kommt bei Erkrankungen des Herzmuskels zur Anwendung, ähnlich wie Phosphor, der auch komplementär zu Kalium carbonicum steht. Mehr bewährt sind mittlere und besonders die höheren Potenzen, etwa zwischen der D 6 bis D 30, besonders bei stürmischer Herztätigkeit und bei anämischen Zuständen.

Die Symptome sind, wie bereits erwähnt, Schwächegefühl auf der Brust und im Kreuz. Die Ausstrahlung in den Rücken, in die Schulterblätter oder zwischen die Schulterblätter ist für alle Kaliumsalze wegweisend. Außerdem bestehen Schweiße und ein scharfes Stechen in der linken Brust, besonders in der Herzgegend. Das Herzklopfen kommt anfallsweise, oft stürmisch, der Puls ist klein, schwach, aussetzend, leicht unterdrückbar. Der Husten trocken, hart und quälend und mit stechenden Schmerzen und Erstickungsgefühl verbunden. Ödeme und Hydropsien sind charakteristische Merkmale ebenso wie die Oberlidsäckchen nahe der nasalen Oberlidgegend. Verbunden mit Schlaflosigkeit ist die stark erregte Herztätigkeit, von der wir wissen, daß sie besonders morgens um 3 Uhr eintritt und erst nach einigen Stunden den Patienten wieder erschöpft in den Schlaf fallen läßt. Damit ist schon gekennzeichnet, daß die Beschwerden morgens um 3 Uhr im Bereich der vegetativen Umschaltung besonders hervorstechend sind und hier ihre Verschlimmerung zeigen. Kalium carbonicum ist nicht nur bei nervösem Herzklopfen, bei Tachykardie, Anämie und Rekonvaleszenzherzen, sondern auch bei der schweren Herzinsuffizienz, hauptsächlich infolge durchgemachter entzündlicher Veränderungen wie Myokarditis und Endokarditis, angezeigt. Bereits erwähnt wurde, daß Phosphor komplementär zu Kalium steht; damit wird es ein hochwertiges Mittel zur Behandlung des Herzmuskels und der Herzmuskelschwäche, insbesondere dann, wenn eine chronische Herzinsuffizienz im Sinne einer Degeneration der Muskelzelle eingetreten ist.

Während Arsen für den desolaten, stark moribunden Patienten paßt, ergibt sich aus dem Arzneibild von Phosphor eine hochgradige Aktivität des Herzens und des Gefäßsystems, die es auch verbietet, Phosphor unvorsichtig zu gebrauchen, d.h. in niederen Potenzen anzuwenden. Zur Behandlung einer chronischen Herzmuskelerkrankung, bei Nachlassen der Herzkraft und bei degenerativen Prozessen des Herzmuskels eignen sich am besten die D 12 bis D 30.

Selbstverständlich fehlt bei dem aktiven Phosphor nicht die Myokarditis mit ihrem frequenten, hochaktiven Kreislauf, ebenso wie die Endokarditis und septische Erscheinungen in Verbindung mit Herzinsuffizienz. Die Entscheidung, ob homöopathisch oder chemotherapeutisch bzw. antibiotisch behandelt wird, liegt in den Händen des Arztes und beruht auf seiner Erfahrung.

Eine Herzinsuffizienzbehandlung ohne Entwässerung kann man sich nicht mehr vorstellen. Auch der optimale Einsatz von Strophanthin und Digitalis entbindet uns heute nicht mehr von der Verpflichtung, auch Diuretika zu geben. Damit kommt die Frage auf uns zu, inwieweit die Homöotherapie Diuretika zur Verfügung hält, die wir bei der chronischen Herzinsuffizienz als bewährte Mittel einsetzen können.

Meist zwingt uns schon das glasig durchscheinende ödematöse Bindegewebe, an *Apis* zu denken, insbesondere dann, wenn die Herzinsuffizienz infolge hormoneller Umstellung eintritt und eine erhebliche Ödemneigung besteht. Nicht selten sahen wir, daß Apis bei chronischen Herzleiden die Diurese fördert, wobei von einer normalen Nierenfunktion, aber von einer schlechten Nierentätigkeit gesprochen werden kann. Die Haut ist bekanntlich bei Apis alabasterartig, glasig, es bestehen Anasarka, Atemnot, Asthma, trockener Husten ohne besondere Angst, eine Schläfrigkeit, ohne wegen der Unruhe Schlaf zu finden, vor allem eine Verschlimmerung durch jede Wärme, durch Zudecken, und eine Besserung im Freien, evtl. auch durch kalte Auflagen. Apis ist immer ein Mittel des plötzlichen Versagens und vor allem der plötzlichen Symptomatik. Die Durstlosigkeit wurde vielfach überbewertet, und in den letzten Jahren entstand eine Diskussion darüber, daß die Durstlosigkeit nicht zu den ursprünglichen Prüfungssymptomen des Apisbildes zählt. Ich erinnere mich aber an einige hochinteressante Behandlungsfälle bei einer exsudativen Perikarditis, bei denen ich sehr viel lieber Spigelia, Prunus spinosa, die Schlehe oder andere Mittel gegeben hätte, wenn die Patientin nicht von einer auffälligen Durstlosigkeit berichtet hätte.

Ich glaube, daß die Erfahrung, die wir von unseren homöopathischen Vorfahren übernommen haben, nicht so ohne weiteres zu ignorieren ist, wenn auch das Prüfungsbild manchmal dagegenspricht. Wir haben seit vielen Jahren von einer *Rademacher*schen Empfehlung bei chronischen Herzinsuffizienzen bestens Gebrauch gemacht, und zwar handelt es sich dabei um Opiumtropfen, von denen wir etwa 2 oder 3 in ein Glas Wasser geben und bei Diuresestörung sowie chronischen Herzinsuffizienzen guten Erfolg verzeichnen können. Diese Mischung der 2 oder 3 Opiumtropfen in einem Glas Wasser wird, über den Tag verteilt, getrunken. Eine ähnliche Beobachtung machten wir mit Solidago D 2 bis D 4, das vor allem dann angezeigt ist, wenn der Urin sehr hochgestellt ist und Ziegelmehl enthält – als Zeichen der mangelhaften Pufferung durch die Atmung und die vermehrte Belastung der Nierenpufferung, die sich bekanntlich in Ziegelmehl und Karbonatausscheidung kundtut. Hier hat sich Solidago D 2 bis D 4 bewährt, oft auch in Verbindung mit dem Schachtelhalm-Equisetum arv. D 2 – D 4. Auf die Möglichkeit der diuretischen Beeinflussung in Verbindung mit einer Glykosidtherapie mittels Helleborus niger wurde bereits hingewiesen.

Ehe wir uns aber der allopathischen Methoden bedienen, sollten wir versuchen, Ödeme auf natürlichem Wege auszuschwemmen. In erster Linie haben wir mit Kurzfastentherapien große Erfolge erzielt. Auch spielt eine vorübergehende, ca.

8 Tage andauernde Kartoffeldiät eine große Rolle, die noch dazu den Vorteil hat, eine Kaliumanreicherung herbeizuführen, was ein wesentliches Merkmal dieser Behandlungsmethode darstellt. Daneben wird bei Herzkranken grundsätzlich kochsalzarm ernährt, was auch in den Obsttagen und der erwähnten *Kempner*schen Reisdiät der Fall ist.

Die Symptome der chronischen und auch der akuten Herzinsuffizienz sind weitgehend zu überblicken und bewegen sich in einem bestimmten eng gesteckten Rahmen.

Einige wenige Arzneimittel sollten nicht unerwähnt bleiben, da sie in den einen oder anderen Fällen als zusätzliche Medikation sehr wertvoll werden können.

Es sind dies

1. *Ammonium carbonicum D 4 – D 6* bei akuter Herzschwäche, Kollaps, drohendem Exitus, Prostration, Auffahren aus dem Schlaf mit Atemnot und dunklen Blutungen.
2. *Antimonum arsenicosum D 3 bis D 6* bei großer Herzangst, Unruhe, Zyanose bei großer Schwäche, Atemnot, Schleimrasseln. Das typische Mittel bei Asthma cardiale, Angina pectoris und Zustand nach Myokarditis mit drohendem Lungenödem und Kollaps.
3. *Camphora* in der Urtinktur als Camphora Rubini bis D 3. Ein bekanntes Analeptikum bei Herzschwäche und Kollaps. Die Haut ist eisig, kalter Schweiß, innere Hitze. Der Patient entblößt sich, er zieht sozusagen die Bettdecke weg.
4. *Tartarus emeticus D 6 bis D 30* bei Herzschwäche und drohendem Kollaps, besonders bei Pneumonien mit drohendem Lungenödem. Vor allem sollten auch höhere Potenzen angesprochen werden. Tartarus, ein ausgesprochen vagoton wirkendes Mittel, ist vielleicht in seiner Wirkung mit Digitalis zu vergleichen und erfordert die Bradykardie in Verbindung mit anderen Sensationen der Vagotonie.

Kommt es bei der chronischen Herzinsuffizienz zum Lungenödem, so bietet sich neben den klassischen Methoden wie Behandlung mit Diuretika, Opiaten, Aderlaß und Strophanthin i.v. in Verbindung mit hochkonzentrierten Glykoseinfusionen vor allem die Möglichkeit des Einsatzes von Ammonium carbonicum und Tartarus emeticus. Die Herztherapie und vor allem die Therapie der Herzinsuffizienz gehört zum eisernen Bestand eines jeden Arztes. Sie ist allerdings nicht selten eine Frage der Schule (die ewige Streitfrage zwischen Digitalis und Strophanthin mit den Fragen der Dosierung), sie ist aber auch eine Frage der Erfahrung und nicht zuletzt der individuellen Ansprechbarkeit. Bereits *Edens*, den wir den Vater der Strophanthintherapie nennen können, hat diese individuelle Ansprechbarkeit mit den Worten gekennzeichnet, daß jeder Kranke seine eigene Dosis haben müsse. Letztlich ist die Herztherapie und die Therapie der Herzinsuffizienz eine Frage des Fingerspitzengefühls, wobei wir die Bedeutung der Glykoside und der schulischen Herztherapie heute in keiner Weise mehr schmälern, aber durch unsere Therapie sinnvoll ergänzen können, was schließlich dem Patienten zugute kommt, der bei seiner Herzinsuffizienz einen wirksamen und schnellen Therapieerfolg hat.

Bekanntlich gehört die Therapie der Herzinsuffizienz zu den dankbarsten Gebieten der inneren Medizin, und es gibt keinen Arzt, der sich dieser notwendigen Therapie auf die Dauer entziehen kann. Deshalb sollten wir uns auch auseinandersetzen mit der zusätzlichen Anwendung homöopathischer Mittel, die oft genug einen verblüffenden Vorsprung der Therapie im individuellen Sinne mit sich bringen.

1.3 Die entzündlichen Erkrankungen des Herzens

Die entzündlichen Erkrankungen des Herzens sind vorwiegend rheumatischer Natur. Daneben bilden andere Infektionen wie Diphtherie, Tuberkulose, Intoxikationen und Allergien einen kleineren Prozentsatz. Der Anteil von Herzbeteiligung bei einem rheumatischen Fieber ist bei Kindern besonders hoch (70 %), bei Erwachsenen fällt dieser Prozentsatz auf etwa 40 % zurück. Dem rheumatischen Fieber wird bekanntlich eine Infektion mit dem hämolytischen Streptokokkus A unterstellt, die etwa 2–3 Wochen vor Ausbruch des Fiebers meistens in Form einer Mandelentzündung abgelaufen ist. Gelegentlich wird sogar dieser Rachenkatarrh nicht bemerkt, so daß erst die Manifestierung in Form einer Antigen-Antikörper-Reaktion im Bindegewebe eine solche Quelle vermuten läßt. Die Soforttherapie ist darauf ausgerichtet, den Erreger möglichst unschädlich zu machen, so daß hohe Dosen von Penizillin über viele Jahre hinweg sowohl bei Kindern als auch bei Erwachsenen eine neue Infektion verhindern sollen und eine zugleich eingesetzte Kortisontherapie die Antigen-Antikörper-Reaktion unterbinden muß. Mit diesen beiden Behandlungsmethoden, die nur geringe Variationen erfahren, gelingt es zweifellos, vor allem in akuten Fällen das Krankheitsbild zu unterbinden und bei genügender Konsequenz in der Durchführung der Therapie einen Großteil zum Ausheilen zu bringen, einen anderen Teil in einen stummen, symptomarmen Prozeß hinüberzuleiten.

Wir wissen aus der Beobachtung solcher Therapie, daß über viele Jahre die BKS erhöht bleibt, so daß auch bei der Unterbindung dieses Infektionsmodus ein Prozeß schwelt, der noch die typischen immunbiologischen Merkmale enthält.

Nach den Empfehlungen von *Stauffer* sind bei der rheumatischen Karditis sowohl Lachesis als auch Pyrogenium am erfolgreichsten. Wenn die Bilder stimmen, sind Phytolacca, Bryonia und vor allem Spigelia nicht unbedingt von der Hand zu weisen, enttäuschen aber in bezug auf die Durchdringung des Krankheitsbildes in Richtung einer Heilung, was soviel bedeuten soll, daß wenige Tage nach Einsetzen dieser Mittel und einer vorübergehenden Besserung der alte Zustand wieder eintritt. Außerdem möchte ich streng davor warnen, sich auf literarische Beispiele wie Kalmia oder etwa Acidum salicylicum oder Salix nigra zu verlassen, da diese Mittel nicht in der Lage sind, dem Krankheitsgeschehen eine wirksame Wendung zu geben.

Wenn ich an die wenigen Fälle einer Carditis rheumatica zurückdenke, die ich in reiner und unbehandelter Form in den letzten 10 Jahren erlebt habe, so war die erste wirksame Behandlung die *ätiologische*, wobei es mir nicht darum ging, etwa den Tonsilleninfekt zu behandeln, sondern die nosologische Tatsache zu finden, die schließlich zu einem Infekt führte.

Ich erinnere mich dabei an zwei Behandlungsfälle, die mir eindrucksvoll erschienen, von denen der eine im Anschluß an eine akute Verkühlung nach einem Bad wenige Tage später aufgetreten ist, wobei die Verkühlung durch einen Luftzug zustande kam, was mich sofort an Aconit denken ließ, während die andere Verkühlung durch einen kalten Trunk nach Überhitzung mit entsprechender Mandelentzündung entstanden war, was mich an eine Solanacee, vor allem Belladonna und später Dulcamara, denken ließ. Beide Fälle sind im fortgeschrittenen Stadium in meine Behandlung gekommen, wurden als rheumatische Karditis diagnostiziert und mit den beiden erwähnten Mitteln ätiologisch behandelt. In beiden Fällen war der Erfolg eindrucksvoll und die Heilung in wenigen Tagen erreicht. Alle anderen Fälle, die ich sah, waren sogenannte „Mischfälle“, die bereits nach längerer Vorbehandlung, vor allem im Bereich des Tonsillen-Rachenrings, mit dem berühmten schleichenden Fieber in die klinische Behandlung kamen.

Meistens fehlt bei solchen Zuständen die Reaktionskraft der Krankheit, die Symptomatik beherrscht die Nacht in Form von Unruhe, Schweiß und subfebrilen bis febrilen Temperaturen, die ohne wesentlichen Ausbruch nach oben oder unten den schleichenden Zustand charakterisieren. Hier ist selbstverständlich die Entscheidung zwischen einer Lentasepsis und einer chronifizierten rheumatischen Karditis sehr schwer, um so mehr, als noch andere Formen der Endokarditis differentialdiagnostisch diskutiert werden müssen wie etwa der Lupus erythematodes oder die Endokardfibrosen, die gerade in den letzten Jahren in Verbindung mit einer Eosinophilie häufiger zu beobachten sind, als dies früher vor der Beschreibung von *Löffler* der Fall war.

Auch bei der Myokarditis, einerlei welcher Ätiologie sie sein mag, gehen wir heute schulisch gerne so vor, daß wir unter einem intensiven antibiotischen Schutz Kortison zuführen und bereits nach wenigen Tagen eine Normalisierung des Herzrhythmus und Beschwerdefreiheit erreichen. Inwieweit dieses Vorgehen das Primäre ist, bleibt auch dem einzelnen Fall und dem Therapeuten überlassen. Wenn man auf der anderen Seite aber gerade bei einer Grippe-Myokarditis oft schon verblüffende Erfolge mit Gelsemium, Chininum arsenic. oder Ferrum phosphoricum sieht, so fragt man sich, ob es nicht lohnend ist, gerade bei der Grippe-Myokarditis einen initialen Versuch mit Gelsemium oder Chinin. arsenicosum durchzuführen, der schon nach wenigen Stunden bzw. nach einem Tag zu einem einschneidenden Ergebnis führen muß. In der Klinik ist es allerdings einfacher, einen homöopathischen Versuch zu machen, da die Therapie besser beurteilt werden kann und ein Wandel des Therapeutikums jederzeit möglich ist.

Die rheumatische Karditis ist die Folge eines Gelenkrheumatismus und nur selten als Myokarditis, meist in Verbindung mit einer Endo- oder Perikarditis, bekannt.

Das homöopathische Mittel der Wahl ist *Kalmia latifolia*, dem sowohl eine Wirkung auf die Gelenke als auch auf das Herz nachgesagt wird. *Stiegele* hat an Hand einer größeren Zahl von Fällen diese doppelte Wirkung nachgewiesen, und auch *Stauffer* zählt den Berglorbeer zu den besten homöopathischen Herzmitteln. Die Angaben schwanken lediglich im Bereich der Dosierung, wobei mir von *Ritter* geraten wurde, nicht über die D 3 hinauszugehen, während mich mein Kollege *Dorczi* in Wien erst auf die bessere Wirksamkeit der D 12 hinwies. Nach unserer klinischen Erfahrung sollte das Mittel in bezug auf die Chronizität des einzelnen Falles dosiert werden, wobei länger bestehende Myokardopathien rheumatischer Genese mit höheren Potenzen und akute mit Tiefpotenzen behandelt werden sollen.

Kalmia latifolia, der Berglorbeer aus der Familien der Ericaceen, ist ein altes Herzmittel, das in seiner Wirkung auf das Glykosid Antromedotoxin zurückgeführt wird. Untersuchungen, die damit angestellt wurden, sagen aus, daß es eine ausgesprochene Herzwirkung hat, daß es in schwächeren Dosen tonisierend auf den geschädigten Herzmuskel wirkt, daß es am Zentralnervensystem angreift, und zwar spinal in ähnlicher Weise wie Strychnin, jedoch schwächer, und zerebral auf das Gehirn stark beruhigend wirkt, was man wahrscheinlich auf den glykosidischen Gehalt der Droge zurückführen muß. Im Arzneibild werden regelmäßig die rheumatischen Herz- und Gelenkbeschwerden oder Muskelbeschwerden in Zusammenhang gebracht, wie auch das Arzneibild nach dieser Symptomatik in der Körperachse von oben nach unten ablaufen soll. Interessant ist, daß im Arzneibild der Puls sehr verlangsamt ist, aber auch beschleunigt sein kann. Auch hier haben wir wahrscheinlich wieder die Ambivalenz der Dosierung, so daß beide Extreme des Herzrhythmus angesprochen sind. Die Myokarditis nach einer Diphtherie setzt vorwiegend im Bereich des Sinusknotens ein, so daß Rhythmusstörungen im Sinne von komplettem oder inkomplettem aV-Block entstehen. Mittel, die selektiv in diesem Bereich wirken, sind, wie später noch erörtert wird, Aconit und vor allem Gelsemium. Wenn wir an die Ätiologie der Infektion denken, so gehen wir nicht fehl, an Mercurius cyanathus in der Folge einer akuten Diphtherie zu denken, das bei noch schwelendem Rachenbefund auch das Herz wirksam beeinflussen kann. Bei den Myokardbefunden, die sich vorwiegend in Form einer Hypotonie auf den Kreislauf auswirken und nach Belastungen zu aV-Blöcken kompletter oder inkompletter Natur führen, sahen wir gute Ergebnisse mit der Neuraltherapie der Tonsillen und mit der Nosode Diphtherinum. Meistens sind aber bei der diphtherischen Myokarditis bereits Defekte zustande gekommen, die auch homöotherapeutisch nicht beseitigt werden können, so daß Defektheilungen die Folge sind. Ähnliche Voraussetzungen bestehen bei Scharlach und dessen myokarditischen Folgen. Es sollte hier aber erwähnt werden, daß das spezifische Scharlachmittel Belladonna ist und daß wir bei Scharlachspätschäden sowohl die Nosode Scarlatinum als auch Mercurius solubilis wirksam fanden.

EKG-Veränderungen am Herzen lassen gelegentlich eine Myokarditis entdecken, die klinisch nicht manifest wird. Meist kommt es dabei nur zu vegetativen Störungen im Sinne von orthostatischen Kreislaufinsuffizienzen, Neigung zu Herzklopfen und Atemnot und zu leichteren Belastungsinsuffizienzen. In jedem Fall sollte man aber hier nach Fokaltoxikose und einer Ursache der abgelaufenen Myokarditis fahnden, etwa Zahn- oder Tonsillenfokus, während das Symptombild später noch separat unter dem Begriff der Herzneurosen abgehandelt werden soll.

Andere Störungen, die an eine Myokardbeteiligung denken lassen, die wir unter dem Begriff „Myokardose“ oder „Myokardopathie“ – auch als Kardiomyopathie bezeichnet – zusammenfassen, sind in jedem Fall ätiologisch abgegrenzt. Vielleicht ist in diesem Zusammenhang zu erwähnen, daß Elektrolytstörungen, wie sie beim Myxödem auftreten, mit Kali jodat., Barium jodat. in der D 4 behandelt werden und recht oft auch durch den therapeutischen Erfolg einen ätiologischen Hinweis zulassen, während andererseits die Überfunktion der Schilddrüse einen myokarditischen Prozeß sowohl im EKG als auch klinisch abgrenzen kann, vor allem, weil das Bild der *Hashimoto*-Thyreoiditis meist in Verbindung mit einer Myokarditis abläuft. Hier kann sowohl durch die Behandlung der Schilddrüse als auch des Gesamtvegetativums eine mögliche Beeinflussung der Rhythmusstörung des Herzens erreicht werden, doch möchte ich einen Fall von Thyreoiditis nicht unerwähnt lassen, der durch Mercurius sol. eindrucksvoll in kurzer Zeit behandelt wurde und über den ich im Jahre 1959 in der AHZ berichtet habe.

Tab. 3 Ätiologische Rheumamittel.

Kälte		Hitze
trocken	Aconit	Apis
	Hepar sulf.	Ledum
	Causticum	Jod
	Spongia	Puls.
	Silicea	Sec.
naßkalt	Calc. carb.	
	Dulc.	
	Medorrhin	
	Natr., S.	
	Rhus tox	
	Tuberc.	
Wind	Bellad, Hepar sulf., Silicea	

1.4 Die entzündlichen Erkrankungen des Perikards

Eine ähnliche Ursache wie die Endokarditis oder Myokarditis kann auch zur Entzündung des Herzbeutels führen, was schließlich pathologisch-anatomisch zu Ausschwitzungen, zu Anreicherung von Fibrinmengen im Sinne eines Zottenherzens oder zur Umbildung in festes Narbengewebe, wie bei der Perikarditis. obliterans oder constrictiva bzw. calcarea, führt. Hier muß neben der rheumatischen Perikarditis auch noch die tuberkulöse Ätiologie diskutiert werden. Wie man bei allen unerklärbaren entzündlichen Veränderungen auch von idiopathischen Krankheiten spricht, so ist die Durchwanderungspleuritis, die aus der Umgebung des Lungengewebes meist nur einzelne lokalisierte Bezirke im Bereich des Herzbeutels ergreift, aus der Grundkrankheit zu verstehen. Die entzündlichen Reizungen des Perikards führen sehr rasch zu einer Ausschwitzung im Sinne eines Perikardergusses, der zur Herzbeuteltamponade führen kann. Das Herz wird in seiner Tätigkeit erheblich eingeengt, und es kommt zu einem Abfall des Druckes, zu einem Kollaps in Verbindung mit allen dyskardischen Elementen im Bereich der Herzgegend. Zwar kann man mit einer Punktion des Herzbeutels eine vorübergehende Besserung erreichen, jedoch wird der Entzündungsprozeß damit nicht aufgehalten.

Der Verlauf kann im EKG in Form eines sogenannten „Außenschicht-Schadens" verfolgt werden, wie er auch röntgenologisch meist sehr rasch und frühzeitig manifest wird. In der schulischen Therapie geht man meist konservativ vor. Zuerst muß an die Unterstützung mit Herzglykosiden und diuretischen Medikamenten gedacht werden, auch Kortison kann verabreicht werden – schon allein deshalb, weil eine überschüssige Gewebsentwicklung verhindert werden muß. Gehört aber in die ätiologische Differenzierung eine etwaige tuberkulöse oder eitrige Komponente, so sind zwar Antibiotika erlaubt, doch ist für Kortisone äußerste Vorsicht angezeigt. Führt der chronische perikarditische Prozeß zur Einengung der Herzmuskeltätigkeit in Form von Schwielenbildungen, so ist der operative Eingriff nicht mehr zu vermeiden.

Die homöopathische Therapie der Perikarditis läßt mehrere Möglichkeiten und Angriffspunkte offen, von denen wiederum die ätiologischen im Vordergrund stehen, die in Form der Verkühlung oder Unterkühlung eine erhebliche Rolle spielen. Hier gilt beim akuten Zustand Aconit – um so mehr, als die beginnende Herzbeuteltamponade eine anfängliche Tachykardie zur Folge hat, die auch den symptomatischen Hinweis auf *Aconit* zuläßt. Meist sind dabei Erscheinungen im Bereich des Herzens vorhanden, die auf einige andere Mittel hinweisen könnten, von denen hier *Spigelia* erwähnt sei. Die Leitsymptome von Spigelia sind Herzbeschwerden mit lebhaften stechenden Schmerzen, große Erregung und Angst, wie das meist zu diesem Bild gehört. Nicht selten ist dabei eine Periodizität der Beschwerden zu beobachten, wie etwa das Steigen und Fallen der Beschwerden mit der Sonne. Wetterwechsel und kalte Luft, Bewegung, Berührung, Erschütterung wie Besserung durch Liegen auf der rechten Seite weisen auf dieses Mittel hin, das neuralgieforme Beschwerden im Bereich des Gesichtes, der Zähne und Augen aufweist. In seinem Beschwerdebild ähnelt Spigelia dem bereits früher erwähnten *Prunus spinosa.* Die Durchwanderung eines pleuritischen Ergusses, der unter Umständen tuberkulöser Natur ist, findet in *Asclepias tuberosa* sein Similebild. So häufig *Bryonia* als Endothelmittel eingesetzt werden kann, so wenig sahen wir beim perikarditischen Entzündungszustand einen Erfolg, während ich mich an den bereits erwähnten Aconit-Fall erinnere und an einen rezidivierenden perikarditischen Prozeß, der nach einer anfänglichen Kortisontherapie kurzfristig später wieder auftrat und bei einem jungen Mädchen das Symptombild von *Apis* gebracht hat. Nicht zuletzt ist bei der auch heute häufig diskutierten Unklarheit bezüglich der tuberkulösen Ätiologie perikarditischer Prozesse an eine entsprechende Nosode zu denken, die in Verbindung mit der *Nebel*schen Drainage auch eine Verbesserung der Diurese mit sich bringt.

Nicht unerwähnt darf hier bleiben, daß ein stumm gewordener, aber nicht ausgeheilter perikarditischer Prozeß durch *Sulfur jodat.* in der D 3 oder D 4 ähnlich wie jeder pleuritische Prozeß, der anscheinend zum Abklingen gekommen ist, entweder zu einer völligen Bereinigung geführt werden kann oder wieder aktualisiert wird. Wenn wir daran denken, daß auch ein chronischer Prozeß nur über einen akuten ausgeheilt werden kann, so ist diese Aktualisierung mit Sulfur jodat. nicht selten notwendig, um aus der reaktionsarmen Phase herauszukommen und die Behandlung einer akuten Phase durchführen zu können. Dies selbst auf die Gefahr hin, daß bei einer solchen Aktualisierung erneut eine Behandlung mit Kortison durchgeführt werden muß, die man dann aber ohne Zögern intensiv und ohne Dosierungseinschränkung durchführen sollte.

1.5 Die koronare Durchblutungsstörung des Herzens

Klinisch unterscheiden wir drei Verlaufsarten der koronaren Mangeldurchblutung:

1. die chronische Form, die durch langsame Verminderung der Blutzufuhr zu einem allgemeinen Zelluntergang führt, was schließlich zu einer Herzinsuffizienz führt;
2. die Angina pectoris vera;
3. den Herzinfarkt.

Die elektrophysiologischen Untersuchungsmöglichkeiten im EKG lassen sowohl die Ätiologie als auch die Prognose gut erfassen und die einzelnen Bilder gut abgrenzen, so daß die Aussage des EKGs in Verbindung mit dem Klagebild eine exakte Diagnose ermöglicht. Dazu kommt der biochemische Fermentnachweis. Je langsamer die Progression der arteriosklerotischen Veränderungen vor sich geht, desto günstiger kann die Entwicklung von Kollateralgefäßen erfolgen, so daß Kompensationsmöglichkeiten den Verlauf z.B. eines Infarktes weitgehend bestimmen. Andere Ätiologien wie Serumkrankheit und rheumatische Veränderungen in den Gefäßen spielen neben den luetischen, mesaortitischen Folgen gegenüber der Koronarsklerose eine geringere Rolle.

Die Angina pectoris

Die Skala der Behandlung mit Nitriten, Purinderivaten und Sedativa wird individuell gehandhabt, wenn man es nicht vorzieht, durch die Beseitigung auslösender Elemente wie Schlaflosigkeit, Ernährungsfehler, Nikotin, Alkohol und Kaffee sowie die Verringerung der beruflichen Pflichten eine echte ätiologische Therapie zu betreiben. Die Prognose der Koronarinsuffizienz ist meist belastet durch den Herzinfarkt, der einen wesentlichen Einschnitt im Krankheitsgeschehen darstellt und auch an den Arzt erhöhte Anforderungen hinsichtlich der Vorsorge stellen muß.

Beim *Herzinfarkt* ist das klinische Bild mittels EKG und Transaminasen festzulegen. Durch die Fermentdiagnostik, die auf Grund zerstörten Muskelgewebes positiv wird, erübrigt sich die Diagnostik einzelner Infarkttypen wie Mikroinfarkt, rudimentäre Infarkte usw.

Die Beschwerdebilder, die alle einen Schmerz in oder um das Herz haben mit entsprechender Ausstrahlung in den Arm, in das Brustbein, z.T. in das Abdomen oder in den Hals, verlangen nun entsprechend der Intensität des Schmerzes und auch entsprechend der Erfahrung mit einzelnen Mitteln eine spezielle individuelle Behandlung, bei der man nur in wenigen Fällen frühzeitig zu einem homöopathischen Therapeutikum greifen wird.

Eine Sedierung, die für die ersten Tage notwendig ist, muß mit entsprechenden Mitteln rasch und zuverlässig durchgeführt werden, während das Schmerzbild auch beim Herzinfarkt oft genug schon durch leichtere Mittel rasch beeinflußt werden kann, deren Verläßlichkeit in der nachstehenden Reihenfolge festgelegt werden soll. Es wird bewußt darauf verzichtet, hier die allopathisch gebräuchlichen Koronardilatatoren und die Sedativa aufzuzählen, so daß sich diese Zusammenstellung der Mittel eigentlich mehr auf die Intervallbehandlung, aber auch auf die Nachbehandlung der Angina pectoris bezieht.

1. Glonoin,
2. Latrodectus mactans,
3. Arsen. album oder Arsen. jodat.,
4. Cactus,
5. Ammi Visnaga,
6. Spigelia,
7. Crataegus,
8. Arnica,
9. Barium carb.

Daneben kommt eine große Zahl von Mitteln in Frage, die von dem eigentlichen Konstitutionsbild abgeleitet werden. Dazu gehört z.B. Nux vom. bei entsprechend nervösen und gereizten Patienten, die zum Abusus von Nikotin neigen, oder etwa Aurum muriat. bei plethorischen, depressiven Patienten mit Hochdruck und entsprechenden Angina pectoris-Zuständen; Lachesis in Verbindung mit klimakterischer Hypertonie oder Pulsatilla bei anämischen, schwächlichen Geschöpfen. Bei diesen Patienten kommt die große und breite Skala homöopathischer Konstitutionsmittel in Frage.

Glonoin ist das Trinitrat des Glyzerins und hat noch in einer Dosierung von D 4 bis D 6 eine sofort einsetzende zirkulatorische Wirkung. Die Hauptrichtung soll dabei auf den arteriellen Anteil des Blutgefäßsystems gehen, wo Glonoin Gefäßerweiterungen und Gefäßspasmen hervorruft. Bei dem Mittel fällt vor allem die Verschlimmerung durch Wärme und Sonnenhitze auf, ebenso durch Bewegung und Kopfbedeckung. Der typische Kopfschmerz von Glonoin ist der Wirkung auch im Bereich des Herzens zugrunde zu legen, es besteht ein Blutandrang zum Herzen und zur Brust, ein Pulsieren durch den ganzen Körper bis in die Fingerspitzen mit beschleunigtem und heftigem Herzklopfen, Oppression und Präkordialangst.

Am bemerkenswertesten auch bei schweren Angina pectoris-Anfällen ist die Wirkung von *Latrodectus mactans*, die den typischen Herzschmerz hat mit Ausstrahlung in die linke Schulter, beschleunigtem Puls, kalter Haut und Herzangst mit krampfhafter Atmung, die bis zur Verkrampfung der Atmung führen kann. Wohl kein Mittel hat diese typische Präkordialangst so deutlich wie Latrodectus, was sich vom Spinnengift her erklären läßt und Bezüge zum Ganglion cardiacum zeigt.

Arsen ist ein Mittel, das dem akuten Zustand, dem akuten Schmerzbefund zusteht, hier jedoch dem blassen, unruhigen, ängstlichen Typus, wie überhaupt alle Ängste auf das Herz projiziert sind und in Verbindung mit Herzbeschwerden auftreten.

Die Wirkung von Cactus kann wohl als eine nitritartige aufgefaßt werden, obwohl man lange Zeit versucht hat, das Anfang des 19. Jahrhunderts entdeckte Mittel in die Reihe der Glykoside einzuordnen. Zweifellos stellt *Cactus grandiflorus* eines der ältesten Mittel zur Behandlung des Herzschmerzes dar, jedoch kann man den echten Angina pectoris-Anfall nicht wesentlich damit beeinflussen. Es sind eher Intervallbehandlungen oder vor allem funktionelle Störungen, die verschiedene Ursachen haben, bei denen Cactus wirkt. Bei einer früheren Untersuchung mit der Kapillarangiographie zeigten sich in den Fingerfalzkapillaren deutliche Veränderungen nach einer Arzneiprüfung am Gesunden durch Cactus D 4. Diese von mir als histaminähnliche Gefäßreaktion bezeichnete mikrozirkulatorische Wirkung hat sich später in einer pharmazeutischen Studie über die Inhaltsstoffe von Cactus bestätigt (*Wagner* et al. 1984).

Spigelia hat in der Behandlung des Herzschmerzes ebenso viele Verfechter wie Cactus grandiflorus gefunden und zählt wie dieses zu den älteren, bereits seit *Hahnemann* bekannten Medikamenten zur Beeinflussung des stechenden Schmerzes in der Herzgegend. Wie sich aus Vergleichen mit den anderen Mitteln sehr leicht ergibt, gehört Spigelia in die Mittelreihe, die speziell neuralgieforme Beschwerden im Bereich des linken Brustkorbes beeinflußt, vor allem dann, wenn auch über Halsganglien oder andere neurale Beziehungen Schmerzen in Kopf, Auge, Nacken und Schulter mit einbezogen sind. Crataegus wird, wie bereits erwähnt, bei Altersherzen eingesetzt, die auch koronare Durchblutungsstörungen als Folge einer generalisierten Myodegeneration der Herzmuskelzellen zeigen. Dabei ist die Hypotonie des gesamten Kreislaufs ungleich besser ansprechbar als die Hypertonie, was aber – wie bereits früher erwähnt – eine Dosierungsfrage sein kann. Auf Grund der Flavonanteile, die man der Crataegus-Wirkung unterstellt, sind mehr koronare Wirkungen zu vermuten als solche, die primär auf den Herzmuskel einwirken.

Während Arnica ein Blutgefäßmittel vorwiegend mit Ausrichtung auf das venöse System darstellt, hat es sich bei der Arteriosklerose mit Hypertonie und bei der Koronarsklerose in Verbindung mit anderen venösen Belastungen als wertvolles Heilmittel gezeigt. Sowohl der zerebralsklerotische Schwindel als auch der rote Hochdruck bei den athletischen Typen lassen bei dem Mittel auch eine Wirksamkeit bei Koronarsklerose und dem entsprechenden Symptombild am Herzen vermuten. Unklar und vielfach diskutiert ist die Wirkung als Sofortmittel beim Herzinfarkt, wobei ich mich auf Grund unserer Erfahrung nicht ausschließlich darauf verlassen möchte, es sei denn, daß der Typus des Patienten im Sinne einer Arnikaprägung angesprochen werden kann. Arnika ist jedoch zuverlässig das Spätmittel im Sinne des Vernarbungszustandes.

Bei Barium gelten mehr die gefäßsklerotischen Beziehungen, die auch experimentell belegt sind. *Schimert* hat bei Untersuchungen an Tieren nachgewiesen, daß Bariumchlorid in größeren Dosen von 0,5 mg aufwärts zu einer deutlichen Verminderung der Zerebraldurchblutung führt, in kleineren Dosen von 0,1 bis 0,01 mg tritt eine gesteigerte Durchblutung der Arterien bei vorher gedrosselter Durchblutung ein. Barium ist jedoch vom Typus her ein Kinder- und Altersmittel, so daß die Altersbradykardie in Verbindung mit der Sklerose eine Hauptindikation darstellt. Ausgezeichnete Erfolge sieht man mitunter bei *Adams-Stokes*-Anfällen, die bekanntlich mit einer Bradykardie einhergehen und auf dem Boden koronarsklerotischer Veränderungen entstehen. Die Bedeutung für die Beseitigung eines akuten Angina pectoris-Anfalles ist zweifellos geringer als für eine Dauerbehandlung.

1.6 Die funktionellen Herzbeschwerden

Während man früher oft der Meinung war, daß Herzbeschwerden, die vor dem 40. Lebensjahr auftreten, nichtorganischer Natur sind, weiß man heute aus vielen Erfahrungen, daß vor diesem Lebensalter durchaus Koronarerkrankungen auftreten und Herzinfarkte vorkommen. Deshalb ist man heute auch mit dem Begriff der funktionellen Herzbeschwerden etwas zurückhaltender geworden, vor allem dann, wenn alle Möglichkeiten der Erklärung wie etwa psychische Störungen, Erkrankungen der Lunge oder Pleura, des Schulter- oder Skelettsystems und Verdauungserkrankungen, bei denen sehr häufig auch eine Zwerchfellhernie eine Rolle spielt, ausgeschieden worden sind. Zweifellos spielen bei den sogenannten funktionellen Herzbeschwerden psychische Faktoren eine wesentliche Rolle, wobei die Unterscheidung zwischen einer echten Neurose und einem psychogenen Beschwerdekomplex im Bereich des Herzens nicht immer einfach ist. Wenn wir wissen, welche zentrale Rolle das Herz im Leben eines Menschen spielt, so werden die schwierigen Dinge, die dieses Organ mechanisch, nerval oder symbolisch belasten, dort über einen Beschwerdekomplex zur Registrierung gelangen. Oft genug sind es ja Dissoziationen, die aus der Gesamtpersönlichkeit zu verstehen sind, die nur in einer Gesamtbehandlung der Therapie zugänglich sind. Man hat der Homöopathie oft gerade diesen Beschwerdekomplex als besonders geeignet zugewiesen und wollte damit nicht selten die homöopathische Wirksamkeit der sogenannten kleinen Dosen als psychogen erklären und ad absurdum führen. Wenn auch allgemein gilt, daß der, der heilt, recht hat, so finden sich doch die Bezüge, die letztlich zum Herzschmerz führen, in ihren Anfängen oft in einer Fehlhaltung der Persönlichkeit, die von der gesamten konstitutionellen Sicht abzuleiten ist.

Es wird noch mehrfach Gelegenheit sein, auf die psychogenen Belastungen in Verbindung mit Herzsensationen einzugehen.

Herzrhythmusstörungen

Herzrhythmusstörungen spielen in der Praxis eine große Rolle, denn es sind die Beschwerden, welche der Patient zuerst registriert und die ihm das Gefühl vermitteln, daß etwas nicht in Ordnung sei. Von der bedeutungslosen Störung zum lebensbedrohlichen Zustand erstreckt sich die Skala der Möglichkeiten. Extrakardiale und kardiale Faktoren kommen als Ursache in Betracht. Sind es kardiale Faktoren, so nehmen wir sie ungleich ernster, denn sie haben entzündliche oder degenerative Störfaktoren der Reizleitung. Extrakardiale Vorgänge können sowohl im Gehirn als auch an der Schilddrüse, der HWS, von der Lunge her oder an anderen Organsystemen ausgelöst werden. Die Diagnose einer Herzrhythmusstörung wird im EKG gestellt, obwohl auch ohne EKG der Patient die Unruhe, Extrasystolie, den beschleunigten oder verlangsamten Puls registrieren und damit für eine gezielte Diagnose schon genug Hinweise geben kann. Über das vegetative Nervensystem werden sowohl die organischen als auch die psychischen Störungen geleitet.

Siebeck hat darauf hingewiesen, daß die Krankheit Wurzeln im seelischen und leiblichen Bereich hat. Das EKG allein gibt Aufschluß über die Art und Lokalisation der Störung, kann aber nicht oder nur in Ausnahmefällen die Ursache aufdecken. Für die Behandlung der Rhythmusstörungen ist eine Therapieform anzustreben, die aus der Kenntnis individueller Merkmale resultiert. Bei der homöopathischen Behandlung fehlt dem Therapeuten meist die notwendige Sicherheit und Erfahrung, welche die Mittel zum Einsatz erfordern. Da wir im homöopathischen Sinne meist auf die Aussagen des Patienten angewiesen sind, lassen sich die einzelnen Mittel, die für die Behandlung der Rhythmusstörungen in Frage kommen, nicht ausschließlich von der Subjektivität des Patienten ableiten, sondern müssen auch je nach ihrem toxikologischen Charakter zum Einsatz gelangen. So betrachtet, erfordert die Behandlung der Rhythmusstörungen mit homöopathischen Arzneimitteln auch eine pharmakodynamische Grundkenntnis der einzelnen Mittel.

Die Therapie ergibt sich aus der Einteilung in

1. Rhythmusstörungen bei organischen Herzkrankheiten mit der Untergruppe
   a) bei rascher Schlagfolge,
   b) bei reduzierter Schlagfolge.
2. Rhythmusstörungen nichtorganischen Ursprungs, die vorwiegend in den Bereich der raschen oder irregulären Schlagfolge einzuordnen sind.

Eine wesentliche Bedeutung für die Arrhythmien haben Elektrolyte wie Magnesium. Die Bedeutung einer Magnesiumtherapie ist von seiten der Schule mehrfach herausgestellt worden. Auch in der Homöopathie gilt Magnesium als Mittel der Überreizung, der Spastik; im Arzneibild zeigen sich zeitweise auftretendes Herzjagen mit Schwindel und Zeichen der vegetativen Unruhe.

Hier zeigt sich eine interessante Übereinstimmung von allopathischer Anwendung parenteral und homöopathischer Verordnung (in sogenannten niederen Dosierungen wie etwa D 4 – D 12).

Ätiologisch kommt dem Rheumatismus, der in 50 % der Statistiken ursächlich an diesen Rhythmusstörungen beteiligt ist, die wichtigste Rolle zu. Daran schließen sich die Arteriosklerose mit ca. 30 %, die Thyreotoxikose mit 7 %, der

Rest mit anderen Ursachen wie Lues, Hypotonie und Neoplasma an. Die Therapie der Schule berücksichtigt zwar kausale Gesichtspunkte, doch steht die Behandlung der Herzinsuffizienz im Vordergrund.

Die Schule empfiehlt eine Therapie, die die Herstellung einer normalen mittleren Kammerfrequenz bezweckt. Chinidin und andere werden dabei als Mittel für die kausale Therapie bezeichnet, wenn auch vor toxischen Komplikationen gewarnt wird. Die Homöopathie stellt an die erste Stelle der flimmerwidrigen Behandlung *Aconit*, von dem bereits *Hahnemann* sagt, daß es bei schnellem Pulse und ängstlicher Ungeduld vonnöten sei. Wenn er auch vorschlägt, vor allem auf die Gemütssymptome zu sehen, so findet die organotrope Anwendung ihre Erklärung in Experimenten von *Scherff* und Mitarbeitern, denen es bereits 1947 gelungen ist, im Tierexperiment Vorhofflimmern durch lokale Applikation von Aconit auf die Außenseite der Vorhöfe hervorzurufen. Durch Injektion von Aconit in den Sinusknoten gelang es später der gleichen Gruppe, ebenfalls ein Vorhofflimmern zu erzeugen. Toxikologisch gilt Aconit als das giftigste Alkaloid überhaupt mit einer letalen Dosis von 4 – 6 mg. In toxischen Gaben wird ein arrhythmischer Puls, eine Präkordialangst, die Herabsetzung des Blutdruckes sowie die Lähmung des Atem-, Vasomotoren- und wärmeregulierenden Zentrums festgestellt. Im homöopathischen Arzneibild wird die Beziehung zur Erkältung und zum Rheumatismus ätiologisch ebenso erwähnt wie das Gemütssymptom: Folgen von Schreck. Aus den früheren Beschreibungen paßt Aconit bei jüngeren Individuen, besonders bei solchen, die äußerst reizbar sind und denen jede kleine Emotion Blutwallungen verursacht. Wenn Aconit passen soll, so heißt es, muß das Blut in allgemeiner erhöhter Bewegung sein. Typisch sind für Aconit auch Angstzustände, die mit der Herzsensation gekoppelt sind, worauf bereits hingewiesen wurde. Wir hatten in der Klinik besondere Erfahrungen mit Aconit bei absoluter Arrhythmie in der Folge myokarditischer oder pankarditischer Erkrankungen, wobei die Ätiologie wie Luftzug oder kalter Wind einen deutlichen Bezug darstellt (Abb. 20 bis 22).

Aber auch dort, wo es um die Beruhigung des Sinusknotens geht wie etwa beim Behandlungsfall eines Bronchialkarzinoms, das bestimmte Verwachsungen mit dem Herzvorhof zeigte und zu einer paroxysmalen Tachykardie führte, hatten wir mit Aconit in D 3 und D 4 ausgezeichnete Erfolge.

Während die absolute Arrhythmie bei der Vielschichtigkeit ihres Zustandekommens therapeutisch nicht immer befriedigende Erfolge zeigt, sind die paroxysmalen Tachykardien oder Extrasystolien in Verbindung mit karditischen Prozessen ähnlich zu behandeln wie die unter dem Rheumatismus des Herzens abgehandelten Mittel. Dagegen sprechen extrakardiale Faktoren im wesentlichen sehr gut auf homöopathische Mittel an, wobei an erster Stelle die Thyreotoxikose steht, die mit ihrer Sympathikotonie, der Neigung zu Extrasystolie und Paroxysmen sowohl an Jodum als auch meistens noch mehr an Thyreoidinum und vor allem an Lycopus denken läßt. Die Zeichen der Thyreotoxikose oder der Hyperthyreose sind nicht immer manifest.

Wir haben die Erfahrung gemacht, daß der Einsatz von Thyreoidinum D 12 oder D 15 in jedem Fall eine paroxysmale Tachykardie oder eine Sinustachykardie zu beeinflussen vermag, wenn eine latente oder manifeste Schilddrüsendysfunktion mit im Spiel ist. Das gleiche gilt für die Extrasystolie, die besonders auf Lycopus, evtl. auch auf Spongia D 3 oder D 4 gut anspricht.

Wenn wir an weitere extrakardiale Faktoren denken, so muß Ferrum erwähnt werden, bei dem Herzkopfen in Verbindung mit Chlorose und Anämien aufzutreten pflegt. Die Patienten haben, wie das Ferrumbild immer wieder zeigt, hektische rote Backen und einen vermehrten

Sympathikotonus, der meist an eine Fokaltoxikose denken läßt.

Nach einer (privaten) Mitteilung von *Vogt* soll besonders die postgrippöse und postinfektiöse Myokarditis unter aV-Block 1. Grades auf Ferr. phosph. gut ansprechen. Bei den Mitteln, die organisch noch bei der Sinustachykardie in Frage kommen, dürfen Arsen und Spigelia nicht unerwähnt bleiben, wobei Arsen mehr den abgelaufenen myokarditischen oder pankarditischen Prozessen mit der entsprechenden Symptomatik von Angst und Unruhe entspricht, vor allem dann, wenn die Anfälle in einer besonderen Ordnung und Typologie auftreten. Arsen ist bekanntlich ein Mittel der Periodizität, und wenn solche Tachykardiebilder periodisch in Erscheinung treten, so muß in erster Linie an Arsen gedacht werden. In ähnlicher Weise gilt dies auch für China, doch ist die Ätiologie von China mehr die Schwäche und der Säfteverlust, während Arsen die Schwäche nach durchgemachten Erkrankungen aufweist, die den ganzen Organismus betreffen.

Ein weiterer extrakardialer Faktor ist für die Tachykardie oder auch für die Extrasystolie häufig in gestörter Verdauung oder einem *Roemheld*-Symptomenkomplex zu suchen, wobei der Alkohol für das Zustandekommen einer Tachykardie ebenso verantwortlich sein kann wie der Kaffee. In solchen Fällen ist Nux vomica ein vorzügliches Mittel, das lediglich die Beziehung zur Verdauungstätigkeit erfordert, meist mit Kopfkongestion verbunden ist und in einer Übelkeit ausmündet.

Neben der Tachykardie, die dem Patienten ungleich mehr subjektive Empfindungen verursacht, steht die Bradykardie. Sie wird erst dann behandlungsbedürftig, wenn eine aV-Blockierung auftritt und in dem *Adams-Stokes*-Anfall die Zeichen einer zerebralen Sauerstoffnot erscheinen. Hierher gehören die verschiedenen Formen des sinuaurikulären und des atrioventrikulären Blockes bis zum totalen aV-Block mit seiner völligen Unterbrechung der Überleitung und Kammerautomatik. Der führende Befund ist bekanntlich die Bradykardie mit in der Regel zwischen 30 und 45 Schlägen pro Minute. Die Therapie unterscheidet davon den akuten *Adams-Stokes*-Anfall. Hier sind alle Mittel gerechtfertigt, vorwiegend solche aus der Adrenalinreihe, die helfen, eine Lebensbedrohung zu beseitigen. Die andere Therapie spricht den Grundrhythmus des Herzens an. Hierbei werden Arzneimittel und Methoden empfohlen, die sympathikomimetische Eigenschaften ansprechen, neuerdings Natrium lact. und der elektrische Schrittmacher.

Uns interessiert die Beobachtung mit Natrium lact., das in einer Menge von 200 ccm bei 5,6%iger Lösung i.v. verabreicht wird. Der Wirkungsmechanismus ist noch unbekannt, doch werden Vermutungen aufgestellt, die sich auf den Kaliumhaushalt der Herzmuskelzelle beziehen. Man nimmt an, daß eventuell ein Austausch von Natrium lact. mit dem an die Herzmuskelzelle gebundenen Kalium stattfindet. Toxikologisch zeigt sich, daß sich bei einer Hyperkaliämie im EKG zuerst eine Erhöhung der T-Wellen, eine Erhöhung von R und eine Vertiefung von S zeigt. Klinisch treten Parästhesien und tetanische Erscheinungen auf, Zeichen beginnender Atemlähmung bei noch vorhandenem Bewußtsein. Bei dem tödlichen Serum-Kaliumgehalt von 40 mg% kommt es schließlich zu Lähmungen der Extremitäten, zu einem Verschwinden der Vorhofwellen im EKG, einer erheblichen ST-Senkung, Verlängerung der QT-Dauer und zu einem totalen Herzblock mit tödlichem Ausgang. Die ungleich häufigere Hypokaliämie in der Folge von Durchfällen, renalem Kaliumverlust usw. zeigt jedoch eine Tachykardie, eine Adynamie der Muskulatur, eine Hypotonie und Oligurie. An diesen beiden kaliumbedingten Zustandsbildern ließen sich interessante klinische Beobachtungen machen, die vor allem einen Beitrag zur Dosierungsfrage leisten können und die Entantiotropie homöopathischer Mittel bestätigen.

So war eine 52jährige Patientin wegen einer schweren ulzerösen Kolitis mit einer Teilresektion des Kolons behandelt worden. Es bestand ein Anus praeter im Dünndarmbereich, der zu einem hochgradigen Flüssigkeitsverlust bei ununterbrochener Diarrhöe mit Oligurie führte. Zu diesem Zweck erhielt die Patientin alle 14 Tage eine Infusion mit spezifischer Elektrolytlösung, bei der Kalium eine bedeutende Rolle spielte. Wurde diese Infusion nicht rechtzeitig verabreicht, so kam es zu schwersten Kaliummangelerscheinungen mit Tachykardie, Herzoppression usw. Ein solcher Zustand wurde von uns beobachtet und mit Kalium carbonicum D 4 völlig behoben, wobei die Medikation von täglich 1 – 2 Kalium carb. D 4 ausreicht, um seit dieser Zeit keine Kaliummangelsymptome mehr auftreten zu lassen.

Anders verhält es sich bei einer Patientin von 62 Jahren, die im Anschluß an eine Grippe von Zeit zu Zeit Schwächezustände mit Bewußtlosigkeit durchmachte. Dabei trat eine deutliche Verschlimmerung in den morgendlichen Stunden ein, wobei die Patientin in Schweiß gebadet war und lanzinierende Stiche spürte, die bis in den Rücken ausstrahlten. Vor allem war es die Schwäche, die zur Einweisung führte. Im EKG beobachteten wir eine Bradykardie um 30 pro Minute, während das aV-Intervall zwar erheblich verlängert, aber teilweise noch nachweisbar war. Wir verabreichten Kal. carb. D 12 und stellten nach wenigen Tagen eine Normalisierung der Rhythmik bei einer Frequenz zwischen 65 und 70 pro Minute fest, was uns in diesem Falle eine deutliche Beziehung zu einer Hyperkaliämie bewies. In den Bereich der bradykarden Herzfrequenz gehört der aV-Rhythmus oder Knotenrhythmus. Er ist Ausdruck einer rückläufigen Vorhoferregung und zeigt im EKG eine negative Vorhofzacke in Ableitung II und III. Der Zustand ist gekoppelt mit einer veränderten vegetativen Steuerung und entsteht auch bei destruktiver Erkrankung in der Umgebung des Sinusknotens. Experimentell läßt sich ein solcher Knotenrhythmus mit Atropin erzeugen. *Möschlin* beschreibt nun die Toxikologie von Gelsemium mit Bradykardie, erschwerter Atmung und tetanischen Krämpfen. Die Pupillen seien wie bei Atropin erweitert, es zeige sich eine Ptose, eine Diplopie und ein maskenartiger Gesichtsausdruck. Auf Grund dieser Beobachtung sind wir der Ansicht, daß man in ähnlichen Fällen das alkaloidhaltige Gelsemium erfolgreich einsetzen kann (Abb. 23).

Im Anschluß an einen grippalen Infekt fand sich bei einer Patientin, die über Herzsensationen unklarer Natur klagte, ein Knotenrhythmus im EKG, der offenbar in der Folge dieses Infektes aufgetreten war. Hier beobachteten wir auch das seltene Symptom, daß der Patient das Bedürfnis hatte, immer in Bewegung zu bleiben, damit das Herz nicht aufhöre zu schlagen. Dabei trat eine Schwäche und das Gefühl eines verlangsamten, unregelmäßigen Pulses auf. Als Folge davon wurde an den Extremitäten eine zittrige Schwäche bis zu tetanoiden Zuständen beobachtet. Im EKG wurde ein aV- oder Knotenrhythmus verifiziert. Die Behandlung erfolgte mit Gelsemium D 4. Nach 3 Tagen war bereits der Knotenrhythmus völlig normalisiert – auch bei den späteren ambulanten Kontrollen. Einen ähnlichen Fall beobachteten wir bei einem jungen Mädchen, das in der Schule mehrere Wochen nach der Poliomyelitis-Schluckimpfung beim Turnunterricht ohnmächtig wurde. Auch hier lag ein Knotenrhythmus vor, den wir sofort mit Gelsemium behandelten und beseitigen konnten. Die Tatsache, daß es uns gelingt, mit homöopathischen Mitteln unklare Herzsensationen, die aus der Symptomatik keine wesentlichen Hinweise auf ein Mittel ergeben, auf Grund des toxikologischen Bildes mit einem entsprechenden Arzneimittel zu behandeln, erhellt die so ungeheuer notwendige Aufgabe, unsere homöopathische Arzneimittellehre nach neuen Gesichtspunkten durchzuforsten, wobei wir dort, wo die verbale Arzneimitteldiagnostik nicht mehr in Frage kommt oder uns im Stich läßt, zu einer klinischen Diagnostik übergehen können. Vielleicht darf hier noch ein kongestives

Mittel erwähnt werden, das sich vor allem bei Schwächeerscheinungen in Verbindung mit durchgemachten Infekten, aber auch insbesondere bei Herzrhythmusstörungen und Extrasystolien in der Folge von Nieren- und Lungenerkrankungen sehr bewährt hat. Es handelt sich dabei um Acid. nitricum D 3, D 4 bis D 6, was den schwachen, unregelmäßigen, aus Schwäche zu verstehenden tachykarden Puls wesentlich positiv beeinflussen kann.

Die nervösen Dyskardien

Im Gegensatz zum symptomarmen organisch gestörten Herzkranken steht der Patient, dessen umfangreiche und überaus mannigfaltige Symptomatik schon in der Anamnese einen mehr oder weniger hohen neurotischen Anteil verrät. Die Zahl solcher Kranken wird allgemein auf 30 – 40 % aller Herzkranken bemessen; unter den geklagten Beschwerden nehmen Rhythmusstörungen eine hervorragende Rolle ein. Es lassen sich Beschwerden beobachten von der Extrasystolie über paroxysmale Tachykardien bis zur echten psychogen ausgelösten Blockierung der Herztätigkeit. Die kongestive Leidenschaftlichkeit empfängt ihre Impulse aus einer Einstellung, die aus Angst, Furcht und Schreck das Herz höher schlagen läßt oder lähmt. Es handelt sich meist um eine Angst unbekannter Ursache, die den Circulus vitiosus einleitet, entsprechende Umweltimpulse anfallsartig aufnimmt und durch die Lokalisation am Herzen, dem zentralen Organ des Lebens, Todesbeziehungen aufweist. Man nimmt heute an, daß solche Patienten in der Kindheit eine Gefügigkeitshaltung zeigen mußten, wenn sie aggressive Impulse hätten austoben sollen. Später tritt dann an diese Stelle eine anfallsartige Tachykardie, sozusagen als Äquivalent einer nicht gelebten Angst, wie *Jores* meint. In einer etwaigen Psychotherapie wird bei Berührung des Konfliktstoffes oft die fragliche Störung manifest, was zu der gelegentlichen Behauptung führt, das Leiden habe sich während der Behandlung verschlimmert.

Betrachtet man die Symptomatik, so fällt grundsätzlich das neurasthenische Gesamtbild auf. Angst, Schwäche, nervöses Verhalten mit Unruhe, vor allem nachts, Herzklopfen, das sich bei Lage verändert, Verschlimmerung durch Anstrengung, Aufregung, Schreck – ein Bild, wie wir es so bei Argentum nitr. finden. Überempfindlichkeit gegenüber äußeren Eindrücken, Erschöpfbarkeit, Neigung zu Kollaps und Schwäche, Herzklopfen bei Linkslage, Verschlimmerung durch Aufregung, körperliche und geistige Anstrengung, Furcht, Schreck und Alleinsein wie bei Phosphor, um nur zwei typische Beispiele zu erwähnen. Immer sind es Mittel, die mit einer gestörten vegetativen Symptomatik einhergehen.

Keine therapeutische Methode faßt solche Bilder subjektiver Symptomatik, psychischer Affektivität und Reaktivität so zusammen wie die Homöopathie, die sich wie keine andere Therapieform auch für die Behandlung von Herzkranken ohne Organveränderungen eignet. Trotzdem sollte man sich hüten, voreilig eine psychische Ursache einer Rhythmusstörung anzunehmen, vor allem nicht, ehe in einer sorgfältigen Anamnese die Zusammenhänge aufgeklärt sind. Andererseits ist z.B. ein Schreckerlebnis, das der Patient scheinbar schon verarbeitet hat, nur noch für die Homöopathie interessant.

Alle psychogenen Krankheitsbilder sind der Kritik ausgesetzt, daß sie mit und ohne Behandlung verschwänden oder sich besonders für die instruktive ärztliche Tätigkeit bei der homöopathischen Arzneidiagnostik eigneten. Wenn wir ein Schreckerlebnis unterstellen, so kommt in gleicher Weise wie bei den organischen Tachykardien auch wieder Aconit in Frage, wenngleich gerade für die neurasthenische Belastbarkeit Argentum nitr. stärker in seiner Gesamtsymptomatik sein kann. Opium, von dem wir wissen, daß es ein ausgesprochenes Schreckmittel ist, wirkt sich auch dann aus, wenn im Anschluß an ein Schreckerlebnis ein Paroxysmus auftritt. Wenn wir aber von psychogen ausgelösten Paroxysmen und von psychogenen Herzerkrankungen sprechen, die wir schlechthin auch als Herzneurosen bezeichnen, so spielt Lachesis eine übergeordnete Rolle sowohl bezüglich seines erhöhten Bludruckes, der Herzunruhe, des stenokardischen Syndroms als auch vor allem der Angsterscheinungen, die dann meist in Verbindung mit klimakterischen Ausfallerscheinungen auftreten und auch einen Liebesverlust oder ein Verlusterlebnis signalisieren. Aber nicht nur Lachesis, das bereits zum Repertoire des Anfängers gehört, vermag Kongestion und Herzklopfen zu beseitigen, auch Platina ist, vor allem dann, wenn zur Menstruation oder überhaupt zur Genitalsphäre Beziehungen bestehen, ein hilfreiches Mittel.

Herzsymptome, die untereinander große Ähnlichkeit zeigen mit schwachem, kleinem Puls und Unregelmäßigkeit der Herzaktion, sind die Bilder von Ignatia, Sepia, Asa foet. und Nux mosch.

Das sichtbare Herzklopfen bei Coffea mit der charakteristischen Unruhe in Verbindung mit Müdigkeit, ohne jedoch Schlaf zu finden – ein Bild, das jeder Kaffeetrinker aus Erfahrung kennt – ist ein wichtiges Symptomatikum bei den einfachen nervösen Palpitationen. Während wir bisher von den neurogenen Herzsensationen tachykarden Ausmaßes sprachen, besitzen wir zwei gute Mittel, um auch Bradykardien neurogener oder nervaler Art wirksam zu beeinflussen. An erster Stelle steht hier Digitalis mit seiner homöopathischen Verdünnung, das bereits früher erwähnt wurde und bei den funktionellen Bradykardien eine wichtige Rolle spielen kann, neben Camphora, das beim schwachen Puls mit der Eiskälte der Extremitäten ein ausgezeichnetes Anregungsmittel sein kann, um Herzsensationen des bradykarden Typs zu beseitigen. Hier wäre, wie auch bei den Kreislaufmitteln abgehandelt werden muß, ebenso an Tabacum, Veratrum album und China zu denken. Treffen wir auf Herzsensationen Jugendlicher in Verbindung mit Wachstumsbeschwerden und Entwicklungsstörungen, so müssen wir an Calcium carb. denken, ebenso wie Pulsatilla bei pubertierenden Mädchen in Verbindung mit hormonellen Dysfunktionen zur Bereinigung von Herzsensationen beitragen kann.

Damit ist eine sinnvolle Ergänzung mit homöopathischen Arzneimitteln zur notwendigen Soforttherapie und zur Therapie der Herzinsuffizienz möglich.

1.7 Die Symbolik des Herzens

Zunächst hat das Symbol im Zusammenhang mit Herzerkrankungen seine Berechtigung dadurch, daß die Einheit von Leib und Seele am Organ Herz sehr stark empfunden wird. Das Herz ist nach *Plinius* nicht nur das zentralste Organ des menschlichen Körpers, das zuerst lebende und zuletzt sterbende Organ. Das Herz ist Sitz der Affekte, insbesondere der Liebesempfindung, des Verstehens, des Willens, aller geistigen Fähigkeiten und der ganzen Skala von Gemütserregungen und Leidenschaften.

Bei den Ägyptern hieß der Tote „der Mensch mit stillstehendem Herzen", und im Kult der Mexikaner riß man dem Toten das Herz heraus und hielt es dem Sonnengott als Weihgabe entgegen. In der Bibel bezeichnet Herz auch Mut und Tapferkeit, Entschlossenheit, innere Einsicht und Planung, Wollen und sittliche Entscheidung des ganzen Menschen. Das Herz ist das Urwort der Sprache, und auch in unserer nüchternen Welt betonen wir seine Bedeutung in Worten wie mit Herz oder herzlich. So wird es verständlich, daß der Mensch die Symptome, die in Verbindung mit dem Herzen auftreten, besonders eindrucksvoll erlebt und seinem Erleben eine Anschaulichkeit verleiht, die wiederum durch spezifische Bilder gekennzeichnet ist. Bilder, die wir alle kennen, wie die Faust, die zupackt, der Reif, der sich um das Herz legt, das Stechen mit Nadeln, ein Ziehen, Pendeln, Fließen, Tropfen.

Dazu kommen emotionale Äußerungen, Affekte, wie etwa, daß ein Herz bedrückt ist, vor Freude hüpft, sich in Angst zusammenzieht, im Schreck erstarrt und bang ist vor Furcht. Zu diesen Randsymptomen kommt als zentrales Symptom der Schmerz mit der Unruhe und dem Ergriffensein der ganzen Person.

L. Klages hat als Urphänomen unterstellt, daß der körperliche Ausdruck jedes Lebenszustandes so beschaffen ist, daß sein Bild ihn wieder hervorrufen kann. Das Ausdrucksbild wird dadurch erleichtert, daß der Name oder Begriff in der Sprache wörtlich genommen wird. Dem gesellen sich dann erst die Antriebserlebnisse, Affekte und Emotionen sowie die Stimmungen hinzu. Damit vermittelt das Bild im sprachlichen Ausdruck nicht nur ein Symptom, sondern setzt das Organgeschehen mit einem Erlebnis in Verbindung, ähnlich, aber offenbar doch nicht gleich dem neurotischen Geschehen am Organ.

Zurück zum Symbol. Nach *Klages* hat der Mensch, wie bereits dargestellt, als Ausdrucksmöglichkeit die Physiognomie, die Gestik, die Schrift und die Sprache, um die wichtigsten zu nennen. Die Sprache formuliert die Vorstellungen des Geistes, konkreter fließt aus der Sprache ein Erkenntnisgewinn zu, der uns – um mit *Klages* zu reden – „dank der Hellseherei des sprach-schöpferischen Unbewußten die Namen schenkt, um eine bildempfängliche Prägsamkeit des lebendigen Stoffes zu vermuten".

Damit erhält der Subjektivismus oder der Personalismus im Krankhaften seine Gültigkeit – ganz im Sinne *L. Krehls*.

An vier Fällen soll diese Beziehung gezeigt werden, wobei wir uns in den Krankengeschichten auf das Wesentliche beschränken.

Fall 1: 61jährige Patientin, das Klagebild war ausschließlich auf das Herz gerichtet, das, wie sie sagt, schon seit 30 Jahren weh tue.

Das Herz fängt laut zu klopfen an, es klopft oben aus dem Kopf. Alle Herzbeschwerden sind stechend. Es gibt 2, 3, 4 Stiche, setzt dann aus und wackelt weiter wie ein Pendel. Die Patientin kann nicht links liegen, beim Rechtsliegen dagegen ein Gefühl, als ob das Herz an Stricken nach rechts ziehe. Es klopft bis in die Ellbogen und Daumen. Durch die Brustwarze sticht es wie mit einer heißen Nadel. Die Patientin zählt oft 4 Tropfen, die vom Herzen vorne und seitlich weglaufen, als wenn jeder Tropfen durch die Ader ziehe. – „Jetzt habe ich Zeit und liege im Bett und belausche mein Herz", sagt sie zum Abschluß ihrer Anamnese.

Klinisch findet sich eine Linkshypertrophie mit diskreten basalen Stauungszeichen der Lunge, angedeutete Aortensklerose.

Im EKG Linkstyp mit koronaren Belastungszeichen, RR 200/105.

Die persönliche Exploration ergibt: 1910 als zweites von drei Kindern im Sudetenland geboren. Vater war Instrumentenmacher, die Mutter Näherin. Unkomplizierte Kindheit. Im 20. Lebensjahr geheiratet, nebenher als Näherin tätig. Nach 4 Jahren erstes Kind, 10 Jahre später, also im Jahre 1944, kam der zweite Sohn zur Welt, dem sie eindeutig mehr verbunden war als dem ersten.

Zum Zeitpunkt der Geburt kam der Ehemann in russische Gefangenschaft. Die Patientin wurde als Näherin dienstverpflichtet, und zwar in einer Strickwarenfabrik. Sie mußte unter größten Schwierigkeiten den Säugling versorgen, hat schließlich das Kind während der Kämpfe in Eger unter persönlichem Einsatz gerettet, während der erste Sohn bei Verwandten untergebracht war. Bis zur Aussiedlung 1946 hat sich die Patientin mit Strick- und Näharbeiten durchgebracht, bis der Ehemann im gleichen Jahr aus der Gefangenschaft kam. Damals erstmals Herzbeschwerden im Sinne psychischer und physischer Belastungsphänomene. 3 Monate vor Einweisung manifestierte sich die Herzsymbolik, nachdem der zweite Sohn etwa ein halbes Jahr vorher geheiratet hatte.

Wir haben hier eine Trennungsproblematik mit Bildern, die eine Objektbeziehung zum Zeitpunkt des stärksten Einsatzes wiederherstellt.

Zunächst Herzsymbole mit der Nadelsymptomatik aus der früheren Berufsbeziehung, mit der Symbolik des Opfers (religiöse Vorstellung des blutenden Herzens), dabei archetypische Zahlensymbolik, wie 4 Tropfen, als Prinzip des Weiblich-Mütterlichen.

Behandlung erfolgte zunächst mit Spigelia, dem Hauptmittel des Nadelstechens. Damit sank der RR auf 140/80. Entlassung erfolgte nach 14 Tagen völlig symptomfrei. Wiederaufnahme der Behandlung nach 8 Wochen. Diesmal Einlieferung mit einer echten Koronarsymptomatik und eindeutigen Lachesissymptomen als Ausdruck des Liebesverlustes. Spigelia entsprach lediglich der Organsymbolik. Mit Lachesis schließlich gelang völlige Wiederherstellung.

Fall 2: 48jähriger Tierarzt, der zur Behandlung von pektanginösen Beschwerden kommt, die in Verbindung mit Angstgefühlen, Tachykardien und Schlafschwierigkeiten schon mehrere Jahre bestanden, aber seit einem halben Jahr intensiv aufgetreten waren. Die behandelnden Ärzte sprachen schlicht von Herzneurose und Depression und behandelten mit Sedativa und Palliativa.

Patient war das jüngste von 8 Kindern. Als Kind schon Phlegmatiker, pastös, kaum begeistert von Sport. Seit der Kindheit ängstlicher, mittelmäßiger, auch geistig träger Schüler mit großen Kontaktschwierigkeiten, besonders seit der Pubertät. Starke Bindung an die Mutter, die als einzige Verständnis für ihn hatte. Herzbeschwerden erstmals mit 22 Jahren in kanadischer Gefangenschaft. Er war zur Arbeit an einem Außenposten, kam auf dem Heimweg in einen der gefürchteten Sandstürme und mußte dabei um sein Leben rennen. Mit Mühe konnte er sich unter größter, letzter Anstrengung ins Lager retten und glaubte damals, daß sein Herz nicht mehr schlage. Nachher gewöhnte er sich an, den Atem anzuhalten, um auf das Herz zu hören, ob es noch schlage. Er klagt über Pochen und Schlagen, müsse auch jetzt noch hinhören, besonders an warmen Tagen und bei schwülem Wetter, Gewitter und Sturm.

Er müsse Luft aufstoßen, um das Herz, das stillstehen wolle, wieder anzutreiben. Depressive Gesamteinstellung, deutliche Insuffizienzgefühle gegenüber der Familie und dem Beruf. Die Frau ist immer die Antreiberin. Angstkomplexe mit Verlassenheitsgefühlen, will immer mit jemandem zusammensein (bringt in die Klinik seinen 10jährigen asthmatischen Sohn mit, da er nicht allein sein kann). Die Ehe sei intakt, da sich die Ehefrau auf seinen retardierten Zustand eingestellt habe.

Über den altersentsprechenden Befund wenig Merkmale gröberer Organstörungen. RR 150/80 normal. EKG oB. Rö verstärkter Aortenbogen mit Betonung der Herzlinkssilhouette. Kurz – das Bild einer Linksinsuffizienz mit intermittierenden Extrasystolen und Verdacht auf Frühsklerose der Aorta.

Bei der Arzneifindung ist bestimmend: Angst, es könne etwas passieren, Luftaufstoßen, Herzklopfen mit Angst, Liegen schlechter, Wärme, Schwüle schlechter, Schwäche gegenüber der beruflichen Tätigkeit. Sandsturmerlebnis mit neurotisch nachvollzogener Symbolik.

Therapie: Natrium carbonicum 6. LM.

Danach Abbau der Angst in wenigen Tagen, ebenso bessern sich Herzklopfen und Magenbeschwerden, Entlassung nach 20 Tagen. Es handelt sich hier um ein typisches Informationsmuster aus der Zeit der ersten kardialen Überforderung mit Insuffizienzgefühlen gegenüber Familie und Beruf und entsprechender psychischer Überforderung.

Aus Barium- und Kalciumprägung entwickelt sich schließlich das nicht häufige Bild eines Natrium carbonicum-Zustandes.

Fall 3: 59jährige Frau kommt zur Behandlung einer Herzinsuffizienz. Im speziellen Klagebild Dyspnoe seit 10 – 15 Jahren. Herzklopfen, Herzstechen mit nächtlichen Schweißausbrüchen, seit der Klimax verstärkt. Vor 15 Jahren sei erstmals das Gefühl aufgetreten, als ob am Herzen etwas gerissen wäre. Zur gleichen Zeit lebte die Patientin in Scheidung. Ein Jahr später aV-Block und seit 10 Jahren Herzbelastung mit dem Symptom, „das Herz sei wie von einem Band umschnürt und hinge auch manchmal wie an einem Band".

Patientin hatte eine starke Bindung an ihren Mann. Als die Scheidung lief, war offenbar etwas gerissen. Der Ehemann hatte sich von ihr getrennt, sie selbst wollte es nicht. Die Symbolik dieser Bindung projizierte sich auf ihre Herzinsuffizienz, diese wurde zum Leitsymptom ihrer Schwäche. Klinisch kein eindeutiger aV-Block nachweisbar. Im EKG deutliche Zeichen einer Erregungsrückbildungsstörung. Im Laborchemismus fiel auf, daß die Blutharnsäure erhöht war.

Behandlung mit Kalium carb. D 4, später D 12.

Auffallende Besserung der Schweißneigung, der Insuffizienzzeichen, der Nykturie und vor allem der Harninkontinenz. Nach 2 Monaten schrieb die Patientin, sie sei von dem seit vielen Jahren bestehenden lästigen Übel des Harnträufelns befreit. Die Herzsymbolik war verschwunden, die Insuffizienzzeichen im EKG waren restlos beseitigt.

Es handelte sich um eine Herzsymbolik mit Bandgefühl im Sinne der Bindung. Ebenfalls Trennungsproblematik wie bei Fall 1.

Fall 4: 42jährige Frau leidet seit 5 Jahren in zunehmendem Maße an Herzbeschwerden. Beengungsgefühl, Stenokardien, Unruhe und Schweregefühl des Herzens, Flattern, Zittern. Umklammerungsgefühl wie im Schraubstock, das Herz sei wie eine Kugel und ziehe nach unten, manchmal – als ob es an einem Faden hinge. Die Herzbeschwerden zeigen eine zeitliche Beziehung zum Eisprung und zur Menstruation. Vom Kardiologen als Herzneurose bezeichnet.

Mit 30 Jahren erste Beziehungen zu einem gleichaltrigen Manne, dem sie kurze Zeit später völlig hörig war. Dabei entdeckte sie die Angst wieder, die in der Kindheit bereits aufgetreten war, es könne etwas passieren. Die Angst wurde von einer sehr sensiblen Mutter und einem älteren Vater provoziert. Nach mehreren Jahren kam es schließlich zur Trennung von dem Bräutigam auf Grund beruflicher Versetzung und nachfolgender Entfremdung. Sie verzehrt sich seit dieser Zeit in Sehnsucht nach dem Manne und hat auf Grund ihrer sehr puritanischen Erziehung keinen Mut zu einer neuen Verbindung. Der klinische Befund ist sehr dürftig, wenn man von gelegentlichen Extrasystolen absieht. Schilddrüse und Fokusproblem wurden überprüft und schließlich der Psychotherapeut hinzugezogen. Die Angstzustände und Herzsensationen bestanden hartnäckig weiter, außerdem kamen Unterleibsbeschwerden hinzu. Im Gegensatz zu manchen anderen Darstellungen der Lilium tigrin. war mir hier die Abhängigkeit in einer Liebesbindung das wesentliche Leitsymptom. In dem Symbol, es hat sie gepackt, es trägt sich schwer, und es besteht eine bandartige Beziehung und Abhängigkeit, sind echte Bezüge zum Lilium-Mittelbild. Mit der 12. Potenz konnte das herzneurotische Bild abgebaut werden.

Die Analyse der dargestellten prototypischen Krankheitsbilder läßt durchaus die Frage entstehen, inwieweit es sich bei den Bildern um eine reine Herzneurose mit sekundären Erscheinungen am Organ handelt. Damit würde sich der Symbolcharakter der Klagebilder weitgehend dem herzneurotischen unterordnen, das in seiner Art spezifisch erscheint und leicht zu analysieren ist. Hierzu ist es notwendig, einen kurzen Abriß der neurotischen Psychopathologie zu geben. Die Herzneurose wird bekanntlich als Kreislaufstörung bezeichnet und ist in den letzten Jahren als psychisches Phänomen deklariert worden. *Freud* rechnete die Herzneurose nicht zu den konfliktbedingten Krankheiten und deutete sie als direkte Folge gestörter Abfuhr von Sexualerregung. Sicherlich war dies zu einseitig.

Man weiß heute, daß familiäre Belastungen, Anlage und Umweltfaktoren mitwirken, daß vor allem ängstlich besorgte Eltern prägende Einflüsse hinsichtlich des späteren Ausbruchs einer Herzneurose bei ihren Kindern ausüben. Bekannt ist dabei auch die Symptomtradition und die familiäre Häufung. Als Störfaktoren in der Kindheit hat man die Mütter angeführt, die ihre Kinder stark symbiotisch gebunden haben. Dabei werden dominierende und ängstliche Mütter als verunsichernd empfunden. Mutterbeziehung und Übertragung einer konfigurierten Mutterrolle tragen erheblich dazu bei, wobei die Mütter von Herzneurotikern eine solche Neurose vorgelebt haben. Bei solchen Müttern findet man häufig die Neigung, ihre Kinder hartnäckig festzuhalten und den Kindern Schuldgefühle zu bereiten, mit denen eine Ablösung verhindert werden soll. Daraus ergeben sich Trennungsängste und Trennungskonflikte. Aber auch andere Faktoren sind ätiologisch beteiligt. So die Konfrontation mit einem Unfall, mit Krankheit oder Todesfällen (in Familie, Umgebung oder Öffentlichkeit). Auch beunruhigende Beobachtungen am eigenen Körper wie im Fall 2.

Ein wichtiger Faktor, auf den immer wieder hingewiesen wird, ist der Trennungskonflikt oder die daraus entstehende Trennungsproblematik, die wir heute allzu häufig im Untergang eines patriarchalischen Familienprinzips vorfinden. Dabei kann die Ablösung von der Mutterfigur oder einer anderen Bezugsperson bedeutsam sein. Trennungskonflikte wirken sich offenbar nur deshalb so problematisch aus, weil vorher überstarke Bindungen bestanden haben.

Die Angstbereitschaft des Herzneurotikers sucht die Anklammerung und Bindung. Bricht diese schützende Partnerschaft zusammen, so tritt die massive Angst in Form somatischer Korrelate auf.

Wenn wir die 4 angeführten Fälle in bezug auf ihre herzneurotischen Dispositionen analysieren, so sind trotz sekundär organischer Befunde alle Fälle als neurotisch zu bezeichnen. Bei Fall 1 deutliche Bindung an den Sohn, der in der Kindheit besonderen Einsatz verlangte, damit stärkere Bindungsqualitäten, als sie der Erstgeborene aufweist. Bei Fall 2 steht neben der Mutterbindung eines pastös-lymphatischen Kindes in den späteren Jahren das Unfallereignis mit der Flucht vor dem Sandsturm als erstes Erlebnis, bei dem das Herz belastet wurde. Bei den folgenden Fällen 3 und 4 sind die Bezüge der Bindung besonders eindrucksvoll.

Das Symbol ist ebenso wie das Symptom ein nach außen reflektiertes Bild des inneren Wesens der Krankheit (§7) und erfährt durch die integrierte Beurteilung im homöopatischen Arzneibild eine einzigartige, überaus sinngerechte Therapie, was der Homöopathie nicht selten die Kritik eingebracht hat, sie eigne sich besonders für psychische und neurotische Alterationen. Wie häufig über diese Krankheitsbilder Organschäden zustande kommen, darf wohl als fundamentale Erkenntnis vorausgesetzt werden.

Vergessen wir aber nicht, daß ein Symbol nur ein mögliches Ausdrucksphänomen darstellt. Denken wir an den Reichtum der Symbole im Symptomenverzeichnis, so ist der dem Symbol zugrundeliegende Erlebnisakt höher zu bewerten als das für normale Begriffe oft ausgefallene, daher hochwertige Symbol. Am Beispiel des Bildes von Lilium tigrinum haben wir mehrfach beobachten können, daß der Verlust der Liebesbindung als Grundlage einer Herzsensation höher zu bewerten ist als das Symbol am Herzen selbst.

So erklärt sich die Frage von *C.G. Jung* nach einem besseren Ausdruck für eine Sache, die überhaupt noch nicht in unserem modernen Sinne verstanden worden ist.

Das Leibbewußtsein als sein stets individuelles geistiges Personenzentrum hat jeder Mensch für sich allein. Der Ort, an dem Nachfühlen und Nachvollziehen von Personakten möglich ist, liegt zwischen dem Leibbewußtsein und dem noetisch-geistigen Personsein als Aktzentrum aller höchst intentionalen Akte in der Mitte, wie es *Max Scheler* ausdrückt. Wenn Nachfühlen und Nachvollziehen ein Schritt zur Therapie wird, so haben wir den höchsten Grad einer personalen Heilkunst erreicht.

Alle 4 hier angeführten Fälle sind, wie bereits erwähnt, trotz sekundär organischer Befunde als neurotisch zu bezeichnen. Damit sind alle diese Behandlungsfälle in die Problematik der Herzneurose einzuordnen. Individuell bleibt lediglich das Ausdrucksbild im Symbol. Damit kommt dem Symbol der Individuationscharakter zu.

Arzneibeispiele für die Symbolik am Herzen
Fadengefühl am Herzen: Lilium tigrinum, Kalium carbonicum.
Hitze in der Herzgegend: Cann. s., Glonoin, Medorrhinum, Opium, Spongia.
Hitze mit Wallungen: Glonoin, Phosphor, Nux moschata, Sulfur.
Kälte in der Herzgegend: Carbo an., Helonias dioic., Kalium bichrom., Kalium nitr., Natrium mur., Petroleum.
Lebendes Gefühl am Herzen: Cyclamen.
Leerheitsgefühl am Herzen: Conium, Cocculus.
Stillstehen des Herzens (Gefühl, als ob): Aurum, Lobelia.
Stillstehen, wenn nicht in Bewegung sein: Gelsemium.
Vergrößerungsgefühl: Bovista, Aurum, Lachesis, Lilium tigr., Pulsatilla, Sulfur.
Wassertropfen fällt vom Herzen: Cannabis sat.
Wärmegefühl am Herzen: Cannabis sat., Crocus, Rhododendron.
Zusammengeschnürtes Herz: Cactus, Jodum, Lachesis, Laurocerasus, Lilium tigr., Spigelia, Tarantula.
Zusammengeschnürt wie von einem Reifen: Aconit, Argentum nitr., Arsen, Cactus, Lobelia, Lycopodium, Phosphor, Picr. acid.
Zusammengeschnürt wie von einem Panzer: Chelidonium.
Brustschmerzen wie von einem Splitter: Argentum nitricum.
Brustschmerzen wie von Krallen: Senega.
Brustschmerzen wie zu eng, am Brustbein entlang: Dioscorea.
Gefühl, als hätte das Herz aufgehört zu schlagen: Argentum met. und nitr., Asterias, Aurum, Cactus, Cicuta, Digitalis, Lachesis, Lilium tigrinum, Lobelia, Lycopus, Rumex, Sepia, Spigelia, Tarantula, Zincum.
Gefühl, als gehe eine Blase durch die Arterien: Natrium phosph.
Gefühl, als drehe sich das Herz: Antimonum tart., Tarantula.
Gefühl, als gehe der Herzschlag durch den ganzen Körper: Ferrum.
Gefühl, als schwimme das Herz auf Wasser: Bor, Bovista, Bufo, Sumbul.
Gefühl, als drücke das Herz in den Hals: Phytolacca.
Gefühl, als ziehe das Herz in den Eierstock: Na-ja trip.
Gefühl, als jucke das Herz wie von Flöhen: Alumina, Cactus, Natrium carb., Ledum.

2 Hypertonie und Homöopathie

Ob es eine Behandlung der Hypertonie mit homöopathischen Arzneimitteln gebe, werden wir immer wieder gefragt. Keiner Krankheitsäußerung hat man sich in den letzten Jahrzehnten so sehr zugewandt wie gerade dem erhöhten Blutdruck. Die Behandlungsmöglichkeiten reichen von der Diätetik über Balneologie und Kurortmedizin bis zu den differenziertesten biochemischen Eingriffen in den renal-assoziierten Angiotensinmechanismus. Je breiter die Palette der Therapie, desto vielgestaltiger ist die Ursache eines Krankheitszeichens, wie es der Blutdruck in seinen Schwankungen darstellt. Gerade die Schwankungen sind es, die die Fragwürdigkeit der Pathologie des Kreislaufsystems betonen. Nicht nur dieselben Personen können im Tagesablauf sehr divergierende Werte haben, sondern auch zwischen Volksgruppen werden Abweichungen beobachtet. Welche Rolle spielt dabei eine homöopathische Behandlung, die auch Systeme zu beeinflussen vermag, wie z.B. das Kreislaufsystem mit seiner peripheren Weit- oder Engstellung, was uns auf die Flavonrolle von Pflanzenstoffen hinweist, wie etwa Arnika oder Crataegus. Daneben wird aber die konstitutionelle, d.h. auf die Person fixierte regulative Kreislaufbeeinflussung ein wichtiger Faktor sein, der Alter, Geschlecht, Erblichkeit, Ernährungsstatus und vieles andere mit einbezieht. In jedem Falle aber steht die Homöopathie am Anfang einer Regulationsstörung und nicht im Höhepunkt der Erkrankung mit fixiertem Blutdruck und den damit verbundenen Risikofaktoren. Hinzu kommt, daß der Blutdruck ein Symptom einer Krankheitsbereitschaft darstellt und die homöopathische Behandlung eine Vielfalt von Symptomen und Krankheitszeichen voraussetzt. So bleibt der Prähypertoniker der ideale Patient für homöopathische Überlegungen – ohne

Gefahr eines Risikos und mit der Möglichkeit, eine personotrope Behandlung durchzuführen.

Nach der Definition der WHO stellen Blutdruckwerte von 160/95 mmHg einen hohen Blutdruck dar. Wir wissen, daß Grenzfälle individueller Art die Ausnahmen von der Regel sein können. Bei 90 % der Patienten mit hohem Blutdruck lassen sich keine Ursachen feststellen. Der Rest zeigt sichtbare Nieren- oder Gefäßanomalien. Eine vasomotorische Labilität läßt sich immer finden, auch anfängliche RR-Erhöhungen werden durch ein gesteigertes Herzminutenvolumen hervorgerufen. Die Verlagerung von Blut in die Haut oder das Eingeweidesystem, z.B. durch körperliche Anstrengung oder füllige Mahlzeiten, ist typisch und funktionell zu verstehen so lange, bis hämodynamische Veränderungen auftreten und der zunehmende periphere Widerstand zu einem dauerhaften Blutdruckzustand führt.

Im Alter steigt bekanntlich der systolische Blutdruck, wobei bei über 60 Jahren die einfache Formel 100 + Alter nicht mehr zu gebrauchen ist. Ein essentieller Hochdruck macht sich bekanntlich zwischen dem 30. und 40. Lebensjahr bemerkbar, ab 50 Jahren tritt die essentielle Hypertonie nicht mehr häufig auf. Bei Hochdruckformen unter dem 20. und über dem 50. Lebensjahr nimmt man sekundäre Formen an.

Eindeutige Unterschiede gibt es in bezug auf die Geschlechter. Während bis zum Alter von 45 – 50 Jahren der Blutdruck bei Männern im Durchschnitt höher liegt, ist dies bei Frauen nach dem 50. Lebensjahr der Fall. In der Vorgeschichte spielen dabei eine Schwangerschaftstoxikose, eine Eklampsie und nicht zuletzt auch hormonelle Einflüsse verschiedener Genese eine bedeutsame Rolle. Eindeutig sind die Einflüsse der Fettleibigkeit und der Ernährung. So kann andererseits auch beobachtet werden, daß Fastenbehandlungen und spezifische Kostformen wie Rohkost und vegetarische Ernährung einen wesentlichen und lang anhaltenden Einfluß auf die normotone Regulation des Blutdruckes mit sich bringen. Die blutdrucksteigernde Wirkung psychischer Belastungen ist am meisten bekannt, aber auch das Eintauchen von Extremitäten in kaltes Wasser kann einen erheblichen Blutdruckanstieg zur Folge haben. Dieser Test kann zur Feststellung latenter Blutdruckkrisen verwendet werden. Das gleiche gilt für körperliche Anstrengungen, wobei sich eine normale kontinuierliche Bewegung auf die diastolischen Werte günstig auswirkt. Hypertoniker zeigen nach intravenöser Belastung mit Kochsalzlösung eine raschere Diurese, auch die Hämatokritwerte sind deutlich höher, ebenso die Gesamtviskosität des Blutes. So hat man auch eine Frühdiagnose der Hypertonie von der Natrium-Clearancequote abgeleitet. Nur der Vollständigkeit halber sei die Möglichkeit eines Phäochromozytoms erwähnt, das einen Einsatz der Chirurgie bei der Hypertonie erfordert. Auch der primäre und sekundäre Aldosteronismus sei hier zur differenzierten Diagnose erwähnt.

Grundsätzlich gilt, daß Diagnose und Behandlung individuell auf den Patienten abgestimmt sein müssen. Dabei sind besonders die Anamnese und die mögliche Veränderung der Blutdruckwerte im Tagesablauf mit einzukalkulieren. Der Behandlungsplan kann hier nur schematisch aufgezeigt werden, wobei ein besonderes Augenmerk auf die endokrine Belastbarkeit gerichtet werden sollte. Hier sind homöopathische Möglichkeiten besonders erfolgreich und sinnvoll.

Übersicht über die homöopathischen Mittel zur Hypertoniebehandlung

1. Essentieller Hochdruck (Ursachen: Psyche, Streß, Genußmittel, Medikamente)	
Nux vomica:	Reizbarkeit, Nahrungs- und Genußmittelabusus.
Ignatia:	paradoxe Reaktionen, rascher Blutdruckwechsel, emotional.
Phosphorus:	allgemeine Überempfindlichkeit, unruhig, schnell erschöpft, Wärmeverschlimmerung, Durst auf Kaltes, Erethismus des Kreislaufs, Rotwerden-(Flush), Neigung zu Herzinsuffizienzen.
Ambra:	Überempfindlichkeit gegen Geräusche, Gerüche und Berührung, Neigung zu Depression, sorgenvoll und ängstlich.
Valeriana:	Frauenmittel, Überempfindlichkeit, veränderliche Stimmung.
Ergotin-Secale:	Spasmen der peripheren Gefäße, Brennschmerz, Wärmebesserung abgestorbener Finger.
Crataegus oxyac.:	Altersherz mit Neigung zu Bradykardie, Extrasystolen, Beklemmung am Herzen bei geringer körperlicher Anstrengung, Schwanken der Blutdruckwerte im Tagesablauf, Stirnkopfschmerz. Ø–D 4 bei Hypotonie, D 12 und höher bei Hypertonie.
Arnica montana:	Folgen von Überanstrengung körperlicher Art, Unruhe, bes. nachts, Plethora, Schwindel, Benommenheit, Präkordialangst, blutige Sekrete und heftige Pulsationen.
Aurum:	Depression, Angst, bes. nachts, Kälteempfindlichkeit, roter Hochdruck mit Bewegungsbesserung, Blutandrang zum Kopf, schlimmer durch geistige Anstrengung und Bücken, Ohrgeräusche, Blutwallungen zum Kopf, Gefühl, als ob das Herz aufhöre zu schlagen, Verdauungsprobleme.
Glonoinum:	Migränemittel, Verschlimmerung durch Hitze und Sonneneinstrahlung, Pulsieren durch den ganzen Körper bis in die Fingerspitzen, Herzklopfen mit Präkordialangst.
Viscum album:	Kopfsymptome (Stirn), Herzunruhe, Extrasystolen, Tortikollis, Parästhesien.

2. Renaler Hochdruck	
Barium carbonicum:	lang anhaltendes Herzklopfen, schlimmer durch Darandenken, durch Linksliegen, Bradykardie, häufiges Harnlassen. Schwindelerscheinungen und Ohrgeräusche, Lymphatismus.
Kresol:	Schwäche, Abmagerung, Puls langsam oder tachykard, Blutungsneigung, Thrombosen, Mb. *Raynaud* und Oligurie.
Plumbum metallicum:	Schwäche und Lähmigkeit, Gedächtnisverlust und Verlangsamung, Spastik im Darm und Brustbereich, kalte Extremitäten.
Serum anquillae:	Albuminurie, Folgen nach Nephritis oder Pyelonephritis, Kälteverschlimmerung.

3. Endokriner Hochdruck	
Lachesis:	Wärme- und Hitzeverschlimmerung, Beengungsgefühl am Hals und in der Brust, Verschlimmerung morgens, Folgen von Liebesverlust.
Sanguinaria:	Schwindel und Kopfschmerzen, rege Herztätigkeit, heißes Gesicht, hochrot, abendliche Besserung, Hände und Füße brennend heiß.
Strontium carb.:	Schwindel und Kongestion zum Kopf, verschlimmert durch Anstrengung, starkes Klopfen der Arterien und des Herzens, Abgeschlagenheit und Abmagerung, Lymphatismus.

Hyperthyreosemittel in Verbindung mit Hypertonie:
Thyreoidinum, Baptisia, Lycopus virginicus, Phosphorus.

4. Homöopathika bei Arteriosklerose und Hypertonie

a) Frostige Mittel:	Aurumsalze, Bariumsalze (Barium carb. und Barium jodat., Barium mur.), Conium mac.
b) Hitzige Mittel:	Glonoinum, Ergotinum, Aurum jodatum (und andere Salze wie Aurum mur., Aurum met.), Lycopodium, Phosphorus, Plumbum jodatum, Sulfur (Unterdrückungsmittel) Strontium carbonicum oder muriaticum Viscum album.

5. Neuere Mittel, aus der Pharmakotherapie abgeleitet

Rauwolfia serpentina:	Alle Hypertonieformen, Dosierung in Tiefpotenzen, das vorherrschende Symptom ist die Unruhe des Gefäßsystems. Innere Unruhe, Neigung zu Depression, *Parkinson*-Syndrom und Tremor verweisen auf arteriosklerotische Merkmale, die Depressionsneigung und der *Parkinson*-ähnliche Tremor auf Störungen in zerebralen Kernbereichen. Herzklopfen und Herzstechen, unregelmäßiger Puls, kongestiver Kopfschmerz mit Hitzegefühl und Schweißausbruch und allgemeine Unruhe. Erfahrungen mit dem Mittel sind noch nicht ausreichend, insbesondere sind noch keine eindeutigen Aussagen über die Blutdruckdosierungen möglich. Die empfohlenen Tiefpotenzen entsprechen phytotherapeutischer Anwendung. Homöopathische Potenzen erfordern Depression, Herzunruhe und mittelhohe Blutdruckwerte.

3
Behandlung des Schwindels

3.1 Ein interessanter Bezug homöopathischer Arzneitherapie

Bei dem Gedanken, einer gestellten Aufgabe nicht gewachsen zu sein, möchte einem schwindelig werden. Mit dieser Redensart wird die psychologische Seite der Verunsicherung gekennzeichnet. Daß der Schwindel daneben zu einem führenden Symptom eines Krankheitsbildes werden kann, zeigt sich bei den Störungen des Gleichgewichtsorgans durch Tumor und Trauma. Aus dem funktionellen Begleitsyndrom wird ein Leitsymptom. Schwindel ist zunächst nur ein Symptom, das vom Gleichgewichtsorgan des Innenohrs ausgeht und von dort auf dem Wege komplizierter nervaler Mechanismen in verschiedene funktionelle und organische Regionen weitergeleitet werden kann. Schwindel ist eine subjektive Störung, die unter physiologischen Verhältnissen durch schnelle und mehrfache Körperdehnungen oder durch plötzliches Ein- oder Aussetzen einer Bewegung entstehen kann.

Das statische Organ orientiert über die Lage im Raum, Utrikulus und Sacculus, und die drei Bogengänge registrieren die Bewegung des Kopfes und leiten sie über den 8. Gehirnnerv in die Pars vestibularis. Durch das Ganglion vestibuli erfolgt die kurzstreckige Weiterleitung in die Kerngebiete der Rautengrube. Über die Nuclei terminales erfolgt die Umschaltung in die Kleinhirnbahnen. Die Kleinhirnbahnen korrespondieren wiederum mit motorischen Nerven der Peripherie und denen der Augen, um nur diese beiden wichtigen Systeme anzusprechen. Der Endolymphapparat des Innenohres mit hoher thermischer Empfindlichkeit hat enge Beziehungen zu einem anderen Flüssigkeitssystem, dem Blutkreislauf der Gehirnbasis. So wird verständlich, daß eine funktionelle Veränderung des

Gleichgewichtssinnes in Form von Schwindel mehr unter dem Einfluß einer Störung der Blut-Lymphschranke entsteht als durch eine Störung der meist durch knöcherne Kanäle geschützten Nervenbahnen. Hierzu gibt es eine Ausnahme, nämlich die rudimentären Halsganglien, die Beziehungen zur vertebralen und zur Karotisdurchblutung aufweisen. Somit tritt ein Schwindel häufiger als Folge hämodynamischer oder vasaler Einflüsse auf als infolge von Nervenstörungen.

Der Charakter der Schwindelerscheinungen entscheidet darüber, ob es sich um eine Unsicherheit handelt oder ob ein systemischer, also gerichteter Schwindel vorliegt. Der *systemische Schwindel* als Affektion des Gleichgewichtsorgans zeigt folgende Erscheinungen:

1. Drehschwindel (der Körper dreht sich um die Achse) mit Fallneigung nach links oder rechts.
2. Schwankschwindel mit dem Gefühl, nach vorne oder hinten, rechts oder links zu fallen.
3. Liftschwindel mit dem Gefühl des Fallens oder Nach-oben-Sausens (was physiologisch noch im halbwachen Zustand bzw. beim Einschlafen vorkommt).

Dem neurologisch oder otologisch abzuklärenden Schwindel steht der *asystematische Schwindel* gegenüber, der vom Patienten als ein Verschwimmen beschrieben wird. Die Klagen beziehen sich auf längeres Stehen und körperliche Belastung, z.B. Bücken, in überfüllten Räumen mit Sauerstoffmangel – dann meist auch mit psychischer Prägung wie Klaustrophobie. Die Symptomatik zeigt sich in Benommenheit des Kopfes, Gefühl der Leere, Übelkeit, abdominellen Mißempfindungen, Schweißausbruch, Flimmern vor den Augen, Ohrensausen mit Ohrgeräuschen, Gähnen und veränderter Atmung.

Belastungen durch Infekte, Toxine (Nikotin, Alkohol), Hitze, hormonelle Störungen wie Zyklus und Klimax bei der Frau, Hunger oder auch zu reichliche Mahlzeiten sowie unzureichender Schlaf verstärken diese Form der Mißempfindung. Die Kategorien sind folgende:

1. Kreislaufschwindel – meist orthostatisch, der im Stehversuch auftritt, bei Gehen und Belastung verschwindet. Dabei treten Schwäche, Schweiß, tachykarder Puls und Blässe auf.
2. Vago-vasale Anfälle, diesmal mit Bradykardie, Nausea, Blässe bei kaltem Schweiß, Blutdruckabfall und Diuresehemmung. Ein Schwindel, der bei Venenschwäche häufig ist.
3. Essentielle Hypertonie mit dem entsprechenden Blutandrang zum Kopf, Hitzegefühl und Unverträglichkeit von Sonne. Sympathikuskrisen, Klimakterium und Dystyreose.
4. Dumping-Syndrom als Folge einer Funktionsstörung im Vagusbereich nach Magenresektion mit Schwindel, Schweiß, Schwäche, nach größeren oder besonders kohlenhydratreichen Mahlzeiten mit späterem hypoglykämischem Zustand.
5. Sog. hypersensitive Karotissyndrome mit reflektorischem Schwindel bis zu Ohnmachtsanfällen und symptomatischen zerebralen Anfällen.
6. Psychogene Schwindel.

Der Schwindel ist eine alltägliche Klage im Sprechzimmer des Arztes. Dabei fällt auf, daß die Patienten über die Art des Schwindels nur wenig auszusagen wissen, so daß es dem Arzt vorbehalten bleibt, selbst seine Untersuchungen über die otogene, vertebragene, nervale oder psychische Komponente anzustellen. Wesentlich ist für die Unterscheidung, daß ein vages Schwindelgefühl, das mehr als Unsicherheit einzuordnen ist, sich von einem Vertigo dadurch abtrennen läßt, daß sich der Mensch beim Vertigo als stationär und die Umgebung als in Bewegung geraten empfindet. Beim Gesunden sind die beiden Seiten des Vestibularsystems im Hinblick auf die statische Position aufeinander abgestimmt. Wenn eine Seitenfunktion ausfällt, so fühlt sich der Patient unsicher und verliert sein Gleichgewicht. In der Untersuchung ist der horizontale, vertikale oder rotierende Nystagmus ein sicheres diagnostisches Zeichen. Für die Auffindung einer etwaigen Ursache ist also die Seitenbeziehung bedeutsam, wobei im Sinne der Ganzheitsmedizin auch die Sympathikus-Grenzstrangsituation einkalkuliert werden sollte, was besonders für die gynäkologischen Ansätze gilt.

Diagnostisch gilt die Ohrspülung mit warmem oder kaltem Wasser als Beweis für die Konvektionsströmung der Endolymphe. Von einem endolymphatischen Hydrops spricht man beim *Ménière*schen Symptomenkomplex.

Infolge des Druckes auf die Haarzellen der Cochlea kommt es zu Ohrgeräuschen und Hörverlust. Die Ohrgeräusche gehen dem Anfall oft wochenlang voraus und werden nicht sonderlich registriert. Sie gelten als eine Art Aura für den Anfall. Die Ohrgeräusche auf dem kranken Ohr werden, besonders wenn sie laut sind, als unangenehmer empfunden. Auch eine Verzerrung der Wahrnehmung von Sprache und Musik ist charakteristisch. Der Kranke empfindet im Anfall jedes Rotationsgefühl verstärkt. Übelkeit und Nausea begleiten den Anfall, bei dem der Patient liegen muß. Der Anfall kann Stunden bis Tage dauern und wird von einer Vielzahl von vegetativen Erscheinungen begleitet, die in Schwäche und Entspannung ausklingen.

Die übliche Behandlung erfolgt mit Bettruhe, Sedativa und Antiemetika, während der chirurgische Eingriff den schweren Fällen vorbehalten bleibt. Nachdem in der ätiologischen Bewertung meist allergische und exsudative Diathesen eruierbar sind, ist vor allem nach Ekzemen, Asthma und urtikariellen Bereitschaften auch im nutritiven Bereich zu forschen.

In seiner homöopathischen Behandlung hat die *Ménière*sche Symptomatologie eine eigene Gesetzlichkeit. Nach den vielfachen diesbezüglichen Erfahrungen besteht eine echte Beziehung zum Arzneibild von Sulfur.

So ist einleitend zu jeder Behandlung Sulfur zu verabreichen (LM 12), was in einer Reihe von Behandlungsfällen allein schon den Spuk beseitigen konnte. Das Sulfurbild besitzt in hohem Grade sowohl psychische als auch somatische Merkmale für allergische Diathesen, was schon vom Verhalten der Haut abzuleiten ist. Der Sulfurpatient leidet viel unter Schwindel, was zunächst mit seiner Kongestion zum Kopf und einer venösen Schwäche hämodynamisch erklärt werden kann. Im Arzneimittelbild kommen auch katarrhalische Ohraffektionen bis zur Taubheit mit Verdikkung der Schleimhäute und des Trommelfells vor. Auch das häufige „Zugehen" des Ohres mit der Beziehung zur Eustachischen Röhre ist im Arzneimittelbild verankert. Das Bild des *Ménière*schen Symptomenkomplexes ist weitgehend ungeklärt, so daß sich der Weg zu einem geeigneten Konstitutionsmittel für den Patienten als der beste erweist. Freilich hat dann das Symptom Schwindel eine untergeordnete Bedeutung.

Fall 1: Ein 66jähriger Patient litt im Anschluß an eine Beinsepsis nach Verwundung im 1. Weltkrieg an schweren Kreislaufstörungen, die er damals noch von dem Nestor der Deutschen Homöopathie, *Stiegele*, wirksam behandeln ließ. Eine schwere chronische Sinusitis maxillaris, die etwa mit 50 Jahren aufgetreten war, wurde ebenfalls homöopathisch völlig ausgeheilt. Bald darauf kam es aber zu ersten allergischen Erscheinungen auf der Haut wie Exanthemen, und etwa mit dem 60. Lebensjahr traten Schwindelerscheinungen auf, die unschwer als *Ménière* gedeutet wurden. Der Patient machte Anfallskrisen durch, die ihn zwangen, seinen Beruf aufzugeben und in den Ruhestand zu treten. Alle Behandlungsmöglichkeiten wurden erwogen, einschließlich der einer Innenohrradikaloperation. Als der Patient bei mir in der Sprechstunde war, zeigte sich die Übereinstimmung mit allen Zeichen des Sulfurbildes. So versuchte ich zunächst unter Außerachtlassung jeglicher lokaler Behandlung eine konstitutionelle

Umstimmung mit Sulfur, die den Patienten nach kurzer Zeit beschwerdefrei machte. Sein 1. Anruf galt mir wenige Wochen später, als es ihm gelungen war, eines Morgens stehend freihändig seine Hose anzuziehen.

Wenn es sich um organische Veränderungen des Innenohrs oder um eine neurologische Erkrankung handelt, kann auch die homöopathische Behandlung völlig vergebens sein. Sie wird aber dann erfolgreich und überzeugend, wenn die Art des Schwindels als funktionell definiert werden kann. Dabei ist notwendig, zu bemerken, daß eine homöopathische Behandlung nicht über längere Zeit durchgeführt werden sollte, wenn sie keinen Erfolg bringt, da ein fragwürdiges Probieren wertvolle Zeit für eventuelle operative Eingriffe zur Erhaltung des Organs verstreichen läßt. In der Wertigkeit homöopathischer Schwindelbehandlung steht *Cocculus* an 1. Stelle, zu dem sich *F. Hoff* in seiner „Behandlung innerer Krankheiten" als dem Mittel bei der sogenannten Fahrkrankheit bekennt. Er berichtet, daß er durch Cocculus auffallende Besserung auch bei den *Ménière*schen Schwindelanfällen sah, nachdem andere Mittel versagt hatten.

Hoff berichtet, daß die Wirkung von Cocculus bei der Fahrkrankheit sein eindrucksvollstes Erlebnis auf diesem therapeutischen Gebiet war; in der Tat gehört zum Arzneibild von Cocculus in 1. Ordnung der Schwindel als Störung der Gehirndurchblutung mit Seitenwechsel der Beschwerden, Schwäche im Rücken bei überreizten, sensiblen Menschen und Folge von Schlaflosigkeit. Fassen wir die wirksame Komponente von Cocculus als Alkaloid auf (Coclaurin und Pikrotoxin neben Cocolin), so zeigt sich auch hier wieder die außerordentliche Beziehung der Alkaloide zum ZNS. Bei der Vergiftung, deren Hauptangriffsfläche die Medulla oblongata und das Rückenmark ist, kommt es zu einem typischen Krampfbild. Wir gehen nicht fehl, wenn wir Cocculus dort einsetzen, wo die Störung beim Schwindel noch in den Bereich zerebraler Veränderungen zu verweisen ist, d.h. ein Schwindel systematischen Charakters auftritt. So hat sich Cocculus bei Lähmungen als Folge von Rückenmarksleiden bewährt, bei Schwäche im Kreuz und in den Beinen, Taubheitsgefühl in den Fußsohlen, Migräne mit Übelkeit und Erbrechen, Drehschwindel beim Aufrichten im Bett, so daß sich der Patient wieder niederlegen muß, und vor allem Schwindel nach Schlaflosigkeit infolge durchwachter Nächte. Die Symptome des Cocculusschwindels wie z.B. Schwäche der Nackenmuskulatur und Schwere des Kopfes, Gefühl von Leere in verschiedenen Organen, Beschwerden durch Fahren im Wagen, Folgen von Schlaflosigkeit und das Gefühl, sich niederlegen zu müssen, erlebt man sowohl als Seekrankheit als auch als Folge von Zechgelagen. Wie sehr funktioneller und organischer Schwindel miteinander verquickt sein können, soll das folgende eindrucksvolle Krankheitsbild bestätigen:

Fall 2: Eine 42jährige Patientin tritt in ambulante Behandlung, nachdem sie 4 Jahre vorher bei großer Hitze mit Nakkenkopfschmerz, Schwindel und Durchfall erkrankt ist. Häufige Kollapszustände, kann seit dieser Zeit weder Eisenbahn noch Auto oder Rad fahren. Häufig Kopfschmerzen, meist links, gelegentlich aber auch rechts. Besondere Schwierigkeiten bestehen morgens beim Aufstehen, Schlaflosigkeit besonders nach körperlichen Anstrengungen, Wärmebesserung. Bei der Untersuchung fand sich lediglich ein HWS-Syndrom, das während der ganzen Zeit im Mittelpunkt der bisherigen frustranen Behandlungen stand. Die Leber war etwas vergrößert, der RR 105/70. Aufgrund der Symptomatik verordnete ich Cocculus D 6, 3 x täglich und hörte zunächst einige Zeit nichts mehr von der Patientin. Nach 6 Monaten kam diese wieder, berichtete, daß die Migräne besser sei, daß sie Anstrengungen besser vertrage, beim Auto- und Eisenbahnfahren über kürzere Strecken bereits gut durchhalte. Da die Migränesymptome mehr im Vordergrund standen, gab ich jetzt zusätzlich Gelsemium

D 12, 1 x täglich und hörte wieder einige Zeit nichts mehr.

Kurze Zeit später erhielt ich einen Brief ihres Augenarztes, in dem es hieß, daß kurz nach Beginn der Gelsemiumbehandlung bei der Patientin Sehstörungen am rechten Auge aufgetreten seien. Es handelte sich um eine Neuritis retrobulbaris mit relativem Paraskotalsymptom. Der Kollege schrieb mir, daß er über die Ursache keine eindeutige Aussage machen könne, bat mich aber, die Patientin in bezug auf eine multiple Sklerose nochmals speziell zu untersuchen. In der kurzfristig folgenden neurologischen Untersuchung ergab sich ein Fehlen der Bauchdeckenreflexe, was aber in Anbetracht einer Sectionarbe noch keine eindeutige Aussage zuließ. Nystagmus zweifelhaft, *Romberg* negativ. Die Sehnen- und Eigenreflexe der linken Körperseite waren lebhaft im Sinne einer Hyperreflexie, der *Babinski* links zweifelhaft, rechts negativ. Finger-Nasenversuch: angedeutete Ataxie rechts – ein Befund, der zwar zusammengefaßt noch unbestimmt war, den wir aber häufig genug als Frühsymptom einer MS. deuten können. Ich setzte zunächst jegliche Therapie ab und überließ dem Augenarzt die Lokalbehandlung mit Injektionen von Betabion forte. 2 Monate später Bericht über abgeklungene Neuritis des rechten Auges, noch ganz leichtes rechtes Skotalsyndrom. Neuerliches Einsetzen der Cocculustherapie, diesmal in der 6. LM. Seit dieser Zeit (2 Jahre) völlig beschwerdefrei, Normalisierung der neurologischen Symptome. Die Patientin fährt mit dem Rad und ist voll leistungsfähig. Die letzte Nachricht war eine Ansichtskarte von einer Bergtour in den Lienzer Dolomiten.

Durch diese Krankengeschichte läßt sich in keiner Weise ableiten, daß eine MS. mit Cocculus zu behandeln oder zu heilen sei. Sie soll lediglich dazu beitragen, an Frühsymptome einer MS. zu denken.

3.2 Der Altersschwindel

Die große Gruppe der systematischen Schwindel, die einer homöopathischen Therapie zugänglich ist, dürfte im klinischen Begriff *Zerebralsklerose* zusammengefaßt sein. Der Schwindel gilt als das Frühsymptom der Zerebralsklerose schlechthin, verständlich geworden dadurch, daß beim Elastizitätsverlust der Gefäße Durchblutungsdissonanzen zuerst im Gleichgewichtsorgan registriert werden. Zusätzlich seien einige Merkmale der Gehirnversorgung angeführt, von denen zahlreiche Symptome abzuleiten sind. Die Gehirnbasis mit Medulla, Brücke und Kleinhirn, vor allem aber die Rautengrube, wird von der Arteria vertebralis versorgt, die sich am unteren Ende der Medulla mit der Carotis interna zur Arteria basilaris vereinigt. Die Ausfallserscheinungen der Arteria vertebralis sind recht unterschiedlich und hängen von der kollateralen Versorgung über den Circulus *Willisii* ab.

Man weiß jedoch, daß nicht selten Durchblutungssymptome der Arteria vertebralis durch die Kopfhaltung beeinflußt werden (Schwindel nach Chiropraktik).

Das deutet darauf hin, daß durch Seit- und Rückwärtsbeugen des Kopfes das Lumen der gegenseitigen Arteria vertebralis verengt wird, ein Phänomen, das auch bei der Arteria carotis beobachtet wurde. Die Arteria cerebelli inferior posterior versorgt als stärkster Ast aus der Vertebralis die hintere Schädelgrube, kurz bevor sich beide Vertebralarterien zur Basilaris vereinigen. Durch sie werden zahlreiche vegetative Kerne wie Vagus, Glossopharyngeus und Vestibulariswurzeln versorgt (Übelkeit, Erbrechen, Speichelsekretion und Schwindel). Nach *Milikan* und *Siekert* ist das Frühsymptom des zerebralsklerotischen Schwindels eine intermittierende Insuffizienz der Arteria basilaris, die am meisten für die Arteriosklerose disponiert ist. Meist tritt dieser Schwindel in Verbindung mit einem kardialen Faktor (plötzliche Arrhythmien, Blutdruckabfall bei Herzinsuffizienz) auf. Demnach kann ein solcher Schwindel oft am wirksamsten mit einer Herztherapie behoben werden. Andererseits ist ein intermittierendes Basilarsyndrom das Prodromalsymptom einer apoplektiformen Erkrankung. Der Kranke wird meist morgens beim Aufstehen davon befallen. Er richtet sich deshalb langsam auf. Dabei entsteht das Gefühl von Schwäche, Schwarzwerden vor den Augen, verbunden mit Unsicherheitsgefühl und Angstzuständen. Seltener entsteht ein Drehschwindel mit Blässe, Übelkeit, Erbrechen und Nystagmus, häufiger sind Parästhesien der Gesichtshälfte oder Körperseite mit flüchtigen Sprach- oder Gehstörungen und vorübergehenden Verwirrtheitszuständen.

In der homöopathischen Behandlung solcher zerebralsklerotischer Erscheinungen kommen einige Mittel zur Anwendung. Zunächst wieder eines aus der Reihe der Alkaloide, Conium, mit dem Wirkstoff des D-Coniins. Bei der Vergiftung kommt es nach kurzer Erregung zu aufsteigenden Lähmungen der motorischen und bulbären Zentren, zu Sehstörungen, Zungenbrennen, Kopfdruck, Verlust des Lagegefühls, aufsteigender Lähmung der Arme und Beine und Tod durch Lähmung der bulbären Zentren.

Kurz, eine Symptomatik, die weniger an die Durchblutung als an die Auswirkung einer gestörten Durchblutung in lebenswichtigen Zentren denken läßt. Conium ist das Mittel alter Leute schlechthin. *Nash* spricht vom Mittel alter Junggesellen und Jungfern. Die hervorstechende Symptomatik ist der Schwindel beim Drehen des Kopfes und vor allem – im großen Gegensatz zu allen anderen Schwindelmitteln – beim Umdrehen im Bette, d.h. Schwindel im Liegen. Hier dürfte die Lähmung des statischen Gefühls mit ausschlaggebend sein.

Ein Mittel bei der beginnenden Zerebralsklerose, dessen ausgezeichnete Wirkung uns sich fast täglich neu bestätigt, ist das Gift der Kreuzspinne, der *Aranea diadema,* oder das Chelizerengift der Aranea ixobola, einer Verwandten der Kreuzspinne (Prüfungen von *Mezger* am RBK). Im Jahre 1952 ließ sich ein Arzneibild skizzieren, welches eine ausgesprochen pathophysiologische Beziehung zur Zerebralsklerose aufweist. Eine interessante Abschweifung zur Biologie der Spinnen erscheint hier angezeigt. Sehr viele Spinnen lähmen ihr Opfer durch einen Biß in das Zervikalganglion, um es anschließend sofort zu verzehren. Dadurch kommt es zu einer raschen Lähmung, bei kleineren Insekten sogar zum sofortigen Tod. Wenn es aber darum geht, einen gewissen Vorrat an Nahrung zu schaffen, so ist bekannt, daß die Spinnen unter Umständen in das Bauchganglion beißen, dadurch eine längere Lebensfähigkeit des Opfers erreichen und auf diese Art jederzeit frische Vorräte bereithalten. Das Gift der Spinnen ist demnach ein gezielt neurotoxisches Gift. Auch die Arzneimittelprüfung zeigte Symptome, die in dieser Richtung zu verstehen sind:

Ruhelosigkeit, mangelnde Konzentrationsfähigkeit, unruhiger Schlaf mit lebhaften Träumen, Euphorie mit Rededrang, zuweilen aber auch Depressionen mit Gereiztheit, Überempfindlichkeit gegen Gerüche, mehr aber gegen Geräusche, Schwindelgefühl und rauschartige Benommenheit im Zusammenhang mit kongestiven Kopfschmerzen. Anfall von Drehschwindel mit Übelkeit. Die neuromuskuläre Erregbarkeit zeigt partielle Taubheits-, Schwere- und Vergrößerungsgefühle, die Muskeln neigen zu Steifigkeit, Krampf und Zuckungen, was die bewährte Indikation des Alters-*Parkinson*ismus erklärt. Wie alle Spinnengifte zeigt auch das Gift der Kreuzspinne im Arzneiversuch Frostigkeit und Kälte, daneben aber auch Hitzewallung und umschriebene Kreise (Tab. 4).

Man kann die Schwindelmittel bei Arterienverkalkung und Zerebralsklerose nicht abhandeln, ohne noch Barium carb. zu erwähnen, dessen Angriffspunkt die Gefäßwand, die Veränderung des Gefäßlumens ist.

Tab. 4 Wirkungen von Spinnengiften

Symptomatik	Aranea ixobola	Aranea diadema	Latrodectus mactans	Tarantula hispanica	Theridion curassavicum
Augen	–	+	–	+	+
Ohren – Geräusch Schmerz – Tinn.	+++	+++	–	+	+
Nase – Geruch	+	+	(+)	+	+
Geschmack – Heißhunger	+	+	(+)	+	+
Schwindel	+++	+	+	+	+
Kopfschmerz	–	+	–	–	+
Hypertonie	+	+	–	–	–
Hypotonie	–	–	+	+	+
Angina pect.	+	+	+++	+	+
HWS-Schulter	+	+	+	+	+
Parästhesien	+++	+	+	–	–

Zeichenerklärung: – negativ + schwach ++ mittelstark +++ sehr stark

Barium ist vor allem das Mittel des hypotonen Altersschwindels, wobei im Typenbild die geistigen und körperlichen Abbauerscheinungen vorherrschen. Tagesschläfrigkeit mit Schlaflosigkeit nachts, Unentschlossenheit und Vergeßlichkeit, Schwerhörigkeit und Ängstlichkeit gehören in das Bild, das uns in jedem Altersheim begegnet. Das Schwindelgefühl hat den Charakter des Drehschwindels, wobei Hitzewallungen bei sonst frostigen Extremitäten nicht selten sind.

Als letzte Kategorie der systematischen Schwindel sei auf den Liftschwindel hingewiesen, der, wie bereits erwähnt, auch im physiologischen Zustand kurz vor dem Einschlafen beobachtet wird. Offenbar handelt es sich um eine sensible Reaktion des Vagus. *Stiegele* hat früher auf die viel bewährte Indikation von Digitalis D 3 bis D 6 beim „Fahrstuhlschwindel" hingewiesen. Die absolut zuverlässige Wirkung von Digitalis läßt an die Überreizung des Vagus denken.

Aus der Reihe der homöopathischen Schwindelmittel lassen sich jetzt schon 3 Kategorien abgrenzen, von denen man bestimmte Wirksamkeiten erwarten kann. Es sind dies pflanzliche Mittel, vornehmlich mit Wirkstoffen der Alkaloidreihe, die alle eine zentralnervöse Wirkung haben, weiterhin Tiergifte, denen man aufgrund hochmolekularer Eiweißkörper gewisse sensibilisierende Wirkungen nachsagen kann, und zuletzt anorganische Stoffe, die sowohl homöopathisch als Konstitutionsmittel als auch im Körper als Nutritionsmittel auftreten bzw. mineralische Bedeutung erhalten.

3.3 Der asystematische Schwindel

An erster Stelle steht der orthostatische Schwindel, dem die Kreislaufinsuffizienz mit dem Versagen der Vasomotoren zugrunde liegt. Periphere Gebiete werden so stark erweitert, daß die zur Verfügung stehende Blutmenge in diesen Gebieten versagt. Meist handelt es sich um einen Personenkreis, der schon konstitutionell vorgeprägt ist, es sind asthenische Typen mit Vasolabilität, vor allem jugendliche Hypotoniker, die mitunter auch zur Hypoglykämie neigen. Wir erinnern uns an den Habitus *Stiller,* geistig regsam, leicht erschöpft, ein Bild, das uns in erster Linie an den Phosphortyp denken läßt, dem *Stiegele* den vasomotorischen Erethismus zugesprochen hat. Das Bild ist sehr umfangreich, die psychosomatische Prägung vordergründig. Furcht vor Alleinsein und bei Gewitter, Überempfindlichkeit gegen Sinneseindrücke und geistige Beanspruchung, Tagesmüdigkeit, rascher Stimmungswechsel. Die Kopfschmerzen treten in Form von Wallungen auf. Schwindelerscheinungen und Ohnmachtsneigung. Phosphor ist das große Mittel bei Schwindel, vor allem, wenn der Patient schildert, die Hitze steige an der Wirbelsäule entlang nach oben. Außerdem ist das Gefühl von Brennen kennzeichnend. An einzelnen Modalitäten sind zu nennen: Schwindel während des Gehens, beim Hinabsehen, beim Erheben vom Sitz; die Empfindlichkeit bei Gerüchen und Düften, die dem Mittel allgemein zukommt, wirkt sich bis zum Schwindel bei Blumenduft aus. Die orthostatische Neigung der Kreislaufverhältnisse zwingt den Patienten, sich hinzulegen.

Ein zweites Mittel, das dem orthostatischen Kollaps- und Schwindelzustand nahesteht, ist Calcium carbonicum, dem aber im Gegensatz zu Phosphor die Zirkulationsverlangsamung, die allgemeine Reaktionsverzögerung zugrunde liegt. Ich beschränke mich hierbei auf die Empfehlungen von *Nash*, wonach Calc. carb. Schwindel bei Bewegung des Kopfes und Schwindel beim Hinaufsteigen hat (beim Hinabsteigen Ferrum und Borax).

Vagovasale Schwindel grenzen sich im Gegensatz zu den orthostatischen Schwindeln dadurch ab, daß eine Bradykardie besteht, während sonst die Zeichen der vasomotorischen Schwäche ähnlich denen beim orthostatischen Schwindel sind. Schwindel mit Bradykardie erleben wir nicht selten bei den *Adams-Stoke*schen Krisen, bei denen Kalium carb. von Wert sein kann. Bedingt durch die vermehrten Vaguseinflüsse kommen vagovasale Anfälle mit typischen Bradykardien als Folge spezieller Vagusreizungen bzw. beim Überwiegen des Vagustonus vor. So läßt sich Schwindel beim Husten des Asthmatikers erklären, Schwindel nach Völlereien bzw. Mahlzeiten, während der Menses, nach dem Schlafen bzw. am Morgen, um nur einige Möglichkeiten zu erwähnen.

Zwei Mittel, die hier besondere Bedeutung haben, sind Pulsatilla und Nux vomica. Nux vomica, dessen 2 Hauptwirkungsrichtungen die gesteigerte Sensibilität und die Krampfneigung sind, ist besonders prädestiniert bei allen Störungen der Vagotonie, bei der Obstipation mit spastischem Charakter, bei Pylorospasmus, bei Dysmenorrhöen, bei typischer Verschlimmerung am Morgen, nach dem Essen und nach stärkerer Belastung des Vagus. Die Schwindelmodalitäten gehen demnach in die Richtung Schwindel während des Gehens bis zur Ohnmacht, Schwindel mit Gesichtstrübung, beim Bücken, nach dem Essen und am Morgen. Pulsatilla erklärt seine Beziehung zum Schwindel in erster Linie durch die venöse Schwäche mit der typischen Verschlimmerung am Morgen, abends, zur Zeit der Regel, durch Wärme und Besserung durch Bewegung im Freien. Die Hypomenorrhöen sind zum Teil Ausdruck des hormonellen Infantilismus, zum Teil aber auch Ausdruck gestörter abdomineller Durchblutung. Daraus läßt sich das ganze Beschwerdebild unschwer ableiten, vor allem dann, wenn die Symptomatik hormonelle Insuffizienz vermuten läßt (Migräne). So ist der Schwindel während des Gehens weniger typisch als der infolge unterdrückter Regelblutung. Der Schwindel bei Hypertonie ist Zeichen der Blutkongestion bei gesteigertem Sympathikonus. Hier handelt es sich meist um vollblütige Patienten mit Plethora, Schweißneigung, meist Frauen im Klimakterium, mit dem Bedürfnis, an die frische Luft zu gehen, sich leicht anzuziehen, sich immer Luft zuzufächeln. Ein Schwindel, über den eine solche Patientin klagt, gilt immer mehr als Unsicherheit, als ein typischer Drehschwindel. Die Bedeutung des Schwindels wird meist im Gesamtgeschehen überbewertet. Die Mittel, die hier in Frage kommen, sind: Belladonna mit dem typischen Schwindel beim Bücken oder beim Aufrichten aus gebückter Stellung; es ist dies der

Schwindel der Lachesis-Patienten beim Aufstehen morgens, Schwindel beim Kopfschmerz, vor allem linksseitig (Migräne), beim Augenschließen. Schwindel bei Sonnenhitze und übermäßiger Sonnenbestrahlung kommt sowohl dem Lachesis als auch dem Glonoin zu, wobei die Unterscheidung durch die näheren Umstände gegeben ist.

Ein typischer und nicht mehr einfach zu beurteilender Schwindel tritt beim Dumpingsyndrom auf, bekannt als Nachkrankheit nach Magenoperationen. Wenige Minuten nach der Nahrungsaufnahme treten Schwächezustände auf, die vom Patienten als Schwindel und Benommenheit empfunden werden, in einigen Fällen sogar zur Ohnmacht führen. Nach *Hoff* liegen diesem Syndrom pathologische Kreislaufreaktionen zugrunde. Bei Magenoperierten kann demnach die Verdauungshyperämie im Splanchnikusgebiet so hochgradig sein, daß hier große Blutmengen geradezu versacken. Die Aufrechterhaltung des allgemeinen Kreislaufs wird auf diese Art und Weise durch die Nahrungsaufnahme gefährdet. Interessanterweise tritt die alimentäre Kollapsneigung fast ausschließlich nach kohlehydratreichen Mahlzeiten auf, die für Magenkranke als Schondiät bezeichnet werden. Man kann hierbei auch eine hypoglykämische Gegenreaktion vermuten. Wenn wir an Schwindel und Beschwerden nach Nahrungsaufnahme denken, so ist in erster Linie Nux vomica zu nennen, das wir meist schon deshalb initial bei diesen Patienten geben, weil diese oft eine ausgesprochene Neigung zu Genußmitteln wie Nikotin etc. haben. Dagegen ist ein anderes Mittel von unschätzbarer Bedeutung, wenn man an die Symptomatik des Dumpingsyndroms denkt. Es tritt eine Übelkeit erheblichen Ausmaßes auf, zum Teil gefolgt von heftigem Erbrechen, Ausbruch von kalten Schweißen, sobald sich der Patient rührt, Ohnmachtsneigung, Empfindung der Schwäche in der Magengrube, Sehtrübung, tachykarder Puls mit Präkordialangst und Herzklopfen. Der Schwindel ist typisch, mit tödlicher Blässe beim Öffnen der Augen, gebessert durch Erbrechen. Ein Bild, das im klassischen Sinne die Symptomatik von Tabacum umreißt, dessen Wirkung wohl jeder in bezug auf Schwindel bei der ersten Zigarette erlebt hat. So zeigten sich die Dumpingschwindel, mit Nux vomica und Tabacum im Wechsel behandelt, sehr häufig therapiefreundlich im Gegensatz zu den meist diätetischen Maßnahmen, die der Patient von sich aus ergreift. Wenn man bedenkt, daß solche Patienten meist schon mehrfach operiert sind, so ist eine solche Therapie für die Erhaltung der Arbeitsfähigkeit, manchmal sogar der Lebensfähigkeit, bedeutsam.

Fall 3: Ein 38jähriger Patient wurde mit 32 Jahren wegen eines chronischen Ulcus duodeni mit beginnender Pylorusstenose magenreseziert nach *Billroth* II. Am 4. Tage nach der Operation Ileus, welcher erneut operiert werden mußte. 5 Jahre später, nach relativer Beschwerdefreiheit, Gallenkrisen mit nachfolgender Operation der Gallenblase wegen Steinen. Seit einem Jahr zunehmende Magenbeschwerden, die zunächst als Gastritis bezeichnet wurden und unmittelbar nach dem Essen auftraten. Schon nach der Magenresektion, stärker aber seit einem Jahr, tritt nach dem Essen ein Pelzigkeitsgefühl des linken Armes auf mit Übelkeit, Brechreiz, Schweißausbruch und Schwindel, so daß sich der Patient niederlegen muß. Verstärkt sind diese Beschwerden nach Kohlehydratmahlzeiten, etwas leichter nach Gemüse und Fleisch. Patient traut sich nichts mehr zu essen oder ißt nur noch im Liegen. Der Stuhlgang ist regelmäßig, doch treten oft durchfallartige Krisen auf. Patient raucht 10 – 15 Zigaretten pro Tag. Im EKG findet sich ein ausgesprochener Vagustonus mit überhöhten T-Zacken. Der Blutdruck ist 105/80 in Ruhe, nach Belastung Anstieg auf 130/75 mit normaler Rückbildung zur Norm. Im Stehversuch kein deutliches orthostatisches Phänomen. Der Nüchternblutzucker ist 70 mg%, er steigt nach Traubenzuckermahlzeit auf 110 an, um nach 30 Minuten bereits wieder unter 100 abzusinken. Es besteht eine totale Anazidität. Der Patient erhält zunächst Nux vomica D 12, ebenso Staphisagria D 12. Besserung der Beschwerden, aber noch deutliche Kollapskrisen im Sinne eines Dumpingphänomens. Nach Tabacum D 4, später D 6, normale Regulation, der Patient nahm 4 kg zu.

Der nächste Fall gibt Auskunft über eine vagovasale Störung, die mit Veratrum und Sepia, schließlich aber auch mit Tabacum behandelt werden konnte.

Fall 4: Eine 37jährige Patientin macht mit 23 Jahren eine Peritonitis nach Appendizitis durch, anschließend Unterfunktion der Schilddrüse und später Einsetzen von Magenkrämpfen mit dem Nachweis von 2 Ulcera duodeni. Zwischenzeitlich mehrere Magenblutungen, fast jährlich im Frühjahr und Sommer Magenkrämpfe und Aufflackern der alten Ulkusnarben. Die Einweisung erfolgte mit der Diagnose Ulcus duodeni. Der Stuhlgang war obstipiert. Milch wurde nicht vertragen, Morgenverschlimmerung. Hypotonie, kurz – die Konstitution einer nunmehr leicht hyperthyreotischen, adynamischen Kreislaufinsuffizienz mit Dystonien im Magen-Darm-Trakt und verstärkter vagovasaler Reaktion. Die Behandlung erfolgte mit Anacardium, Ignatia und konstitutionell mit Sepia. Nach wenigen Tagen Beschwerdefreiheit und gute Gewichtszunahme. 14 Tage war die Patientin etwa beschwerdefrei und schon gut gekräftigt, als plötzlich schwerste Schwindelerscheinungen mit Brechreiz, Tachykardie, Schweißausbruch auftraten. In der Folge dieses Zustandsbildes war der *Chvostek* positiv, die Finger zeigten Krampfneigung, *Trousseau* negativ. Der Kalziumspiegel war mit 9,2 völlig ausgeglichen, der Grundumsatz mit –1 ebenso. Es handelte sich offensichtlich um vagovasale Anfälle, die sich auf Tabacum D 12 zunächst verstärkten, auf die D 15 bis zum heutigen Tag verschwunden sind.

Eine letzte Form des Schwindels ist der Schwindel nach vertebragenen Störungen im Sinne der schon eingangs erwähnten Veränderung der Durchblutungsgröße der Karotis, speziell aber der Arteria vertebralis. Ein Schwindel, der besonders gern nach leichten Träumen, ja schon nach Kopfverrenkungen, z.B. im unruhigen Schlaf, zu beobachten ist. Die Patienten kommen mit den typischen Beschwerden: Sie haben nachts falsch gelegen und sind morgens mit Unsicherheit und Schwindel aufgestanden – eine Ursache, die zu wenig berücksichtigt wird als Auslöser für den Schwindel, der unter Umständen im Laufe des Tages wieder völlig vergeht. Nach chiropraktischen Eingriffen ebenso wie nach Redressionen in der *Glisson*-Schlinge tritt dieses Schwindelbild auf, das sich durch Harmlosigkeit und rasche Rückbildungsfähigkeit auszeichnet. Hier und vor allem bei dem posttraumatischen Schwindel ist Arnika das Mittel der Wahl, indem es sowohl Kongestionen des Kopfes als auch venöse Durchblutungsstörungen beeinflussen kann. Aber auch Cimicifuga und Cicuta vir. sind verläßliche Mittel.

Der psychogene Schwindel ist meist gekoppelt mit der Unsicherheit im Leben schlechthin, seine Behandlung ist, soweit homöopathisch möglich, den Mitteln vorbehalten, die neurasthenische Zustandsbilder, exzessive und neurotische Verhaltungsweisen beeinflussen können. Hier ist zuerst Argentum nitricum zu erwähnen, das Mittel der Neurastheniker, die in jeder Form den Angst- und Unsicherheitskomplex im Leben durchmachen. Beklemmung in engen Räumen, Platzangst, Angst in einer Menschenmenge, Schwindel beim Gehen über eine Brücke mit dem Gefühl, hinabgezogen zu werden, und ähnliche Symptomatik psychogener Struktur ist dem Mittel eigen. Daneben betreffen die somatischen Auswirkungen eine Irritation des Magen-Darm-Traktes, eine Beschleunigung der Herzkreislauftätigkeit und sonstige vegetative Auswirkungen.

Tab. 5 Charakteristische Schwindelsymptome und ihre homöopathische Behandlungsmöglichkeit.

Schwindel bei	
Abwärtsgehen:	Ferrum met., Borax.
Abwärtssehen:	Argentum nitr., Oleander, Phosphor, Spig., Sulf.
Aufrichten aus geb. Stellg.:	Belladonna.
Aufstehen:	Ambra, Bell., Bry., Chel., Cocc., Phos., Puls., Selen.
Aufwärtssehen:	Pulsatilla, Silicea.
Augenflimmern:	Ant. tart., Bell., Ignatia.
Augenöffnen:	Alumina.
Augenschließen:	Arg. nitr., Arnica, Lachesis, Stram., Theridion.
Augentrübsichtigkeit:	Carbo an., Cyclamen, Gelsemium.
alten Menschen:	Ambra, Bar. carb., Cupr., Rhus tox.
Bewegung:	Digitalis, Phosphor, Bry., Kalm., Sepia, Sil.
Bewegung des Kopfes:	Bryonia, Calcium carb., Conium.
Blumengeruch:	Nux vom., Phosphorus.
Brückengehen:	Argentum nitr., Ferrum met.
Bücken:	Belladonna, Nux vom., Puls., Sulfur.
Drehen des Kopfes:	Conium, Calcium carb., Kalium carb.
Drandenken:	Acid. oxal., Ambra.
Essen (nach):	Gratiola, Nux vom., Petroleum, Phos., Pulsatilla.
Fahrstuhlschwindel:	Digitalis.
Fahren:	Cocculus, Petr., Hepar sulf., Lycopod., Silicea, Zingiber.
Fallen nach links:	Causticum, Cicuta, Natr. mur., Silicea, Zincum.
Fallen nach rechts:	Acon., Acid. fluor., Carbo an., Silicea, Zincum.
Fallen nach rückwärts:	Bryonia, Rhus tox., Natr. mur., Petr., Viscum, Sil.
Fallen nach vorwärts:	Graphites, Petr., Sulfur, Natr. mur., Rhus tox.
geistiger Anstrengung:	Natrium mur., Natr. carb., Nux vom.
Geräuschen:	Theridion.
Hitze:	Agaricus, Glonoin, Lachesis, Natr. carb., Phosphor.
Liegen:	Belladonna, Conium.
Magenbeschwerden:	Cocculus, Eupat. perf., Lobelia, Nux vom., Kal. carb. Petroleum, Puls., Tabacum, Veratr. vir., Sulfur.
Morgen:	Carb. an., Lachesis, Lyc., Nux vom., Veratr. vir.
Niederlegen:	Bellad., Acid. nitr., Conium, Ferrum met.
Ohnmachtsneigung:	Bryonia, Cocculus, Nux vom., Cham., Carbo vag.
Ohrenbeschwerden:	Aranea, Acid. sal., Arnica, China, Chinin. sulf.
Regelbeschwerden:	Cyclamen (unterdrückt), Pulsatilla.
Rückwärtsaufsteigen:	Gelsemium, Petroleum, Silicea.
Schlaflosigkeit:	Cocculus.
Schwäche:	Acid. sulf., Ambra, China, Colchicum, Selen.
Sitzen:	Apis mell., Phos., Puls., Spig., Sil., Sulfur., Thuja.
Umdrehen im Bett:	Bellad., Conium, Graphites, Natr. mur., Phosphor, Sanguinaria.
Zittern:	Camphora, Aranea, Argentum nitr., Digitalis, Dulcamara, Gelsemium, Zincum (Schwäche).

Nicht selten wird der homöopathische Arzt nach einem verläßlichen Mittel bei Seekrankheit gefragt, bei der Schwindel mit Übelkeit und Erbrechen auftritt. Die Verlaufsformen lassen an unterschiedliche Mittel denken, doch gilt als Grundmittel immer Cocculus D 4 – 6, zu dem je nach dem Bild Ipecacuanha, Gelsemium, Bryonia oder in schweren Fällen Tabacum gegeben wird. Neuerdings hat sich Zingiber D 1 – 4 sowohl bei Reisekrankheit als auch beim Dumpingsyndrom ausgezeichnet bewährt (Abb. 25).

4
Angst, Furcht und Schrecken und ihre homöopathische Entsprechung

Die klassische Definition von Angst stammt von *Kierkegaard*. Nach ihm ist Angst – im Gegensatz zur Furcht, die sich auf etwas Bestimmtes bezieht, also gegenstandsgebunden ist – ein unbestimmtes, nicht intentionales Gefühl, eine gegenstandslose Stimmung. Die von *Heidegger* weitergeführte Definition finden wir bei *Jaspers* wieder; sie lautet etwa: Die Furcht ist auf etwas gerichtet, die Angst aber ist gegenstandslos.

Das philosophische Denken des 19. Jahrhunderts sieht die Natur als vernünftig an, während sie der Philosophie der Aufklärung erstmalig unter dem Aspekt erscheint, nicht mehr eindeutig vom Geiste her erklärbar zu sein. Der neue Begriff einer ungeordneten Durchsetzungskraft – eines chaotischen Drangs, wie ihn *Schelling* nennt – ist der Trieb, der unterhalb der Vernunft steht. Das Triebhafte im Menschen ist jedoch ebenso notwendig wie der Geist: Beides muß – nach Schelling – zu einer Einheit kommen. Stellt diese Einheit sich nicht ein, so muß der Mensch sich auflösen. Gott nun stellt die Einheit von Natur und Geist dar; der Mensch hat durch seinen Abfall von Gott diese Einheit zerstört und damit sich selbst und die ganze Schöpfung in Verwirrung gebracht.

Ein Äquivalent dieses Zerstörenden sieht *Schelling* in der Angst; hier finden wir den Ansatz, daß Angst zum Grundproblem wird und sich zur gegenstandslosen Weltangst auswächst. Diese unbestimmte Weltangst kann in unserem Thema nur einem Sektor der Angst, nämlich der Todesangst, zugeordnet werden. Sie ist kein medizinisches Problem und entzieht sich jeder Form des Wissens.

Zuerst jedoch noch eine andere physiologische Studie: Es handelt sich um die in der modernen Philosophie so vielfach diskutierte Angst, die bei der Wahl zwischen verschiedenen Möglichkeiten entsteht. Hierfür sprechen vor allem die physiologischen Versuche *Pawlows*, die, auf den Menschen übertragen, dann Angst erzeugen, wenn man nicht vorhersagen kann, welchen Effekt das eigene Tun haben wird, wenn also Unsicherheit besteht. Von daher betrachtet, ist Angst ein Affekt; sie ist eine Störung des Lebensgefühles auf Grund von Erschütterungen durch Umweltvorgänge, wobei diese Störreize bei der Furcht im Rationalen, bei der Angst im Irrationalen liegen. Im einen Fall sind es die gestörten Sinne und das Bewußtsein, im anderen Fall ist es die gestörte Triebhaftigkeit oder die Störung der Triebe schlechthin.

Solche Unlust-Störungen haben einen defensiven Charakter bei Angst, Furcht und Schrecken und einen aggressiven Charakter bei Wut, Zorn, Ärger und Empörung. Während *Lersch* und *Klages* hierfür wieder die gegenstandslose, unbestimmte Angst anführen, spricht *K. Schneider* von motivierten und *motivlosen* Ängsten, während die Furcht stets motiviert und *reaktiv* ist.

Motivlose Angst kann ein Leibgefühl sein; sie kann sich in der Herzgegend bzw. im Körper lokalisieren, aber sie kann sich auch im seelischen Bereich austoben. In diesem Zusammenhang sei an das unbestimmte Sichern der Tiere in der Tierpsychologie erinnert. Nach *Lersch* ist Angst elementarer als Furcht; bei der Angst werden klares Denken und vernünftiges Handeln abgebaut, während bei der Furcht die Möglichkeit zur Überlegung und Entscheidung bestehenbleibt.

Die Unterscheidung zwischen Furcht und Angst scheint mir im physiologischen Bereich nicht immer angezeigt zu sein – wohl aber im philosophischen, aus dem dieser strenge Dualismus herrühren dürfte. Ausgetragen werden diese Affekte im breitangelegten menschlichen Vegetativum, welches bewußte wie unbewußte oder auch reflektorische Reaktionen auslösen und auf die Somatik übertragen kann, so daß Angst und Furcht auch in ihrer verbalen Manifestation fließend ineinander übergehen und wohl der Großteil aller erlebten Ängste auf den somatischen Bereich projiziert wird.

Die Angst hat durchaus unterschiedliche Objekte. So gibt es etwa Angst oder Furcht vor Gewitter, vor der Dunkelheit, vor engen Räumen, auf weiten Plätzen, im Verkehr, Angst vor Erkrankung, Angst um Angehörige, Angst vor dem Alleinsein, vor Examen, vor öffentlichem Auftreten, vor der Zukunft, vor Unheimlichem, Unbekanntem, vor Gespenstern, fremden und eigenen Triebdurchbrüchen (vorwiegend im sexuellen Bereich), vor dem Gewissen, dem strafenden Gott und schließlich vor dem Tod.

Die somatischen Reaktionen reichen vom Schweißausbruch, Zittern und Herzklopfen über erhöhten Puls mit seinen Äquivalenten im gesamten Kreislaufsystem bis zur Lähmung und Agonie. Nach *Freud* ist die psychoanalytische Deutung der Angst vor dem Tode und der Todesangst ein abstrakter Begriff mit negativem Inhalt, für den eine unbewußte Entsprechung nicht zu finden ist. Daraus ergeben sich auch die Schwierigkeiten von Analyse und Therapie, während andererseits die überwiegende Anzahl von objekt- und situationsbezogenen Ängsten der Therapie im Sinne der Durchbrechung eines Circulus vitiosus zugänglich sein müßte. Dabei konzentrieren sich die therapeutischen Überlegungen auf drei wesentliche Gesichtspunkte:

1. Behandlung der neurotisch-konstitutionellen Grundhaltung,
2. Behandlung neurogener bzw. neurotischer Organkrisen und
3. Behandlung der vegetativen Dysrhythmie mit der typischen ungewiß-ängstlichen und unsicheren Haltung des Individuums.

Diesem Kreis somatischer Prägungen ist ein kleiner Teil von Ängsten zuzuordnen, die in den Bereich der existentiellen Weltangst zu verweisen sind; sie sind undefinierbar, unmotiviert, unerklärbar und bleiben unbehandelbar. Der Grundkonzeption von *Freud* dürfte die *existentielle Angst* am nächsten kommen. Bekanntlich hat *Freud* den Geburtsvorgang mit einem Angstzustand des Neugeborenen verbunden. Diese „Urangst" kann in späteren Jahren immer wieder auftreten in Situationen, in denen sich in abgewandelter Form jener einschneidende Zustand von Gefahr und Hilflosigkeit, von drohender Trennung und Verlust zu wiederholen droht. Angst signalisiert Gefahr; sie nimmt den drohenden Schaden gewissermaßen vorweg und versetzt das Individuum in die Lage, dem Schaden durch aktives Tun zuvorzukommen. Als gleiches Signal dient die Angst auch zur Unterdrückung von Trieben oder zu deren Verdrängung – und hat damit wieder psychoneurotische Bedeutung. Da wir unsere frühkindliche Lebensart in vielen Verhaltensweisen nie ganz verlieren und uns mit diesem Urangstgefühl auseinandersetzen müssen, hilft nur der Faktor Zeit, die Kausalgesetze von Ursache und Wirkung aufzuheben, womit er zu einer dauernden Beschwichtigung dieses Urangstgefühles beiträgt. In unserer kindlichen Vorstellungswelt heißt das: Folgt nicht sofort auf den Blitz der Donner, so neigen wir zur Beschwichtigung, und jede Person verhält sich so, als gäbe es nie ein Ende ... Eine Folge dieser Auseinandersetzung ist die Verdrängung des Todes in unserer Gedankenwelt. Andererseits aber mündet in diesen Komplex ein Verhalten, das Lustgefühle und Rausch fordert und der Wirklichkeit entfliehen will.

Doch zurück zum eigentlichen Thema, wenngleich dieser Aspekt unserer psychoneurotischen Verhaltensweisen sehr interessant ist.

Beobachtungen und Erfahrungen zeigen, daß die Furcht bei einer rhythmischen vegetativen Grundsituation gewissermaßen als Antwort mit entsprechender Tapferkeit belegt wird. Ist das Furchtobjekt gleich, aber die vegetative Rhythmik gestört, so ergibt sich als Folge der Furcht die Flucht. Ihr ordnen sich zunächst die verbalen Ängste zu, die sich bei geglückter Flucht in der Sicherheit auflösen. Bleibt aber das Ergebnis der Flucht unsicher, so entwickelt sich aus der Angst eine schwebende Ungewißheit und Unsicherheit. Dieser letztere Zustand ist pharmazeutisch reproduzierbar im Sinne von Streß durch sympathikomimetische Pharmaka – im einfachen Fall schon durch Koffein. Man beobachtet derartige Situationen in der Pathologie bei Thyreotoxikose, hormonellen Dysregulationen mit überwiegender sympathischer Erregbarkeit und ähnlichen Krankheitsbildern. Sicherlich spielt hier das Hormonsystem als somatisches Triebelement eine übergeordnete Rolle, wobei eine Rückkoppelung auf das Triebleben im Sinne eines gestörten Affektes bzw. Affektlebens den Kreis der Beziehung schließt. Es geht dabei aber nicht ausschließlich um die Entgleisung des Sympathikus mit der entprechenden „heißen Symptomatik" – in gleicher Weise wird auch der extrem betonte Parasympathikus mit seiner „kalten Symptomatik" eine existenzbedrohende Angst produzieren! Die Unterscheidung zwischen heißer und kalter Symptomatik, zwischen blasser und roter Gesichts- bzw. Hautfarbe kann nur ein Hinweis für die Therapie sein, die im entantiotropischen Sinn eingesetzt werden muß. So verhilft die gesamte Symptomatik der Verbalsituation – die Symptomatik des Vegetativums in seinem Dualismus des Parasympathikus und Sympathikus – zur adäquaten Therapiefindung besonders in der Homöopathie.

Die Verbindung des Affektiven mit dem Vegetativen ist unlöslich, ebenso wie die Reaktionen des Vegetativen in den beiden Gegenspielern (oder besser Synergisten) Vagus und Sympathikus nicht dualistischer, sondern einheitlicher Natur sein müssen.

Angst ist ein phylogenetisches Schutzsignal, das einer Bedrohung der Existenz vorangesetzt wird. Je stärker die Angst ist, desto stärker ist sie von körperlichen Erscheinungen vegetativer, sekretorischer und vasomotorischer Art sowie von psychomotorischen Äußerungen begleitet. Noch ist leider nicht geklärt, ob die die körperlichen Reaktionen begleitenden Gefühle das Primäre sind. Dieser Dualismus führt zu Formulierungen wie etwa: Haben wir Angst, weil wir Herzschmerzen haben? Oder haben wir Herzschmerzen, weil wir Angst empfinden? Auch *James* hat diesen Gedanken diskutiert; von ihm stammt der Ausspruch: „Wir weinen nicht, weil wir traurig sind, sondern wir sind traurig, weil wir weinen." Angst ist somit der Beginn einer organischen Auseinandersetzug aus den Tiefen des Existentiellen, über die Gleitschiene des Nervalen in das Organische projiziert. Eine auffallend große Zahl von homöopathischen Arzneimittelbildern ist von Symptomen der Angst, der Furcht und des Schreckens gekennzeichnet – ja, die personotrope Homöopathie hat nicht zu Unrecht Angst, Furcht, Schrecken oder andere Affekte in den Vordergrund des gesamten Krankheits- und speziell des Arzneibildes gestellt: Symptom als Folge von Angst, von Furcht, von Schrecken, Ärger, Kummer und ähnlichen Affekten.

Nun resultiert aber das Arzneimittelbild mit seiner großen organischen und psychischen Symptomatik aus den Versuchen am Gesunden und deren Aufzeichnung, so daß wir den Schluß ziehen können, daß bei einer Arzneimittelprüfung die Angst zum Erlebnis geworden ist als Folge einer körperlichen Auseinandersetzung mit einem Pharmakon bzw. einem Toxon. Die gesamte reichhaltige Symptomatik der Angst-, Furcht- und Schreckaffekte wird in den allermeisten Fällen von Sensationen im Herz- und Kreislaufbereich begleitet; sie sind also an das Organ gekoppelt, das letztlich den Pulsschlag des Lebens diktiert. Schließlich aber repräsentieren alle an das Herz gebundenen Verbalsituationen die Beziehung zur Tiefe der Persönlichkeit …

Wenn wir uns mit dem Thema Angst schon im physiologischen bzw. somatischen Bereich bewegen, so können wir dies nicht ohne Betrachtung einer *terminalen Strombahn. Rieker*, der seine Relationspathologie darauf aufbaut, geht von der Konzeption aus, daß *jede Zelle irgendwie unter Nerveneinfluß steht* und daß bei allen Lebewesen, die mit einem Nervensystem ausgestattet sind, *alle Reize am Nervensystem als dem am meisten erregbaren Körperteil angreifen.* Auf Grund der histologischen Untersuchungen von *Stöhr* am Kapillarsystem gelang es nämlich, die nerval bedingte Funktion der Kapillaren nachzuweisen: Durch verschieden starke Reizung der Kapillarnerven kommt es zu einer unterschiedlichen Kali-Bereitstellung der Stromendbahn und im Zellsystem zu einer Hyperämie, Fluxion oder auch einer Ischämie. In diese Untersuchungen wurden jedoch nicht nur die Kapillaren, sondern auch die vorgeschalteten Arteriolen einbezogen. So wurde die Physiologie einer terminalen Strombahn geschaffen. Dabei sind die Kapillaren am stärksten, die Arteriolen weniger erregbar. Bei enger Stellung der Arteriolen kann es zur Stase im Kapillarbereich kommen, so daß man mit *Rieker* von „peristatischer Hyperämie" spricht. Dieser Zustand führt zur Bildung von Binde- und Granulationsgewebe, evtl. aber auch zur Nekrose. Bei der Ischämie sind Arteriolen und Kapillaren gleich eng, bei der Fluxion gleich weit gestellt. Dazwischen liegen alle Variationen der nervalen Beeinflussung mit kapillaren und arteriellen Reaktionen. Ohne den Anspruch auf letzte Gültigkeit gibt uns diese Theorie einen Einblick in die Pathologie des Kreislaufs, was uns den Einsatz homöopathischer Mittel zur Kreislaufbehandlung nahelegt. So wird z.B. mit Arnika und Glonoin, wirksam zur Erweiterung der arteriellen Kapillarschenkel bei spastischer Verengung der Arteriolen, ein ähnlicher Vorgang erzeugt. Dem Einsatz anderer Mittel wie beispielsweise Secale oder Ergotin liegt eine Spastik im arteriellen und venösen Teil des Kapillarbereiches zugrunde.

Blenden wir von diesem Zustand der Spastik oder Verkrampfung zurück auf die Psyche, so liegt auch hier wieder der Begriff der Angst vor, den wir ja letztlich auch als „Enge" bezeichnen – lehren uns doch Beobachtungen am Patienten, daß sich Angst als Dauerzustand in Form des Angiospasmus bemerkbar macht und sogar bis zur organisch nachweisbaren Veränderung führt! Dazu sei hier nur das klinische Bild des Morbus *Raynaud*, des Digitus mortuus und anderer – hormonell bedingter – Angiospasmen erwähnt neben der *Buerger*schen Erkrankung, die, von den bekannten Stoffwechseleinflüssen abgesehen, auch vom Nervalen bzw. Vegetativum her betrachtet und erklärt werden muß.

Wenn wir zunächst auch von der bekanntesten Angst, der Todesangst als der reinen und akuten Form, ausgehen, so beherrschen doch viele Reaktionen vegetativer Natur gerade dieses Bild, etwa kalter Schweißausbruch, innere Spannung der Muskulatur, kollabierter Kreislauf usw. Im Arzneibild von Arsen, Veratrum, Camphora und Tabacum werden wir besonders daran erinnert: Es ist die Angst des Versagthabens, die ich auch als die blasse oder digestive Angst bezeichnen möchte. Im Gegensatz dazu steht die Angst des Versagenwollens, die kongestive Angst, wie wir sie im Arzneibild von Aconit, Lachesis, Argentum und Arnika, Aurum und Glonoin finden. Die von Kongestion begleitete Angst können wir aufgrund des Phänotypus auch als „heiße Angst" bezeichnen. Daneben findet sich die „Ängstlichkeit", die Verkleinerungsform deshalb, weil sie nicht die Gesamtpersönlichkeit ergreift. Sie weist eine Beziehung zum Organ auf und gehört zum Arzneimittelbild von Cactus, Spigelia, Cimicifuga, Strophantus, Oleander sowie evtl. Platina. Diese Ängstlichkeit ist so vordergründig, daß sie durch ein einfaches Sedativum beseitigt werden kann, während dies bei der großen Angst nicht möglich ist.

Auch die Symptomatik der Furcht läßt sich – nicht ganz ohne Zwang – in eine Furcht *mit Kongestion* oder Erregung und eine *ohne Kongestion mit verhaltener Erwartung* einteilen. In einem solchen Fall ist das Phosphorbild Prototyp der kongestiven Furcht; der Patient fürchtet sich bereits davor, angesprochen zu werden, und errötet dabei heftig. Wir kennen dies auch von Ferrum, weniger von Pulsatilla und Gelsemium. Im anderen Fall – bei Natrium mur., Silicea und China – ist es eine schreckhafte, verhaltene Furcht mit zum Teil reaktionsarmen Äußerungen.

Ähnlich kann man den Schreckaffekt einteilen, wobei wir als großes Mittel beim Schrecken mit seinen entsprechenden vegetativen Folgen bei der *kongestiven Form* Opium, in der *digestiven Form* Ignatia kennen. Aconit ist zweifellos Prototyp der kongestiven Angst, wie wir grundsätzlich für dieses Mittel sagen können: „Das Blut pulsiert ins Unbewußte." Dabei ist die Herztätigkeit so stark, daß sich die begleitende Angst sogar in den Zügen des Patienten ausdrückt. Hier die Stunde des Todes vorauszusehen ist für den geplagten Patienten keine Schwierigkeit – um so mehr, als große Unruhe, Heftigkeit und Plötzlichkeit seiner Anfälle ihn daran erinnern. Seine Erregung ist so groß, daß sie sogar alle früheren Gefühle, wie etwa die Liebe zu seiner Umgebung, zu seinen Angehörigen, völlig verdrängt; alles um ihn herum wird ihm gleichgültig; der Schmerz, den er empfindet, ist so intensiv, wie dies dem Aufbäumen letzter psychischer und physischer Kraft entspricht.

Wir wissen, daß Aconit am Quellpunkt des Lebens angreift, am Sinusknoten der Persönlichkeit. Dagegen entsteht die Angst des Lachesis-Patienten aus der Dissoziation des Hormonellen, aus seiner labilen Struktur, die sich auf Herz und Kreislauf überträgt. Diese Angst wird geboren aus tiefer Verzweiflung und Enttäuschung, aus Liebeskummer, fehlgeschlagenen Hoffnungen und diesbezüglichem Gram. Die Beziehungen zum Schuldgefühl produzieren religiöse Wahnvorstellungen, die Ängste richten sich auf neue Insulte, auf Vergiftungen und Verfolgungen bis hin zu paranoiden Vorstellungen; die Unterbrechung der Liebesfähigkeit bedingt eine Kontaktmanie in Form von Geschwätzigkeit und Aufdringlichkeit. Der Bruch der Persönlichkeit führt zu Vorstellungen vom eigenen Begräbnis – kurz, es entsteht eine ambivalente Haltung gegenüber Tod und Leben, zwischen Liebesverlangen und Liebesverlust. In dieser Sphäre von Unsicherheit und Ungewißheit staut sich die Triebhaftigkeit oder wird verdrängt, sie schlägt sich somatisch nieder in Hypertonie und Kongestion bis zur Blutung. – Eine ähnliche psychische Grundsituation findet sich bei Lilium tigrinum und Sanguinaria, vor allem aber bei Cimicifuga. Auch hier ist der Patient voller Furcht, Angst und Unruhe, er ist argwöhnisch und glaubt, vergiftet zu werden. Bei Cimicifuga vollzieht sich ein interessantes Wechselspiel zwischen psychischen Symptomen wie Traurigkeit und Schwermut, die zum Teil sogar hysteroide Züge tragen kann, und physischen Versagenszuständen, die sich im sexuellen Bereich austoben – Zustände, wie sie nicht selten auch bei Schwangerschaftstoxikosen auftreten.

Bei Arnika wird uns die kongestive Bedeutung schon im Phänotypus bekannt; die Angst wird vorwiegend nachts erlebt, wenn Kraft und Willensimpulse der Arnika-Patienten den Steigphänomenen des Unterbewußten unterlegen sind. Ein wesentlicher Zug dieses Mittels ist die Angst vor dem plötzlichen Tod, sie wird nachts erlebt und schreckt den Patienten auf, verursacht Alpdruck und Beklemmung und führt mitunter gegen Morgen zu stumpfer Hoffnungslosigkeit. Wahrscheinlich sind die Engramme, die der Patient im Traum erlebt, oft wieder hervorholt und durchleidet, auf die psychische Belastung nach Unfallereignissen zurückzuführen. Bereits im Mittelalter hat die Panacea lapsorum (Fallkraut) mit Krampfneigung, erhöhter Reflexerregbarkeit und krampfhaften Erscheinungen auch im psychischen Bereich, wie z.B. Gefühllosigkeit anderen leidenden Menschen gegenüber, eine ähnliche Deutung erlangt. Der Schreck als ungezielteste Form einer Abwehrreaktion verbindet sich hier in seiner Projektion auf nächtliche Herzbeschwerden mit der Furcht vor dem plötzlichen Tod. Entsetzen und Erschütterung nach einem durchgemachten Unfall erlebt der Arnika-Patient nachts immer wieder. Die Todesahnung allerdings verschwindet am Tage, während bei Opium der durchgemachte Schrecken in Form von Angst auch am Tage bestehenbleibt. Während wir bei Arnika den plethorischen Typus mit Angst verbinden und den Begriff der „Vollblütigkeit“ anwenden können, lassen sich Angst und Gemütsverstimmung beim Aurum-Typ mit „Schwerblütigkeit“ vergleichen. Der Arnika-Patient ist gekennzeichnet durch Aktivität, der Aurum-Patient durch Passivität, er ist lebensüberdrüssig, neigt dazu, in Verzweiflung zu verfallen und Selbstmord zu begehen, er ist ein Mensch ohne Hoffnung, der sich in Selbstbeschuldigungen und Schwarzseherei, in mangelndem Mut und Vertrauen erschöpft und jeden Zuspruch ablehnt. Der Aurum-Patient wiederum hat Angst vor der Zukunft – eine Angst, die immer eingleisig im Todeswunsch gipfelt. Dabei ist es nicht allein das Herz, welches dem Patienten Beschwerden macht, sondern darüber hinaus erfüllt ihn ein Unbehagen, das eine gestaute Leber mit sich bringt. Er ist ein Mensch mit pervertierten Neigungen und Gefühlen; sein Zustand ist nicht nur Melancholie und Depression – er ist Wahnsinn. Seine Affekte sind gestört – ja selbst sein Intellekt ist in Mitleidenschaft gezogen ... Die Symptomatik dieses Bildes einer schon fast echten Geisteskrankheit entsteht oft genug als Folge von Gram, unglücklicher Liebe, Schrecken, Ärger und Enttäuschung. Sogar Änderungen der Temperatur und des Wetters können seine Angst auslösen, während das In-Gang-Kommen seiner plethorischen Blutzirkulation (kalte Anwendungen, frische Luft, offene Kleidung usw.) seine Beschwerden bessert. Der Übergang vom kongestiven zum digestiven Bild der Angst wird am besten vom Natrium nitr.-Typus dargestellt. Ähnlich wie bei Aconit sieht dieser die Todesstunde voraus, sein psychisches Bild ist beherrscht von Todesahnungen und Todesfurcht; eine echte Schwäche des Geistesarbeiters aufgrund vermehrter Tätigkeit verbindet sich mit hypochondrischen, halluzinatorischen Vorstellungen und entwikkelt eine reichhaltige Symptomatik im Digestivum. Angst wird vorwiegend nachts erlebt, aber auch bei Tage auf Brücken, in engen Räumen und Gassen, auf Straßen und Plätzen, kurz – überall, wo Angst und Nervosität, Gereiztheit und gestörte Impulse sich austoben können. So erscheinen seine Impulse mehr intellektuell als affektiv, seine Ängstlichkeit hat neurotische und neurasthenische Züge, seine Angst ist gekoppelt mit Furcht, z.B. bei öffentlichen Auftritten, und korrespondiert dabei mit Gelsemium. Wahrscheinlich resultiert auch hier die Angst aus der ambivalenten Haltung, aus Unsicherheit, Ungewißheit und angespanntem Verharren in diesem Zustand.

Rein digestiv ist die Angst beim Sepia-Patienten – meist der Frau ohne ausgeprägten weiblichen Habitus, mit männlich geformten Hüften, schlaffer Faser und hängenden Schultern. Die Unfähigkeit zur natürlichen Liebesempfindung und Zärtlichkeit prägt sich hier bereits im Phänotypus aus. Das Gefühlsleben ist stumpf, die Liebe mitunter oberflächlich, jedes zärtliche Gefühl verloren. Sind überhaupt Gefühlsregungen vorhanden, so verlaufen sie oberflächlich, unterdrückt – ein Bild, das oft auch erst im Leben geformt wird, wenn die schlechte Behandlung durch den Ehepartner einen chronischen Insult verursacht. Der Sepia-Patient neigt zu Selbstmord; er ist melancholisch und zeigt eine hochgradige physische und psychische Reizbarkeit. Die Furcht vor dem Alleinsein steht im Kontrast zu mangelnder Kontaktfähigkeit und ablehnender Haltung gegenüber der Umwelt. Hier entsteht ein Welthaß auf Grund von Frustrationen in bezug auf Liebesbeziehungen; zweifellos wird die Triebhaftigkeit durch hormonelle Schwäche negativ induziert, so daß die Angst aus dieser Stimmung und Haltung heraus erklärt werden kann. Ähnlich verhält es sich mit der Angst bei Conium, welches jedoch mehr dem Manne und dem Alter mit seinen entsprechenden Schwächen zugeschrieben werden kann.

Zu den großen Mitteln der digestiven oder blassen Angst zählt das Arsen. Seine Bedeutung wird mit der Todesangst im agonalen und präagonalen Zustand am besten gewürdigt, wobei das Versagen aller Lebenskräfte den Übergang zur somatisch erklärbaren, nicht mehr motivierten existentiellen Angst darstellt.

Im Gegensatz dazu scheint bei Tabacum durch plötzliche Blockierung der vegetativen Regulationen im vagotonen Zustand die Angst in ihrer heftigsten Form produziert zu werden. Die Notfallsituation – ohne neurotische Bezüge – schafft hier eine Leerlaufangst, die sich rein biologisch interpretieren läßt. Diese Angst löst sich auf, wenn die Blockierung des Vegetativums und mit ihr die ganze somatische Symptomatik aufgehoben wird. Hierbei kommt es wesentlich auf den Zeitpunkt des Einsatzes von Gegenreaktionen an, auf die sogenannte „Angsttoleranz", die in einer bestimmten Korrelation zur Dauer des Erlebnisses steht.

Aber auch die rein vegetative Angst bei Digitalis – in gewissem Sinne auch bei Camphora – gehört in diesen Bereich. Meist resultiert der Herzinfarkt nicht aus einer Summe psychischer Angstphänomene, sondern setzt plötzlich aus dem gesunden Zustand heraus ein. Erst drohende Vernichtung und mehr oder weniger mögliche Gegenregulationen bedingen diesen Zustand. Wie bei Tabacum und Arsen ist das Symptom *Kälte* und *Erschöpfung* auch charakteristisch für Veratrum album, jedoch sind seine psychischen Symptome begleitet von Heftigkeit und Zerstörungswut. Die unruhige Agonie des Arsen-Patienten sowie die lähmende Angst des Tabacum finden bei Veratrum ein Äquivalent in Geschäftigkeit und Exaltation. – Auch Hoffnungslosigkeit und Verzweiflung mit Suizidneigung – meist als Folge von Kummer und Aussichtslosigkeit – versetzen den Patienten in einen Zustand der Angst und Furcht vor dem Tode. Dabei ist jedoch die Symptomatik des Darmes vordergründig. Die Vagotropie des Bildes ist eindeutig, aber auch hier eher im Sinne einer ambivalenten Haltung, aus der heraus wiederum die Angst zu verstehen ist.

So lassen sich die Ängste in unseren Arzneibildern mehrfach deuten. Es gibt Ängste, die vorher nicht da waren, solche, die in Form von regelrechten Anfällen auftreten und mit stark ausgeprägten körperlichen Symptomen verbunden sind. Aber auch Ängste, wie sie *Freud* deutet, lassen sich abgrenzen durch ihre Entstehung im Sinne einer Überschwemmung des Organismus mit Sexualstoffen, die infolge einer Stauung toxisch wirken. Oder aber, wie er es ausdrückt, die Angst hat ihre Ursache direkt in dem Übermaß an chemisch bedingter sexueller Bedürfnisspannung, der die Abfuhr im Organismus versagt bleibt – hier also Angst in Form einer körperlichen Störung. Die Triebimpulse bei Angst werden als Gefahr realisiert, wobei auch die Beziehung zur Depression mit der Angst korreliert. Bei allen Angstpatienten finden sich eindeutig introvertierte Züge.

In der homöopathischen Symptomatik gestattet uns die Angst keine oder nur sehr wenige Einblicke in die psychoneurotische Grundlage, doch hilft sie uns, die Persönlichkeit zu differenzieren sowie die Arzneifindung zu erleichtern und ist damit Steigrohr zur bewußten Symptomatik. So ist also die Angst ein mikrotoxikologisches Phänomen des Unbewußten.

5 Homöopathie mit und ohne Antibiotika am Beispiel der Pneumonie

Daß unsere klinischen Krankheitsbegriffe einem Wandel unterliegen, der die Neuorientierung unserer Therapieansätze erfordert, ist eine bekannte Tatsache. Dafür gibt es zwei wesentliche Erklärungen: Einmal die zum Umdenken zwingende vertiefte Erkenntnis pathophysiologischer Vorgänge, zum anderen ein tatsächlicher Wandel unserer Krankheitsbilder unter dem Einfluß von Therapie und biologischem Reaktionsvermögen. So trägt der Einfluß moderner Antiobiotika auf die bakteriellen Paraorganismen zum großen Teil zur Auffächerung unserer klassischen Nosologie, insbesondere der Pneumonie, bei. Nicht nur die lobäre, sondern auch die bronchopulmonale Form ist seltener geworden; der Begriff einer „atypischen Pneumonie" wird zur Alltagsdiagnose der fieberhaften Lungenerkrankungen.

Hieraus resultieren zahlreiche neue Schwierigkeiten: Da sich die Keime angleichen und Resistenzen entwickeln, bedarf es einer häufigen Variation der Antibiotika und auch einer neuen Therapie von Nebeneffekten, wie etwa dem Cor pulmonale, der interstitiellen BG-Reaktionen (Kortison!), der mangelhaften Sekretolyse etc. Selbst bei einer so individuellen Therapie wie der Homöopathie muß die Symptomatik neu überdacht werden! Da uns das seit 190 Jahren bewährte Tuberkulin im Gegensatz zu früher heute bei den Lungenkrankheiten oft genug im Stich läßt, gilt es, andere Nosoden als Reaktionsmittel einzusetzen. Auch die Homöopathie muß auf die neuen Aspekte eingehen!

Die wichtigsten Atemwegserkrankungen sind die sogenannten „grippalen Infekte" – ätiologisch zu 90 % Mykoplasma und Virusnoxen. Wichtigste Viren wiederum sind die Influenzakeime, die bei Kindern Pneumonie, bei Erwachsenen – je nach Abwehrlage – Schnupfen oder Pneumonien auslösen können. Dabei gilt, daß die Keime desto tiefer eindringen, je geringer die Abwehrlage ist. So zeigt sich als erste Symptomatik eine Tracheobronchitis mit oder ohne Fieber, als nächste die eines Infiltrates, welches meist erst röntgenologisch entdeckt wird und symptomatisch nicht viel mehr aufweist als die initiale Erkältung – also Schnupfen, Husten, Fieber, anfangs ein wenig Auswurf, mehr oder weniger Benommenheit mit Ateminsuffizienz je nach Ausdehnung des Befundes.

Während die klassischen Formen der Pneumonie (Pneumokokken, Staphylokokken, Koli, Hämophilus, Proteus, Entero- und Streptokokken) mit Breitbandantibiotika rasch beseitigt werden können, werfen die atypischen Pneumonien mit Parainfluenzaviren, Mykoplasma, *Rickett*sien und Ornithose therapeutische Probleme auf, die meist auch durch die empfohlenen Kombinationen von zwei oder mehr Antibiotika-Prinzipien nicht oder nur schwer zu beeinflussen sind. Dazu kommen noch der Pyocyaneus und schließlich die Mykose. Nach Meinung der Spezialisten ist eine gezielte Medikation nur möglich, wenn der Erreger getestet ist, der aber im Falle von Viren unter Umständen erst nach Ablauf der akuten Infektion nachweisbar ist, wodurch viel Zeit verstreicht ... Aus diesem Grund wird allerorten vorgeschlagen, eine Reihe von antibiotischen Systemen zu kombinieren (evtl. auch unter Einbeziehung von Antimykotika), um den Erfolg mit Fieberfreiheit und Auflösung des Infiltrates zu gewährleisten. Wir alle wissen jedoch, daß mit einem solchen Vorgehen nicht unbedingt auch eine Immunität gegen die Keime erreicht werden kann – ja, daß nach kurzer Zeit ein Rezidiv – unter Umständen sogar unter dem Keimblattwandel, d.h. im Bindegewebe – auftreten kann. Andererseits weiß man aus Experimenten des Medizinischen Institutes in Baku, daß Antibiotika bei Grippe eher kontraindiziert sind, weil der Organismus eine Art antigrippale Immunität entwickeln kann, die unter dem Einfluß von Antibiotika eindeutig ausbleibt bzw. erheblich reduziert wird. Schließlich zeigt die Erfahrung, daß eine antibiotisch ausgeheilte Pneumonie oder Grippeinfektion eine oft langwierige Rekonvaleszenz mit monatelangen unspezifischen Beschwerden in Form von Schwäche, Müdigkeit, Appetitverlust sowie allgemeinen Kreislaufstörungen nach sich zieht.

Was läßt sich bei diesem Dilemma tun? – Antibiotika dort, wo Alter, Resistenz, Gefährdung, z.B. durch Alkoholismus und Diabetes, den gezielten Einsatz erfordern. Homöopathische Behandlung da, wo Symptomatik, Virulenz und Vitalität diesen Weg rechtfertigen. Im übrigen aber spricht auch nichts gegen eine Kombination beider Behandlungswege. Will man darüber hinaus sichergehen bezüglich der Immunitätsbildung, so können Echinacin, Resplant, Eigenblut, Autonosode des Blutes (bei allergischen Nebenerscheinungen) bis hin zur Bluttransfusion (bei Leukopenie und Resistenzschwäche) kombiniert werden. Nicht vergessen darf man bei allgemeinen Maßnahmen den Senfwickel, die Schröpfkopfbehandlung sowie – in der Rekonvaleszenz – kalte Waschungen nach *Kneipp* und die Rohkost- oder Fastenbehandlung während des Fiebers.

Darüber hinaus sollte man sich bei einem Krankheitsfall zunächst Klarheit darüber verschaffen, ob es sich um einen akuten, unbehandelten, einen durch Vorbehandlung abgewandelten oder auch um einen chronischen, therapieresistenten Fall handelt. Daraus läßt sich die Symptomatik erklären, die ihrerseits Hinweise für die Wahl der homöopathischen Mittel ergibt. Dabei treffen wir auf die erste Schwierigkeit: Auf die symptomarme Entzündung der Lunge, die bei den häufigen viralen Prozessen auf Grund der interstitiellen Lokalisation des Entzündungsgeschehens weder Husten noch Auswurf, meistens auch keine Atemnot oder Schmerzen mit sich bringt, sondern nur als allgemeiner grippaler Infekt mit Müdigkeit, Fieber, Gliederschmerzen und Appetitlosigkeit imponiert. Hier sind wir auf das Röntgenbild und die Blutparameter mehr angewiesen als auf die Symptomatik des Patienten, und wir haben ein treffendes Beispiel dafür, wie gefährlich es auch in der Homöopathie ist, ein Symptomenbild ohne pathophysiologische Beziehung zum Gesamtorganismus zu sehen!

Für eine homöopathische Behandlung ist die Differentialdiagnose der verschiedenen Pneumonien belanglos. Aber auch der Allopathie geht es nicht anders: Hier ergibt sich die Frage nach der wirksamsten Form der Antibiotika oder deren Kombination, bei der Homöopathie sind Ätiologie, Verlauf, Immunitätsbildung und Symptomatik bedeutungsvoller. Die wichtigste Frage ist die einer Sofort- oder (wie es in der Literatur auch heißt) Abortivbehandlung, von der wir uns den besten Erfolg versprechen können. Ihr folgen die Behandlung des verzögerten Verlaufs, bei der nach Vorliegen eines Antibiogramms auch die Indikation für Antibiotika zu stellen ist, und die Behandlung der Komplikationen oder auch der mangelhaften Rückbildung. Daneben ist eine seltene oder durch Einmaligkeit auf spezielle Mittel hinweisende Symptomatik zu beachten.

5.1 Die Abortivbehandlung

Pneumonie ist die Folge einer Unterkühlung, einer Durchnässung oder eines banalen Infektes nach Vitalitätsverlust. Sie kann aber auch Ausdruck eines Tuberkulinismus sein, d.h. einer Schwäche des Lungenorgans als Folge entsprechender konstitutioneller Belastungen. So wird man in erster Linie an die Konstitution denken und die Erkältungsanfälligkeit eruieren müssen, wie es z.B. bei Lymphatikern üblich ist. Die alte Schule bediente sich dabei der Nosode Tuberkulin in Hochdosierung (Nebel) und erstickte oft genug eine Lungenentzündung im Keim. Aber auch Calcium carb. (bei Kindern) vermag die Abwehrkraft spontan zu bessern und damit eine beginnende Verkühlung zu kupieren. Zur Differenzierung der einzelnen Nosoden siehe unter Tuberkulinismus.

Der Behandlung jedes akuten fieberhaften Zustandes, vor allem, wenn er durch Einwirkung eines kalten Ostwindes auftritt, dient Aconit. Es ist grundsätzlich das erste einzusetzende Mittel, wenn der Patient arterielle Erregung, Kongestion und fieberhafte Unruhe im Bett zeigt, wobei ihm alles weh tut und er sich nach meist vorausgegangenem Schüttelfrost im Bett umherwirft. Die Haut ist hellrot und trocken, die Herzaktion ist lebhaft, der Puls schnell, der Patient ist allgemein angsterfüllt und unruhig. Diese wenige Stunden anhaltende Intoxikation des Zwischenhirns weicht bald einem mehr stuporösen bis somnolenten Zustand mit Schweißausbruch, bei dem Hirnsymptome wie Kongestion und Halluzination (bei Kindern besonders Aufschreien) deliriös überwiegen (Belladonna). Dabei ist das Gesicht gerötet, die Pupillen sind erweitert, Hände und Füße sind mitunter kalt. Patient klagt über schmerzhaftes Klopfen und Pulsieren in allen Körperteilen. Mitunter tritt krampfhaftes Husten auf. Bei Aconit und Belladonna ist die Lokalisation noch wenig durchschaubar, Kombinationspräparate sind aber häufiger nicht so wirksam wie das sorgfältig gewählte Einzelmittel.

Wenn zu Beginn Erbrechen, Übelkeit und weniger stürmische Symptome vorherrschen, so denke man an Veratrum vir. D 1 – D 3, bei Kindern und alten Menschen mit Kreislaufsymptomen wie Schwäche, Krämpfe und blasse Unruhe auch an Campher Ø – D 3.

Bei Organsymptomen wie der konventionellen Pneumonie, folgt meist das Bild der Bryonia D 3 – D 12: Beginnende Exsudation, Seitenstechen, trockener Krampfhusten, Dyspnoe und die klassische Crepitatio indux. Die Haut ist feucht. Zäher Schleim mit blutiger Tingierung, weiße Zunge, viel Durst, mitunter auch Magensymptome und Obstipation sind vorherrschend. Wegen der Schmerzen liegt der Patient auf der kranken Seite. Es besteht häufig eine Beziehung zur Pleura in Form von Pleurapneumonien.

Das klassische Stadium der Hepatisation oder besser Infiltration mit heftiger Lungenkongestion, blutigem Auswurf und trockenem Kitzelhusten, Dyspnoe und Angst ist mit Jodum D 3 – D 6 zu behandeln. Während der Schmerz hier fehlt, bestehen Unruhe und Verlangen nach frischer Luft. Jod ist in Verbindung mit Kalium oder Sulfur eines unserer wertvollsten Pneumoniemittel – vor allem, wenn es im Anfangsstadium verabreicht wird. Es verhindert die bindegewebige Reaktion, das Chronischwerden eines Prozesses, es löst (wie etwa KJ) und unterstützt die Resorption (wie etwa Arsen jodat. oder Sulfur jodat.) in der Nachbehandlungsphase von Pleuritiden oder Pneumonien. Es wurde viel darüber diskutiert, ob bei der akuten Pneumonie dem Jod oder dem Phosphor der Vorzug gegeben werden sollte. Wir haben immer Jod bevorzugt – es sei denn, Phosphorsymptome und ein entsprechender Konstitutionshabitus lassen mehr an dieses Mittel denken.

Phosphor (D 12 – D 30) paßt für den asthenischen Typ, bei typhös verlaufenden Pneumonien sowie bei Herzbeschwerden und grobblasigem Rasseln. Der Katarrh verläuft in den mittleren Bronchien, der Auswurf ist blutig-zwetschgenfarbig. In nächtlicher Rücken- oder Seitenlage wird der Husten schlimmer. Neigung zu Durchfällen, bei der nervösen Form mit Delirien und Schwäche. Kalte Luft löst Hustenreiz aus, andererseits besteht eine Überempfindlicheit gegenüber Wärme. Phosphor paßt mehr bei Pneumonien als Folge von Herzleiden, Typhus oder anderen Infektionskrankheiten (Masern, Scharlach).

Schließlich wäre für den ersten Krankheitsverlauf noch Tartarus emeticus D 4 – D 6 zu erwähnen, das vor allem für alte Patienten mit hypostatischen Zeichen wie Schleimrasseln grobblasiger Natur, erschwerter Expektoration, zunehmender Schwäche bis zu Kollaps und Schlummersucht paßt. Auch das Lungenödem gehört in dieses Bild, und es muß gesagt werden, daß gerade diese Zustände in der Klinik am häufigsten auftreten und sich Tartarus deshalb dort am meisten bewährt hat. Auch die Bronchiolitis von Emphysematikern und Kindern gehört hierher.

Eine Variante ist Antimonum arsenicosum (3), das dem Tartarus am nächsten kommt. Eine bei solchen Zuständen auftretende Schwäche läßt an Arsen sowie an Carbo veg., Campher und Ammon. carb. neben Kalium carb. denken, jedoch entspricht dieser Einsatz bereits dem Zustand des verzögerten Bildes mit seinen Komplikationen. Im Stadium I verlangt eine Leberbeteiligung oft Lycopodium oder – bei Kindern sehr bewährt – Chelidonium; bei zerebralen Erscheinungen wird Hyoscyamus und Baptisia oder – in einem schweren Fall – Opium, das spezifische Mittel bei einer toxischen Störung des Atemzentrums (*Cheyne-Stokes*-Atmung), eingesetzt.

5.2 Mittel bei verzögertem Verlauf

Der verzögerte Verlauf ist keineswegs ein chronischer Zustand, sondern vielmehr der durch die Anfangstherapie (Penizillin, fiebersenkende Maßnahmen, Kortison etc.) verlangsamte Verlauf einer pneumonischen Entzündung. Entsprechend der Virologie gehört hierzu auch die atypische Pneumonie, die oft nur subfebril beginnt und keine Fieberhöhepunkte erreicht, sich schlecht löst und symptomenarm verläuft. Pathophysiologisch überwiegen die bronchialen und vaskulären Begleiterscheinungen der parenchymatösen pneumonischen Entzündung.

Beim verzögerten Verlauf bieten sich zunächst die bekannten Reaktionsmittel an. Die wichtigsten davon im Hinblick auf die Atmungsorgane sind:

a) *Sulfur*, das bei Stillstand des Heilungsprozesses vorrangig einzusetzen ist. Erkältungsanfälligkeit, Plethora und sich schlecht lösende Entzündungen werden dem Mittel zugeschrieben.
b) *Hepar sulfuris* – vorwiegend bei eitrigen Prozessen der oberen Luftwege, die mit bronchialen Reaktionen der Lunge einhergehen. Besserung bei feuchtem Wetter ist wichtig. Hauptmittel beim kindlichen Krupp und bei der deszendierenden Tracheobronchitis
c) *Cuprum* – Krampfmittel, Besserung von Beschwerden durch kalten Trunk, hilft bei Zyanose und Neigung zu spastischen Reaktionen, ein bewährtes Kindermittel.
d) *Opium* – eines der wichtigsten Reaktionsmittel bei schwerer Pneumonie (Bett erscheint zu heiß, Körper in heißem Schweiß, Benommenheit und Zyanose, *Cheyne-Stockes*-Atmung, Delirium mit Schwäche, toxische Schädigung des Atemzentrums).

Dem gegenüber stehen die Mittel der atypischen Infektionen mit Virusgenese, die Symptomatik ähnelt der der Grippe:

Eupatorium perf. – Heiserkeit und Kehlkopfschmerzen, Bronchien „wie wund", Husten so schmerzhaft, daß die Brust gehalten werden muß, heftige Kopf- und Gliederschmerzen neben Erschöpfung und Durst.

Gelsemium semp. – Fieber mit dunkelrotem Gesicht, wie trunken; Schlafsucht mit Schwäche und Muskelschmerzen. Schweiße erleichtern, ebenso reichlicher Harnabgang (Migräne). Trockene, kratzende Katarrhe der Luftwege mit wenig Auswurf, aber lästigem Husten. Kreislaufschwäche. Adynamische Form der initialen Grippeentzündung.

Ferrum phos. – wichtigstes Mittel der subfebrilen Entzündungsphase, oft aber auch festständiges Mittel bei Grippe-Epidemien. Ursprünglich *Schüssler*mittel, hat sich Ferrum phos. sehr bewährt bei allen atypischen Pneumonien; es ist besonders angezeigt beim erethischen Ferrumtyp (nervös, überempfindlich mit Neigung zu Kongestionen und Erschöpfung zugleich).

Besondere Verlaufsformen

Ähnlich wie bei der schweren toxischen Pneumonie ist der typhöse Verlauf eine häufige Erscheinung bei der Grippepneumonie, d.h. Schwäche des Kreislaufs, der Atmung und der Abwehr. Ein typisches Symptom ist dabei, daß der Kranke im Bett liegt, nach unten rutscht, stöhnend atmet, deliriös schläft, auf Fragen nur kurz antwortet und gleich weiterschläft (Baptisia: Fällt in Schlaf, während man mit ihm spricht).

Hyoscyamus niger 6 – 8 – deliriös, hochfieberhaft oder subfebril mit Hirnreizung, krampfartiger Kitzelhusten mit Verschlimmerung beim Niederlegen.

Carbo veg. 6 – 30 – eines der wertvollsten Mittel bei alten Menschen mit hypostatischer Pneumonie, venöser Überbelastung der Lunge, Herzschwäche, Angst, Benommenheit. Zunehmender Verfall.

Tartarus emet. 6 – 12 – brodelnde, rasselnde Atmung mit Blässe und Verfall, besonders bei Emphysem- und Asthmakranken. Der Schleim kann nicht abgehustet werden.

Opium D 30 – toxische Belastung des Atemzentrums, *Cheyne-Stokes*-Atmung.

Mercur sol. oder bijod. D 3 – D 4 – wenn der Auswurf sich nicht löst, subfebriler Verlauf mit Nachtschweiß, Darmbeteiligung.

Lycopodium D 30 – bei rechtsseitiger Pneumonie, Leberstauung mit Subikterus, Rasselatmung, Nasenflügelatmung, abendlicher Verschlimmerung.

Elaps corr. D 12 – Hiluspneumonie, besonders rechtsseitig.

Lachesis – septische Verlaufsform, Pneumonie als Folge von Lungenembolien, Übergang zum Abszeß (hier auch in Verbindung mit Pyrogen).

Chelidonium D 3 – D 6 – besonders bei Kindern mit Diarrhöe, Schulter- und Rückenschmerzen, bevorzugt rechte Seite (Beginn mit Erbrechen).

Sanguinaria D 3 – D 6 – ebenfalls rechtsseitig, Stiche und Brennen mit reichlich fötidem Auswurf, rotes Gesicht, Hitzewallung, früh und in Rückenlage besser.

Lungenabszeß und Gangrän

Meist in der Reihenfolge der Symptomatik: Carbo veg., Arsen jod., Hepar sulf., Lachesis, Phellandrium aquatum (Wasserfenchel) bei veralteten Lungenprozessen (früher beliebt bei chronischer Tbc mit Infiltraten), Elaps corr., besonders bei rechtsseitigen Prozessen, und schließlich Kreosot (stinkend, blutig, karzinomatös).

5.3 Die Resorptionsmittel

Sie werden bei allgemeiner Schwäche, lang anhaltendem subfebrilem Zustand, aber auch bei schlechter Lösung und Restinfiltraten eingesetzt. Pathophysiologisch überwiegt die bindegewebige Reaktion. Dabei sei nochmals an die sogenannten „Reaktionsmittel" wie Cuprum, Opium und Hepar sulf. erinnert. Besonders letzteres ist auch als gutes Resorptionsmittel bekannt; das Fieber ist nur noch mäßig, der Auswurf stark. Bei eitrigem Sekret höhere Potenzen!

Abrotanum D 3 – D 12 – ein Resorptionsmittel besonderer Prägung. Seine Wirkung betrifft vor allem die Lymphdrüsen mit alten Belastungen wie Tbc etc. Fieberreste bei Drüsen- und Schleimhauterkrankungen, kapillare Beziehungen (Akne-Hämangiom).

Chinin. ars. – bei periodischen Fieberintervallen und Rezidivneigung (festständiges Mittel), Anämie, Appetitlosigkeit und Schwäche.

Avena sat. D 4 – Erschöpfungsmittel nach *Stauffer* (überreizt!), auch Zwischenmittel.

Rhus tox. D 30 (Stauffer rät von niedrigeren Potenzen ab) – von ihm sehr empfohlen bei chronischen und schlecht lösenden Pneumonien, wobei die Ätiologie (Folgen von Kälte, Nässe und Überanstrengung) hierzu die meisten Beziehungen hat. Auch für die Folgen eines langen Krankenlagers kommt es zur Rhus tox.-Empfehlung; dabei sei aber auch an die typische Fieberremission und das intermittierende Fieber erinnert, die bei Rhus tox. typisch sind.

Antimonum sulf. aurantiacum D 4 – D 12 – bei schlecht lösender Pneumonie, besonders rechts-basal, sehr bewährt bei Durchwanderungsprozessen, in Verbindung mit Leber- und Gallenentzündungen.

Gute Rekonvaleszenzmittel für die Wiederherstellung der Reaktionskraft des Organismus sind auch Kupfer, Zink und Eisen.

Es ist schwierig, über die Pneumonie als Krankheit zu sprechen, ohne Vorstadien, Konstitutionsbelastungen und Symptome zu berücksichtigen, die in diesem Rahmen nicht abgehandelt werden können. Der Homöopathie und ihrer Denkart widerspricht nichts so sehr wie der therapeutische Zuschnitt auf ein Organ. So steht diese Zusammenstellung unter dem Zwang, einerseits die Pneumonie abzuhandeln, andererseits die homöopathische Behandlung aufzuzeigen. Aber nur über die Gesamtheit der Symptome läßt sich das geeignete Arzneibild finden, und diese Gesamtheit kann nicht im Röntgenbefund einer symptomarmen Pneumonie zustande kommen. Deshalb muß man stets versuchen, die Erfahrung und sorgfältige Beobachtung mit der klinischen Symptomatik zu verbinden. Auch Röntgenbild und Laborbefund sind Teil der Symptomatik. Ihr Stellenwert und ihre Einordnung in die Homöopathie muß als vordringliche Aufgabe betrachtet werden – um so mehr, als die Menschen es verlernen, sich sorgfältig selbst zu beobachten, während die Medizin lernt, mechanische Aussagen über den Krankheitsprozeß bis zum Computer als wesentliche Diagnosefaktoren zu bewerten. Die homöopathische Therapie wird so lange zu den Geheimwissenschaften zählen, wie sie nur vitalistisch aufgefaßt wird. So müssen wir auch lernen, mechanistisch zu denken, ohne auf den Vitalismus in der Behandlung zu verzichten. Die Beurteilung, inwieweit eine Fragebogenexploration dem vitalistischen Denken näher kommt als die Auseinandersetzung mit der modernen Diagnostik und deren Integration in das Gesamtbild, sei dem Leser anheimgestellt.

5.4 Die Symptomatik der Lungenerkrankungen und ihre homöopathischen Mittel

Wetter- oder kalorische Modalitäten (ätiologische Symptomatik):
Kälteverschlimmerung (auch Folgen von Kälte):
Aconit, Causticum, Hepar sulf., Kalium bichrom., Nux vomica, Spongia, Rumex, Phosphor.

Kältebesserung:
Apis, Ledum, Coccus cacti, Pulsatilla, Bryonia, Ammonium carb. (warmer Raum), Jod, Antimonum tart. (verlangt kalte Anwendung!)

Feuchtigkeitsverschlimmerung (auch Folgen von Feuchtigkeit):
Dulcamara, Ammonium carb., Natrium sulf., Rhus tox., Nux mosch., Thuja.

Feuchtigkeitsbesserung:
Causticum, Hepar sulf., Kalium bichrom.

Gewitter und Föhnverschlimmerung: Rhododendron, Phosphor.

Zeitmodalitäten:
Nach dem Hinlegen: Spongia, Drosera, Hyoscyamus, Pulsatilla, Senega.

Nach dem ersten Schlaf: Aralia rac., Mephitis, Scilla.

Vor Mitternacht: Carbo veg., Gelsemium, Phosphor, Rhus tox., Rumex crisp.

Um Mitternacht – 3 Uhr: Arsen, Ammonium, Arnica, Bryonia, Corallium rubr., Drosera, Ipecac.

3 – 4 Uhr morgens: Kalium (alle Mittel), Tart. emet.

Morgens: Ambra, Coccus cacti, Hepar sulf., Jodum, Sulfur, Lachesis.

Nach dem Frühstück: Puls., Nux vom.

Husten im Schlaf, ohne aufzuwachen: Verbascum.

Sekret und Auswurf:
Nach Farbe:
a) weiß:
Ammonium, Aralia, Coccus cacti, Drosera, Ipecac., Phosphor, Rumex, Senega, Spongia.
b) gelb:
Calc. carb., Hepar sulf., Kalium bichrom., Puls., Stannum.
c) grün:
Arsen, Carbo veg., Lycopodium, Puls., Stannum.
c) blutig:
Arnica, Arsen, Bryonia, Drosera, Ipecac., Phosphor.

Nach Konsistenz:
glasig: Belladonna, Lachesis, Mephitis, Phosphor, Senega.
schaumig: Arsen, Natrium mur., Tartarus emet.
fibrinös: Aralia, Bryonia, Ipecac., Kalium bichrom., Kalium jod., Senega, Spongia.
fadenziehend: Coccus cacti, Mephitis.

Nach Menge:
wenig: Aralia, Arsen, Corallium rubr., Gelsemium, Kalium carb., Mephitis, Phosphor, Rumex.
reichlich: Calcium carb., Ipecac., Stannum, Tart. emet.

Nach Geruch:
fötid: Acid nitr., Arnica, Carbo veg., Hepar sulf., Sanguinaria, Sulfur, Asa foetida, Kreosot., Guajacum.
veilchenartig: Therebinthina.

Nach Geschmack:
bitter: Bryonia, Pulsatilla,
scharf: Natrium mur.
salzig: Aralia, Kalium jod., Jodum.
süß: Pulsatilla, Stannum.
faulig: Arnica, Carbo veg., Kreosot.

Hustenmodalitäten:

Trockener Husten: Belladonna, Bryonia, Chamomilla, Hyoscyamus, Jodum, Nux vom., Rumex, Scilla, Senega, Spongia, Verbascum.

Kitzelhusten: Belladonna, Bryonia, Chamomilla, Gelsemium, Hyoscyamus, Sepia.

Krupphusten: Belladonna, Drosera, Hepar sulf., Jodum, Kalium bichrom., Spongia.

Stickhusten: Ipecac., Mephitis, Kalium carb., Arsen.

Lockerer Husten: Acid. phosph., Calc. carb., Bryonia, Pulsatilla, Stannum, Tartarus emet., Phosphor.

Krampfhusten: Belladonna, Cuprum, Drosera, Hyoscyamus, Ipecac.

Mit Erbrechen: Bryonia, Ipecac., Puls., Tart. emet., Veratrum.

Schmerzhafter Husten: Bryonia, Rumex.

Zyanose:

Laurocerasus (zugleich Reaktionsmittel), Carbo veg., Arsen. alb.

Dyspnoe-Asthmasyndrom:

Neben Maßnahmen wie Senfpackungen, Baden, Aderlaß , evtl. Koffein, bewährt sich bei

Asthma mit starkem Blutandrang: Aconit, Belladonna, Nux vom., Phosphor, Sulfur.

Asthma durch Regelanomalien: Belladonna, Cocculus, Pulsatilla, Cimicifuga, Lachesis.

Asthma in Verbindung mit Herzleiden: Aurum, Scilla.

Asthma bei starken Blähungsbeschwerden: Carbo veg., Chamomilla, China, Nux vom., Phosphor, Veratrum.

Asthma mit starker Schleimbildung: Arsen, Bryonia, Cuprum, Ferrum, Phosphor, Puls., Tartarus emet.

Asthma bei Staubinhalation: Arsen, Hepar sulf., Ipecac., Silicea.

Asthma infolge Nervosität und Gemütsbewegung: Aconit, Chamomilla, Coffea, Ignatia, Nux vom., Veratrum.

Asthma in Verbindung mit starkem Emphysem: Antimonum arsen., Naphtalinum (D 3), Cupridium, Grindelia.

Außerdem: Aralia racemosa, Ambra, Arum triphyllum, Baptisia, Lobelia, Gelsemium, Sambucus (tiefsteigend), Stramonium.

6
Der Dünndarm als Funktionszentrum des Entoderms

Wenn *Hahnemann* in seinen Organonparagraphen 6 und 7 auf die Gesamtheit der Symptome zur Arzneifindung hinwies, so mag es zunächst widersinnig erscheinen, wenn ein Darmabschnitt in den Mittelpunkt einer homöopathischen Betrachtung gestellt wird. Selbst wenn dieser Darmabschnitt für die Verdauung von zentraler Bedeutung ist oder wenn wir den ganzen Darm als Einheit auffassen, gibt es keine gültige Erklärung dafür, daß wir einen klinischen Funktionsbereich als Symptomenganzheit bewerten. Homöopathische Ganzheit erfordert konstitutionelles – besser, dispositionelles Denken in Verbindung mit systembezogenen Organerscheinungen, für die wir im Arzneibild eine Studie erstellen, deren Gültigkeit mit der Therapie bewiesen wird. So betrachtet, müßte das Thema in die Kasuistik eingeordnet werden.

Anders erfordert aber die Klinik ein organbezogenes Denken, das bei homöopathischer Therapie alle Formen der Arzneifindung berücksichtigen muß. Meist bleibt man deshalb auf halbem Wege stehen und bedient sich auch in der Homöopathie der Mittel, die organ- oder systemwirksam sind und meist nach funktionellen Gesichtspunkten eingesetzt werden können. So erklären sich auch die zahlreichen Verordnungen *Stiegeles* in seiner klinischen Homöopathie, die wir als sogenannte kleine Mittel gebrauchen.

Die Darmkrankheit ist immer die Störung einer übergeordneten Einheit, sei es das Schleimhautsystem, seien es anatomische Bezüge zu Drüsenorganen wie Magen, Leber, Pankreas. Die Pathophysiologie ist einheitlich entweder die Folge einer fehlerhaften Drüsentätigkeit oder fehlerhaften Resorption. Der proximale

Dünndarm ist dabei der wichtigste Abschnitt für beide Funktionen, das Ileum ist die funktionelle Reserve, in der Galle resorbiert wird, was für Eisen, Kalium und Vit B 12-Resorption noch bedeutsam ist.

Die Verdauung beginnt bekanntlich im Munde, es folgt der Magen mit seinem Säure-Rückkopplungssystem zum Gastrin, das nicht zuletzt auch die Sekretinbildung im Dünndarm beeinflußt. Galle und Pankreas sind tonisierende Elemente der Dünndarmmotorik. Eine gestörte peptische Verdauung des Magens kann durch eine tryptische durch Pankreassaft ausgeglichen werden. Bei den Krankheitszeichen des Dünndarms finden sich deshalb auch solche des Magens, der Galle, der Leber und des Pankreas. Erstes Zeichen der Verdauungsschwäche ist bekanntlich die gestörte Fettverdauung, weniger die gestörte Eiweiß- und am geringsten die Kohlenhydratverdauung. Verdauungsaufgabe des Dünndarms ist der Transport von Energieträgern, Wasser, Elektrolyten, Salzen, Schwermetallen. Bei diesem Vorgang handelt es sich um den Übertritt der Nahrungsbestandteile aus dem Dünndarmlumen in das Lymph- und Kapillarsystem der Darmwand. Dazu ist die enzymatische Zerlegung der drei Energieträger KH, E und Fett erforderlich.

Im Duodenum wird die höchste Enzymwirkung entfaltet. Der alkalische Bauchspeichel bewirkt mit seinem Bikarbonat die Neutralisation des sauren Chymus. Der Anstoß auf die Pankreassekretion erfolgt über den Vagus. Das Pankreassekret spaltet Proteine zu Peptonen und Aminosäuren, die ihrerseits außerordentlich starke Stimulatoren für die weitere Pankreassekretion sind. Letztere erfolgt über die Mittlerrolle des Pankreozymins und unterhält die Verdauung im Duodenum. Zur Emulgierung der Nahrungsfette wird Galle benötigt, die auch eine anfängliche Fettspaltung begünstigt. Das physiologische Zusammenspiel von Pankreas und Galle ist dabei evident (Abb. 26). Die klinische Einteilung der Dünndarmerkrankungen ergibt sich aus der bereits erwähnten Fehlfunktion einer gestörten Drüsentätigkeit (Verdauungsdrüsen), die wir auch als Maldigestion bezeichnen, und der fehlerhaften Resorption, der Malabsorption.

Die mangelhafte Koordination der Verdauungsdrüsen, die auch als intraluminäre Verdauungsinsuffizienz bezeichnet wird, richtet sich meist nach der Rolle des Pankreas, wonach sich die Einteilung in pankreatogene Insuffizienz und extrapankreatische Verdauungsschwäche ergibt.

Die pankreatogene Insuffizienz umfaßt die Pankreasfibrose, die wir meist auf das Kindesalter verweisen, die Pankreatitis und das Karzinom. Wenn wir von einer echten Therapie der Pankreaserkrankungen sprechen, so ergibt sich eigentlich nur die mit Trasylol bei der akuten Entzündung und die Fermentsubstitution bei der Insuffizienz des Organs. Die Homöotherapie des Pankreas hat sich erst mit seiner Pathophysiologie entwickelt, und es wundert uns nicht, wenn wir erst nach der Jahrhundertwende Bemerkungen über die Homöopathie finden. *Planer, Schier, Kröner-Gisevius* und *Stauffer* einigten sich auf Mercur, Jodum, Carbo veg., Phosphor, Sulfur, Chinin. ars., Uranium nitr. u.a. Die Erwähnung von Niccolum durch *Stauffer* scheint nur der Überlegung entsprungen zu sein, daß Nickel für die Bauchspeicheldrüse die gleiche Bedeutung habe wie Jod für die Schilddrüse. Alle einschlägigen Mittel haben den Nüchternschmerz, die Verdauungsschwäche und die Durchfallneigung. Wir haben in der Klinik alle Mittel geprüft und nach den entscheidenden symptomatischen Gesichtspunkten eingesetzt. Eindeutige Erfahrungen und Organbeziehungen lassen sich nur von Mercurius sol. herstellen, das auffallend viele Beschwerden nach Pankreaskrisen lindern hilft. Seit einigen Jahren verfolgen wir die Symptomatik des Pankreaskarzinoms. Dabei drängte sich das Bild von Magnesium (carb.) auf, und wir glaubten, daß uns die Serumwerte des Magnesiums Aufschluß geben könnten über die Pathologie der Bauchspeicheldrüse. In der Tat fand sich eine auffällige Erhöhung der Serumwerte bei beginnenden Pankreaskarzinomen, während sich im klinisch manifesten Zustand bei erheblicher Störung der Resorption des Nahrungsmagnesiums auf Grund der Begleitenteritis eine Verminderung ergab. Unsere Erfahrungen lassen den Rückschluß zu, daß Magnesium in der Pathologie des Dünndarms und der Verdauungsdrüsen eine entscheidende Rolle spielt.

Wichtig zur Beurteilung der Pankreasfunktion ist noch die neuerliche Kenntnis vielfältiger motorischer und sekretorischer Wirkungen am Magen, Pankreas und Dünndarm, die mittelbar oder unmittelbar mit dem hormonähnlichen Stoff Gastrin zusammenhängen. Die Stimulierung der Magensäure vom Pankreas aus über Fermente wie Pankreozymin und Cholezystokinin bringt eine weitere Betrachtungsmöglichkeit in das funktionelle Wechselspiel der Säureproduktion und -hemmung. Wir dürfen annehmen, daß diese histaminähnlichen Wirkungen bei biologischen Regelungen in der pflanzlichen oder homöopathischen Therapie nicht unbedeutend beteiligt sind. In der Homöopathie sind es Säuren wie Acidum muriaticum, Arsen, aber auch Phosphor und Schwefel neben Iris versicolor, dem *Farrington* einen Brennschmerz in der Pankreasgegend und eine wässerige Diarrhöe mit Kopfschmerz morgens zuschreibt. Phytotherapeutisch ist der Effekt der Harongatinktur vermutlich von dem gleichen Reglermechanismus abhängig, um so mehr, als diese Tinktur bei Subazidität des Magens eindeutiger wirkt.

Kommen wir zurück auf die extrapankreatische Verdauungsschwäche der Maldigestion, so kennen wir festumrissene klinische Syndrome, deren Therapie nur über das Beschwerdebild möglich ist.

a) Passagebeschleunigung bei klaffendem Pylorus,
atrophische Gastritis,
Resektionsmagen (Dumpingsyndrom als Ausdruck mangelhafter Anpassung der Verdauung an die durch Operation geschaffenen neuen Verhältnisse),
Blindschlingenbildung (Blind-loop-Syndrom), Divertikel oder operativ ausgeschlossene Darmabschnitte mit path. Darmbesiedelung des Dünndarms durch fäkale Keime,
Darmresektion und deren Folgen. Störung des Kalium- und Eisenstoffwechsels.
b) Intraluminäre Enzymaktivierung durch niedere pH,
Pylorus-Ulkus
Zollinger-Ellison-Tumor,
Gallen- und Leberleiden.

Der Maldigestion steht die Malabsorption gegenüber, ja beide überschneiden sich erklärlicherweise z.B. beim resezierten Darm. Die klinischen Syndrome sind die Sprue, Zöliakie der Kinder, Morbus *Whipple* und die mannigfachen Absorptionsstörungen bei Divertikeln, Blindsackphänomen u.a. Die Symptomatik ist einheitlicher, die Patienten magern ab, die Stühle sind massig, ihr tägliches Gewicht über 400 g, Glossitis und Stomatitis treten als Folge der Vit-B-Verarmung auf, Dysproteinämien kennzeichnen den gestörten Aminosäurehaushalt, Osteoporosen und Osteomalazien den gestörten Kalziumhaushalt. Nach Magenresektionen ist z.B. der Kalziummetabolismus häufig gestört. Sofern der Patient keine Milch verträgt und er unter einer Stearrhöe leidet, sind die Voraussetzungen für die Entwicklung einer Osteomalazie gegeben. Wie bei der Sprue treten auch bei anderen Formen der Malabsorptionsstörung an belichteten Hautstellen Pigmentierungen auf, die man mit dem Mangel an Nikotinsäure erklärt. Hypokaliämien mit Muskelschwäche und den Kreislaufbildern sind nicht selten. Schließlich erklären sich so auch Eisenmangelanämien und das für uns interessante Gallensäureverlustsyndrom, mit dem wir die Podophyllumwirkung erklären können.

Setzen wir nun diesen klinischen Begriffsbestimmungen eine für die Praxis erforderliche Symptomatik entgegen, so kommen wir näher an eine homöopathische Arzneifindung. Es ergeben sich:

1. Die Diarrhöe oder Diarrhöeneigung als Leitsymptom jeder Dünndarmerkrankung: Man spricht von einer Diarrhöe, wenn 2 oder mehr Stühle täglich abgesetzt werden, deren Konsistenz weich bis wäßrig ist. Rhythmische Segmentierungen treten bei Diarrhöe weniger auf, sie werden durch Anticholinergika gehemmt, was die Tatsache erklärt, daß Atropin eine Diarrhöe kaum oder gar nicht beeinflußt. Das gleiche gilt für die Diarrhöe nach Vagotonie. Pendel- und Peristaltikbewegung sind weitgehend an die intramuralen Plexus des Darmes gebunden und damit dem autonomen NS angegliedert. Eine Abgrenzung zwischen nervöser, hormoneller oder funktioneller Diarrhöe ist nur mit Hilfe einer erweiterten Symptomatik möglich. Erwähnt sei hier noch die chologene Diarrhöe, die dann zustande kommt, wenn die Gallensäuren, deren zirkulierende Menge ca. 3 g beträgt und innerhalb von 24 Stunden 3 – 6 mal zirkuliert, im Ileum ungenügend resorbiert werden und im Dickdarm eine motorische Aktivität auslösen. Dabei kommt es nicht selten zur Verarmung an Gallensäuren und zur Stearrhöe. Diesen Zustand konnten wir mehrfach mit Podophyllum behandeln, er kann auch durch Abbinden von Gallensäuren mit Harzen zur Senkung des Cholesterinpools eingesetzt werden.

2. Das Stuhlvolumen: Nicht nur das Zeichen einer Stearrhöe, sondern grundsätzlich einer mangelhaften Verdauung, ist das Stuhlvolumen auch Ausdruck einer Pankreaserkrankung. Wenn man in 24 Std. ein Stuhlgewicht von 200 g annimmt, so liegen die Werte bei Verdauungsinsuffizienz erheblich höher, bei bis zu 1000 und 1500 g. Der Stuhl enthält sowohl nachweisbare Fettmengen als auch oft makroskopisch unverdaute Nahrungsbestandteile. Leider gibt es in unseren Arzneimittellehren keine einschlägigen Hinweise. In der Tabelle habe ich deshalb diese Rubrik nach unserer Erfahrung besonders berücksichtigt.

3. Der Meteorismus: Bei der Aufspaltung der Nahrung durch Enzyme und Bakterien werden im Darm pro Mahlzeit ungefähr 15 l Gase frei. Dazu kommt die geschluckte Luftmenge. Nach dem Gesetz der Diffusion durch permeable Membranen treten Gase bis zum Druckausgleich in Blut und Gewebe über und werden abgeatmet. Der Rest, etwa 500 – 2000 ml Gas täglich, wird durch den Enddarm ausgestoßen. Meteorismus entsteht dann, wenn Gaszufuhr und intestinale Gasproduktion nicht mehr mit Diffusion und Elimination im Gleichgewicht stehen. Dysbiose, Störungen der chemischen Darmprozesse, der Darmpassage, der Diffusion aus dem Darm, der Zirkulation und der Exhalation aus der Lunge sind mögliche Ursachen. Darmkoliken sind meist Blähungskoliken, die durch Abschnürung eines gasgefüllten Darmsegmentes entstehen.

Meist wird angenommen, daß der Meteorismus ausschließlich eine Störung der Keimbesiedlung des Darmes ist. Magen und Dünndarm sind aber keimarm. Durch Änderung der Bifidusflora bei der Entwicklung vom Säugling zum Kleinkind bleiben der Magen und der Dünndarm auch weiterhin keimarm. Bei verminderter Salzsäureproduktion des Magens, bei veränderter Dünndarmmotilität, bei Leber- und Nierenleiden, Anämien und Bestrahlungen tritt die sogenannte Dysbiose auf. Der Bifidusanteil tritt zurück, Magen und Dünndarm werden vorwiegend von Keimen aus der Mundhöhle besiedelt, meist aber von fäkalen Keimen.

Wir sprechen dann von einer Dysbakterie. Die Probleme der sogenannten Symbioselenkung, der Kolitherapie u.ä. sind hier nicht zu diskutieren, können aber akzidentell therapeutisch eingesetzt werden, ohne eine kausale Therapie zu irritieren.

4. Der Heißhunger oder Nüchternschmerz: Zunächst typisch für das Ulcus duodeni ist der Nüchternschmerz, Ausdruck einer duodenalen Reizung, die sowohl von der Galle und der Leber als auch vom Pankreas ausgehen kann. So erklärt sich nicht nur die Anacardiumsymptomatik, sondern auch die von Natrium sulf. Chionanthus (Postcholezystektomie-Syndrom), Lycopodium, Jodum, Ferrum, Phosphor und Sulfur. Das Symptom ist vielschichtig und kann sowohl für einen verstärkten Stoffwechsel als auch für eine beschleunigte Verdauung im Sinne eines intensiven gastroenterokolischen Reflexes sprechen.

5. *Nutritive Allergie:* Die Empfindlichkeitssymptomatik gegenüber Nahrungsmitteln ist in der Homöopathie wohl als einmalig zu bezeichnen. Seien es Verlangen, Abneigung, Unverträglichkeit oder Beschwerden spezifischer Prägung, die an den Verzehr von Nahrungsmitteln gebunden sind, immer bleibt dem Arzt die sorgfältig erhobene Anamnese ein wertvoller, vielleicht sogar der einzige wertvolle Anhaltspunkt für die Arzneifindung, von der sogar Rückschlüsse auf die Diagnose oder Ätiologie möglich sind. Klinisch kennen wir zwar die exsudative Enteropathie mit Ödemneigung im Darmepithel, doch fehlt eine Differenzierung und die mögliche Therapiekonsequenz.

Bei den Empfindlichkeitsreaktionen gegenüber Nahrungsmitteln lassen sich solche der Fettverdauung (Carbo veg., Magnesium und Pulsatilla), der Säuretoleranz wie bei Arsen, Antimonum crudum, China, der Fleischverträglichkeit bzw. -abneigung wie bei Lycopodium, Sulfur und Ferrum und vor allem auch der Milchintoleranz feststellen. Die Milchunverträglichkeit beruht wahrscheinlich auf einer Resorptionshemmung der Galaktose durch die bei der Laktosespaltung gleichzeitig entstehende Glukose, was zur osmotischen und Gärungsdiarrhöe führt. Jedenfalls sind hierzu Carbo, China, Magnesium, Nux mosch. und Sulfur im Arzneibild zu vergleichen.

Vieles spricht dafür, daß sich durch die Nahrungsunverträglichkeit und mangelhafte Verwertung im Dünndarm Allergien des Darmes selbst, aber auch der Haut manifestieren, so daß nicht selten als Folge von Dünndarmerkrankungen auch Hauteffloreszenzen urtikarieller Natur entstehen. Im klassischen Sinne ist dies bei der Sprue der Fall. Hierbei wird bekanntlich eine Überempfindlichkeit gegenüber dem Klebereiweiß Gluten vermutet, was man mit glutenfreier Kost auch auszugleichen vermag.

Die von *Stiegele* bei der Brotallergie beobachtete Arzneiwirkung von Zingiber (in niederen Dosierungsgraden) hat sich nun auch beim Dumpingphänomen wirksam gezeigt.

Bekanntlich reagiert der operierte bzw. resezierte Magen empfindlich auf Zucker und Getreideprodukte. Auch hierfür hat sich Zingiber D 1 – D 4 bewährt.

Auf die Beziehung zur Haut wird noch an späterer Stelle eingegangen.

Zusammenfassung der dünndarmwirksamen Arzneimittel

Fassen wir die dünndarmwirksamen Arzneimittel zusammen, so können wir sie in drei Kategorien einteilen, nämlich in

1. Polychreste oder sogenannte Konstitutionsmittel wie Arsen, Phosphor, Pulsatilla, Sulfur, Veratrum.
2. Systemmittel, die vorwiegend auf den Magen-Darm-Trakt einwirken, wie Carbo veg., Chamomilla, China, Ferrum met., Jodum, Magnesium, Natrium sulf., Podophyllum.
3. Symptomatische Mittel, deren Wirkung auf einzelne Krankheitserscheinungen wie etwa Durchfall oder Koliken beschränkt ist.
   Die Harze Aloe, Gambioga oder Gummi Gutti, Jalapa, Cholocynthis, Croton tiglium (im weiten Sinne Thymol).
   Die Glykoside Cytisus, Gratiola, Jatropha curcas (Saponine), Leptandra, Uzara.

Tab. 6 Homöopathische Arzneimittel bei Nahrungsmittelempfindlichkeit

Äpfel	Aloe (China – Obst)
Austern	Hepar sulf. Lycopodium Medusa
Backwerk	Antimon curd. (viel) Carbo veget. (Fett) Kalium mur. Lycopodium (Hefe) Pulsatilla (Fett) (Zingiber)
Bier	Kalium bichrom. Nux mosch. (durcheinander) Thuja occ.
Brot	Ammonium carb. Gratiola (Dyspepsie) Magnesia carb. (Gas!) Mercurius vivus (Butterbrot) Thuja occ. Natrium mur. Zingiber (Dumping)
Eier	Calcium carb. Chinin ars. *Ferrum met.* Ferrum mur.
Eis	Arsen alb. Carbo veg. *Pulsatilla*
Fette	Calc. carb. (Sodbrennen) *Cyclamen* Ipecac (reine Zunge) *Pulsatilla* Kalium mur. (Dyspepsie) Taraxacum (Landkartenz.) Veratrum alb.
Fisch	Chinon. ars. Graphites (Abneigung und Unruhe) Natrium mur.
Fleisch	Ars. alb. (Wildbret) Ferrum met. Ferrum phos. Ptelea (verdorbenes) Staphisagria
Kaffee	Angustura Chamomilla Nux vom. Moseleus
Kartoffel	Alumina
Käse	Cistus Arg. nitr. Ptelea (Schimmel)
Kohl	Bryonia Carbo veg. Kali carb. Lycopodium Natr. carb. Petroleum
Milch	Aethusa – Acid. nitr. Antim. crud. Calc. carb. China Magnesia carb. Natrium carb. Natrium mur. Nux vom. (Obstipation) Sulfur
Muscheln	Arsenicum Veratrum alb.
Obst	Actaea spic. Antim. crud. (sauer) Bryonia (Sommerdiarrhöe) Calcarea carb. (sauer) Causticum *China* *Ipecac* Elaps cor. (Orangen) Medorrhinum (Orangen) Theridion (Orangen) Barium carb. (Pflaumen) Acid. sulf. (Pflaumen) Ferrum met. (Tomaten)
Gemüse	Arsenic. alb. Carbo animalis Hydrastis
Tee	Hydrastis Thuja (Gastralgie) Uranium nitr. (Gastritis)
Teigwaren	Causticum Natrium carb. *Natrium mur.* (Zöliakie) Natrium sulf. Nux vom. Sulfur Zingiber
Zucker	Argentum nitr. Mercurius Gambioga (Durchfall) Selen (Dyspepsie)
Zwiebel	Allium cepa *Lycopodium* Pulsatilla *Thuja*

Die Homöopathie verfügt über eine große Zahl von Dünndarmmitteln, wobei nicht immer entschieden werden kann, ob sich diese direkt auf den Darm oder die Drüsenorgane des Verdauungsbereiches beziehen. Daß Leber- oder Gallenmittel darmwirksam sein können, versteht sich aus der breiten Indikation ebenso wie aus der Beziehung zwischen den Organen untereinander. Es erscheint nun erforderlich, die Mittel herauszustellen, die für die selektive Betrachtung des mittleren Darmabschnittes von besonderer Bedeutung sind. Ich darf mich deshalb auf China, Carbo veg., Podophyllum und Magnesium beschränken.

China. Das Arzneibild von China kommt der Symptomatik des Dünndarmes am nächsten. Neben Diarrhöe, großvolumigem Stuhl, Allergieneigung, Koliken und Nahrungsperiodizität ist der Meteorismus Leitbild der Chinamedikation, und zwar mit der Modalität, daß der Abgang von Winden keine Besserung bringt. Diese sicherlich auf Erfahrung zurückgehende Feststellung legt uns den Gedanken nahe, daß es sich hier nicht um einen Blähungszustand handelt, der durch Ernährung oder etwa nur durch Fermentschwäche entstanden ist, sondern daß er vermutlich in der Motorik des Darmes seine Ursache hat. Dies ist um so wahrscheinlicher, als wir die Mesenterialthrombosen, Milzvenethrombosen und die damit verbundene Darmparalyse oft mit China gut beeinflussen können. Auch die in der Folge von Ulkusblutungen auftretenden Subileus-artigen Erscheinungen sind prototypisch für China, so daß in der Klinik oft die Frage entsteht, ob China als Mittel der Blutungsschwäche oder als Mittel der Darmparalyse in der Folge von Blutungen eingesetzt wird. Diese klinische Erfahrung erklärt sich um so leichter, als Versuche von *Dixon* und *De Premankur* ergaben, daß China auf die glatte Muskulatur lähmend wirkt, den Tonus herabsetzt und die Rhythmik vermindert. Andere Beobachter haben sich mit dem Antagonismus von Adrenalin und Chinin befaßt und die Verstärkung der Pilocarpinwirkung am isolierten Darm durch Chinin beobachtet. *Shiratori* konnte sogar die Wirkung selektiv am Kaninchendünndarm bestätigen, während schließlich alle Versuche durch *Singer* in der Klinik bestätigt wurden. Nach ihm kann der paralytische Darm mit einer Dosis von 0,25 bis 1,20 ccm Chininhydrochlorid in Gang gebracht werden. Es fragt sich danach, inwieweit in der homöopathischen Verordnung von China die toxische Wirkung auf die Gewebszellen und Gewebsfermente gegenüber dieser experimentell nachgewiesenen Dünndarmwirksamkeit überhaupt zur Geltung kommt.

Carbo vegetabilis. Im Anschluß an China ist hier notwendigerweise Carbo veg. vergleichend anzuführen. Beide Mittel sind dünndarmwirksam und Hauptmittel des Meteorismus, wobei sich Carbo darin unterscheidet, daß Abgänge von Blähungen eine länger anhaltende Erleichterung bringen.

Bei China ist die Darmmotorik verantwortlich, während Carbo auf Grund dieser Symptomatik den Fermentcharakter vermuten läßt. Dazu kommt, daß das Arzneibild übelriechende Blähungen angibt, also Folgen ersatzweiser Gärung oder Fäulnis bzw. einer Dysbiose.

Kohle als absorptives Darmmittel ist sehr bekannt, und man ist versucht, diese Wirkung auch auf das homöopathische Arzneibild zu übertragen. Dort finden sich aber Wirkungen, die mehr auf den Kreislauf und den Stoffwechsel gerichtet sind als auf den Darm.

Die Theorien, die über die Kohlenstoffwirkung im homöopathischen Arzneibild bestehen, sind nicht befriedigend, wenn wir nur die Symptome in der Gemeinsamkeit der Kohlenstoffmittel wie Petroleum, Graphites und Carbo interpretieren können. Carbo wirkt wahrscheinlich nicht als Kohlenstoffträger, sondern als Polymerisationsprodukt der unvollständigen Kohlenstoffverbrennung, so daß jede Deutung dieses Arzneimittels theoretisch bleibt, solange wir von dem Begriff der Kohle ausgehen und mit ihm den Gedanken der absorptiven Anwendung verbinden. Auf Grund der Vergleiche mit Graphites ist am wahrscheinlichsten ein Eingriff in das Carbohydrasensystem, also den enzymatischen Kohlenhydratabbau, anzunehmen – um so mehr, als die Fermentanomalien den Charakter der Gärungsdyspepsie haben. Trotzdem bleibt die Erklärung unbefriedigend und spekulativ. Wir werden also mit der klinischen Erfahrung einer günstigen Beeinflussung der Gärungsdyspepsie durch Carbo veg. die Studie über dieses Mittel abschließen müssen.

Aloe. Als Prototyp der Harze ist schließlich noch Aloe zu nennen. Bekanntlich hat diese emodinhaltige Droge eine Wirkung auf den intramuralen Nervenplexus des Dickdarmes, obwohl sich auch dünndarmwirksame Anteile diskutieren lassen. Diese Dünndarmwirkung ist auf den sehr hohen Anteil von Harzen in der Gesamtdroge zurückzuführen.

Harze sind bekanntlich meistens Drastika. Im toxikologischen Versuch werden die Harze vorwiegend am Dünndarm in Form isolierter Entzündungen wirksam, woran die gallenanregende Wirkung der Harze ihren Anteil hat. In diese Reihe der Reizstoffe gehören neben dem Crotonöl das Jalapenharz, welches homöopathisch als Jalapa besonders bei kindlichen Durchfällen mit Blähungskoliken Anwendung findet, das Colocynthis, Podophyllum und Gummigutt oder auch das als Gambioga bekannte Symptomatikum bei Durchfällen unbekannter Ätiologie. Bei Aloe zeigt sich im Arzneibild eine Belastung des venösen Systems mit Gasbauch und enteritischer Reizung ohne Tenesmen, was den Schluß zuläßt, daß die Beteiligung des Dickdarmes geringer als die des Dünndarmes ist. Aloe besteht zu 70 % aus dünndarmwirksamen Harzen, die neben den Emodinen die Dünndarmsymptomatik auslösen können. Inwieweit die Mesenterialstase durch Harze beeinflußt wird, bleibt dahingestellt, wenngleich anzunehmen ist, daß neben der Harzkomponente auch Aloewirkungen auf das sekretorische IGA nachzuweisen sind. Damit ist Aloe das wichtigste homöopathische Therapeutikum bei Mb. *Crohn*. Bei dieser Indikation wird Aloe unterstützt durch Chamomilla, Gambioga, Gratiola, China und nicht zuletzt Harpagophytum procumbens.

Am wahrscheinlichsten findet die Magnesiumwirkung im Darm über den Fermenthaushalt statt, da kaum ein Verdauungsenzym ohne Magnesium wirksam wird, so z.B. als Bestandteil des Atmungs-Koferments und als Aktivator der Phosphatasen, Nukleasen, Peptidasen; auch zur Decarboxilierung und Phosphorilierung ist das Magnesiumion hilfreich. So versteht sich auch im homöopathischen Sinne die Arzneiwirkung auf die Schilddrüse über die Phosphorilierung thyreotoxischer Entgleisungen, wie sich im Tierversuch nachweisen ließ. Die Beziehung zur Prostata ist über die Aktivierung der sauren Phosphatase der Prostata durch Magnesium zu verstehen. Das Zyklophorase-Enzymsystem kann in Anwesenheit von Magnesium sowohl Fettsäuren als auch Aminosäuren und Brenztraubensäure vollständig zu CO_2 und Wasser oxydieren.

Bei der Magnesiumwirkung im Dünndarmbereich ist neben der Resorptionsstörung als Folge von Enteropathien an eine pankreatogene oder an eine enzymatische Enteropathie zu denken. Die exsudative Enteropathie als Ausdruck aktivierter Darmallergene aus der Milch- und Fettverdauung ist das klassische Merkmal der Magnesiumstoffwechselirritation. Nachdem Mg – ähnliche wie Ca – den pH-Pegel in Richtung Hyperchlorhydrie verändert, kann die Magnesiumdiarrhöe entweder als Ausdruck einer Reizung der Pankreasfermente im Dünndarm oder als eine diffuse Schädigung der proximalen Dünndarmschleimhaut durch dauernde Einwirkung des sauren Magensaftes mit nachfolgender absorptiver Insuffizienz verstanden werden. Mit großer Wahrscheinlichkeit ist die Laktaseintoleranz (Mangel an milchspaltenden Fermenten) als echte Magnesiumfehlleistung aufzufassen. Durch Verweilen des nichtspaltenden Milchzuckers im Darm kommt es zur bakteriellen Gärung mit Ansäuerung des Stuhles durch die Vergärungsprodukte. Daraus folgen die typischen Symptome des Magnesiumbildes, nämlich Darmkoliken, Diarrhöen, Flatulenz und die zugehörige nutritive Allergie gegenüber Milch und Fett.

7
Zur Klinik der Leber- und Gallenerkrankungen

Aus den Entwicklungsphasen, von denen die eine den Duodenalanteil mit Gallensproß betrifft, die andere die primitive Leberrinne entstehen und frühzeitig Leberzellstränge aussprossen läßt, ist der Zusammenhang des wichtigsten Funktionsteils der Verdauung abzulesen. Als zentraler Bezugspunkt ist sozusagen die Papille im Duodenalanteil zu sehen, um die sich die nervalen Funktionen der Drüsenorgane konzentrieren. Jede Lebererkrankung muß in der Funktion des Verdauungsablaufes gesehen werden, wo die entzündlichen Prozesse umgekehrt die Funktion der Verdauungsorgane so beeinflussen, daß ausschließlich hiervon die Therapie abzuleiten ist.

Alle homöopathischen Mittel und ihre Anwendung müssen so betrachtet und in das Gesamtbild mit einbezogen werden. Therapeutisch handelt es sich zunächst um spasmolytische Funktionsarzneien: Die Bitterstoffe regen die Drüsenorgane an, die cholinergisch wirksamen Stoffe tonisieren den Vagus, Cholezystokinine haben teilweise Transmitterfunktionen. So versteht sich die Vielfalt der Dosierung homöopathischer Arzneien und ebenso der Trend, mit Gemischen vielseitige Wirkungen zu erreichen. Da die Symptomatik von Leberkrankheiten sehr gering ist, greift der Arzt nicht ungern zu Mitteln, von denen er die Organbeziehung kennt, wie Carduus Mar. oder das beliebte Schöllkraut.

Die Leber ist Reaktionsorgan und hat als Anteil des RES blutbildende Eigenschaften; sie ist Schockorgan bei allergischen Situationen, damit werden alle Phasen der Entzündung fortgeleitet, seröse, proliferativ-produktive und zirrhotisch-indurative. Die periportalen Felder, d.h. die Bindegewebsräume der Acini, sind Austragungsort der entzündlichen Reaktionen.

Die Leber ist Kreislauforgan, nämlich eingeschaltet in den nutritiven Kreislauf an die Kava, alle Rückstauungen vom Herzen werden dort aufgefangen, ebenso die Belastungen des portalen Kreislaufs. Die Leber ist Stoffwechsel- oder Fermentorgan, damit Bildungsort für Galle; sie ist außerdem Speicherorgan für Stoffwechselprodukte (Glykogen oder Fette), alle enzymatischen Prozesse werden hier kontrolliert. Sie dient dem Aufbau und dem Abbau der Nahrungsmittel sowie deren Entgiftung. Alle Krankheiten der Galle können nur verstanden werden über die Leber.

Nach einer groben Einteilung unterscheiden wir den

Exsudativ-entzündlichen Symptomenkreis: Duodenitis – Cholangie – Zystitis – Pankreatitis – Hepatitis.

Proliferativen Symptomenkreis: Ulcus duodeni – Cholelithiasis – Pericholezystitis – Pankreopathie – Hepatose.

Zirrhotisch-indurativen Symptomenkreis: Ulcus callosum – chronische Schrumpfgallenblase – zirrhöse Hepatitis – Pankreasfibrose.

Die stärkste Symptomatik sieht man bei allen exsudativen Formen der Entzündung, die schwächste Symptomatik haben die zirrhösen Entzündungsvorgänge.

In seiner funktionellen Pathologie hat *von Bergmann* den Satz geprägt, daß Krankheit kein Zustand, sondern ein Geschehen sei, nämlich ein dynamischer Prozeß, der mit der gestörten Leistung, der gestörten Funktion beginne und mit dem anatomisch faßbaren Schaden ende.

Dieser Ausspruch trifft insbesondere für die Lebererkrankungen zu, wobei die Leber zunehmend als Organ der zivilisationsbedingten Belastungen anzusehen ist.

So hat *von Hoff* ausgesprochen, daß der Mensch – aus Angst zu verhungern – sich lieber vergiftet.

Man kann es auch abwandeln: daß er aus Angst, mit allem nicht fertig zu werden, sich lieber in den Alkohol stürze.

Wenn man von den infektiösen Anteilen der Lebererkrankung absieht, so steht zweifellos in der Ätiologie dieser Gifte an erster Stelle der Leberpathologie der Alkohol, dessen steigender Konsum in allen Ländern Europas das Problem der Fettleber, aber auch das Nachbehandlungsproblem infektiöser Lebererkrankungen und des Medikamentenmißbrauchs schafft. Demgegenüber fällt das therapeutische Dilemma in der Lebertherapie auf, die zwischen Nihilismus und einer unkritischen Polypragmasie pendelt, wie es *E. Wildhirt* einmal geäußert hat. Therapeutischer Nihilismus bedeutet einerseits die unzureichende Möglichkeit einer kausalen Therapie, andererseits hat er – positiv gesehen – etwas zu tun mit dem Vertrauen auf die Regenerationskräfte. Negativ gesehen, spiegelt der Nihilismus eine echte fatalistische Einstellung des Therapeuten wider, den Fortlauf der Erkrankung schlicht der Natur zu überlassen.

Die Hepatitis zählt sicherlich zu den häufigsten Infektionskrankheiten, wobei die Virushepatitis mit einem hohen Prozentsatz an der Spitze der entzündlichen Lebererkrankungen liegt. Von den Hepatosen ist es die Fettleber, die meist alkoholbedingt ist und nur in einem geringen Ausmaß diabetogene oder allgemein ernährungsbedingte Ursachen hat.

Die Leberanamnese, die tastbar vergrößerte oder derbe Leber sowie die Enzyme mit ihrer bereits sehr ausgereiften Diagnosemöglichkeit stellen eine Bereicherung für die Frühdiagnose dar. Der subjektive Zustand des Patienten gleicht bei der akuten Hepatitis weitgehend dem bei der chronischen. Mehr als bei der chronischen Hepatitis finden sich aber bei der Zirrhose auch schon Hautzeichen, die Spider-Naevi und Palmarerytheme, gastrointestinale Fehlfunktionen und vor allem Kreislaufzeichen. Zeichen der Hormonfehlsteuerung sind Gynäkomastie und Impotenz beim Manne, bei der Frau vielfältige Menstruationsanomalien.

Warum es bei der chronischen Hepatitis in einem Fall zur Veränderung im

Portalfeld und damit zur harmlosen Verlaufsform der sogenannten persistierenden Hepatitis und im anderen Fall zu einer Veränderung im lobären Parenchym mit einer aggressiven oder gar nekrotisierenden Tendenz führt, gehört zu den vielen ungelösten Fragen der Medizin.

Für die Beurteilung einer Zirrhose ergeben sich folgende Hinweise:

1. Zeichen einer Zirkulationsstörung (Pfortaderkreislauf, Hämorrhoiden etc.)
2. Zeichen der Gallensekretion (Bilirubinverhalten, Cholestase),
3. Zeichen der Fermentstörung,
4. Zeichen der Störung der Verdauungsperiodizität und des Stoffwechsels,
5. Zeichen der Störung des RES (Rheumatoide, Dysproteinämie),
6. Zeichen der Hormondissoziation (Metrorrhagien, Gynäkomastie etc.).

Die akute Hepatitis ist in ihrer Epidemiologie hinlänglich bekannt. Man unterscheidet heute die Virusstämme A für die infektiöse Hepatitis und B für die sogenannte Serumhepatitis. Dazu kommt die frühere Non A- und Non B-Hepatitis, deren Ätiologie auf den C-Virus zurückgeführt wird und die wahrscheinlich einen Autoimmunverlauf zeigt. Das Australia-Antigen ist mit der Serumhepatitis assoziiert und in manchen Eigenschaften vergleichbar. Der Verlauf der akuten Hepatitis zeigt bekanntlich ein präikterisches Vorstadium, das bei der epidemischen Form 1–2 Wochen, bei der Serumhepatitis länger dauert.

Die Frühdiagnose der chronischen Hepatitis kann in erster Linie aus der Beobachtung des akuten Verlaufs gestellt werden. Erst wenn die laborchemischen Befunde sich nicht wieder normalisieren, bringt schließlich die Biopsie eine für die Diagnose entscheidende Aussage.

Das Klagebild zeigt mehr Symptome des Oberbauchs wie Blähungsneigung, Völlegefühl, Abneigung gegen Fett, meist auch gegen Nikotin und Alkohol. Vor allem aber wird die neuentdeckte Unverträglichkeit von Alkohol nicht selten zum Schlüsselsymptom. Dazu kommt vom Organ her die Ausstrahlung auf die rechte Schulter, in den Rücken bis zum supraorbitalen Kopfschmerz rechts – als Zeichen der Kapselspannung. Freilich können solche Symptome auch auf die Gallenwege hinweisen. Das gleiche gilt von ikterischen Skleren, von der Dunkelfärbung des Urins und der Hellfärbung des Stuhles. Allgemeinsymptome wie Müdigkeit, Erschöpfbarkeit und auffälliger Leistungsverlust passen mehr zum Bild der chronischen Hepatitis, während bei der Zirrhose oder Fibrose deutlich die melancholische Stimmung oder Stimmungslabilität hinzukommt. Die Zirrhose ist als das Endstadium einer chronischen Hepatitis aufzufassen, wenn man von den wenigen Fällen einer primären Zirrhose absieht. Die alkoholische Zirrhose, die sich aus der Fettleber entwickelt, ist über eine reaktive Hepatitis zu verstehen. Bei der Zirrhose besteht eine Begleitcholestase, was die erhöhten Bilirubinwerte erklärt.

Differentialdiagnostisch wird es dann erforderlich, gegen eine cholangitische Zirrhose abzugrenzen, wobei die Serum-, Eisen- und Kupferwerte hilfreich sind. Bleibt noch darauf hinzuweisen, daß sich Nachbarorgane mit Begleiterscheinungen beteiligen können, wobei an den Magen mit einer Dystonie und Gastritis zu denken ist, an das Herz mit dem Befund einer Myokardose oder Myokarditis und vor allem an das Pankreas mit den entsprechenden Dyspepsiezeichen.

7.1 Zur Therapie der Lebererkrankungen

Die übliche Therapie der Lebererkrankungen ist weitgehend unter einem einheitlichen Gesichtspunkt abzuhandeln.

Dabei empfindet man das ganze Dilemma, aber auch die Problematik, auf die eingangs hingewiesen wurde, mit Vor- und Nachsorge, Alkoholentzug und Schonung. Die Glykoproteide haben sicherlich nur einen prolongierenden Effekt mit all den Folgen, die in Kauf zu nehmen sind (Diabetes). Ebenso geht es mit den Immunsuppressiva, durch die auch nur vorübergehend ein Stopp der Enzymaktivitäten nachgewiesen werden kann. Es wurde darüber hinaus diskutiert, daß z.B. bei der Hepatitis mit einem positiven Australia-Antigennachweis ein etwa persistierendes Virus durch Glykoproteide und Immunssuppressiva im Verlauf negativ beeinflußt werden könne. Dies führte dazu, daß der alten roborierenden Therapie mit Vitaminen in bezug auf Verbesserung der allgemeinen Abwehr doch noch Bedeutung zukommt.

Eine große Rolle spielt die Überernährung und vor allem auch die Fehlernährung. Unter letzterem Begriff ist der Wechsel von Hunger und einseitiger Mastkost zu verstehen, der in der Bevölkerung bei den vielfachen frustranen Bestrebungen zur Gewichtsreduktion weit verbreitet ist.

Hierbei kommt es zu einseitigen Stoffwechselbelastungen, etwa in Richtung der Purine, der Fette oder Kohlenhydrate, wenn man vom Mangel an Vitaminen oder Spurenelementen einmal absieht. An Hand einer Studie wurde früher schon festgestellt, daß die diätetische Behandlung der Fettleber eindeutig und sicher mit Hilfe einer Fastentherapie möglich ist.

Eine Fastentherapie eignet sich aber keineswegs zur Behandlung der akuten und nur wenig zur Behandlung der chronischen Hepatitis.

Bei einzelnen Formen der Zirrhose, vor allem bei einer Fettleber, d.h. wenn eine toxisch-alimentäre Ätiologie vorliegt, hat sich die Fastenbehandlung teilweise bewährt, weil eine Verzichtsleistung geübt wird. Die Indikation ist jedoch sehr sorgfältig zu stellen und sollte der klinischen Beobachtung vorbehalten bleiben.

Die diätetischen Maßnahmen in der Lebertherapie werden unterschiedlich beurteilt. Die Standardempfehlung war bis vor kurzem die kohlenhydratreiche, proteinreiche und fettarme Diät. Kohlenhydrate als Wegbereiter der Verfettung werde heute abgelehnt. Eine Ausnahme macht dabei die Lävulose, d.h. für die Fruktose in der Leber ist ein spezifisches Ferment, die Fruktokinase, vorhanden, das die Lävulose auch bei Störungen des Leberstoffwechsels mit hoher Geschwindigkeit umsetzt. Mit Hilfe dieses leberspezifischen Kohlenhydrats kann daher ein gestörter Energiestoffwechsel im Sinne einer physiologischen Therapie normalisiert werden.

Wesentlich für die Leberdiätetik ist die reichhaltige Proteinzufuhr, eine ausreichende Proteinzufuhr im Sinne des proteinogenen Leberzellschutzes, wie *Side* ihn nennt. Die Forderung nach einer täglichen Eiweißzufuhr von 70 bis 100 Gramm ist bei allen Formen der Hepatopathien mit Ausnahme der fortgeschrittenen Zirrhose und der portikavalen Anastomose angezeigt.

Beim Leberkoma ist dagegen die wichtigste Maßnahme die Einschränkung der Eiweißzufuhr, da das schwere Krankheitsbild mit den zerebralen Intoxikationen im wesentlichen durch Spaltprodukte des Eiweißstoffwechsels mit beeinflußt wird.

Die Wirkung des vermehrten Eiweißangebots wird auf die verstärkte Bildung des Enzyms Arginase zurückgeführt. Mehrfach zeigt sich, daß eine ausreichende Protein- bzw. Albuminzufuhr in Form von Milcheiweiß, aber auch von Fisch und zartem Fleisch bei allen Stadien der Lebererkrankung eine zusätzliche Zufuhr von Aminosäuregemischen oder Aminosäure in anderen Präparationen nicht mehr erfordert.

Hinsichtlich der Fettbeschränkung wurde von amerikanischer Seite eine Lockerung empfohlen. Man weiß jedoch, daß eine tägliche Fettmenge von mehr als 70 Gramm beim Leberkranken zu einer vermehrten Fettinfiltration führt und damit vermieden werden muß. Man hat lange Zeit die ungesättigten Fettsäuren empfohlen und vor der Butter gewarnt. *György Goldblatt* und *Ganzin* haben demgegenüber nachgewiesen, daß durch ungesättigte Fettsäuren sogar im Tierversuch eine Eiweißmangelzirrhose gefördert wurde. Wie dem auch sei, ist die Fettbeschränkung wegen der Gefahr der Überernährung und der Mastfettsucht angezeigt. Die Butter ist immer noch die beste Form von Fett, da sie bei der Gallenverseifung leicht in die kleintropfige und damit physiologische Form für die Fettresorption zurückgeführt werden kann.

Alle künstlichen Fette sind schwer emulgierbar und belasten mit ihrem großtropfigen Verseifungszustand die Leberkapillaren eventuell bis zu Mikrofettembolien.

Eine Therapiemaßnahme allgemeiner Natur ist die Wärmeapplikation in Form der Leberrolle oder des Leberwickels, die auf die *Kalk*sche Schule zurückgeführt wird. Demgegenüber hat *Demling* die Wirksamkeit solcher Maßnahmen in Frage gestellt und Kurzwelle empfohlen.

Schließlich fand *Wildhirt* das Argument, daß die Leberpackung den Patienten im Bett halte. Eine Zwischenlösung im Streit der Meinungen: Ruhepausen, besonders nach den Mahlzeiten, sind wichtig, und selbst dabei hat sich die Leberpackung als günstig erwiesen, da der Patient in selbstverantwortlicher Weise mitwirkt, seine Leber zur Gesundung zu bringen.

Den Umgebungsorganen der Leber, nämlich Gallenblase, Duodenum und Pankreas, kommt eine erhebliche Symptomatik im Verlauf einer Lebererkrankung zu; alle Organe haben kanalisierende Bedeutung und auch eine spezielle Symptomatik, die oft nur als solche zu erkennen ist, z.B. der Nüchternschmerz, die chologenen Diarrhöen, Dyspepsien, kolikartige Stühle und unterschiedliche Pankreasfunktionen mit entsprechender Flatulenz, Meteorismus und Schmerzen in vorgegebenen Zonen.

Die erste Therapie des Leberorgans ist auf *Joh. Gottfried Rademacher* (1772–1850) zurückzuführen. Seiner Erfahrungsheillehre sind Mittel zu verdanken, die sowohl in der Homöopathie als auch in der Phytotherapie und neuerdings auch in der Pharmazeutik Anwendung finden. Er sagt, in jedem Organ seien so viele Krankheiten, wie die Erfahrung Heilmittel kennengelernt habe, die auf das Organ wirken. So kenne er z.B. in der Leber ein Schellkraut, eine Brechnuß, eine Frauendistel, eine Terpentin- und Quassiakrankheit, zweifellos auf *Paracelsus* zurückzuführen. Die *Phytotherapie* der Leberkrankheiten hat zur Betrachtung der homöopathisch wirksamen Arzneien geführt, so daß der eigentliche Zugang zu dem Organkomplex Leber-Galle-Pankreas und Duodenum über die Phytotherapie möglich ist.

In einer früheren Studie wurde von einem oberen Duodenalsyndrom gesprochen, das diese Organe einbezieht und das sich wie folgt in therapeutische Funktionsbereiche einteilen läßt:

1. die *Flavone* mit ihrer vorwiegend auf die Durchblutung und Cholerese ausgerichteten Wirkung. Auch die Entgiftung in der Leberzelle wird gefördert.
2. die *Papaveraceen*, an erster Stelle das Chelidonium, das Schöllkraut, aber auch Adlumia fungosa und Fumaria officinalis gehören hierher mit ihrer Ausrichtung auf die Spasmolyse, insbesondere der Papille und der muskulären Hohlorgane; daneben sind aber auch von den Papaveraceen cholekinetische Effekte und damit Elemente im Sinne von Neurotransmitterwirkungen zu erwarten.
3. Die *Kürbisgewächse* wie Ecbalium elaterium, Colocynthis, Bryonia alba und dioica und Momordica balsamica, werden seit altersher in allen Kulturbereichen hoch geschätzt. Dies gilt nicht nur für das Nahrungsmittel Cucurbita pepo, sondern auch im Sinne von Arzneien bei Leber- und Gallenerkrankungen. Dabei hat sich immer wieder die drastische Durchfallwirkung als hinderlich gezeigt, was einer breiteren Anwendung entgegensteht. Bereits in einer Verdünnung von 1:10 verschwinden jedoch diese unangenehmen Wirkungen, und die heilsame Leber-Gallenwirkung kommt voll zum Zuge.

Bryonia alba gilt in der Homöopathie als das Cholerikermittel schlechthin. Die Wirkung der homöopathischen Verdünnungen ist auf Leber und Galle, aber auch auf die serösen Häute ausgerichtet, so daß sich das Medikament auch bei Rheumatismus verwenden läßt. In erster Linie aber zeigt sich Bryonia wirksam bei Leber- und Gallenaffektionen. Sie gehört zu den ersten Arzneien bei Hepatitis, bei grippösen Erkrankungen, bei allen biliären Erscheinungsbildern, zugleich bei pleuritischer und peritonischer Symptomatik, insbesondere, wenn diese rechtsseitig auftritt.

Ecbalium elaterium, die Springgurke, ist bei *Voisin* als Erkältungsmittel mit rechtswirkendem Effekt deklariert und wird dort mit Dulcamara verglichen. *Stauffer* hat sie bei Galle- und Leberentzündungen mit empfohlen (Tab. 7). In der orientalischen Volksmedizin wird das Einschnupfen von Springgurkenschleim bei Gelbsucht und frischer Hepatitis empfohlen und hat sich sehr bewährt. Bei der Hepatitis A hat sich Ecbalium elaterium D 1 (3 x täglich 15 Tropfen) klinisch bestens bewährt. Die sonst übliche Krankheitsdauer von 4 – 6 Wochen konnte damit auf 8 – 10 Tage reduziert werden. Auch in der Nachbehandlung und der Therapie von chronischen Hepatitiden und Lebermetastasen bei Kolonkarzinomen gilt der Indikationsbereich, wenn zur Symptomatik Durchfall gehört.

Colocynthis dient seit altersher in der Homöopathie als Spasmolytikum bei krampfenden, periodisch auftretenden, blitzartigen Schmerzzuständen. Die Lokalisation bezieht sich auf die Nabelgegend, strahlt aber auch auf die linke Extremität aus (Ischias). Der Patient neigt zur Schmerzverkrümmung und zum Liegen auf der kranken Seite. Durchfälle mit Tenesmen fehlen auch bei dieser Cucurbitacee nicht. Die harnsaure Diathese weist zusätzlich auf eine Stoffwechselbeteiligung von seiten der Leber hin.

Während die Lebermittel aus dieser Gruppe ihre Seitenbeziehung nach rechts verweisen, hat das ostindische Kürbisgewächs *Momordica balsamica* eine linke Seitenbeziehung. Der Schmerz wird systemartig auf die linke Kolonflexur projiziert. Wir kennen diesen Punkt als Pankreasbezug und die Auswirkung des *Roemheld*-Symptomenkomplexes. Jedoch sind auch hierbei Beziehungen zum Leber-Galle-Duodenal- und Pankreassystem bekannt.

Die Wirkstoffe der Kürbisgewächse sind vornehmlich die Cucurbitacine, die sich bei pharmazeutischen Untersuchungen als antitumor-aktiv erwiesen haben. Der Einsatz solcher Stoffe verbietet sich durch die relativ hohe Toxizität, so daß man sich seit einiger Zeit um halbsynthetische Stoffe bemüht. Die Erfahrung hat aber gezeigt, daß homöopathische Verdünnungen keine beachtenswerte Toxizität

Tab. 7 Behandlung einer Hepatitis B mit Elaterium D1 – D4; Patient: H.W., 75 Jahre; Diagnose: Hepatitis B – nach *Baunscheidt*-Behandlung (Krankenblatt: 1670/1983).

	12.X.	14.XI.	21.XI.	23.XI.	28.XI.	5.XII.	8.XII.	Normwerte
SGOT	404	555	195	127	46	16	16	5-17 U/l
SGPT	690	1070	455	339	145	39	39	5-23 U/l
y-GT	123	192	161	167	120	86	36	6-28 U/l
Bilirubin	1,5	13,4	6,0	4,7	3,1	2,2	2,1	bis 1 mg
Alk.Phosph.			240	239	188	164	147	bis 190 U/l
HBe AG	+	+	+	+			–	
Anti HBe	+	+	–	–			–	
	auswärtige Behlg.		Beginn				Ende	

Tab. 8 Bei Hepatitis indizierte Homöopathika.

Bei mehr akuter Symptomatik	
Aconit	Plötzliche Symptomatik, hohes Fieber, Unruhe.
Arsen	Leber und Milz vergrößert, brennende Schmerzen, Unruhe, Durst auf kaltes Wasser.
Belladonna	Plötzliche Symptome, starke Druckempfindlichkeit der Leber, plethorischer Habitus, LK-Schwellung.
Bryonia	Stechender „Leberschmerz", schlimmer bei geringster Bewegung, besser durch Druck und Liegen auf kranker (rechter) Seite, Leber geschwollen, Schmerz ausstrahlend zum rechten Schulterblatt, Zunge weiß oder gelb belegt, intensiver Durst nach großen Mengen Flüssigkeit, bitterer Mundgeschmack, Stuhl trocken, meist hart.
Card. mar.	Wirkung auf Pfortadersystem, Leberstauung, vor allem linker Leberlappen schmerzhaft, Verstopfung, Stuhl hart, knotig.
Chelidonium	Vergrößerte, druckempfindliche Leber, Schmerz zum rechten unteren Schulterblattwinkel ausstrahlend, (Sub)-Ikterus, dick gelb belegte Zunge, Harn bierfarben, Stuhl acholisch, z.T. Obstipation mit Diarrhöe wechselnd, Erbrechen von Schleim und Galle, Pruritus.
Crot. horr.	Ähnlich dem Lachesis-Bild, wobei mehr die Blutungstendenz (Haut, Urin) im Vordergrund steht.
Elaterium ecbalium	Akutes Mittel bei frischer Hepatitis A. D 1 – D 4 (3 x 15 Tr.), auch bei B- und C-Hepatitis als Grundmittel für die Gelbsuchtsphase.
Eupatorium perfoliatum	Fieber mit Zerschlagenheitsgefühl. Erbrechen, Durst und gelbe Skleren, Gliederschmerzen, besonders bei Gallenblasenentzündungen.
Flor de piedra	Druckgefühl in der Gürtellinie, Schmerzen im rechten Rippenbogen, grauer Stuhl, Durchfallneigung, bei abklingender Hepatitis.
Lachesis	Höchste Druckempfindlichkeit der Leber, kann den Kleiderdruck nicht ertragen, Gelbsucht, besonders Sklerenikterus, Aufstoßen, Meteorismus, stinkende Stühle, Verschlechterung nach Schlaf, Logorrhöe.
Lycopodium	Leber empfindlich, schmerzhaft, Stauung im Pfortadersystem, Bandgefühl um Taille, Verschlimmerung zwischen 16 und 20 Uhr durch Kleiderdruck, hypochondrische Stimmung, reizbar.
Leptandra	Lebermittel mit Gelbsucht und schwarzen, teerartigen Stühlen, Zunge gelb bis schwarz belegt, Stirnkopfschmerz.
Jugl. ciner.	Gelbsucht, Leberschmerz, besonders zum rechten Schulterblatt ausstrahlend, oft kombiniert mit Hinterhauptkopfschmerz, gallig gefärbte, reichliche Diarrhöe, manchmal Tenesmus.
Nux vomica	Leberschwellung, Schmerz, Druck und Stechen, Pfortaderstauung mit Meteorismus, frustraner Stuhldrang, hypochondrisch, ungeduldig, gereizt.
Podophyllum	(„vegetabilisches Quecksilber") Leberschwellung mit Gelbsucht und Cholostase, Verlangen, die Lebergegend zu reiben, oft Durchfall mit voluminösen, stinkenden Stühlen, Zunge schlaff mit Zahneindrücken.
Ptelea	Leberschwellung, sehr druckempfindlich, Völlegefühl, Zunge dick weißlich oder gelblich belegt, bitterer Mundgeschmack, linke Seitenlage unmöglich, Stirnkopfschmerz, Folgen von Nahrungsmittelintoxikation.
Bei mehr chronischem Verlauf	
Je nach Symptomatik kommen obige Mittel in Betracht, außerdem sind noch zu berücksichtigen: Colocynthis, Momordica balsamica und	
Merc. sol.	Leber vergrößert, berührungsempfindlich, Cholostase.
Merc. dulc.	Gelbsucht; unmöglich, auf der rechten Seite zu liegen; Zunge schmutzig belegt mit Zahneindrücken, übler Mundgeruch, Tympanie, Durchfall mit Tenesmus und Gefühl des Nie-fertig-Seins (bei hartnäckigem Verlauf z.B. Merc. D. im Wechsel mit Podophyllum).
Natr. sulf.	Regelmäßig frühmorgens Diarrhöe, aus dem Bett treibend, Leber druckempfindlich, Meteorismus, enge Kleidung nicht verträglich, Verschlechterung durch Linksseitenlage und bei feuchtem Wetter (Abb. 28 a bis d).
Phosphorus	Hyperämie der Leber, Neigung zu fettiger Degeneration, Stühle grauweiß, Ikterus, nervös, sensibel, überempfindlich, Durst auf Kaltes, Veschlechterung bei Linkslage, bei Gewitter! Konstitutionell oft schlank, asthenisch.
Sulfur	Druck und Schmerz in Lebergegend, Wund- und Völlegefühl in den Hypochondrien, Stauung im Pfortadersystem, Hämorrhoiden, bei allgemeiner Sulfur-Konstitution als „Reaktionsmittel", wenn Abdominalplethora, allgemeines Hitzegefühl mit Verlangen nach Kühle, Schwäche mit Hunger gegen 11 Uhr, Diarrhöe, aus dem Bett treibend.

mehr haben und daß bereits ab D 1 oder D 2 wirksame und untoxische Behandlungen möglich sind, zunächst noch nicht im onkologischen Bereich, aber bei chronischen Lebererkrankungen.

7.2 Möglichkeiten der Homöotherapie von Lebererkrankungen

Im Gegensatz zur sonstigen homöopathischen Behandlung sind die Mittel nach pathophysiologischen Gesichtspunkten einzuordnen, da die Symptomatik der Leberkrankheiten oft sehr mager ist, was die Arzneiwahl erschwert.

Zirkulationsmittel

Carduus Marianus, bei *Rademacher* als Semen cardui Mar. eingesetzt, ist in der Urtinktur und im homöopathischen Arzneiversuch ein Pfortadermittel mit deutlicher choleretischer und cholagogischer Wirkung. Dabei wird die Plethora des Abdomens sehr wirksam beeinflußt, ebenso die Hämorrhoiden in Verbindung mit Leberstauung. Im homöopathischen Arzneibild herrscht die Verstopfung vor, der bittere Mundgeschmack und die Übelkeit weisen in gleicher Weise auch auf die Gallensekretion. Bei Varizen und Ulcera cruris ist die Wirkung ebenso deutlich. Wenn wir heute die wirksame Substanz der Frauendistel in reiner Form gewinnen und zur Therapie anwenden können, so ist hier auch die Domäne in der zirkulatorischen Phase im Übergang von der chronischen Entzündung der Leber zur Fibrose. Bei der Cirrhose cardiaque kommt man nach unserer Erfahrung zu den besten Ergebnissen.

Aesculus hippocastaneum erklärt die Venenwirkung aus der Saponinwirksamkeit des Aescins bei Hämorrhoiden und Pfortaderstauung.

Digitalis purp. Die kardiale Stauung mit Subikterus gehört zu dieser im toxischen Zustand eines langwierigen Ikterus oft recht wirksamen Arznei.

Darmmittel mit Leberwirkung

Aloe gehört nach *Rademacher* in Verbindung mit Chelidonium zu den wirksamsten Lebermitteln. Die homöopathische Symptomatik bezieht sich vorwiegend auf den Darm, speziell den Dünndarm, mit Pulsation in der Nabelgegend. Das Mittel ist angezeigt bei Gallenkrisen, Pankreasaffektionen und vor allem bei der Sphinkterinsuffizienz als Folge heftiger Dünndarmdiarrhöen.

Leptandra ist ein ausgezeichnetes Lebermittel bei chronischer und schlecht ausheilender Hepatitis. Seine Wirkung ist aber abzuleiten von der Darmsymptomatik mit stinkenden, schwärzlichen Stühlen sowie Schmerzen in der Lebergegend.

Demgegenüber steht *Carbo vegetabilis*, das bekanntlich den Abgang von Blähungen erleichtert. Carbo läßt nach seiner Symptomatik den Fermentcharakter vermuten. Die Theorien, die auf der Kohlenstoffwirkung (homöopathisch) aufgebaut sind, befriedigen keineswegs. Es erscheint erforderlich, die Therapie mit Carbo veg. in Verbindung mit anderen Kohlenstoffmitteln zu interpretieren, etwa mit Graphites und Petroleum. Trotz allem bleiben die Carbowirkung ungeklärt und die Deutungen spekulativ. Bleiben wir deshalb bei der klinischen Erfahrung, wonach die Gärungsdyspepsie den Prototyp seiner Wirkung darstellt.

Sicherer wissen wir etwas über den Einfluß enzymatisch gesteuerter Prozesse durch Magnesium. Die Klinik des Magnesiumstoffwechsels ist vorerst mehr mit der Sammlung diagnostischer Daten befaßt, als daß es ihr möglich wäre, eine geschlossene pathophysiologische Vorstellung zu entwickeln. Wenn wir uns dabei auf die homöopathischen Erfahrungen und das von *Mezger* sehr gut erarbeitete Mittelbild beschränken, so folgern wir, daß für alle Salze eine mehr oder weniger starke Beziehung zur exsudativen, allergischen Darmreaktion nach Milch- oder Fettgenuß besteht. Wir wissen auch, daß Magnesium vowiegend im Dünndarm und nicht mehr im Dickdarm resorbiert wird. Bei der Magnesiumwirkung im Dünndarmbereich ist neben der Resorptionsstörung auch an die Folgen von Enteropathie zu denken. Die exsudative Enteropathie als Ausdruck aktivierter Darmallergene aus der Milch- und Fettverdauung ist das klassische Merkmal der Magnesiumstoffwechselirritation. Da Magnesium – ähnlich wie Ca – den pH-Pegel in Richtung Hyperchlorhydrie verändert, kann entweder die Magnesiumdiarrhöe als Ausdruck einer Reizung der Pankreasfermente im Dünndarm oder als diffuse Schädigung der proximalen Dünndarmschleimhaut durch dauernde Einwirkung des sauren Magensaftes mit nachfolgender absorptiver Insuffizienz verstanden werden. Die Laktoseintoleranz ist eine echte Fehlleistung des Magnesiumstoffwechsels. Durch Verweilen des nicht spaltbaren Milchzuckers im Darm kommt es zur bakteriellen Gärung mit Ansäuerung des Stuhles durch Vergärungsprodukte. Daraus folgen die typischen Symptome des Magnesiumbildes, nämlich Darmkoliken, Diarrhöen, Flatulenz und die zugehörigen nutritiven Allergien gegenüber Milch und Fett.

Podophyllum pellatum – der Entenfuß: Die Homöopathie kennt die Droge als zuverlässiges Systemmittel für Dünndarm und Gallenwege, wobei verständlicherweise die Symptome des Magen-Darm-Bereichs mit einbezogen sind. Übelkeit und Schmerzen im Magen, Brechreiz, Empfindlichkeit bei Berührung des Oberbauches, der Lebergegend, Krämpfe mit Zusammenkrümmen und vor allem die gußartigen Durchfälle, zum Teil gleich nach dem Essen, meist aber morgens mit nachfolgender Erschöpfung und Schwäche sind nur einige charakteristische Symptome des wenig personotropen, mehr systemotropen Arzneibildes (Abb. 29 a und b).

Nux vomica darf als *Rademacher*-Mittel und zuverlässiges homöopathisches Medikament nicht unerwähnt bleiben. Es gilt bei spastischen Leberaffektionen.

Mittel mit RES-Wirkung

Bryonia alba ist, wie bereits erwähnt, das Cholerikermittel schlechthin. Auf Grund seiner Wirkung auf die serösen Häute, auf Galle und Leber ist es mit gleicher Berechtigung beim Rheumatismus einzusetzen wie auch bei akuten Gallenblasen- und Leberaffektionen. Es gehört somit zu den ersten Mitteln bei frischer Hepatitis, zumal hier die rheumatischen Symptome dominieren.

Eupatorium perf. hat ähnliche Beziehungen zum akuten Bild der Hepatitis: der Knochenschmerz am Anfang einer grippalen Erkrankung und die biliäre Belastung machen es zum Anfangsmittel bei der infektiösen Hepatitis.

Chelidonium: Der Rechtsschmerz im Prüfungsbild und die Beziehung zur Leberkapsel, Ikterusneigung, Übelkeit und Erbrechen lassen dieses ursprüngliche *Rademacher*-Mittel zu den wichtigsten Lebermitteln der biologischen Reihe zählen. Seine Wirkung geht zweifellos über die choleretische hinaus. Eine Leberzellwirkung ist wahrscheinlich.

Mercur ist das beste Bindegewebsmittel der Homöopathie und läßt vor allem die abklingende Entzündung mit dem Übergang zu einer chronischen Entzündungsbereitschaft zur Hauptindikation werden. Nach unserer Erfahrung zeigt sich Mercur besonders im Übergang von der ausheilenden Hepatitis zum chronifizierten Zustand heilsam (Abb. 30).

Leberparenchymmittel

Lycopodium ist das Mittel der lymphoiden Zellreaktion einer chronischen Hepatitis. Als Leitbild gilt die vermehrte Harnsäure im Blut, was auf eine verstärkte Aktivität der Nukleinproteide hinweist. Hauptindikation ist die chronisch persistierende Hepatitis mit spastischer Obstipation, Meteorismus und Anazidität des Magens.

Arsenicum album gilt als wirksames Homöopathikum bei der aggressiven Hepatitis mit Diarrhöeneigung, Durst und fortgeschrittenem Kräfteverfall. Ähnlich wie Phosphor ist es das einzige Mittel bei der Leberzirrhose und muß gegen Phosphor abgestimmt werden. Sollte es einen Weg geben, eine Leberzirrhose zum Stillstand zu bringen oder wirksam zu beeinflussen, so hat sich mit Arsenic. album in homöopathischer Dosierung ebenso wie mit Phosphor gelegentlich eine Möglichkeit gezeigt.

8
Nieren- und Blasenerkrankungen

Mehr als andere Bereiche müssen die Nieren- und Blasenerkrankungen – unter Verzicht auf die Ganzheitsbetrachtung – organbezogen behandelt werden! Vor allem in der Homöopathie stehen sie trotz entwicklungsgeschichtlicher Einheit unter anderen Gesetzmäßigkeiten.

Die Indikationen, die sich bei homöopathischer Betrachtung auf die Nierenerkrankungen beziehen, sind durch die Entwicklung der Elektrolyttherapie in den letzten Jahren erheblich eingeschränkt worden. Dennoch ist es sinnvoll, sie unter Einbeziehung pathophysiologischer Gesichtspunkte anzuführen, wenn wir die besonders für dieses Kapitel so stark hervortretenden Schwankungen zwischen abwartender und vielseitiger Therapie einkalkulieren.

Abgesehen von der akuten, durch allergisierende Momente entstandenen Nephritis, die unter besonderen Umständen dem Apisbild nahekommt, können aus dem Sektor der Nierenerkrankungen die Nephrosen als Ausdruck eines Stoffwechselleidens, die harnsaure Diathese mit dem Prototyp des Steinleidens und das hepatorenale Syndrom erfolgreich einer homöopathischen Behandlung zugeführt werden. Die chronische, teilweise auch schon die akute Niereninsuffizienz mit den erheblichen Entgleisungen der Metaboliten sollte, wie bekannt, einer substitutionellen Therapie unterzogen werden. Als Gegenindikation einer homöopathischen Behandlung sind mechanische Einflüsse, z.B. Verstopfungszeichen und Hydronephrose anzusehen, ferner Mißbildungen wie Zystenniere, anlagebedingte Anomalien, degenerative Leiden in fortgeschrittenem Stadium und die Urämie. Gerade bei letzterer, für die es in der homöopathischen Literatur zahlreiche Behandlungsvorschläge gibt, dürfte durch eine

Elektrolytsubstitution größere Aussicht auf Erfolg bestehen als durch manche – meist noch ungenügend geprüfte – homöopathische Arzneimittel.

Während die Niere mit ihrem glomerulären und tubulären Anteil eine eigene funktionelle Gesetzlichkeit bietet, wird das Blasenepithel als Teil des gesamten epithelialen Systems in Verbindung mit dem autonomen Nervensystem durch eine spezielle homöopathische Therapie tiefgreifender beeinflußt als durch die einfachere rein antibiotische Behandlung. Die Steigerung der Abwehrkraft wird – wie bei allen Schleimhautorganen – zu einem primären Postulat, während die Beseitigung bakterieller Befunde von sekundärer Bedeutung ist. Hier gelten ähnliche Gesetzlichkeiten wie für die Lunge und den Magendarmtrakt mit seinem Schleimhautsystem.

Bei voll ausgebildeter Symptomatik, zu der Albuminurie, Ödeme bzw. Ausscheidung, Zellmorphologie des Urins und Kreislaufsymptome wie Hypertonie gehören, kann man zwar ätiologische und therapeutische Konsequenzen ableiten, jedoch sind Nierenerkrankungen immer durch die für die Homöopathie sehr nachteilige Symptomenarmut gekennzeichnet.

Anders verhält es sich bei Blasenleiden, bei denen Schmerzen, Dysurie und Polyurie ungleich eindeutiger auf das Krankheitsgeschehen hindeuten als etwa ein dumpfer Druck in der Nierengegend auf eine Nierenerkrankung. Dazu kommt eine – unbestimmte – Scheu, die mit dem Beschwerdebild der unteren ableitenden Harnwege verbunden ist.

Die Ätiologie der Nierenerkrankungen ist allergisch-toxischer Natur. Dabei kann das Toxin zum Heilmittel werden, wobei andererseits aber auch die heilende Dosis neben der toxischen liegt. – Die Ätiologie der Blasenerkrankungen dagegen ist entzündlich, rheumatisch, sie enthält Kälte- und Nässeeinflüsse mit ihren mannigfachen Variationen im Sinne von nerval fortgeleiteten Störungen. Nicht zu vergessen sind die verschiedenen hormonellen Einflüsse und Fehlfunktionen, die – anatomisch verständlich – beide Geschlechter betreffen. Aus dieser funktionellen Einheit und organmäßigen Unterschiedlichkeit ergeben sich Therapiemöglichkeiten, die sich zwar streng unterscheiden, aber doch in ein bestimmtes System einordnen lassen.

Apis mellifera – Die Biene als Arznei

Seit man weiß, daß die Indianer bei Wassersucht gepulverte Honigbienen verwenden, hat man Bienenextrakt und auch Bienengift für die Behandlung von Krankheiten genutzt, die sowohl mit Rheumatismus als auch mit anderen allergischen Erscheinungen in Zusammenhang gebracht werden können.

Beim Bienengift handelt es sich um ein Gemisch von biogenen Aminen und Proteinen, Proteiden und Protaminen. Das ganze Tier enthält darüber hinaus Ameisensäure. Zweifellos beruht die Hauptwirkung des Bienengiftes nicht auf einer speziellen Substanz dieser Mischung, sondern auf der Gesamttoxinmenge und der dadurch verursachten Störung bzw. Hemmung verschiedener Fermentsysteme. Offensichtlich spielen beim Vergiftungsbild von Bienengift gleiche oder ähnliche Gesetzmäßigkeiten eine Rolle, wie sie auch zur Entstehung einer allergischen Reaktion im Bereich der Niere führen. Dabei kann man nicht entscheiden, ob es sich um eine nach dem Chemismus erklärbare fermentative Schädigung handelt oder ob das Allergen Apis eine ähnlich dynamische Reaktion entfaltet wie das Antigen, das zur Entstehung einer Nephritis geführt hat. Meistens handelt es sich dabei um ein Toxin, z.B. nach Scharlach oder anderen infektiösen Prozessen.

Nach den Untersuchungen von *Ketsch* und *Wolff* enthält das Bienengift eine sterinähnliche Substanz, aus der sich ein Neurotoxin als Pikrat ausfällen läßt. Dieses kann durch Dialyse in zwei weitere Komponenten getrennt werden, eine ultrafiltrierbare, hitzeempfindliche, schwache Säure mit hohem Phosphorgehalt und eine hitzebeständige, schwache Base, die ein starkes Krampfgift darstellt. Beide Stoffe sind salzartig miteinander verbunden und werden durch den Ameisensäuregehalt des Bienengiftes stabilisiert. Empfindliche Personen können nach mehreren Bienenstichen hohes Fieber bekommen mit toxischen Allgemeinerscheinungen wie Erbrechen, Kollaps und Lungenödem, bei Kindern kann sogar eine tödliche Herz- und Atemlähmung eintreten! Zum sehr mannigfaltigen Bild einer Vergiftung gehören auch epileptiforme Krämpfe, Durchfälle und generalisierte Nesselausschläge, bei sensibilisierten Menschen kommt es zu anaphylaktischen Schockreaktionen, Asthmaanfällen und ausgedehnten Ödemen. Pathologisch-anatomisch zeigen sich dabei alle bekannten Zeichen mit Blutung in allen Organen und akuter Lungenlähmung – Typ I-Allergie.

Steht das Bienengift schon auf Grund der Fermentwirkung dem Schlangengift nahe, so dürfte das dem Viperngift nahestehende Aalserum diese verwandtschaftliche Linie weiterverfolgen. In Tierversuchen wurde nachgewiesen, daß es nach der Injektion von Aalserum zur Nekrose der Glomeruli und der Tubuli kommt mit anschließender Anurie. Aber auch Degenerationen der Leber können im Vergiftungsbild eine Rolle spielen. Da jedoch noch keine eingehende Prüfung durchgeführt wurde, sollte hier nur aus Gründen der Vollständigkeit das Serum Anquillae erwähnt werden.

Häufiger verwendet wird das den Chinonen nahestehende Tierprodukt der Cochenillaus, das wir gewohnt sind, als Coccus cacti homöopathisch einzusetzen. Als ausgesprochen schleimhautwirksame Stoffe werden Chinone in der Hustentherapie, als Anthrachinone in der Dickdarmtherapie und als Alizarine der Rubiazeen in der Behandlung der Blasenschleimhaut verwendet. Die Schleimstoffe des Coccus cacti entfalten also zweifach ihre Wirkung – beim zähen, haftenden Schleim der Bronchialschleimhaut und an den Schleimhäuten der Urogenitalwege mit Schleimgehalt des Urins, bei Urethritis und häufigem Urindrang mit Tenesmus. Die von *Rademacher* überlieferte Wirkung bei Nierenleiden konnte nicht bestätigt werden, jedoch ist die Indikation bei Steinleiden auf Grund der Ähnlichkeit mit Rubia tinctorum als sog. „Komplexbildner“ nicht abwegig.

Mineralstoffe

Bei der Therapie mit Mineralstoffen bzw. anorganischen Säuren sind drei große Gruppen zu unterscheiden, die für die Behandlung von Nieren- und Blasenleiden in Frage kommen:

Die Säuren Acidum nitr., Acidum picrinium, Acid. sulf., Acidum muriat. (als organische Säure Acid. benzoic.), die Arseniksäure Arsen. alb. und die Kieselsäure Silicea.

Die Wirkung der Säuren ist nicht toxikologisch zu verstehen, wenngleich bestimmte Nierenläsionen nach Säurevergiftungen beschrieben worden sind. Dabei handelt es sich vorwiegend um tubuläre Schädigungen, trübe Schwellungen und hyaline Verfettung. Ein echtes toxikologisches Bild ergibt sich nach Verwendung von Überdosen von Salvarsan, dem Abkömmling der arsenigen Säure, bei dem Ödembildung, Albuminurie, Hämaturie, Ausscheidung von Leukozyten, Epithelien und Zylindern beobachtet wird.

Daß eine Säure in homöopathischer Dosierung keine lokale Ätzwirkung mehr hat und in der Darmgewebsschranke sofort entsprechend abgepuffert wird, ist verständlich. Beachtenswert scheint aber eine Wirkung über das Säure-Basen-Gleichgewicht zu sein, da schon *Hugo Schulz* in seinen Vorlesungen über anorganische Arzneistoffe berichtet, nach Acidum nitr. eine Veränderung des Urin-pH-Wertes beobachtet zu haben. – Silicea – Equisetum (6 % Asche!).

Bei allen Nierenkrankheiten und vor allem in der prämortalen, urämischen Phase spielt der saure Stoffwechsel oder die Acidose eine wesentliche therapeutische Rolle. Dabei steht der Anhäufung von sauren Stoffwechselprodukten im Blut eine ungenügende Alkalireserve gegenüber, womit auch die urämische Acidose mit ihrer großen Atmung verständlich wird. Man spricht noch von kompensierter Acidose, wenn der pH-Wert im Blut normal bleibt, während sich im peripheren Gewebe die Verminderung der Alkalireserve schon bemerkbar macht. Im Augenblick der Säurebildung tritt dann eine Säurestauung auf, die auf die Kolloidalität, das gesamte anorganische Milieu und die Fermentleistung des Gewebes zurückwirkt. Ist die Alkalireserve längere Zeit vermindert und zirkulieren dabei vermehrt saure Stoffwechselprodukte im Blut, so wird die Bildung von basischem Kalziumkarbonat bzw. tertiärem Kalziumphosphat verhindert, und es entsteht eine Kalziumverarmung im Körper.

Durch die Bemerkungen zum Kalziumstoffwechsel dürfte die Rolle der Säureregulierung deutlich genug geworden sein. Stellen wir uns dabei vor, daß die Säurezufuhr die ammoniakbildende Funktion der Niere erhöht, wie dies z.B. vom Phosphatsyrup bekannt ist, so läßt sich ein therapeutischer Eingriff in diese Stoffwechselfunktion rechtfertigen. Wenn nämlich die sauren Anionen im Blut zunehmen, reagiert die Niere mit der Mehrbildung von Ammoniak, während umgekehrt bei Abnahme der sauren Valenzen im Blut die Ammoniakbildung zurückgeht.

Dieses funktionelle Verhalten kann schon durch saure bzw. alkalische Kost reguliert werden, so daß wir mit der Gabe von organischen oder auch anorganischen Säuren in homöopathischer Dosierung (in solchen Fällen meist um D 4 bis D 6) durchaus wirksam und nicht allzu schwer verständlich in das Säure-Basen-Gleichgewicht eingreifen können.

Die Gesetzmäßigkeit resultiert aus der *Györgi*schen Formel: Die Vermehrung von Kalium, Phosphat oder Karbonat oder auch die Alkalisierung mit Karbonat führt zu einer Steigerung der nervösen Erregbarkeit, während ein Überwiegen von Ionen wie Kalzium und Magnesium eine Verringerung der neuromuskulären Erregbarkeit nach sich zieht.

Kalium

Auf Kalium reagieren die Nieren nach ähnlichen Gesetzen, wobei je nach der Dosierung eine verzögerte oder vermehrte Diurese auftritt. Unter dauernder Einwirkung von Kalium nimmt die Alkalose des Harns zu, nach längerer Zeit kommt es sogar zu katarrhalischen Veränderungen an der Blasenschleimhaut mit der Folge von Harndrang und Dysurie. So steht Kalium als Elektrolyt und mineralisches Toxin im Brennpunkt unserer Therapie.

In der Volksheilkunde als Sulfat oder auch in dieser Form als Abortivum verwendet, wurde es früher in verschiedenen Verbindungen ebenso zur Verhütung eines drohenden Abortes verabreicht. Die Wirkung im Sexualbereich ist verständlich durch Kongestivzustände zum kleinen Bekken hin, beim weiblichen Geschlecht führt dies zu Regelstörungen, die in Form von meist verfrühter und gesteigerter Menstruation auftreten. *Hugo Schulz* berichtet von einem Fall unfreiwilliger Blasenentleerung, der mit einer 1%igen Lösung von Kalium carb. geheilt wurde. Nach ihm ist Kalium sulf. auch hilfreich bei Scharlach-Nephritis. In der Schulmedizin wird zur Anregung der Diurese gelegentlich noch Liquor kalii acetici eingesetzt.

Toxikologie

Durch die Zufuhr von Kaliumkarbonat kommt es (bei ca. 15 g) zu einer Verschiebung des Kalium-Natrium-Ionengleichgewichtes. Ein Serumkaligehalt von 40 mg% ist tödlich, bei 30 mg% treten Parästhesien und tetanische Erscheinungen auf, PSF und ASR verschwinden, Beginn einer Atemlähmung bei noch gut erhaltenem Bewußtsein. Später kommt es dann zu Lähmungen der Extremitäten und des Stammes. Im EKG beobachtet man zuerst eine Erhöhung der T-Wellen, dann eine Erhöhung von R und Vertiefung von S. Schließlich verschwinden die P-Wellen, es tritt eine ST-

Senkung und eine Verlängerung der QT-Dauer ein. Ca. 40 mg% erzeugen einen Herzblock mit tödlichem Ausgang. An der Niere erfolgt die Schädigung tubulär im Bereich des unteren Nephrons. Beachtenswert ist der große Kaliumgehalt von diuretisch wirksamen Pflanzenextrakten wie etwa von Plantago major, Koemis Koeting (Ortosiphon Stamminaeus) und Nasturtium off.

Bei chronischen Nephropathien tritt eine Störung des Kaliumstoffwechsels auf. Im Sinn eines Ionenaustauschmechanismus erfolgt die Kaliumsekretion im distalen Tubulus, d.h., ein Kaliumion wird in das Tubuluslumen sezerniert und ein gleichgeladenes Natriumion wieder in die Tubuluszelle resorbiert.

Die Kalium-Sekretion ist abhängig

1. von der Natriummenge, die zur Verfügung steht,
2. von Regulatoren des Natriumaustausches (Aldosteron),
3. von der Verfügbarkeit von H-Ionen zum Austausch, d.h., alle Faktoren, die das H-Angebot beeinflussen, haben einen reziproken Effekt auf die K-Ionenausscheidung.

Die K-Ausscheidung ist eine tubuläre Funktion, was erklärt, daß bei hochgradiger Verminderung des Glomerulusfiltrats bei Niereninsuffizienz der Serumkaliumspiegel normal bleibt und erst im oligurischen Terminalstadium steigt. Bei schwerer Oligurie (unter 250 ccm pro 24 Std.) findet sich eine Hyperkaliämie. Sie kann außerdem als Komplikation im Verlauf chronischer Hepatopathien auftreten,

- wenn eine verminderte Ausscheidung durch Flüssigkeitsverlust und Oligurie entsteht (Erbrechen, Diarrhöe),
- bei unkontrollierter Zufuhr (durch Nahrungsmittel mit hohem Kaliumgehalt),
- durch metabolische Acidose.

Häufiger als die Erhöhung des Blutkaliums ist bei chronischen, azotämischen Nephropathien eine Hypokaliämie. Extrarenale Verluste durch Erbrechen und Durchfälle, verminderte Zufuhr bei Anorexie, bei chronischen Nephropathien, in denen renale Kaliumverluste eine Rolle spielen (tubuläre Syndrome) – meist bei Pyelonephritiden. Kaliummangelsymptome sind: Adynamie, Apathie, Somnolenz, Obstipation, Dysphagie, Atonie des Magens, paralytischer Ileus, Oligurie, Ödeme, Tachykardie, Arrhythmie, Hypotonie; chronische Pyelonephritis, chronische Glomerulonephritis, Tubulopathien, Diuretika (vermehrte Kaliumausscheidung nach Quecksilberdiuretika) hemmen im Bereich des proximalen Tubulus primär die Rückresorption von Chlor, was sekundär von einer Natriumdiurese und einer vermehrten Wasserelimination gefolgt ist. Dieser Mechanismus führt zu Kaliummangelsymptomen.

Mercurius

Aus der Toxikologie bzw. der Gewerbehygiene ist die chronische Quecksilbernephrose bekannt, sie unterscheidet sich nicht von der echten Nephrose einschließlich der Lipoidnephrose. Über therapeutisch (Salyrgan, Calomel, Schmierkuren etc.) ausgelöste Nephrosen hat sich schon eine ansehnliche Literatur angesammelt, wobei nekrotisierende Veränderungen mit Kalkniederschlägen das Bild beherrschen. – An der Niere wurden verschiedene Stadien der Sublimatvergiftung beobachtet. Beginn mit einem roten Initialstadium; nach dem 2.–7. Tag bildet sich die grauweiße Sublimatniere aus, später kommt es erneut zu einem roten Stadium. Diese Farbunterschiede sind durch einen unterschiedlichen Füllungszustand der Kapillaren bedingt, erst Hyperämie von Gefäßen, Mark und Rinde (1. toxischer Effekt), im 2. Stadium mangelnde Blutfülle als Folge der sich an den Tubuli abspielenden Prozesse. Durch die trübe Schwellung der Tubulusepithelien und Ausweitung der Kanälchenlumina werden die Kapillaren komprimiert. Zuletzt kommt es dann wieder zu einem lebhaften Regenerationsbestreben der Epithelien mit erneuter Hyperämie und interstitiellen wie intratubulären Entzündungsprozessen. Der Verlauf einer Hg-Vergiftung (von *Volhard* berichtet) zeigt zuerst eine Oligurie mit hohen spez. Gewichten (aber auch niedrige sind bekannt), hoher Albuminurie und starker Stickstoffabgabe, aber nur 0,01 % NaCl im Harn. Der Urin ist relativ arm an Kochsalz und arm an Stickstoff; der Rest-N kann erhöht sein. Nach *Straub* und *Gollwitzer-Meier* wird von einer maximalen Transmineralisation des Körpers berichtet mit Abwanderung von Na, Cl und HCO_3 aus dem Blut ins Gewebe im 1., Rückwanderung ins Blut und Ausscheidung im Harn im 2. polyurischen Stadium. Der Salyrganeffekt kann mit einer leichten Quecksilbervergiftung gleichgesetzt werden. Die Herabsetzung der tubulären Rückresorption entspricht einer Insuffizienz der Epithelien, der Rückgang der Glomerulusfiltratmenge muß aber als Hinweis darauf aufgefaßt werden, daß die Funktion des filtrierenden Glomerulus leidet. An Tieren konnte auch experimentell nachgewiesen werden, daß die glomeruläre Filtration von Quecksilbereinflüssen nicht unberührt bleibt. Der von den obstruierenden Tubuli ausgeübte Gegendruck bringt die glomeruläre Filtration zum Stehen, womit es zu deren Versagen und damit zur Anurie kommt. Auffallend sind bei einer Sublimatvergiftung die Hypochlorämie, das Fehlen von Ödemen und die daraus abgeleitete sehr erfolgreiche Therapie mit NaCl-Lösung.

In der homöopathischen Anwendung wird Mercurius corrosivus sublim. besser durch das mildere Mercurius solubilis (*Hahnemann*s Quecksilberoxydul) ersetzt. Es zeigt sich (nach *Rabe*) hilfreich bei Tenesmen des Darmes und der Blase, bei Urindrang, kaltem, klebrigem Schweiß, bei Neigung zu Drüsen- und Schleimhautaffektionen (des Mundes), bei Empfindlichkeit gegen Wetter und Temperaturwechsel etc. Der Harnbefund zeigt sowohl Oligurie als auch Polyurie; der Eiweißbefund schwankt, RR soll normal sein, der Urin ist trübe, wolkig und stinkend (Tab. 9, Abb. 31a und b).

Pflanzenstoffe

Harze, Terpene und ätherische Öle. Oleum Therebintinum: Ölgemisch aus Pinus sylvestris und Abies alba; Balsamum peruvianum: aus Myroxylon balsamum; Copaiva: aus Copaifera guyanensis; Oleum Sabinae: aus Juniperus sabina; Apiolum (Petroselinum): aus Petroselinum crispum; Betulin: aus Betula alba.

Monoterpene. Während reine Monoterpene im Pflanzenreich selten sind, kommen die oxydierten Monoterpene sehr zahlreich vor; sie sind in allen ätherischen Ölen enthalten (Sabinol). Der wirksame Hauptbestandteil von Thuja occidentalis

Tab. 9 Organbeziehungen zu den einzelnen Quecksilberverbindungen.

Organbez.	Mercurius solubilis	Mercurius bijodatus	Mercurius dulcis	Mercurius cyanatus	Mercurius corrosivus sublimatus	Mercurius cinnabaris	Aethiops antimonialis
Auge	–	+	+		+	+	–
Mund-Rachen	+	+	+	+	+	+	–
Drüsensystem	+	+	+	+	–	+	–
Haut	+	–	+	–	+	–	+
Leber-Galle	+	–	+	–	+	–	+
Magen-Darm	+	–	+	–	+	+	+++
Lunge	+	+	–	–	+	+	–
Nieren-Blasen	–	–	–	+	+++	+	–
Genitalbereich	+	+	–	–	+	+	–

ist ein ätherisches Öl, das zu 10 % d-Pinen (ClOH[16]), zu 60 – 70 % l-Fenchon ($C^{10}H^{16}O$) und zu 20 – 30 % Thujon enthält. Thujon, das auch im Wermut und im Tanacetumöl vorkommt, ist stark giftig und für die Wirkung verantwortlich. Cantharidin, der wirksame Bestandteil von Cantharidenpulver, steht chemisch den Monoterpenen sehr nahe und ist ein Anhydrid der Monoterpen-Dikarbonsäure.

Diterpene. In diese Gruppe gehören die phytolhaltigen Stoffe wie Phyllochinon (Vit. K) und Tokopheral (Vit. E). Die synthetischen Ersatzstoffe von Vit. K spielen toxikologisch bei Kindern nur eine geringe Rolle.

Tetraterpene. Neben Lycopin, dem Farbstoff der Tomatenpflanze, gehört in diese Gruppe das aus Krokusarten gewonnen Crocetin, das, mit Gentiobiose verstärkt, Crocin, den gelben Farbstoff der Krokusnarben, ergibt. Die in der Biologie als Termone und Gamone bekannten Beweglichkeits- und sexuellen Anlockungsstoffe sind nahverwandte Methylester des *Crocins* bzw. *Crocetins*. Daher kann die Einwirkung der homöopathisch angewandten Crocus sativus-Tinktur auf die Durchblutung des Uterus verstanden werden.

Zyklische Terpene, zu denen vor allem die *Saponine* (in Verbindung mit Glykosiden) gehören, zeigen wiederum die Eigenschaft der Oberflächenaktivität, die pharmakologisch und physiologisch vor allem für die Ödembildung von Bedeutung sein kann. Aescin. aus Aesculus hippocastaneus, Asparagus off., Nad. *Sarsaparilla* (Smilax).

Steroide kann man nur im weiteren Sinne als Abkömmlinge des Terpens auffassen. So hat man sie als Terpenoide bezeichnet, zu denen man diejenigen Verbindungen zählt, die sich im Grundbau auf Isopren zurückführen lassen, deren Anzahl von C-Atomen aber nicht ein Vielfaches von 5 beträgt. Hierher gehören die verschiedenen herzwirksamen Glykoside aus den verschiedenen Apocynaceen (Strophantus, Apocynum cann., Oleander Nerium), Ranunculaceen wie Helleborus und Adonis, Liliaceen (Convallaria), Scilla Maritima sowie die Digitalis.

Sonderstellung. Sabal serrulatum: Ester der Essigsäure mit Terpenalkoholen, was der Droge offenbar Stilben- Charakter verleiht.

Die Alkaloide

Das Vorkommen von Terpenen und ätherischen Ölen in der Pflanze schließt das Vorhandensein von Alkaloiden aus. Die Bildung von Alkaloiden ist eine typische pflanzliche Fähigkeit, die Ablagerung wie auch die Entstehung sind grundsätzlich in jedem Organ möglich. Im Hauptalkaloid mannigfach vorkommende, teils verwandte, teils völlig andersartige Nebenalkaloide bestätigen die Annahme von ähnlichen Verbindungen des pflanzlichen Stoffwechsels. Nach Aufklärung der chemischen Merkmale zählt man heute zu den Alkaloiden auch die stickstoffhaltigen basischen Verbindungen, die Stickstoff in ringförmigen Anordnungen aufweisen. Mit organischen Säuren bilden die Alkaloidbasen gut kristallisierbare Salze. Alkaloide spielen in pharmakologischer Sicht, wenn wir an Morphine, Purine, Nikotine denken, eine hervorragende Rolle und sind in der Kulturgeschichte der Menschheit nicht wegzudenkende Bestandteile von Genuß- und Suchtstoffen.

Zu den Alkaloiden der Isochinolingruppe gehören die am weitesten verbreiteten Alkaloide wie auch die Gruppe der Opium-Alkaloide. Diesen nahe verwandt sind wiederum die Berberin- bzw. Protoberinalkaloide. Berberinalkaloide kommen in Hydrastis canad., Chelidonium, Sanguinaria und in fast allen Papaveraceen vor. Neben dem Berberin gibt es noch andere Alkaloide wie Oxyacanthin, Berbamin, Palmatin, Berberrubin und Phenolbasen. Verwendet wird vor allem Berberis vulgaris, während Aquifolium (dem Vulgaris sehr ähnlich) durch *Stiegele* bei Psoriasis empfohlen wird.

Berberis wirkt hauptsächlich auf die Leber und die Harnorgane. Es wird eingesetzt bei Gallen- und Nierenleiden und den damit verbundenen Stauungserscheinungen im venösen System, aber auch bei Hämorrhoiden.

Rubia tinctorum, die Krappwurzel, enthält Ruberythrinsäure und Galliosin sowie das Oxymethylanthrachinonglykosid Rubiadin – Primverosid. – Rubia entfaltet eine deutliche Wirkung auf Nierenbecken und Harnleiter. Nach Darreichung tritt eine Säuerung des Urins ein, was auf die Ruberythrinsäure zurückgeführt wird. Diese Säuerung soll die Auflösung von Nierensteinen herbeiführen.

8.1 Blasenerkrankungen

Die Tatsache, daß man bei jeder Form der Harnblasenentzündung Bakterien fand, hat zweifellos zu einer Überbewertung der bakteriellen Ätiologie geführt. Meist handelte es sich um Koliinfektionen (80 %) und zu etwa 10 % um Staphylokokken, während der Rest sich auf andere Arten und Kombinationen verteilt. Derartige Infektionen liegen dort vor, wo die Erreger durch instrumentelle Eingriffe eingeführt wurden. Wo dies nicht der Fall ist, ist ihre Entstehung ungeklärt, wobei man auch schon an metastatische Infektionen dachte, die z.B. von einer amerikanischen Forschergruppe nachgewiesen wurden. Danach sollen Zusammenhänge zwischen eitrigen Zahnaffektionen, Tonsilleninfektionen und Infektionen der Harnorgane bestehen. Die Annahme solcher Fokalmetastasen wurde durch den Nachweis gestützt, daß die Bakterien der Mund- und Rachenhöhle eine ausgesprochene Affinität zu den Harnorganen besitzen. Diese Tatsache ist für die homöopathische Betrachtung ganz wichtig, da eine große Zahl von blasenwirksamen Mitteln im Arzneibild neben einer Symptomatik der Harnblase auch eine solche des Mundes aufweist. Man denke dabei an Säuren wie Acid. muriat. und Acid. nitricum, aber auch an das große Mittel der Blasenbehandlung, nämlich Cantharis. Wenn diese Zusammenhänge auch noch nicht endgültig geklärt sind, dürfte doch die separate Beobachtung und Registrierung von Bedeutung sein. Im Gegensatz zur Schule, deren Schau mehr auf das Morphologische gerichtet ist und die daher für die Zystitis ausschließlich den Bakterienstatus verantwortlich macht, spielen in unserer Therapie sowohl die humoralen als auch die nervalen Vorgänge und deren ätiologische Momente eine überragende Rolle. Merkwürdigerweise wird zwar eine katarrhalische Entzündung der Magenschleimhaut nach einem kalten Trunk verstanden, nicht aber eine Zystitis nach kalten Füßen, einem kalten Bad, Durchnässung etc. Immer scheint die Betrachtung des Bakterienstatus für die Ätiologie am wichtigsten zu sein. Dabei spricht man noch von einer Fortleitung entzündlicher Prozesse aus der Umgebung, nämlich aus den Sexualorganen, die für eine Zystitis verantwortlich gemacht wird, und man glaubt an den Tonusverlust der Blase mit der aufsteigenden Affektion bei Rückenmarkserkrankungen, jedoch wird nicht diskutiert, daß ein großer Teil der Zystitiserkrankungen sowohl durch Zirkulationsstörungen und hormonelle Einflüsse der Umgebung als auch durch reflektorische Mangeldurchblutungen nach Kälteeinflüssen entsteht.

Man weiß aus dem Tierversuch, daß eine normale Harnblase alle eingeführten Bakterien eliminiert, ohne dabei Schaden zu nehmen; eine Ausnahme bilden nur Gonokokken und Tuberkelbazillen. Aber man zieht daraus nicht die nötigen Schlüsse, daß nämlich die Reaktionsverarmung des Blasenepithels die primäre, die bakterielle Infektion dagegen erst die nachfolgende, sekundäre ätiologische Komponente bildet!

Aber nicht nur aus der Umgebung sind die Einflüsse der Geschlechtsfunktion auf die Blase zu verstehen, sondern auch aus ihrer entwicklungsgeschichtlichen Gemeinsamkeit in Form der Urniere, aus gemeinsamer nervaler Funktion und aus sehr engen Beziehungen des Zirkulationssystems. Diese Tatsachen sind insofern von Bedeutung, als die wichtigsten unserer Blasenmittel zugleich spezifische Einflüsse auf das Sexualsystem ausüben.

Die akute Zystitis verläuft in der einfachen Form mit Hyperämie, zellulärem Infiltrat in der Schleimhaut und subepithelialem Ödem. In den schwereren Formen gesellen sich dazu Blutungen aus der Schleimhaut auf Grund der starken Vaskularisation; nach Organisation der katarrhalischen Entzündung treten fibrinöse Erscheinungen auf und Ausschwitzungen, die bis zur Bildung von Ulzera gehen können – ein Befund also, der uns pathologisch-anatomisch ebenso an die Gastritis wie an die Bronchitis bis zur Rhinitis erinnert! Schon wegen der Empfindlichkeit der Menschen an der Harnblase ist die Symptomatik einer solchen Entzündung außerordentlich eindrucksvoll. Zunächst imponiert der Schmerz mit dem Brennen in den verschiedensten Phasen der Harnentleerung, es kommt zu Tenesmus nach dem Urinieren, zu ständigem Drängen mit geringem Harnabgang bei häufigen Miktionen, zuweilen können unter stärksten Schmerzen nur Tropfen in Verbindung mit Schleim, Eiter und Blut entleert werden. Die Blase ist sehr berührungsempfindlich (Katheter), sie erträgt nur eine minimale Dehnung und reagiert auf diese mit heftigem Schmerz und schmerzhaftem Drang. So hat sich ein Bild entwickelt, das völlig identisch ist mit dem Arzneibild von Cantharis.

Bei der chronischen Entzündung werden die Blasenveränderungen insofern sehr mannigfaltig, als die tieferen Schichten der Blasenwand miterkranken, das Epithel verdickt wird, die Entzündung auf die perivesikalen Gewebe übergreift und sowohl das Peritoneum als auch – mehr auf Grund reflektorischer Vorgänge – die benachbarten Sexualorgane in die Symptomatologie mit einbezieht. Die Symptome entsprechen zunächst der abgeminderten akuten Zystitis, wobei nunmehr speziell die Harnröhre einbezogen wird, die Schmerzen mehr periodischen und neuralgieartigen Charakter annehmen; neben Schmerzzeichen treten Parästhesien auf. Die kalorischen Einflüsse werden stärker registriert, die vor allem bei der akuten Zystitis gegebenenfalls bedeutsamen Allgemeinsymptome nehmen an Intensität ab. Dafür kommt es zu einer typischen Veränderung des Urins, der nun sowohl eiweißartige Beimengungen enthält als auch Eiter, Blut und Epithelien. Bakterien, vor allem aus der Koligruppe, führen zu Geruchsveränderungen. Wenn Staphylokokken oder Proteusbazillen vorhanden sind, die aus dem Harnstoff Ammoniak abspalten, so wird der Urin zunächst alkalisch und bei weiterer Zersetzung ammoniakalisch, was uns auch an den Pferdeharn von Acidum benzoicum oder die Fischlake, wie Acidum nitricum, erinnert.

Aus dieser kurzen Symptomatologie ergibt sich die Indikation unserer Mittel. Bei chronischer Zystitis steht an erster Stelle Thuja mit dem Harnröhrenschmerz, dem Gefühl des kalten Tropfens in der Harnröhre, dem Druckgefühl im Blasenhals, Polyurie, evtl. eitrigem Ausfluß mit Jucken und Kribbeln in der Harnröhre. Auch Terpentinöl mit seiner Neigung zu Schleimhautaffektionen mit blutigen Absonderungen und der starken Organbeziehung zu Niere und Blase gehört in den Bereich der chronischen Zystitis, vor allem aber auch der aszendierenden Pyelitis, bei der sowohl Tenesmen und Entzündungssymptome der Blase als auch Entzündungserscheinungen von seiten des Nierenepithels wie Albuminurie, Druckschmerzen in der Nierengegend und nephrotische Erscheinungen eine Rolle spielen. Im Urin soll sich ein spezieller Veilchengeruch bemerkbar machen.

Ein weiteres Mittel der Blase und des Nierenbeckens bei Abgang von blutigem Urin und starkem Drang mit zum Teil schmerzhafter Harnverhaltung ist Copaiva, ein Harz der Leguminose copaifera. Der Harnröhrenschmerz soll auf Prunus spinosus gut ansprechen, während bei eitrigem, jauchigem Urin als kleines Mittel Balsamum peruvianum hilfreich ist. – Eine besondere Modalität aller opiumähnlichen Alkaloide ist der Krampf des Sphinkter internus der Blase, wie er im Bild einer akuten Morphinvergiftung auftritt. Dieser Sphinkterkrampf kann sowohl durch Opium D 6 – D 8 als auch durch Berberis gelöst werden.

Während die chronische Zystitis alter Leute gut auf Capsicum und Lycopodium anspricht, läßt sich die Dysurie bei Kindern rasch mit Sarsaparilla bessern. Ausgezeichnet ist auch Equisetum, das bei dumpfem Blasenschmerz nach dem Urinieren zunächst die neuralen Komponenten beseitigt, aber auch bei blasenschwachen Kindern wie Erwachsenen, die nachts öfter aufstehen müssen, einen idealen Schlaf herbeizaubert! Umgekehrt wird etwa die Sphinkterlähmung mit Kalium phosph. und Causticum, Schwäche mit unwillkürlichem Abgang und eiligem Drang mit Petroselinum – bei Frauen mit Pulsatilla –, damit verbundener Husten- und Niesreiz mit Scilla und Kalium carb. und nach Onanie mit Staphisagria günstig beeinflußt. Während bei Gelsemium die Blasenschwäche zweifellos auf die Alkaloide zurückzuführen ist, wird sie bei Plantago major durch den hohen Kaliumgehalt (bis zu 6 %) zu erklären sein. Gelsemium ist das Mittel der Blasenlähmung nach Rückenmarksleiden, z.B. MS.

Wenn wir von Blasenschwäche sprechen, so ist doch die Symptomatik des Bettnässens nur zum Teil darauf zurückzuführen (Kalium phosph., Silicea, Ferrum phosph.), zum anderen Teil ist sie aus der Konstitution anzugehen mit Calcium carb., Calcium phosph., Natrium chlor., Nux vom. und Phosphor. Ist die Symptomatik nicht eindeutig, so wird eine Behandlung mit Belladonna D 6 bis D 8 im Wechsel mit Ferrum phosph. D 4 bis D 8 sicher eine Besserung bringen. Tuberkulin darf als Einstiegsmittel nicht vergessen werden.

Das Thema Blasenerkrankungen kann nicht abgeschlossen werden, ohne das große Symptom der Blasenblutung zu nennen. Diese kann zunächst ein Zeichen für Schleimhauthämorrhagie sein, ist aber meist ein ernst zu nehmendes Symptom für Verletzung oder Tumorbildung. Hier gibt es nur wenige Möglichkeiten für eine homöopathische Therapie und zwar bei Papillomblutungen, die zystoskopisch bereits als gutartig gesichert sind. Mittel der Wahl sind Acidum nitr. oder Geranium sowie Bursa bastoris, während Ipecac. bei Blutung und fibrinöser Ausschwitzung, wie sie bei einer hämorrhagischen Zystitis häufig vorkommt, vor allem dann angezeigt ist, wenn zugleich eine reine Zunge besteht. Bei einer chronischen Zystitis mit Brennschmerz und einer Blutung geringeren Ausmaßes kann auch Cannabis versucht werden.

Grundsätzlich ist bei allen verschleppten Zystitisfällen ein Reaktionsmittel in Form von Lycopodium, Sulfur, Carbo veg. oder Chelidonium angezeigt.

8.2 Prostataerkrankungen

Ein wichtiger Faktor für die Empfindlichkeit der Blase ist die Kongestion. Menstruation und Gravidität steigern den Harndrang ebenso wie Verstopfung, Hämorrhoiden, sexuelle Reizung, heiße Bäder und vor allem die Prostatahypertrophie, die als Erkrankung des höheren Mannesalters bekannt ist. Wenngleich mit Sicherheit auch hormonelle Ursachen eine Rolle spielen, so ist dies doch komplizierter, auch wenn man im Tierversuch den Eindruck gewinnt, es handle sich einfach nur um das Überwiegen eines Sexualhormonanteils. Dagegen spricht vor allem die nachweisliche Wirkung zugeführter weiblicher Steroide, nachdem die gleiche Wirkung auch vom männlichen Hormon ausgeht. Bei der Prostatahypertrophie kommt es zu einer Kongestion der Drüse, die durch die gefüllte Blase verstärkt wird, was dann zu einer Harnsperre führt.

Bei der Prostatahypertrophie zeichnen sich drei Phasen ab, von denen die erste wegen der Zugänglichkeit für eine konservative und auch homöopathische Behandlung von besonderer Bedeutung ist. Es besteht hier ein vermehrter Harndrang, am auffallendsten nachts, ein Harndrang mit der Begleiterscheinung, erst längere Zeit auf den Urin warten zu müssen, der Harnstrahl ist unterbrochen und behindert. Dies ist die Symptomatik des erschwerten Urinabflusses mit gelegentlich hinzukommenden akuten Harnsperren (Kongestion!). Im zweiten Stadium kommt eine nächtliche Polyurie hinzu, was schon auf die zunehmende Urinretention hinweist, die dann im 3. Stadium zu einer Restharnmenge von einem Liter und mehr führen kann.

Sabal serrulatum nennt man nicht umsonst „die homöopathische Resektion der Prostata“, denn seine selektive Wirkung auf das Drüsenorgan spricht für einen deutlichen Einfluß im Sinne der bekannten Hormontherapie. Bereits bei der Besprechung der Einzelmittel wurde der Stilbencharakter erwähnt; er wird noch wahrscheinlicher durch das Arzneiwirkungsbild, zu dem auch eine Empfindlichkeit und Anschwellung der Brustdrüse kommt. Die Kongestion und ihr Anteil an dem Prostatageschehen ist eine Indikation für Hyoscyamus (Nachtruhe) und Acidum picrinicum, in jedem Fall kann auch Pulsatilla versucht werden.

8.3 Nierenerkrankungen

Aus zahlreichen Versuchen zur Ergründung der Ätiologie der Nephritis geht hervor, daß das Gefäßsystem – speziell die Kapillaren und das Endothel des Glomerulus – auf fremdes Eiweiß reagieren, und zwar um so stärker, je höher der Grad der Sensibilisierung ist. Wie bei allen allergischen Reaktionen kommt es dabei auf die Ausgangslage an, sie kann normergisch, hyperergisch oder auch anaphylaktisch sein. Bei der Niere scheinen normergische Reaktionen bei einem herdförmigen Geschehen, hyperergische bei einem diffusen Geschehen stattzufinden. Bei den von *Masugi* experimentell an Ratten und Mäusen erzeugten Glomerulonephritiden fanden sicher Antigen-Antikörper-Reaktionen statt, so daß die Charakteristika einer allergischen Reaktion vorliegen. Auch die Scharlach-Nephritis spricht deutlich für eine allergische Ätiologie, wobei in den ersten Krankheitstagen eine Sensibilisierung eintritt, die erst in der 3. Woche zu einer echten nephritischen Symptomatik führt. Die zu Beginn der Erkrankung auftretenden herdförmigen, interstitiellen Nephritiden sollen zum Bereich der normergischen Reaktionslage zählen, während die diffuse Glomerulonephritis im Rekonvaleszenzstadium des Scharlachs einer Hyperergie zuzuschreiben ist.

Nicht diskussionsfähig ist hier die Symptomatik der Nephritis, zumal die Trias Hämaturie, Hypertonie und Ödeme für den Einsatz eines speziellen Mittels ungenügend ist. Trotzdem wird vielfach von der günstigen Wirkung des Bienengiftes berichtet, für das vor allem die Ödembereitschaft auf allergischer Grundlage, wie dies auf die hyperergischen Formen der Nephritis bis zum Hirnödem bezogen werden kann, zutrifft. Zu bezweifeln ist, ob Apis bei den bakteriell-toxischen Nephritiden so stark umstimmend wirkt, daß es wirklich zum Mittel der Wahl wird. Aber ein Versuch bei endogen-toxisch bedingten Prozessen scheint angezeigt. Wenn auch die Wirkung nicht als spezielle Desensibilisierung angesehen werden kann, so werden doch polymere Proteide (Apis) meines Erachtens nur bei einer stark hyperergischen Reaktionslage im Sinne einer unspezifischen Desensibilisierung diskussionsfähig.

Die ersten Tage in der Behandlung einer Glomerulonephritis sind so lebensentscheidend, daß keiner Therapie die Forderung nach völliger Nahrungs- und Flüssigkeitskarenz voranstehen darf, und dies sollte das Leitmotiv bei der Behandlung einer akuten Nephritis sein! (Arzneibild von Apis: Durst, fragliche Kältebesserung – Bäder, Diathermie)

Die chronische Glomerulonephritis wird bestimmt von den Kompensationsmechanismen des Körpers, der Herzleistung und der Diät, im ersten Fall von der Pflege des peripheren Kreislaufs, im zweiten von Eiweißzufuhr und Kochsalzentzug. Dafür gibt es viele Möglichkeiten, wobei die Tendenz zur Blutdrucksteigerung ein leicht kontrollierbares Maß von Kompensation und Dekompensation bietet.

Bei Hydrops, Albuminurie und präurämischer Stoffwechsellage hat sich in unserer Klinik vor allem Kalium arsenicosum bewährt, das sowohl in der D 4 als auch besonders in der D 12 eine regenerierende und roborierende Wirkung zeigt. Das Ausmaß der Entwässerung in den ersten Tagen der Therapie ist ausschlaggebend für die Länge der Einsatzfähigkeit dieses Mittels, das auf keinen Fall zu lange und nur periodisch verabreicht werden sollte. Bei älteren Patienten mit einer Markschwellung des Nierenparenchyms, also einem verstärkt arteriosklerotisch veränderten Gefäßsystem, scheint der Wechsel mit Kaliumjodat D 4 günstig zu sein. Kommt eine Mischform mit tubulären Störungen dazu, so ist an Mercurius zu denken. Im Unterschied zu der häufig erwähnten Indikation von Helleborus niger bei Urämie erfaßt es alle Formen der Ödeme, die mit Kalium nicht ausreichend beseitigt werden können, und es kann im Wechsel mit Berberis und Opium D 4 – D 6 die Wandlung einer Oligurie in eine Polyurie bewirken. Letztere, die sich bei einer Niereninsuffizienz durch mangelnde Konzentration auszeichnet, führt zur Indikation von Solidago virgaurea, die sowohl auf eine verbesserte Nierendurchblutung als auch auf eine verbesserte Wasserrückresorption hinweist. Die Kreislaufsymptomatik wiederum steht unter dem Zeichen von Plumbum, wenn eine schmerzhafte Auftreibung des Leibes oder eine chronische Nierenentartung im Sinne einer Schrumpfniere mit Albuminurie vorliegt.

Die allergische Genese einer chronifizierten Glomerulonephritis erfordert als Reaktions- oder Zwischenmittel Acidum formicicum.

8.4 Störungen der Stoffwechselfunktion der Niere und die harnsaure Diathese

Die enge Beziehung zwischen Leber und Niere, die in klassischer Form bei der *Weil*schen Erkrankung zutage tritt, aber auch bei anderen infektiösen, toxischen und physikalischen Schädigungen mit erhöhtem Eiweißzerfall auftritt, wurde in dem Begriff des „hepatorenalen Syndroms" zusammengefaßt und seit der Prägung durch *Nonnenbruch* 1936 ätiologisch, pathologisch und therapeutisch vielfach diskutiert. Den starken Ausfällen im Leberstoffwechsel stehen zumindest keine pathologisch-anatomisch erfaßbaren Veränderungen der Niere gegenüber, obwohl die Oligurie bis zur Anurie zur Symptomatik des Syndroms gehört. Es wurde deshalb in letzter Zeit zunehmend vorgeschlagen, von einem extrarenalen Syndrom zu sprechen.

Auf Grund eines zufälligen Zusammentreffens mehrerer Leptospiroseerkrankungen konnten wir das hepatorenale Syndrom beobachten und diagnostisch kritisieren. Neben einer deutlichen Oligurie fanden wir jeweils im *Volhard*-Wasserversuch, der sich vor allem mit der initialen Verdünnungsphase in den ersten 4 Stunden befaßt, eine durchschnittliche Vermehrung der Harnsäurewerte zum Teil bis zu 100 % über die Norm hinaus und eine etwas weniger eklatante Vermehrung der Xanthoproteinwerte, die uns Aufschluß gab über die im Blut vorhandenen Oxysäuren. Nach dieser Definition der Diagnostik, die unter anderem sehr stark in das Konstitutionsbild der *harnsauren Diathese* hineinreicht, konnten wir deutliche therapeutische Erfolge mit Berberis vulgaris erzielen. An zweiter Stelle steht Lycopodium. Unmittelbar nach der Verabreichung von Berberis zeigt sich eine Verstärkung der initialen Diurese, die Wirkung von Berberis muß als Eingriff in die pH-Funktion des Blutes betrachtet werden. Mögliche Erklärung dafür ist die tautomere chemische Funktion des Berberins, das auf Grund einer sehr aktiven Wasserstoffgruppe eine Neigung zur Bildung berberinsaurer Salze hat. Wir stellten außerdem in diesen Krankheitsfällen nach Berberis vulgaris D 4 eine deutliche Verminderung bzw. sogar Normalisierung der Harnsäurewerte und Oxysäuren im Blut fest.

Die harnsaure Diathese (*Aschner/Grauvogel*) stellt eine Konstitutionsanomalie dar, die vererbt sein oder auch durch eine spezielle Lebensweise gefördert oder zurückgehalten werden kann. Dabei wird das Blut offenbar durch reichlichen Genuß von stickstoffhaltigen Nahrungsmitteln seiner natürlichen Alkalose beraubt, der Urin wird sauer, und Purinkörper, wie z.B. Harnsäure, werden infolge eines Mangels an harnsaurem Alkali retiniert. Die Vorbereitung der Harnsäureausscheidung findet in der Leber statt, während die Niere als Ausscheidungs- und Sammelorgan dient. Schon allein diese Tatsache weist darauf hin, daß in der Therapie die funktionelle Einheit zwischen Leber und Niere nicht vernachlässigt werden darf, wie wir es sehr sinnvoll durch die Berberinalkaloide tun, wobei Chelidonium mehr das hepatale, Berberis dagegen das renale System anspricht.

Die Steindiathese

Harnsäure wird vom Blut in den Glomeruli filtriert und kommt dann aus den Harnkanälchen im Nierengewebe zur Deponierung. Als schwer lösbarer Stoff neigt das Urat zum Ausfallen. Die Uratsteine selbst sind jedoch gegenüber anderen Steinen zweifellos in der Minderzahl. Am häufigsten (über 60 %) haben wir es mit kalziumhaltigen Komplexsalzen zu tun. Die Entstehung der Harnsteine wurde zunächst von *Kleinschmidt-Aschoff* mit Hilfe der Kristallisationstheorie erklärt, nach der Kern und Kolloide einfach verkitten. Die spätere Kolloidtheorie nach *Lichtwitz* spricht dagegen von einer Matrix mit sekundären Einlagerungen von Kristallen. Allen theoretischen Überlegungen gemeinsam ist, daß es sich um übersättigte Lösungen handelt, die mit einem Schutzüberzug aus Kolloiden versehen sind. Die Löslichkeit und Konzentration der Salze ist nicht vom pH-Wert normaler Flüssigkeiten abzuleiten, denn bei der Niere spielt die Hydrotropie eine Rolle, was bedeutet, daß im Wasser praktisch unlösbare Salze sich in wäßriger Lösung bestimmter Salze lösen und gelöst halten können. So kann z.B. die Löslichkeit von Kalziumoxalat durch das Magnesium des Harns auf das Zwanzigfache erhöht werden. Eine bestimmte Rolle spielen dabei Zitronensäure, Glukuronsäure und Aminosäuren. Nur die Harnsäure ist hiervon wenig betroffen, sie liegt im Urin mit einem pH-Wert von 5,5 – 6 an der Grenze der Sättigung.

Die Bildung anorganischer Steine ist als ein der Knochenmineralisation entsprechender Vorgang anzusehen. Die organischen Steine bilden sich nach der Kristallisationstheorie, d.h. durch Ausfall der Steinbildner unter dem Einfluß der pH-Wirkung. Bei einer Verschiebung des Harns nach der sauren Seite hin tritt eine Übersättigung auf, je alkalischer der Harn, desto besser sind die Lösungsbedingungen für die Harnsäure.

In den letzten Jahren wurden mehrere Methoden der Nierensteinauflösung diskutiert, die Behandlung von Harnsäuresteinen mit Zitronensaft und eine Harnsteinauflösung durch Komplexbildner. Die Behandlung von Harnsäuresteinen durch Zitronensaft geht auf *Bilus* (Wien) zurück und wurde mehrfach nachgeprüft (*Taupitz*, Saarbrücken). Tatsächlich konnte man nach Einnahme von Zitronensaft und -säure einen Rückgang der Harnsäureausscheidung um durchschnittlich 20 % feststellen; man nimmt an, daß das wirksame, die Stoffwechseländerung herbeiführende Prinzip die Zitronensäure ist. Durch die Verminderung der Harnsäureausscheidung kommt es zur Hemmung der Bildung weiterer Steine, was bei einer durchschnittlichen Rezidivierung von 20 % nicht unwesentlich ist! – Der Versuch der Harnsteinauflösung mit Komplexbildner geht auf die Beobachtung zurück, daß gewisse Komplexbildner (Titriplex II) Kalzium in löslicher Form zu binden vermögen. Diese Mittel werden noch in Form des Dauerspülverfahrens angewandt (*Timmermann*). Trotz Behandlungserfolgen bei Oxalatsteinen läßt sich aber eine definitive Aussage noch nicht machen.

Interessant ist eine bei *Rabe* erwähnte Therapie mit Magnesium borozitricum, einem Gemisch von 3 Teilen Borsäure, 3 Teilen Magnesia usta und 10 Teilen Zitronensäure. Homöopathisch wird das gleiche Mittel nach *Rabe* in der 1. und 2. Dezimalverreibung benutzt und soll die Fähigkeit besitzen, die bei Pyelitis auftretende alkalische Reaktion des Urins zu beseitigen.

Wenn auch die rein konservative Behandlung von Oxalatsteinen noch nicht befriedigt, so haben wir doch überzeugende Ergebnisse bei Phosphat- und vor allem bei Uratsteinen erzielen können. Die Grundlage einer jeglichen homöopathischen Steintherapie bildet Rubia tinct., von dem in der Urtinktur 3 x 10 Tropfen täglich verabreicht werden. Die Krappwurzel entfaltet eine selektive Wirkung auf Nierenbecken und Harnleiter, und *Bauer* konnte nach ihrer Darreichung feststellen, daß eine Säuerung des Urins eintritt, die er auf Ruberythrinsäure zurückführt. Eine spezielle Affinität zu Kalziumsalzen besitzt die Purpurin-3-Karbonsäure.

Die konservative Steintherapie ist durch die Lithotripsie nicht überflüssig geworden. Zahlreiche Rezidive und andere Stoffwechselleiden (Psoriasis) lassen die Diskussion – vor allem um eine homöopathische Behandlung – nicht einschlafen.

Ein letztes Mittel zur Behandlung der Steindiathese ist das bereits erwähnte Coccus cacti, das chemisch dem Rubia nahe verwandt ist. Auch hier dürften die Gesichtspunkte der Kolloidschutzwirkung zutreffen, zumal die Schleimstoffe im Vordergrund des Arzneibildes stehen. Und zur Abrundung seien auch die Spasmolytika erwähnt, deren man sich homöopathisch bedienen kann, wenn keine große Kolik auftritt. Dies sind unter anderem Atropinum sulf. und Belladonna, während Colocynthis, Magn. phosph. und Dioscorea je nach der Symptomatik eingesetzt werden müssen.

Im folgenden ist das in unserer Klinik viele Jahre bewährte Rezept bei Steindiathese aufgeführt. Sowohl zur Rezidivprophylaxe als auch zur Vermeidung von Steinbildung bei harnsaurer Diathese haben sich gut bewährt:

Calculi renales D 12
Berberis vulgaris D 12
Equisetum arv. D 12
Herniaria glabra D 4
Solidago virg. D 4 ad 10,0
Rubia tinctorum Ø ad 100,0
M.DS. 2 – 3 x 20 Tropfen tägl.
zur Prophylaxe 1 x abends 30 Tropfen

9
Hautkrankheiten

Hautkrankheiten sind innere Krankheiten. Ihr Wesen ist die Reaktionsfähigkeit eines Keimblattes, das Kontaktorgan zur Umwelt ist und die geographische Skizze der Körpersegmente und die immunitären Möglichkeiten der Epithel-Mesothel-Reaktion darstellt. Die Antigen-Antikörper-Auseinandersetzung ist dabei nur ein Teil des allergischen Geschehens, das von *Hahnemann* als Psora bezeichnet wurde. Die Gewebsdeposition und -degeneration sind weitere Antworten auf Noxen wie Infektionskeime und toxische Belastung und nicht zuletzt auch auf die äußere Therapie. Das Beispiel des Kortisons ist bekannt. So betrachtet, gibt es kaum eine Hautkrankheit, die nicht

a) konstitutionelle Minderwertigkeit des Organismus mit mangelhafter Reaktion auf Noxen oder
b) Dispositionsbereitschaft auf wesentliche Lebenseinschnitte und Lebensfaktoren wie Pubertät, Klimax, insbesondere Hormonumstellungen, aber auch mangelhafte Immunitätsbildung nach ungenügend ausgeheilten Infekten oder
c) Unterdrückung der Vikariation einer anderen abgelaufenen Krankheit ist.

Nach diesen Gesichtspunkten gehen wir im allgemeinen vor, z.B.

a) Konstitutionell: Calcium carb., Natr. mur.
b) Dispositionell: Puls., Sepia, Staphisagria u.v.a.
c) Sulfur, Tuberkulin, Psorin, Medorrhin, Thuja etc.

Bei chronischen Dermatosen ist der Weg des Polychrest zu beschreiten, bei interkurrenten wird sich die Behandlung nach pathologischen Gesichtspunkten und Lokalisation durchführen lassen. Dabei ist es erforderlich, das homöopathische Mittel in wesentlichen, charakteristischen Zügen anzusprechen.

Der Weg, der zu beschreiten ist, ist nicht der königliche Weg der Konstitutions- oder der Einweg-Polychrest-Behandlung. Es ist der pragmatische Weg, der für den Anfänger leichter und in der Praxis der schnellere ist. Zwei Hautveränderungen möchte ich als Beispiel anführen: Das Erythem und die Blasenbildung!

Zunächst noch einige Vorbemerkungen, die sich mit der Lehre *Hahnemanns* von der Psora auseinandersetzen sollen. Die Psora im strengen Sinne umfaßt einen Großteil aller chronischen Krankheiten. Die Hautkrankheiten sind teilweise wohl als chronische Krankheiten aufzufassen und wurden von *Hahnemann* unter die Psora eingeordnet.

Dessen Lehre geht von dem damaligen Begriff der Krätze aus, mit dem man sämtliche Hauterscheinungen bezeichnet hat. Bereits zu *Hahnemanns* Zeiten, etwa um das Jahr 1828, wurde viel gegen diese Ansicht Sturm gelaufen, und sie ist auch in dieser Form heute unhaltbar geworden. Die Feststellung *Hahnemanns*, daß nach Heilung eines chronischen Übels bald wieder andere Erscheinungen auftreten, ließ den Schluß zu, daß ein tieferes Übel zugrunde liege, das miasmatischer Natur sei. Wesentlich wurde aber die Schlußfolgerung, daß viele Hauterkrankungen als Symptome anderer innerer Krankheiten auftreten. Wir blenden über zur modernen Medizin und können wohl zu keinem anderen Schluß kommen, wenn auch die Allergielehre andere Begriffe geprägt hat.

Es gibt kaum chronische Hauterscheinungen, die nicht in irgendeiner Form Manifestationen vikariierenden Charakters an den Organen darstellen, die vornehmlich dem Stoffwechselgeschehen zugeordnet werden müssen.

Das Prinzip homöopathischer Hautbehandlung ist die interne Behandlung bei gleichzeitiger Beurteilung der Hautsymptome, wie wir dies von den sogenannten kleinen Mitteln kennen oder mit der Beurteilung der Systembeziehung am Beispiel von Belladonna oder Apis und schließlich unter dem Gesichtspunkt der Konstitution, wie etwa bei Arsen und Antimon.

Hautsymptome können Einmalcharakter haben, wie dies bei Begleitsymptomen von Infektionen (Masern, Scharlach) oder bei Hautveränderungen als Ausdruck gestörter Darmimmunität der Fall ist. Hauteffloreszenzen können systembegleitend auftreten, wie etwa bei allergischen Erkrankungen, und sie können schließlich die Ausprägung einer anfälligen Konstitution darstellen. Aus der Lokalisation, Krankheitsintensität und dem Krankheitsverlauf – nicht zuletzt auch aus dem Behandlungsverlauf – läßt sich meist die spontane Erkrankung oder die tief morbide Situation ablesen.

Konstitutionsbeziehungen vom Arzneimittel her haben gewisse Gesetzlichkeiten, die sich zum Beispiel vom Periodensystem der Elemente ableiten lassen. Abgesehen von den Beziehungen der Erdalkalistoffe bei der lymphatischen Diathese, auf die schon an anderer Stelle aufmerksam gemacht wurde, zeigen sich zum Beispiel in der 5. Ordnungsgruppe 3 Mittel mit auffallender Hautbeziehung. Es sind dies Arsen, Antimon und Wismut. Alle drei Elemente haben Keimblattbeziehungen zwischen Ektoderm und Entoderm. Das bedeutet für die Praxis, daß es kein Arsen- oder Antimonbild auf der Haut gibt, das nicht auch im Enteron, also im inneren Keimblatt, seine Krankheitsäquivalente zeigt.

Das Arsenbild

Arsenicum album gehört mit zu den tiefgreifendsten Arzneien der homöopathischen Pharmakopöe. Für die Hautklinik sind vor allem der Brennschmerz der Haut, die Verschlimmerung nachts und durch Kratzen von Bedeutung, Adynamie und Periodizität beherrschen das Bild. Bei Hautkrankheiten gilt das periodische Wiederkehren der Symptome als richtungsweisend. Die Hauterscheinungen sind bei solchen Patienten trocken, schuppig, weniger vesikulös. Auch tiefer greifende Gewebsdefekte wie Ulzerationen bei gestörter Topik gehören hierher.

Der Patient ist unruhig, ängstlich mit Hang zu Absonderlichkeiten und Pedanterie. Er kann rasch beleidigt sein; Angst mit Selbstmordgedanken, Todesfurcht und Verschlossenheit trotz der Angst, allein gelassen zu werden, sind typisch. Die schlechte Zeit ist die Nacht mit Unruhe und Verlangen nach Wärme und Bewegungsdrang. Auf die Periodizität der Symptome wurde bereits hingewiesen. Für das Entoderm gilt der unstillbare Durst nach warmen Getränken, Appetitlosigkeit und Ekel vor dem Essen führen bald zu Abmagerung und kachektischen Zuständen. Trotzdem bleibt der Patient agil und unruhig und besonders geistig lebhaft und hochempfindlich. Durchfallneigung mit kalten Schweißen, scharfe Sekrete, die an der Haut auch übel riechen können.

Bewährt hat sich Arsen bei endogenen Ekzemen, Psoriasis, Dermatitis, Lichen ruber, Keratose, Rosazea und Purpura, vor allem aber beim Herpes zoster einschließlich der Spätneuralgien, Sklerodermien und Epitheliom.

Beispiel: 58jähriger Patient ohne Allergie- oder Hautanamnese. Als Schuhmacher viel mit Pech und Wachsen in Verbindung. So entwickelte sich zunächst an den Händen ein Ekzem, das lokal behandelt wurde und kurze Zeit später einen generalisierten Schub brachte. Die jährliche Behandlung in der Hautklinik brachte meist Besserungen von Monaten, aber keine echte Ausheilung. Im Anschluß an eine Verkühlung Lungenentzündung mit Rippenfellbeteiligung. Im Zuge dieser Behandlung Auftreten von asthmatischen Beschwerden, die sich zu einem jahrelang manifesten Asthma verschlechterten. Auffallend war die Vikariation zwischen Haut und Lunge.

Zu Beginn der Behandlung fiel auf, daß ein unaufhörliches Kratzen zwar den Juckreiz besserte, dieser aber in ein höllisches Brennen überging. Deutliche Verschlechterung durch Kälteeinwirkung. Nachts fiel der Patient auf, weil er in der Klinik immer die Nachtschwestern aufsuchte und unruhig spazierenging. Auch sein Verlangen nach warmen Getränken war typisch. Seine auffallende Schwäche korrespondierte mit einem abnorm niedrigen Blutdruck von 100/70 und einer Sinusbradykardie.

Nach einer anfänglichen Behandlung der Unterdrückung mit Sulfur kam es zu einer schweren Furunkulose, danach zu einem Status asthmaticus. Jetzt wurde Arsen eingesetzt, anfangs in kleinen Potenzen (Arsen alb. D 6 – D 12), mit zunehmender Besserung auch in höheren. Nach etwa 4 Wochen war der Patient sowohl hinsichtlich der Haut als auch des Asthmas bzw. der Lunge völlig beschwerdefrei und blieb es in den folgenden Jahren (Abb. 32 a und b).

Antimonum crudum

Antimonum crudum gehört ebenfalls zur 5. Ordnungsgruppe des periodischen Systems. Bei geringer Vitalität von Haut und Schleimhaut ist die Ambivalenz in der Kalorik vorherrschend. So verschlimmert sowohl die Hitze- als auch die Kälteeinwirkung. Die Haut verschwielt an allen möglichen Stellen, besonders stark an den durch Druck belasteten Fuß- und Handpartien. Entzündungen finden sich am Übergang von Haut zu Schleimhaut ebenso wie an intertriginösen Körperstellen. Die Empfindlichkeit gegen kaltes Waschen läßt an Arsen denken, das Verlangen nach süßen und sauren Speisen wieder an die Ambivalenz des Mittels.

Der Patient ist lebensüberdrüssig, aber auch mißgelaunt und störrisch (Kinder wollen sich nicht ansehen lassen). Alle krankhaften Erscheinungen werden von gastrischen Beschwerden begleitet. Extreme und falsche Ernährung wird oft für die Auslösung der Krankheit verantwortlich gemacht. Verschlimmerung durch Bewegung und Besserung in Ruhe unterscheiden sich vom Arsen deutlich. Durchfälle wechseln mit Obstipation, Schweregefühl der

Glieder und nächtliche Schweiße zeigen die Beteiligung aller Funktionen. Auffallend sind die weiße Zunge, Flatulenz, stinkende Blähungen, Übelkeit und Erbrechen nach kalten Getränken. Vor allem Eisessen wird schlecht vertragen. Bewährt hat sich Antimonum bei Akne, Hyperhydrose der Hände, subakuten Ekzemen des Kopfes, Keratosis palmaris et plantaris, Säure-Urtikaria, Impetigo und Veruccae.

Beispiel: 62jähriger Patient, der seit ca. 12 Jahren an einer Hyperkeratose leidet und mehrfach Hornabtragungen durchmachen mußte. Als Kind hatte er Milchschorf. Mit 32 Jahren litt er an einem makulopapulösen Ekzem, das vorwiegend im Gesicht und am Hals lokalisiert war. Wärme- und Kälteverschlimmerung, stets kalte Extremitäten mit rhagadiformen Einrissen am Handrücken und am Fuß, besonders an der mit dicken Hornschichten versehenen Fußsohle. Sonne wird schlecht vertragen, jedoch Verschlimmerung des Hautbildes bei Eintritt der kalten Jahreszeit. Abneigung gegen und Unverträglichkeit von Milch bei Verlangen nach Süßem und Saurem. Wie er sagt, könne er Pudding mit essigsaurem Preßsack essen. Häufig gastrische Beschwerden, die mehrfach – auch klinisch – als Gastritis und Ulzerationen im Magen behandelt wurden. Der Patient ist mürrisch und schüchtern, kontaktarm und in sich zurückgezogen. RR 160/100, übergewichtig, im Blutbild eine Eosinophilie von 18 %. Mehrfach Ekzemschübe in den letzten Jahren, die immer mit der Benutzung von Zement, Waschmittel oder Seifen und eventueller Austrocknung erklärt wurden. Anfängliche Behandlung mit lokalen Mitteln zur Aufweichung der Kruste und Rhagaden, was ohne Erfolg blieb. Auch Kastanienbäder, Kartoffelbäder, Öle und Salben ohne Erfolg. Antimonium crudum D 12 brachte eine deutliche Besserung der Gastritis, erst nach 14 Tagen begann die Haut zu reagieren. Dann höhere Potenzen bis zur Ausheilung. Nach einjähriger Pause erneut Gewichtszunahme und undiszipliniertes Essen mit einem Rückfall leichteren Grades. Eine erneute Behandlung war wieder erfolgreich (Abb. 33a bis d).

Bismutum subnitricum

Ähnlich wie Arsen und Antimon hat der Wismut eine Beziehung zur Schleimhaut und zur Haut. Dabei dominiert eher die Schleimhaut mit Ulzerationen im Mund bei Erbrechen, Übelkeit und Brennen, auch der Magen und der Darm sind davon betroffen. Leberverfettung mit Hämorrhagien und prurigo-ähnlichen Exanthemen, Schwellung des Gesichts, der Hände und der Lippen sind charakteristisch. Die Gemütsstimmung ist verzagt, mißmutig, ängstlich und launisch. Schläfrigkeit tagsüber und ängstliche Träume nachts beherrschen das Bild. Die Zunge ist wie bei Antimon weißlich belegt und zeigt ähnlich dem Mercurbild Zahneindrücke, Zahnfleisch geschwürig, Lockerung der Zähne. Verlangen nach kalten Getränken, Druck und Übelkeit nach dem Essen, andauernder Brechreiz bereits nach wenigen Bissen, galliges und saures Aufstoßen. Magenkrämpfe mit Ausstrahlung in die Schulterblätter, wobei die Streckbesserung sehr charakteristisch ist. Leibschneiden mit heftigen Durchfällen, Rumpeln und Kollern im Leib. Die Haut ist neben einer ekzematischen Exanthemneigung meist pigmentiert, wie insgesamt die Typologie des Patienten dunkelhaarig und dunkelhäutig ist, aber auch hellhäutig mit dunklen Pigmentflecken.

Beispiel: 40jähriger Patient, der wegen einer langwierigen Hautbehandlung in einem Zustand von Frustration lebte und sich langsam und kontinuierlich dem Alkohol ergab. Dabei traten seit mehr als einem Jahr zunehmende Gastritisbeschwerden auf, die zunächst mit Nux vomica gebessert wurden. Bei der Röntgenuntersuchung ergab sich ein Zwerchfellhochstand mit Gleithernie und Refluxösophagitis. Die Magenbeschwerden mit Singultus, Säure- und Galleaufstoßen, üble Durchfälle, periodisch auftretend, und Brennschmerz im Oberbauch ließen sowohl an ein Geschwür als auch an eine beginnende Metaplasie des

Magens denken. Die Gastroskopie mit Biopsie ergab jedoch nur eine schwere Gastritis mit petechialen Blutungen in der Schleimhaut bei bestehenden Erosionen im unteren Ösophagus. An der Haut war ein Lichen pigmentosus, schon seit Jahren – auch teilweise mit Kortison – behandelt, womit man die Gastritisbeschwerden auch erklären wollte. Leberbefunde mit erhöhten Transaminasen und stark erhöhten Triglyzeridwerten erklären sich durch den chronischen Alkoholmißbrauch. Die Nux vomica-Behandlung führte zur Besserung des Magens in bezug auf die Genuß- und Reizstoffe, brachte aber keinen Einbruch in das Hautgeschehen. Erst die Differenzierung des Gesamtbildes mit der Streckbesserung (Mandragora, Dioscorea) ließ dann schließlich bei der weiß belegten Zunge an Bismutum subnitricum denken. Bereits die ersten Therapieversuche mit D 4 und D 12 führten zu einer verblüffenden Besserung, auch der Juckreiz wurde überhaupt erstmals mit beeinflußt. Dann verabreichten wir höhere Potenzen bis D 30 und sahen so das nahezu infauste Hautbild verschwinden. Im Zuge einer Kostreduktion wurde schließlich eine Entlastung des Zwerchfells erreicht, so daß auch der mechanische Reiz einer Gleithernie beseitigt werden konnte (Abb. 34 a bis d).

Die Konstitutionsbeziehung ist der stärkste Faktor einer Hautbehandlung, und mit den Mitteln dieser Elementegruppe sind nur einige Beispiele angeführt, um zu den Systemen vorzudringen, die in einer Konstitutionsbehandlung angesprochen werden. Das souveräne Psora- oder Hautmittel ist

Sulfur

Der gut genährte, zu Plethora neigende Sulfur-Typ hat eine Grundlage für viele Hauterkrankungen, nämlich die Seborrhöe. Die Haut ist brennend heiß, besonders an den Fußsohlen (burning feet), so daß er meist gezwungen ist, seine Füße nachts aus dem Bett zu strecken. Die Haut kann rauh sein, mit allerlei Ausschlägen behaftet, unheilsam, vom Erythem bis zum Intertrigo (Abb. 35). Lokale Schweiße sind charakteristisch. Der Patient scheut das Wasser, weil die Haut ihrer schützenden Fettschicht ohnehin schon empfindlich beraubt ist. So versteht sich die Verschlimmerung durch Wasser und Feuchtigkeit. Der typische Juckreiz abends in der Bettwärme, der durch Kratzen erleichtert wird, läßt an die venöse Entspannung denken. Besonders angezeigt ist Sulfur bei vikariierenden Erkrankungen in Verbindung mit der Bronchialschleimhaut (Asthma, Bronchitis). Die Plethora im Hautbild kann unschwer auf die Verdauungsorgane übertragen werden, Meteorismus, Durchfallneigung, Leberschwellung – oft genug auf dem Hintergrund alkoholischer Exzesse. Die Stimmung des Sulfur-Typs ist melancholisch, ihre Aufhellung durch Alkohol sehr beliebt (Rotwein).

Sulfur ist nicht nur Konstitutionsmittel, sondern bevorzugtes Unterdrückungsmittel bei vorherigen supprimierenden Behandlungen. Wenn im Zuge einer mesenchymalen Erkrankung (Rheuma) ein Eiterungsprozeß – in Form von Furunkeln oder Abszessen – auftritt, so bietet sich hierbei Sulfur als bestes Behandlungsmittel an. Sulfur ist so auch Reaktionsmittel und Zwischenmittel – immer dann, wenn es um die Haut geht. Dabei kann der Schwefel mit Kalk kombiniert werden, was im *Hepar sulfuris*-Bild offenkundig wird, er kann aber auch als schwefelige Säure (Acidum sulfuricum) bei bevorzugter Schweißproduktion oder als Salz der schwefeligen Säure (Natrium sulf. oder Kalium sulfuricum) seine Ansprechform finden (Abb. 36 a und b).

Der Schwefel steht in der 6. Gruppe des periodischen Systems zusammen mit Sauerstoff, Selen und Tellur. Alle diese Stoffe sind oxygenoide Elemente nach der *v. Grauvogel*schen Konstitutionslehre. Dies bedeutet Aktivität und vermehrte Verbrennungsvorgänge. So zeigt sich auch der Schwefel höchst aktiv, wenn es um unterdrückte und durch Kortison reaktionsarme Hauterkrankungen geht. Besonders wenn sie aus der Hochpotenzlade gereicht wird, kann eine Dosis ein langjährig supprimiertes Hautbild zu höchster Aktivität steigern. Hier ist der Ansatz, einen Beweis für Hochpotenzwirkungen zu erbringen. Wenn es nicht der Patient austragen müßte, könnte man manchen Zweiflern den augenscheinlichen Beweis vorführen. Also Vorsicht mit Hochpotenzen bei unterdrückten Hautkrankheiten! Welche langjährige Hautkrankheit ist nicht langjährig unterdrückt worden, um dem armen, verzweifelten Patienten wenigstens manchmal die Herbeiführung einer Besserung und Heilung vorzugaukeln.

Die Verwandtschaft des Schwefels mit *Selen* – auch wieder durch die Ordnungsgruppe des periodischen Systems bestimmt – zeigt sich besonders an der Leber und der Haut. Die Belastung des Tages durch Sonnenhitze, das Bedürfnis zu liegen, die Empfindlichkeit der Haut gegenüber kalter Luft und die Erschöpfung nach dem Essen mit dem Bedürfnis zu liegen sind typisch für Selen. Auch der Alkohol hat seine Bedeutung in Form von Verschlimmerung nach seinem Genuß, und vor allem die fette Gesichtshaut im Sinne der Seborrhöe läßt die nahe Verwandtschaft gut erkennen. Die Lokalisation der Hauteffloreszenzen ist die Kopfhaut mit Haarausfall, Ausfallen der Augenbrauen; die Akrenveränderungen, die Hornbildungen von brüchigen Nägeln und die rhagadigen Einrisse bestätigen das Hautmittel. Die in neuerer Zeit hochgespielte Bedeutung des Selens als Biokatalysator dürfte nach diesen Gesichtspunkten nicht zur Verdrängung des Sulfurs führen, wenn es um die Bedeutung des oxydativen Stoffwechsels allgemein geht. Vielleicht kann man dem Selen nachsagen, daß seine Erstverschlimmerungen gegenüber Sulfur harmlos sind.

Bleiben wir aus dieser Gruppe VI noch das *Tellur* schuldig. Die Erfahrungen sind nicht sehr zahlreich, aber wenn wir Tellur aus der chemischen Perspektive einordnen wollen, so drängt sich auch das Bild der Hautkrankheiten auf. Die Affinität zur Haut und zu den Schleimhäuten, besonders der oberen Luftwege, ist pathognomonisch für Tellur. An der Haut wird der Herpes circinatus (kreisrunde Bläschenerkrankung) als wesentliche Indikation angegeben. Die Beziehung zum Ohr und Gehörgang stammt von der Kiemenbogenbetrachtung. Das übelriechende Sekret im äußeren Gehörgang, das besonders bei Kindern mit adenoiden Belastungen zutage tritt, gehört mit zu den vordergründigen Indikationsstellungen von Tellur. Der nächtliche Juckreiz erinnert an Schwefel und Selen, die Schuppen und flohstichartigen Effloreszenzen – teils als Bläschen, teils als Pusteln mit Stechen in der Haut – an Hepar sulfuris. Ein wichtiges Symptom ist der Schweiß, der übelriechend an Fußsohlen, aber auch über den Körper verteilt, knoblauchartig riechend auftreten kann, den Senfölwirkungen mit ihrem Schwefelanteil naheliegend. So ist der Kreis geschlossen im Bereich der oxygenoiden Arzneistoffe. Es würde sich lohnen, auch an die b-Gruppe des 6. Ordnungssystems zu denken, in der *Chrom* beheimatet ist, das wohl in der Klinik der chronischen Ekzeme einen vorderen Platz einnimmt. Chromalaun, das auf Empfehlung *Stauffer*s bei Heufieber verabreicht werden kann, läßt an eine allergisierende Komponente denken, die wir wieder in der häufigsten Kontaktallergie, nämlich der gegenüber Chrom, vorfinden. *Frühauf* hat bekanntlich nach Angaben von *K. Stauffer* Chromalaun (Alumen chromicum) in der 2. Dezimalpotenz bei Heufieber empfohlen. Es sollte dabei zu einem leichteren Verlauf des Schnupfens kommen und nach 2 – 3maliger Anwendung zu einer generellen Abschwächung des Krankheitsbildes. *Kalium bichromicum* ist die Verbindung, die am häufigsten zu Kontaktallergien führt. Auch hier die Beziehung zur Schleimhaut des Entoderms. Die Absonderungen der Schleimhaut sind fadenziehend, zäh und blutig tingierend. Geschwüre auf der Haut und Schleimhaut sind wie ausgestanzt und torpid. Empfindlichkeit gegenüber Kälte ist pathognomonisch, ebenso die gegenüber Hitze. Die Rheumabeschwerden und Morgenverschlimmerungen gehen auf das Konto des Kalium-Kationenanteils, während die Anionenstruktur für die Haut und Schleimhaut verantwortlich ist. Der zähe Schleim in den Atmungsorganen, der trockene Mund, das Verlangen nach Bier und dessen Verschlimmerung mit der Besserung nach Nahrungsaufnahme gehen eindeutig zu Lasten des Chromatanteils. An der Haut finden sich Papeln, Bläschen und die bereits erwähnten ausgestanzten Geschwüre. Auch die Beziehung zum Gehörgang, wie sie bei Tellur anklingt, erinnert an die innere Verwandtschaft des Mittels mit demselben Ordnungssystem des Periodensystems der Elemente.

Nach dem bisher besprochenen Merkmal der 6. Ordnungsgruppe stellt sich die praktische Frage, ob neben Sulfur auch Selen oder Tellur oder gar eine Chromverbindung als Unterdrückungsmittel in Frage kommen. Dies läßt sich aus der Erfahrung bejahen, nach der die aktivste Form der Reaktion dem Schwefel, dann dem Selen und schließlich dem Tellur oder Chrom zukommt.

Unabhängig von den Reaktionsmitteln und der Tatsache, daß folgende Arzneimittel bereits im Rahmen der Konstitutionslehre abgehandelt worden sind, muß nochmals auf *Calcium carbonicum* hingewiesen werden, ohne das es keine Hautbehandlung gibt. Kalzium ist das Skrofulosemittel schlechthin, d.h. ein Arzneistoff, der in der Entwicklung des Menschen eine bedeutsame Rolle spielt und Nutritionsmittel ebenso wie Reaktionsmittel oder Aufbaustoff ist. *Farington* sagt einmal, daß es keine Krankheit gebe, bei der *Calcium carbonicum* nicht in irgendeiner Form angewandt werden könnte. Der Typus zeichnet sich in erster Linie durch eine Frostigkeit aus. Feuchtes und kaltes Wetter wirken verschlimmernd. Kalte Hände und Füße gehören zum Arzneimittelbild, ebenso die Schweiße, partiell oder am ganzen Körper. Die Schweiße riechen stark sauer, ebenso wie andere Sekretionen. Unverträglichkeit von Milch gehört wie bei Magnesium zu den Konditionen, ebenso das Verlangen nach Eiern. Die Obstipation ist besonders bei Kindern sehr eindrucksvoll – bis zu 8 Tagen –, was aber das Auftreten von sauren Durchfällen nicht ausschließt. Die konstitutionsgebundene Form eines Arzneibildes, wie sie im Calcium carbonicum-Bild auftritt, und die Reaktionsform des Schwefels verbinden sich in dem für die Haut so bewährten *Hepar sulfuris*-Bild (Abb. 37 a bis c). Frostigkeit, Überempfindlichkeit gegenüber Kälte, Neigung zu Eiterung und pustulösen Veränderungen der Haut mit Verletzungen, die schnell eitern, Bläschen- und Papelbildungen und vor allem Furunkel und Abszesse gehören zu diesem Mischbild zwischen Sulfur und Calcium carbonicum. In dem sehr interessanten Arzneibild treffen sich denn auch alle Eigenschaften, die auf das Schwefel- und das Kalziumbild zutreffen können.

Stark überreizter Gemütszustand, daneben trauriges Gemüt mit abendlichen Selbstmordgedanken, jede Fliege an der Wand kann den Patienten bis zu Zittern und höchster Erregung verärgern. Daneben gibt es Angstgefühle mit Unfähigkeit zu geistiger Arbeit, ebenso Jähzorn. Öfter kurze Schwindelzustände mit nachfolgender Unfähigkeit zu denken, nahezu stuporös. Schlaflosigkeit, besonders in der Einschlafphase, mit lebhaften Traumbildern, bei denen Angst und Bedrohung eine Rolle spielen. Halbseitiger Kopfschmerz mit nagel- oder splitterartigen stechenden Schmerzen, entzündete Augen und Ohren. Typisch sind vor allem die Schnupfenanfälle mit ständig verstopfter Nase und Verschleimung, Erkälten bei jedem Luftzug, wobei die Verschleimung rasch über den Kehlkopf in die Bronchien absteigt und schließlich zu krampfhaften asthmoiden Zuständen führen kann. Neben dem Ekel vor Fett besteht deutlich Appetit auf saure und scharfgewürzte Speisen, was wie bei Kalzium zu Übersäuerung im Magen und zu sauren Stühlen führt, deren Tendenz aber mehr durchfällig ist. Die Haut zeigt seborrhoische Tendenz mit Schweißneigung. Die klebrigen Schweiße bringen keine Erleichterung, dagegen bildet sich auf dieser feuchten Haut eine Vielfalt von Effloreszenzen, die urtikariell, vesikulös-pustulös und nach Eiterbildung auch papulös sein können. Das Brennen der Fußsohlen und Hände erinnert an die Schwefelkomponente des Arzneibildes.

Beispiel: Bei dem 54jährigen Patienten besteht insofern eine interessante Vorgeschichte, als er mit 18 Jahren durch Kriegsereignisse in einem Hochofen und in einer Kalkmühle arbeiten mußte und anschließend eine Maurerlehre anfing, die wegen eines berufsgenossenschaftlich anerkannten Maurerekzems unterbrochen werden mußte. Bekanntlich enthält Zement neben seinen Kalkbestandteilen auch eine Sulfatbeimengung, so daß hier in der Allergie bereits das Hepar sulfuris-Bild vorprogrammiert war. Von der Symptomatik ist der Splitterschmerz bei dem Patienten hervorzuheben, der immer Tage vor dem Auftreten der Eiterpustel bereits die Stelle, an der die Haut dann reagierte, zeigte. Bei einer erheblichen Schweißneigung war die Haut ausgesprochen unheilsam, was sich keineswegs auf das Gesicht oder den Kopf konzentrierte. Auch an den Beinen, die leicht schwitzten, entwickelte sich ein Ekzem. Verlangen nach scharfen und pikanten Würzen und Getränken, auch nach reichlichem Alkohol. Es bestanden brennende Durchfälle, eine gichtische Diathese mit zeitweisen Gelenkschwellungen, die Augenlider waren geschwollen und juckten, was zu häufigen Lidrandentzündungen führte. Beginnende Otosklerose mit pfeifenden Ohrgeräuschen und vor allem Heiserkeit bei längerem Reden. Auch die Blase war im Sinne einer Erkältungsneigung mit vielfachem eitrigem Ausfluß belastet. Die auffallendste Erscheinung, von der unser Patient sprach, war seine große Empfindlichkeit gegenüber kaltem Wind und seine ausgesprochene Vorliebe für bedecktes Wetter, ja sogar für milden Regen und Feuchtigkeit, bei der z.B. die Augen nicht gereizt waren. Die Behandlung erfolgte mit Psorin und Hepar sulfuris 6. – 12. LM. Nach 4 Wochen war kein Furunkelrezidiv mehr zu beobachten, nach einem Vierteljahr kam der Patient, um sich „wie umgestülpt“ wieder vorzustellen.

Die Bilder der Konstitutionstherapie könnten beliebig erweitert werden, insbesondere mit Arzneielementen, die auch bei Frauen den hormonellen Zustand ansprechen, etwa Pulsatilla, Sepia, Natrium mur. u.a. Mit der Darstellung der chemischen Elementzugehörigkeit sollte der innere Zusammenhang einer homöopathischen Therapie deklariert werden.

Wenn die Homöopathie den großen Weg einer personotropen Therapie im Konstitutionsbild als den königlichen bezeichnet, so ist die Auseinandersetzung in der täglichen Praxis keineswegs geeignet, diesen königlichen Weg immer zu beschreiten. Es gehört auch zu den Sternstunden eines Arztes, wenn er nach jahrelangem vergeblichem Bemühen um die Behandlung eines schweren chronischen Zustandes bei einem Patienten mit einer einzigen Arzneigabe einen Behandlungserfolg erzielen kann.

Was die tägliche Praxis angeht, so muß mit einer Vielzahl von Vorbehandlungen meist supprimierenden Charakters, vor allem bei Haut- und Bindegewebserkrankungen, gerechnet werden. Unter solchen Bedingungen ist es unmöglich, ein passendes Arzneimittel sozusagen auf Anhieb zu finden. Auch der Patient muß lernen, seine Klagen in eine einfache Form zu bringen, die uns Hinweise gibt für ein Arzneibild, denn meist ignoriert der Patient die für den homöopathischen Arzt so wichtigen Teile der Befragung. So ist der nächste Weg für eine Behandlung erst das System, d.h. nach der Konstitution die Disposition zu finden. Was liegt nun bei der Disposition für eine Hauterkrankung näher, als sich mit dem Begriff der Allergie etwas auseinanderzusetzen.

9.1 Die Allergie als Dispositionsfaktor in der Homöopathie

Die Lehre von der Allergie geht von einer veränderten Reaktionsfähigkeit des Organismus, von der „Andersreaktion“ oder Antigen-Antikörper-Reaktion aus. In dieses System wurde zu Beginn des Jahrhunderts die Serumkrankheit, mit der Pathologie der Tuberkulose die Immunität, mit der Entdeckung von *Richet* die Anaphylaxie oder Schutzlosigkeit, nach *Arthus* die Sensibilisierung und die Desensibilisierung nach *Besredka* einbezogen.

Eine allergische Krankheit wird nach *Kämmerer* durch eine Antigen-Antikörper-Reaktion ausgelöst, wobei nach seiner Meinung ein Verzicht auf diesen Begriff nur Verwirrung und Unklarheit hervorruft. Antigene wurden früher nur als eiweißhaltig angesehen, doch zeigten sich durch Arbeiten *Forsmann*s auch nichteiweißhaltige Substanzen mit Antigencharakter. Sie wurden Haleantigene oder Haptene genannt und scheinen für die allergischen Krankheiten beim Menschen von besonderer Bedeutung zu sein.

Wird für Antigen der Begriff Toxin gesetzt, so ergibt sich eine Toxikologie, der nur das Prädikat „mikro“ hinzuzufügen ist *(Stiegele)*. Wenn man weiß, daß (nach *Gronemeyer*) allergische Dosen in den Bereich homöopathischer Verdünnungsquoten einzuordnen sind, bedarf es für den Homöopathen keinerlei Umschulung. 1956 hat es *Assmann* und 1961 *Hollenberg* unternommen, einen Vergleich zwischen der homöopathischen Reaktionslehre und der Allergielehre zu ziehen. Andererseits hat *Vannier* 1956 darauf hingewiesen, daß die Homöopathie es ermöglicht, zu verstehen, wie es zur Allergie kommen kann.

Die Allergielehre unseres Jahrhunderts hat zweifellos ihre Wurzeln in der Zeit, die die Zeit *Hahnemann*s war. Ein Gedanke, der im Worte erst Gestalt annimmt, bewegt sich ungleich früher um das Problem einer solchen Entdeckung. *Paracelsus* behauptete, jedes kranke Organ habe in der äußeren Natur sein Heilmittel, was *Hahnemann* toxikologisch, *Paracelsus* jedoch als Signatura rerum naturalium im mystischen Sinne auffaßte. Während man im 18. Jahrhundert alle Ursachen von Krankheiten im Magen-Darmbereich suchte *(Hoffmann)*, vertrat der Italiener *Bassi* die Ansicht, daß alle Krankheiten durch tierische und pflanzliche Parasiten hervorgerufen würden. Dies war bereits im 19. Jahrhundert. So wundert es uns nicht, wenn die Krätze bereits miasmatisch gesehen wurde und die Psora in der engstirnigen Betrachtung als infektiöses Geschehen gilt. In seinen „chronischen Krankheiten“ hat jedoch *Hahnemann* über die Psora erklärt, daß es unverzeihlich und unverständlich sei, die Krätze nur als ein Übel der Haut anzunehmen, woran der innere Körper keinen Anteil habe. *Hahnemann* sah also die Krätze sowohl als miasmatische Erkrankung als auch im Sinne einer inneren Reaktion. So ist interessant, daß man heute die Krätze ebenfalls als allergische Erkrankung versteht, wozu man sowohl die flüchtigen Exantheme fern der Milbengänge als auch den starken Juckreiz nach erneutem Befall mit weniger Milben als zum Zeitpunkt der Erstinfektion als Beweis anführt. In der klassischen Allergielehre zeichnen sich die Reinfektionen selten durch die gleiche Heftigkeit wie die Erstinfektion aus. Der Juckreiz wird als Folge der Sensibilisierung durch die Milben aufgefaßt und nicht wie bisher als Folge der Bewegung der Grabfüßchen der Tiere in den Bohrgängen der Haut.

Zu Anfang unseres Jahrhunderts wurde Sulfur als das Hauptpsoramittel angesehen, später waren es Acidum formicicum, Apis, Aurum und andere Schwermetallverbindungen – und nicht zuletzt die Nosodentherapie in Form der Vakzine und des vielumstrittenen Tuberkulins.

Bereits *Hahnemann* hat sich mit der Problematik allergischer Reaktionen sehr lebhaft auseinandergesetzt, ohne auf die Fakten der Allergielehre einzugehen. Im § 26 wird eine schwächere dynamische Affektion von einer stärkeren dauerhaft ausgelöscht, wenn diese (trotz Abweichung der Art) jener in der Äußerung sehr ähnlich ist. Das Beispiel, das *Hahnemann* bringt, wonach eine Scharlachepidemie dort nicht ausbricht, wo vorher mit Belladonna behandelt wurde, ist nur im Spiegel allergischer Phänomene zu sehen, wenn man auch vorsichtig sein muß in der Beurteilung einer spezifischen oder unspezifischen Immunität bzw. Paramunität. Im § 46 des „Organons" werden Phänomene der Pockenimpfung erwähnt, die zeigen, daß zwischen Kuhpocken und menschlichen Pocken das Gesetz der Ähnlichkeit waltet – man vergißt zu schnell, daß das Geburtsjahr der Kuhpockenimpfung auch das der Homöopathie war nach der Entdeckung *Jenner*s 1796!

R. Dingfelder hat in den letzten Jahren seines Wirkens mehrfach auf Behandlungserfolge verwiesen, bei denen schwere Herpes zoster-Erkrankungen nach einer Kuhpockenimpfung spontan in 24 Stunden abheilten. Auch wir haben in der Klinik von dieser Parallergie Gebrauch gemacht und selbst schwerste Zosterneuralgien noch günstig beeinflussen können. Nach der Abschaffung der Impfpflicht gegenüber Kuhpocken ist es leider nicht mehr möglich, diesen offenkundigen Erfolg noch einmal zu erleben. Die Verwandtschaft zwischen Herpes- und Pockenvirus ist wahrscheinlich, so daß hier eine Heilung nach dem Ähnlichkeitsprinzip zustande kam. Bei der Impffreudigkeit unserer Zeit sollte man in diesem Sinne mehr Homöopathie betreiben, was helfen könnte, manches Problem zu lösen.

Für unsere Beobachtungen am besten erwiesen sich die Erfahrungen mit Bienengift. Von *Apis mellifera* ist eine Überempfindlichkeitsreaktion bekannt, die man als klassische allergische Beziehung auffassen kann. Nicht nur bei dem besonders disponierten Personenkreis wie z.B. Imkern kommt es zur Anergie, Allergie oder Hyperergie, sondern es sind bereits bei dem Kontakt mit dem Gift Reaktionen bekannt, die sowohl als allergisch beschrieben werden, als auch im homöopathischen Sinne nach dem Ähnlichkeitsprinzip zu deuten sind. Hierzu sei auf die Monographie von *Raabe* und *Leeser* über Tiergifte verwiesen.

Allergische Reaktionen auf Bienengift sind vielfach dort beobachtet worden, wo das Toxin vor allem auf natürlichem Wege auf den Körper trifft. Ein Toxin, das aus mehreren Fraktionen besteht (Histamin, Amine und hochmolekulare Proteine), wird – ähnlich wie beim Schlangengift und anderen Tiergiften – im Magen-Darm-Trakt durch den Einfluß von Pankreassaft unwirksam gemacht. Im homöopathischen Anwendungsbereich geht es jedoch vorwiegend um die enterale Resorption, so daß spezielle Wirkungen auf die Anwendung homöopathisch verdünnter Tiergifte zurückgeführt werden müssen. Damit ergibt sich ein umfangreicher Fragenkomplex, der am besten an Hand folgender Beispiele erörtert wird:

Ein Apisfall

Eine 32jährige Patientin wurde in die Klinik eingewiesen, nachdem sie 5 Monate vorher akut hochfieberhaft erkrankt war, wie aus dem Bericht der vorbehandelnden Klinik hervorging. Es handelte sich um eine Meningoenzephalitis unbekannter Ätiologie, mit Roseolen, Herpes labialis und schwersten zerebralen Erscheinungen. Bei dem Versuch einer Klärung dieses mysteriösen Krankheitsbildes wurde keine immunbiologische oder bakterielle Untersuchung ausgelassen, soweit man zur damaligen Zeit – vor etwa 15 Jahren – schon den nötigen Durchblick hatte. Der gewünschte Erfolg stellte sich nicht ein. 5 Monate später war noch keine Besserung der Blutsenkung eingetreten, es bestanden noch Kopfschmerzen in der Scheitelgegend, starke Geräuschempfindlichkeit, Durst, Schwäche der Beine und Hände. Oligomenorrhöe, Kältegefühl bei Wärmebedürfnis, Hautjucken, Schwindel und Haarausfall. Erhebliche Schweiße und Obstipation waren schließlich der Grund der neuerlichen Klinikeinweisung. Nach dem Beschwerdebild war sicherlich an ein Tiergift zu denken, so daß wir in dieser Richtung eine Anamnese erhoben, die durch mehrfache Konsultationen des einweisenden Arztes ergänzt wurde. Zusammenfassend ergab sich folgendes Bild: 4 Jahre vorher hormonelle Dysfunktion nach Retroflexio-Operation. Öfter Beschwerden im rechten Adnexbereich und *McBurney*, die bereits vor der Erkrankung bestanden. Diese Beschwerden wurden vom Hausarzt mit Bryonia und Apis behandelt. Nach einer Woche Behandlung wurde die Patientin von einem Insekt gestochen, und es entstand eine Schwellung um die Stichstelle. Am nächsten Tag 40° Fieber, am übernächsten Tag Einlieferung in die Vorklinik wegen Verdachts auf ein meningoenzephalitisches Bild. So vermuten wir, eine Sensibilisierung mit Apis D 4 auf oralem Wege erreichen zu können, was aber erst zu beweisen war. Wir setzten eine intrakutane Quaddel mit Apis D 12 0,1 ccm und sahen bereits nach 2 Stunden eine Schwellung des ganzen Armes, an dem die Quaddel gesetzt worden war, mit Lokalreaktion im Sinne eines *Arthus*-Phänomens. Damit schloß sich der Kreis der Kenntnis einer Allergose. Das Arzneibild, das die Patientin nunmehr bot, zeigte sehr ähnliche Züge wie das Theridionbild, ließ aber auch Lachesis zur Differentialtherapie zu. Wir entschlossen uns zu einer Theridionbehandlung, die ambulant weitergeführt wurde. Die Hausärztin berichtete über wenig Fortschritte. Wir besprachen mit ihr eine Desensibilisierung mit Apis D 12 und später D 15. Bereits bei der ersten, aber auch bei der nachfolgenden Desensibilisierung kam es zu Ohnmachtserscheinungen und Schock. Wir diskutierten eine eventuelle perkutane Desensibilisierung mit einer Bienengiftsalbe, doch waren wir uns von Anfang an nicht im klaren, ob es sich wirklich um eine Biene gehandelt hatte, was bei einer Desensibilisierung entscheidend sein kann. Schließlich gaben wir Lachesis im Sinne eines Homöotherapeutikums, was insgesamt eine gute Besserung und Konsolidierung des Zustandes erbrachte.

Aus diesem Behandlungsfall ergeben sich einige Problempunkte für eine homöopathische Allergiebehandlung, die dargelegt werden sollten.

1. Durch die Beobachtung und Einordnung des Arzneibildes können Rückschlüsse auf die Ätiologie der Erkrankung gezogen und die Anamnese kann im speziellen Sinne ergänzt werden.
2. Die Beobachtung spricht dafür, daß eine Sensibilisierung mit dem homöopathisch verdünnten Tiergift auf oralem Wege erfolgen kann.
3. Arzneiverdünnungen bis zu D 12 können noch zur Auslösung von örtlichen Allergiephänomenen verwendet werden.
4. Bei bekannten Tiergiften kann unsere homöopathische Arznei zur Desensibilisierung verwendet werden.
5. Tiergifte und wahrscheinlich auch pflanzliche Antigene zeigen untereinander ähnliche Arzneibilder, die in der Therapie nicht nur zu spontanen Verwechslungen führen können, sondern auch die Möglichkeit des Austausches einschließen. Ob dabei eine Gruppe von Antigenen auf einen spezifischen Antikörper anspricht oder ein spezifisches Antigen eine Gruppe von Antikörpern zu binden vermag, muß im einzelnen dahingestellt bleiben. In diesen Bereich fallen auch sämtliche Erfahrungen mit der sogenannten kreuzweisen Immunität.

Zu. 1. ist folgender Fall vorzutragen: Eine 24jährige Patientin kam in stationäre Behandlung, nachdem sie 1 Jahr vorher im Anschluß an einen Skiurlaub plötzlich eine Schwellung beider Unterschenkel beobachtet hatte. Zunächst dachte man an eine Überanstrengung; eine latente Venenentzündung oder eine Bänderzerrung wurde chirurgischerseits ausgeschlossen. Keine Besserung und keine Erklärung dieses Zustandes. Durch eine zweimalige Beobachtung in einer internen Klinik konnte die kardiale Komponente ausgeschlossen werden, lediglich eine Pankreasfermentschwäche ohne eindeutigen Organbefund war nachzuweisen. Die Nierenfunktion war völlig in Ordnung. Die Vermututng ging in Richtung einer latenten Tetanie mit Ödemneigung; eine lokale Lymphgefäßstauung oder eine statische Insuffizienz bei sitzender Beschäftigung wurde diskutiert. Das homöopathische Arzneibild war eindeutig Apis. Es konnte noch eruiert werden, daß mehrere Jahre vorher ein Harnröhrenpolyp entfernt worden war, es bestand eine Blasenschwäche und eine morgendliche Ödemneigung der Oberlider sowie ein kühles, indolentes Ödem beider Füße bis zum distalen Drittel der Unterschenkel. Nach intensiver Befragung hinsichtlich eines Tiergiftkontaktes ergab sich die einfache Erklärung durch einen Ameisenspiritus, den der Schwiegervater der Patientin selbst im Walde ansetzt, praktisch eine alkoholische Lösung von Formica rufa. Damit war sie vor jenem Skiurlaub mehrere Wochen lang wegen einer Brachialneuritis behandelt worden. Die lokale intrakutane Injektion von Formica rufa D 12, jeweils 0,1 ccm, rief ein deutliches *Arthus*-Phänomen hervor. Behandlung erfolgte schließlich mit Apis D 12, das nach wenigen Tagen die völlige Ausheilung brachte.

Zu 2.

Bei der Prüfung dieser Frage kam ein Zufall zu Hilfe, der in überzeugender Weise die Möglichkeit einer oralen Sensibilisierung bestätigte. Ein dreijähriges Kind aus der Nachbarschaft bekam ein 10 ccm-Fläschchen Apis D 4 in die Hände, das der Mutter verordnet worden war. Das Kind trank das Fläschchen völlig aus. Zunächst kam die Mutter besorgt und wollte ein Gegenmittel. Es trat aber keinerlei Reaktion auf. Einige Wochen später wurde das Kind beim Aufenthalt in einem mückenreichen Seengebiet von einer Mücke gestochen. Nachdem dies früher öfters passiert und ohne Reaktion für das Kind verlaufen war, fiel der Mutter diesmal auf, daß am nächsten Tag das Gesicht bis zur Unkenntlichkeit verschwollen war und die Schwellung erst nach 12 Stunden abklang. Es handelte sich offenbar um eine Sensibilisierung des Kindes mit Apis D 4. Die nachfolgende Behandlung wurde mit Ledum D 4 durchgeführt.

Zu 3.

Diese Beobachtung veranlaßte uns, eine größere Versuchsserie durchzuführen, bei der 10 Probanden nach Einnahme von 3 x 10 Tropfen Apis D 4 über einen Zeitraum von 8 Tagen hinweg nach einer weiteren 8tägigen Frist eine intrakutane Quaddel von 0,1 ml Apis D 4, D 12 und D 30 erhielten. Bei 9 der Probanden zeigte sich mit D 12 eine deutliche Reaktion in Form einer Rötung, die nach 2 Stunden auftrat und nach maximal 12 Stunden wieder verschwunden war. Die Gegenprobe wurde mit physiologischer NaCl-Lösung am anderen Arm durchgeführt. Bei D 4 trat keine Reaktion auf, wenn man von einem von uns so bezeichneten „Flammphänomen“ absah, das etwa 10 Minuten nach der Injektion kurzfristig auftrat. Die D 30 verursachte keine lokale Reaktion. Eine einzige Patientin, die ihrem Arzneibild nach Lachesis – geprägt war, sprach nicht auf D 12-Quaddeln an. Die Deutung ist bei der Einzelbeobachtung nicht frei von Hypothesen, deshalb sei sie zunächst dahingestellt.

Zu 4.

Die Desensibilisierung im homöopathischen Sinne bei einem Tiergift mit einem gleichwertigen Tiergift entspricht einer Isopathie und kommt einer echten Desensibilisierungsreaktion nahe. Denn diese bedeutet, daß der sensibilisierte Organismus durch Zufuhr genügender Antigenmengen refraktär gegen weitere Antigenzufuhr gemacht wird. Die Zufuhr spezifischer Antikörper der gleichen Tierart kann aber erneut sensibilisieren und wieder gegen das Antigen empfindlich machen. Die Desensibilisierung bei der homologen Tierart ist also reversibel, d.h., daß eine Desensibilisierung homolog nicht von Dauer ist. Man könnte davon ableiten, daß eine isopathische Behandlung nur einen vorübergehenden Schutz verleihe. Im Falle von Apis wäre die isopathische Behandlung mit Apisinum möglich, während die Behandlung mit Apis-Gesamtextrakt mehrere Antigene zuführt, zumal bekannt ist, daß in der Apistinktur eine nachweisbare Menge von Acidum formicicum vorhanden ist. Damit ergibt sich die Desensibilisierung mit mehreren Antigenen.

Zu 5.

Sensibilisiert man ein Meerschweinchen mit zwei verschiedenen Antigenen und löst nach dem notwendigen zeitlichen Intervall mit einem der Antigene einen nicht tödlichen Schock aus, so kommt es gar nicht selten vor, daß das Tier auch gegen das zweite Antigen geschützt ist. Dieser Vorgang ist nicht nur für die vorstehende Betrachtung, sondern auch für die ganze Allergielehre von größter Bedeutung und wird als Parallergie bezeichnet. Hier ist die Beobachtung *Hahnemanns* einzuordnen, daß bei einem mit Belladonna behandelten Patienten ein Schutz gegen Masernkrankheit besteht. Hierher gehört auch die Entdeckung, daß ein Herpes zoster mit Pockenvakzine behandelt werden kann. Auch die Beobachtung *Nakivells*, daß ein Scharlachexanthem an einer Bieneneinstichstelle ausgespart bleibt, gehört hierher, ebenso die von *Vogt* gegebene Anregung, eine Insektenallergie auf Grund der Antigenverwandtschaft der Insektengifte mit Apis zu behandeln. Nicht zuletzt gehört in diesen Bereich die interessante Entdeckung der Austauschallergie Apis-Lachesis, über die *Rabe* in seiner Monographie der Insektengifte berichtet hat, und ebenso die von *Leeser* erwähnte kreuzweise Immunität der Skorpion- und Schlangengifte. Wesentlich ist aber, daß die Desensibilisierung mit Gruppenantigenen – im Gegensatz zu der vorher erwähnten isopathischen Desensibilisierung – dauerhaft ist, also einen Beitrag zur homöopathischen Heilbehandlung leistet.

Einfach ist der Gedanke für die Beurteilung von Tiergiften, schwieriger für Mineralien und Pflanzen, denen man zum Teil nur wenige oder gar keine giftigen Eigenschaften nachsagen kann.

Zwischenzeitlich ist es gelungen, auch bei Pflanzen allergisierende Eigenschaften nachzuweisen. Zunächst sei an die Arbeiten von *Hecker* über die Bedeutung der Kokarzinogene der Pflanzen aus der Familie der Wolfsmilchgewächse (Euphorbiaceen) und Thymelaceen erinnert, die in der Homöopathie als Blasenmittel bekannt sind (Mezereum, Croton, Hura, Mancinella, Rhus tox. usw.). Bei der Prüfung der therapeutischen Verwendungsfähigkeit des Pflanzenauszuges von Kompositen und Askomyzetenarten beim rheumatischen Formenkreis machten wir eine Beobachtung, die zugleich eine neuartige Behandlungsmethode für arthrotische Gelenke offenbarte. Nach Sensibilisierung mit einem Pflanzenextrakt von Eupatorium, der unter dem Namen Resplant im Handel ist, gelang es, mit allen möglichen Pflanzenstoffen, die außerhalb der Familie der Kompositen und Askomyzeten liegen, ein *Arthus*-Phänomen auszulösen. Dabei kommt es zu einer nachhaltigen Gelenkreaktion, was einen positiven Einfluß auf bestehende Kollagenosen und arthrotische Veränderungen hat. Dieser lokale Einfluß ist eine nachhaltige Reaktion und bringt eine lang anhaltende Beschwerdefreiheit. Ähnliche Phänomene sind auch von Mistelextrakten bekannt geworden.

Die gemeinsamen Beziehungen zwischen Allergie und Homöopathie sind nicht nur aus der Toxikologie, sondern vielmehr aus der Klinik offenkundig, wobei sich oft genug die Lösung von Teilproblemen der Medizin anbietet, wie im vorliegenden Falle beim Problem der Tiergifte.

Dispositionsfaktoren aus dem Pflanzenreich

War bisher von Tiergiften die Rede, so kann auch eine Vielzahl von Pflanzenstoffen auf die lokale und generelle Allergie wirksam eingehen. Bekannt ist dabei die Brennessel, die bekanntlich bei körperlichem Kontakt bereits eine Hautreaktion verursacht. Der Unterschied zu allergisierenden Pflanzenwirkungen besteht darin, daß die histaminähnlichen Brennstoffe der Nessel bei jedem Menschen ansprechen – unabhängig von seiner allergischen Bereitschaft. Die Reaktionen sind auch entsprechend milde und klingen nach kurzer Zeit wieder ab.

Grundsätzlich unterscheiden sich Reaktionen mit Erythemwirkung und solche mit Bläschenwirkung.

Mit der Verwendung solcher Pflanzenstoffe sind Arzneiwirkungen zu erzielen, die den systemischen Charakter der Homöopathie unterstreichen. Es geht jetzt nicht mehr um Polychreste, die den Konstitutionsfaktor eines Patienten ansprechen, sondern vielmehr um systematische Behandlungen, wie sie in der Allergielehre vorkommen. Von Belladonna wurde bereits gesprochen, das in seinem Arzneibild die fleckweise oder generelle Rötung, Unruhe, nächtliche Verschlimmerung mit trockener Schleimhaut zeigt. Der scharlachähnliche Hautausschlag ließ auch frühzeitig an die Infektionskrankheiten denken. Die Überempfindlichkeit der Sinne, Unruhe und der lebhafte Geist können als Symptom der Vergiftung in jedem Pharmakologiebuch nachgelesen werden. Belladonna ist eine Arznei, die schnellen Einsatz erfordert, keine Tiefenwirkung zeigt und deshalb für den akuten Einsatz besonders geeignet ist. Aus der gleichen Pflanzenfamilie sind Hyoscyamus, Stramonium und vor allem Dulcamara bekannt. *Dulcamara* gehört zu den Arzneien mit Erythemwirkung, seine Wirkungsrichtung liegt in der Feuchtigkeit, in den Folgen von Nässe, Wassereinwirkung, Kälte und Feuchtigkeit.

Beispiel: 58jährige Patientin, die seit vielen Jahren als Frau eines Metzgers in dem Ladengeschäft stand und deshalb über erhebliche statische Belastung klagte. Nach dem Wechsel hat sich durch die vielfachen Aufenthalte im Kühlraum eine Empfindlichkeit gegenüber Kälte und Frost entwickelt, was sich besonders in Form von rheumatischen Knoten an den Füßen zeigte. Eine fachklinische Untersuchung hat ein Erythema nodosum ergeben, worauf die Behandlung mit Kortison und Antirheumatika folgte. Durch die fortwährenden neuen Insulte war auch diese Behandlung nicht mehr erfolgreich, so daß eine homöopathische Behandlung versucht wurde. Dulcamara half in wenigen Tagen (Abb. 38 a bis c).

Eine Vielzahl allergischer Manifestationen geschieht in Form von Bläschenbildungen, insbesondere dann, wenn die Allergie vom Magen-Darm-Trakt ausgeht. Hier sei an die bekannten interdigitalen Exantheme mit Bläschenbildung bei Magen-Darm-Ulzera gedacht. Besonders die Pflanzen aus der Familie der Euphorbiaceen und Thymelaceen neigen in ihrer toxikologischen Auswirkung zu Bläschenbildungen, was bereits bei der Nennung der Kokarzinogene erwähnt wurde. Meist gibt die Lokalisation solcher Bläschen und Pusteln einen Hinweis auf die embryologischen oder nervalen Bereiche. Auch Schleimhautsysteme sind gelegentlich angesprochen, wie dies von dem perioralen Exanthem bei Sellerieallergie bekannt ist, was wiederum auf das typische Mittel Cicuta virosa hinweist. Auch die Zoster-Segmentbezüge finden sich z.B. im Bild von

Tab. 10 Pflanzen mit Erythemwirkung

Aconitum napellus
Aristolochia clem.
Asarum europaeum
Belladonna (Abb. 39)
Bellis perennis
Copaiva
Crocus sativus
Daphne mezereum
Delphinium Staphisagria
Dulcamara
Hydrastis canadensis
Hydrocotyle asiatica
Hyoscyamus niger
Juglans regia
Ledum palustre
Phytolacca decandra
Primula obconica
Pulsatilla pratensis (Abb. 40)
Stramonium
Urtica urens aut dioica
Viola tricolor

Ranunculus bulbosus und das vesikulöse Fußsohlenexanthem bei Hippomane mancinella.

Ein interessantes Beispiel für das Arzneibild von *Capsicum annuum* sei hier erwähnt. Ein Homöopath denkt bei dem Wort Capsicum an den Reflex „Heimweh mit roten Backen". Was es damit auf sich hat, versuchten wir in der Klinik mit vielfachen Versuchsanordnungen zu klären. Zunächst ging es darum, eine Arzneimittelprüfung im Sinne *Hahnemanns* nochmals nachzuvollziehen, wozu sich eine junge Studentin bereit erklärte. Bereits nach wenigen Tagen der Prüfung mit D 4 zeigte sich in der Oberlippe und den Unterkieferpartien ein pustulöser Ausschlag, der nach Absetzen des Mittels rasch wieder verschwand. Dabei fiel auf der betroffenen Seite eine deutliche Wangenrötung auf, die aber nur flüchtig war. Man konnte die Beteiligung des Trigeminusnervs geradezu ablesen. In einer Studie (AHZ 208 (1963) S. 515) wurde über die nervale Verbindung zwischen Zungenwurzelnerv und Trigeminus nachgedacht und eine Anastomose im Ohrbereich, der *Jacobson* seinen Namen gab, verantwortlich gemacht. So war auch ein Bezug zum Ohr hergestellt, das vielfach bei Capsicumbildern entweder ätiologisch oder pathognomonisch beteiligt ist. Eine weitere Beziehung ergibt sich über die embryonalen Bezüge der Kiemenbogen. Davon abgeleitet, ist die Anzeige bei Hauteffloreszenzen im Gesicht, d.h. im Trigeminusbereich, verständlich (Abb. 41).

Beispiel: Ein 45jähriger Patient hatte seit vielen Jahren Probleme mit den Ohren und wurde deswegen auch schon im Mastoidbereich operiert. Daraufhin stellten sich Geschmacksveränderungen ein, die zunächst nicht definierbar waren, aber mit unangenehmen Bläschenveränderungen der Zunge zu tun hatten. Dabei kam es zu Gewebswucherungen der Zunge und zu 2 Operationen im seitlichen Zungenbereich. Es handelte sich um dieselbe Seite, an der sich auch das Narbenekzem des operierten Ohres befand.

Nach neuraltherapeutischen Maßnahmen und lokalen adstringierenden Behandlungen reiste der Patient zu vielen verschiedenen Behandlern und resignierte schließlich bezüglich des bereits mehrfach operierten Zungen-Ohrbereichs (Abb. 42 a bis c). Wegen einer Gastritis mit Ulkusverdacht erfolgte die klinische Einweisung, nach der im Zuge einer Ganzheitsbetrachtung die Situation an der Zunge neu diskutiert wurde. Unschwer bot sich eine Capsicumbehandlung (6. LM) an, die zuerst an den gastritischen Beschwerden registriert wurde, das Ohrekzem zur Ausheilung brachte und den Zungendefekt wesentlich besserte. Es handelte sich um eine Behandlung, bei der symptomatisch der nervale Zusammenhang angesprochen werden konnte und die schließlich die Gesamtheit der kranken Person einschloß.

Capsaicin ist ein Alkaloid, das conium- und nikotinähnlich strukturiert ist. Seine Wirkungen werden phytotherapeutisch über eine Substanz P diskutiert, die als Neurotransmitter wirksam ist. Für solche Transmitterwirkungen ist die homöopathische Dosierung von D 12 – D 15 sehr aktiv, so daß sich Behandlungserfolge gerade mit den substantiellen Verdünnungen erklären.

Anders zu beurteilen sind die Behandlungserfolge mit den Rhus-Arten, von denen *Rhus toxicodendron* an erster Stelle steht. Die Pflanze gehört zu den sensibilisierenden Pflanzenfamilien. Der Wirkcharakter ist auf die toxikologische Komponente der Urschiole ausgelegt. Es handelt sich dabei um echte homöopathische Similereaktionen gegenüber endogenen oder exogenen Allergenen.

Beispiel: Ein 60jähriger Gärtner hat jahrelang mit Insektiziden und künstlichen Düngemitteln gearbeitet, ohne jemals eine Hautaffektion festzustellen. Vor ca. 5 Jahren kam er während seiner Arbeit in einen plötzlichen Regenschauer und wurde völlig durchnäßt. Eine anschließende Grippe mit Bronchitis wurde seines Wissens antibiotisch behandelt und ausgeheilt. Etwa

1/2 Jahr nach dieser Zeit entwickelte sich ein Juckreiz, aber nur zu bestimmten Zeiten und Gelegenheiten, die er jedoch nicht definieren konnte. Schließlich wurde ein Pflanzenschutzmittel verdächtigt. Es trat ein Vikariationseffekt auf, die Hautbeschwerden, die sich als Palmarexanthem herausstellten, verschwanden alternierend mit Gelenkbeschwerden. Eine Behandlung mit Rhus toxicodendron heilte den Zustand aus (Abb. 43 a und b).

Bläschenausschlag ist meist durch seine Lokalisation gekennzeichnet, und von dieser Beobachtung läßt sich auch im homöopathischen Sinne eine Therapie ableiten. Nachdem der Lokalbefund aber nur kleiner Teil eines Ganzheitsaspektes ist, bietet sich hierfür nur die Erfahrung mit einzelnen sogenannten kleinen Mitteln an, auf die besonders *Stiegele* hingewiesen hat.

Tab. 11 Pflanzen mit Bläschenwirkung.

Ailanthus glandulosus
Anacardium orientale
Arnica montana
Artemisia absinthum
Capsicum annuum
Cicuta virosa
Clematis recta
Comocladia dentata
Croton tiglium
Cyclamen europaeum
Euphorbia recinifera
Grindelia robusta
Hura brasiliensis
Iris versicolor
Hippomane mancinella
Mandragora officinalis
Mezereum
Ranunculus bulbosus
Rhus toxicodendron
Rhus venenata
Robinia pseudacacia
Sarsaparilla
Stillingia silvatica (Euph.)

9.2 Lokalisation der Hauterkrankungen am Beispiel des Handekzems

Alles, was wir mit dem Geist in die Tat umsetzen wollen, bedarf der Vermittlung durch unsere Hände. So werden die „Handlungen“, aber auch die „Behandlungen“ zu einem wichtigen Ausdrucksmittel menschlicher Tätigkeit. Wenn der Mensch in seinem Wirken durch eine Krankheit gehemmt ist, so werden Spuren an der Hand hinterlassen. Am sichtbarsten ist die Veränderung der Farbe, der Flächeneinheit und der Konsistenz des Integuments. So kann die Hautveränderung von Handrücken oder Handteller nicht nur Ausdruck einer inneren Störung sein, sondern auch in einem Hemm-Mechanismus zur Umwelt ihre Bedeutung haben. Wir kennen das Handekzem des Bäkkersohnes, der – einer Tradition folgend – den Bäckerberuf erlernen muß, aus innerem Widerstand gegen diesen Beruf ein Ekzem bekommt und zur Umschulung gezwungen wird.

So lassen sich bei Beobachtungen von Veränderungen an den Händen, angefangen beim Palmarerythem des Leberkranken über die Akrozyanose des Herzkranken, die Vitiligo und Sklerodermie bis zu Teilveränderungen der Hand im Sinne der Strahlbildung zahlreiche Beziehungen aufstellen, die auch für die Homöopathie und Arzneifindung bedeutsam sein können. Am Handekzem kann man jedoch der Forderung, die Manifestation an einer Extremität im Zusammenhang mit Innenorganen zu sehen, am einfachsten nachkommen. Wird diese Tatsache unter dem Blickwinkel der Ganzheit betrachtet, so fällt das Handekzem nur von der Morphologie her in den Bereich der Dermatologie.

Der Kasuistik sind zwei Aspekte voranzustellen: Einmal die Vielfalt der Lokalisationen in der Topographie und zum anderen die allergische Ätiologie mit der Betrachtungsweise einer Reaktionstypologie.

Die Topographie der Hand- und Fingerzonen ergibt sich aus der Entwicklungsgeschichte und der sensiblen Versorgung der Hand. Die motorische Versorgung übernimmt der N. ulnaris mit dem 5. Finger der volaren Seite und dem 4. Finger noch teilweise im ulnaren Anteil. Der N. radialis versorgt das Handgelenk und die radiale Seite des Handrückens bis zur Mittelfingerhälfte. Die am häufigsten betroffene Partie ist die Innenfläche der ersten drei Finger – also die Schwurhand – mit der Versorgung des N. medianus, der zahlreiche vegetative Fasern mitführt. In diesem Bereich finden sich die meisten Bläschenaffektionen, auch bei Verdauungsstörungen (Anacardium). In einer groben Einteilung nach den Meridianen der Akupunktur entsprechen dem Radialisbereich der Dickdarm, dem Medianusbereich der Meridian von Kreislauf und Sexualität, dem ulnaren Anteil volar das Herz, dorsal der Dünndarm. Der Radialisbereich ist volar vom Lungenmeridian belegt und korrespondiert somit mit dem dorsalen Dickdarmmeridian als Zeichen des enteralen Schleimhautsystems (Abb. 44). Man kann die Meridianlehre der Akupunktur nicht so einfach übertragen auf die Topographie von Handekzemen, doch zeigt sich in der Erfahrung eine häufige Koinzidenz, besonders wenn man die ersten Anzeichen der Hauteffloreszenzen und damit den Beginn der Erkrankung noch feststellen kann.

Die Allergie als Ursache des Handekzems

Die Forderung, daß der Therapie einer allergischen Krankheit eine gute Allergiediagnose vorausgehen müsse, ist zwar gerechtfertigt, aber nicht immer zu erfüllen. Dabei ist es in der Praxis durchaus üblich, die befallenen Stellen an der Hand schnell mit einer Kortisonsalbe zu überdekken, was oft vom Patienten gefordert wird, wenn er die Hände gebraucht – und nicht zuletzt aus ästhetischen Gründen. Dabei wird der Arzt nicht selten irregeführt durch den Hinweis, die Krankheitszeichen hingen doch wahrscheinlich mit einem Putzmittel oder einer kosmetischen Creme zusammen, und mit der Vermeidung des entsprechenden Kontaktes sei das Problem gelöst.

Zweifellos sind die meisten Ekzeme der Hand einem Allergenkontakt und dem Reaktionstyp II (Spätreaktion) zuzuordnen, was ja auch die Behandlung oft genug zu einem schwierigen Unterfangen macht, da die Prophylaxe ebenso bedeutsam sein kann wie die nicht immer einfache kausale Therapie. Beim Allergie-Spättyp handelt es sich bekanntlich um eine durch Zellen vermittelte Form der Allergie, wobei der T-Lymphozyt nach Stimulation durch das Allergen zur Proliferation angeregt wird. Da diese Proliferation Zeit benötigt, setzt die Reaktion spät ein, so daß man auch vom verzögerten Typ oder Tuberkulintyp spricht. Im Vergleich zum Soforttyp, bei dem das Allergen auf Grund der spontanen Reaktion sofort und leicht zu erkennen ist, bleibt das Allergen beim Spättyp oft durch die zeitliche Phasenverschiebung unsicher oder gar unbekannt. Die klinischen Bilder betreffen in erster Linie die sogenannten Kontaktekzeme, die sehr häufig durch nutritive Allergene ausgelöst werden.

Das sogenannte *Handekzem* wird in der dermatologischen Nomenklatur separat abgehandelt, da es sich um eine Form handeln soll, die auf dem Boden eines in der Jugend durchgemachten endogenen Ekzems entstanden und durch späteren Kontakt mit beruflichen oder häuslichen Allergenen exazerbiert ist.

Zur Therapie des Handekzems

Das Erkennen eines schädigenden Agens und die Prophylaxe wurde bereits erwähnt. Eine lokale Behandlung mit Kortikoiden ist zwar schnell und einfach zugleich, der Dauererfolg aber nicht befriedigend. So wird Zuflucht zu natürlichen oder homöopathischen Behandlungsmethoden dann genommen, wenn schon Zeiten der Enttäuschung durchgemacht wurden. Welche Wege man nun gehen kann, um dem

Patienten erfolgreich seine „Handlungsfähigkeit" wiederzugeben, soll in diesem Rahmen nur auf die homöopathischen Arzneistoffe beschränkt bleiben. Die Diät ist bekanntlich eine nicht zu unterschätzende Behandlungsmöglichkeit, denn kaum eine Allergie der Haut reagiert nicht auf eine intensive Diätumstellung, wie sich bei den Fasten-, Rohkost- und Selektionskostdiäten zeigt. Auch Umstimmungsmethoden mit Fieber, Eigenblut, Ameisensäure und pflanzlichen Immunstoffen vermögen eine Stimulation der zellulären Antikörper herbeizuführen. Durch die Andeutung der nervalen Bezüge gerade beim Handbereich bieten sich die Neuraltherapie und die Akupunktur ebenfalls an.

Das Wesen der homöopathischen Behandlung ist zunächst, wie mehrfach erwähnt, die Erfassung ganzheitlicher Merkmale, verursachender Noxen und die Beeinflussung von Keimblattsystemen. Im echten homöopathischen Sinne gibt es keine Behandlung von Körperteilen, jedoch zeigt die Erfahrung immer Wiederholungen von Bildern gleicher Gesetzlichkeiten, aus denen auch eine systemische Therapie abzuleiten ist. Dies um so mehr, als der Patient aus mangelnder Einsicht, daß sein Daumenekzem mit dem Stuhlgang etwas zu tun haben könnte, oft nicht die Bereitschaft zu einer vollen Anamnese mitbringt.

Die Homöotherapie

Für die Vielfalt einer solchen Therapie spricht die Tatsache, daß viele homöopathische Arzneimittel selektive Lokalisationen für die Allergiebereitschaft mitbringen. Natürlich haben solche Beziehungen ihre tiefe Ursache, über die wir aber nur pragmatisch nachdenken können. Erwähnenswert ist die Vorbehandlung auch eines Handekzems mit einer entsprechenden Nosode, wie z.B. ein auf dem Boden der Candidainfektion entstandenes Palmarekzem erst nach dem Einsatz von Candidanosoden einer lokalisierten Therapie zugänglich gemacht werden konnte.

Von den Konstitutionsmitteln der Homöopathie haben nur einige wenige eine Beziehung zur Hand. Das verhornende Ekzem der Handfalten in Verbindung mit einer Gastritis, wie dies früher aufgezeigt wurde, gehört zu

Antimonum crudum.

Ein wichtiges Polychrest bei der Neurodermitis, die bekanntlich auch häufig an den Extremitäten manifest wird, sind die Kalziumsalze, vornehmlich *Calcium phosphoricum*. Die Belastung betrifft mehr den Handrücken und die Areale des sogenannten Lungenmeridians. So kann man auch die zusätzliche Nosode Tuberkulin verständlich machen.

Graphites ist das spezifische Arzneimittel bei rhagadiformen Ekzemen, bei denen auch der dyspeptische Hintergrund und der Dickdarmmeridian zu beachten sind. Auch andere Kohlenstoffmittel wie Carbo vegetabilis, Petroleum und Kreosot gehören hierher.

Natrium muriaticum hat die häufigste Beziehung zum Handrücken und den der Sonne ausgesetzten Körperstellen. Zu 90 % sind Frauen davon betroffen, so daß man über eine Beziehung zum Sexualsystem, insbesondere zur Hypophyse, nachdenken sollte.

Sulfur schließlich ist das Initialmittel der Behandlung. Dabei sprechen wir den Unterdrückungsfaktor an, da insbesondere nach langjährigen Salbenbehandlungen und Suppressionen eine Reaktivierung notwendig wird. Es kann dabei zu heftigsten Reaktionen im Sinne einer Erstverschlimmerung kommen, worauf bei einschlägigen Gemischen zuwenig geachtet wird. Keine Ekzembehandlung kann auf die Nosoden verzichten, sei es *Psorinum* bei schuppendem Ekzem oder das bereits erwähnte Tuberkulin bei der lymphatischen Diathese. Auch Anthracinum, Morbilli und nicht zuletzt *Kortison* als isopathische Nosode können bei einer frustranen Behandlung plötzlich den gewünschten Umschwung bringen.

Eine Kontaktallergie spricht auf solche Pflanzen an, die schon in ihrer Biologie und Toxikologie entsprechende dermatitische Eigenschaften zeigen. Der Giftsumach (Rhus toxicondendron), der Gifthahnenfuß (Ranunculus sceleratus), die Hundszecke oder der Giftefeu sprechen schon durch die Nomenklatur für diese Eigenschaften.

Wie die pflanzlichen Stoffe im einzelnen einzuschätzen sind, ist noch offen. Man kann aber annehmen, daß der Reaktionsverlauf allergischer Prozesse gerade durch Stoffe bestimmt wird, die toxikologisch am Hautorgan angreifen und in Verdünnungen wirksam sind, die den homöopathischen Dosierungsbereichen nahekommen. Diese Tatsache hat sich bei den Kokarzinogenen bestätigt, die erst in einer Dosierung von 10^{-12} – 10^{-15} ihre krebserregende Wirkung zeigen. Dazu gehören Croton tiglium, Mezereum, Euphorbia u.ä.

1. Behandlungsbeispiel: Ein 7jähriges Mädchen hat mit 1 1/2 Jahren eine schwere Ohraffektion durchgemacht, die über viele Monate mit Amoxyphen behandelt wurde. Seit dieser Zeit entwickelte sich an Handflächen und Fußsohlen ein Bläschenekzem, das sich später – nach mehrfachen intensiven Kortisonbehandlungen – zu einem trockenen rhagadiformen Ekzem wandelte. Wir haben es hier mit dem typischen Wandel von einer exsudativen Phase in eine proliferative Entzündungsphase zu tun. Alle Befunde sprachen für Calcium carbonicum, das in Verbindung mit Psorinum und Tuberkulin nur vorübergehende Besserung zeigte. 5 Monate später erneutes Aufflackern des Ekzems, diesmal mit Blutungstendenz der Hyperkeratosen. Nunmehr erfolgte erst eine Zwischenbehandlung mit Kortison D 30, mehrfach in 5 Globuli, dann erneute Behandlung mit Calcium carbonicum. Diesmal rasche Abheilung bis zum heutigen Tage (Abb. 45 a bis c).

2. Behandlungsbeispiel: Eine 38jährige Patientin, die seit 2 Jahren über Juckreiz an Handteller und Fußsohlen klagte. Sie war ein Jahr vorher wegen einer Nierenbeckenentzündung längere Zeit antibiotisch behandelt worden, was als Sorgfalt angesehen werden mußte, denn es bestand eine Hufeisenniere. 3 Monate später trat erstmals ein Bläschenekzem an den Handflächen auf, das 1 Jahr lang mit Kortisonsalben beruhigt wurde. Der Einwand der Patientin gegenüber dieser Therapie wurde vom Behandler mit den Worten abgetan: „Sie werden wohl damit leben müssen." Für die homöopathische Mittelwahl wurden folgende Kriterien herangezogen: Sonnenempfindlichkeit, Verlangen nach salzigen Speisen, Obstipationsneigung, starke seelische Belastung (durch Scheidung etc., wobei das Thema Eifersucht eine entscheidende Rolle spielte). Behandlung erfolgte mit Natrium mur. 6. LM. – nach 14 Tagen Ausheilung, diesmal nicht mit der Kortisonnosode, was einen Rückschluß auf den Wirkmechanismus von Natrium mur. zuließ (Abb. 46 a und b).

3. Behandlungsbeispiel: Bei einer 51jährigen Patientin bildete sich 2 Jahre vor der Überweisung am rechten Handteller ein Ekzemfleck. Eine Kortisonbehandlung führte zu asthmatischen Beschwerden, besonders bei feuchtem Wetter. In der Vorgeschichte bestand eine chronische Cholezystopathie sowie Blähungsneigung mit morgendlichen Durchfällen. Die Behandlung erfolgte mit Natrium sulf. 6. LM. Hierzu war aber bei bestehender hydrogenoider Konstitution eine Zwischenbehandlung mit Medorrhinum erforderlich. Dafür waren auch übler Schweißgeruch und vor allem ständiger Juckreiz an der Vulva symptomatisch wegweisend (Abb. 47 a und b).

9.3 Lokalisierte Hauteffloreszenzen und homöopathisches Symptomatikum

Neben den besprochenen Konstitutions- und Systemmitteln haben sich in der Praxis auch die sogenannten kleinen Mittel bei der Behandlung bestimmter Hauteffloreszenzen als wirksam erwiesen.

Im folgenden soll eine aus der Erfahrung gewonnene Zusammenstellung gegeben werden, die zwar keineswegs Anspruch auf Vollständigkeit erhebt, aber gerade dem Anfänger eine große Hilfe in der Praxis sein kann. Auch in der klinischen Zwischenbehandlung haben sich diese Mittel bestens bewährt.

Anagallis arvensis – Handrücken, Bläschen und Pusteln.

Anacardium orientale – Interdigitalbläschen (2. – 3. Finger) (Abb. 48).

Clematis recta – ulnarer Handballen (evtl. mit Konjunktivitis).

Comocladia dentata – periorales, rhagadiformes Exanthem.

Cicuta virosa – Munddreieck (nutritive Allergie). (Abb. 49 a bis d).

Croton tiglium – Hodenekzem, intertriginös, Leistengegend.

Capsicum annuum – Trigeminusbereich, Bläschenausschlag (Abb. 50).

Dulcamara – Nasolabialfalte und Brustrinne (dysseborrhoisch).

Euphorbia – Herpes labialis und genitalis.

Hura brasiliensis – multilokulär, in Haufen angeordnete Bläschen (Abb. 52).

Mezereum – generalisiert am ganzen Körper, mit starkem Juckreiz.

Hippomane mancinella – Fußsohlenbläschen, auch Mykosen.

Ranunculus bulbosus – segmentär einseitig, thorakal und lumbal.

Thuja occidentalis – Balanitis, Herpes genitalis.

Wie bei keiner anderen Therapie bedarf es bei der Allergiebehandlung eines gründlichen Wissens um die pathophysiologischen Gesetzlichkeiten, gleichzeitig aber auch der Erfahrung, die nur zum Teil Fremderfahrung sein sollte. Außerdem ist Mut erforderlich, andere Wege zu gehen, insbesondere dann, wenn der offizielle Weg nur eine schmale Einbahnstraße ist.

10
Der Typus der chronischen Krankheiten – Die Bindegewebserkrankung

Der Tuberkulinismus

Nach dem heutigen Bild der Medizin ist eine Tuberkulose dann abgeheilt, wenn sich die symptomatischen Kriterien der Erkrankung wie etwa BKS, Röntgenbild, Blutveränderungen und Immunkörper normalisiert haben. Schon vor der Antibiotika-Ära kannte man jedoch als „parasymptomatisch" bezeichnete Beschwerden, die mit der Immunitätslage nach durchgemachter Erkrankung zusammenhängen. So sprach man etwa vom Arthritismus nach einer Tuberkulose (*Ponzet*) oder von einem parasyphilitischen Tabes. Auch den Lupus erythematodes und das Sarkoid *Boeck* ordnete man nicht in den infektiösen Formenkreis der Tuberkulose ein: Bei derartigen Paraerkrankungen handelt es sich offenbar um entsprechende Toxinerkrankungen mit spezifischem Befall und Verlauf, wobei sicherlich anergische oder allergische Reaktionen eine wesentliche Rolle spielen. – Aber nicht nur die Nachkrankheit steht hier zur Diskussion: Bei den Nachkommen solcher Kranken treten konstitutionstypische Belastungen auf, die vermuten lassen, daß typische Genschädigungen auf den Einfluß der Erkrankung zurückzuführen sind – ähnlich, wie sich heute die vieldiskutierten teratogenen Belastungen zeigen. Für die Tuberkulose gilt zunächst als hypothetische Annahme, daß der Lymphatismus in seiner Entwicklung eine derartige autosomale Schädigung darstellt und auf Grund einer verzögerten Infektbekämpfung das klinische Bild einer rheumatischen Disposition bietet.

Auch in diesem Zusammenhang müssen die Unterdrückungskrankheiten erwähnt werden, die bekanntlich dann auftreten, wenn zu Beginn einer Infektion gleich sehr intensive antibiotische Maßnahmen ergriffen werden, durch die die Krankheit schließlich nicht mehr infektiös, sondern parainfektiös verläuft. Bei Tuberkulose kann dies, ähnlich wie bei Masern, Scharlach und Diphtherie, zu einem rheumatischen Zustand führen. Schließlich werden solche Prozesse in das Mesenchym abgeleitet, wo sie unter Umständen im Sinne einer Allegorie als „Müll" zu bewerten sind.

Aber der Zustand kann auch anders interpretiert werden. Ein Infektionsprozeß verläuft bei einem genetisch weitgehend Gesunden anders als z.B. bei einem Lymphatiker, wobei man hier fragen muß, ob dieser überhaupt mit seinen torpiden Reaktionsformen eine wesentliche Prädisposition für den Rheumatismus mitbringt. Typischerweise ist etwa die Toxoplasmose konstitutionsmäßig an das Kalzium gekoppelt, also auch dispositionsbezogen.

Die rheumatische Bereitschaft beim Tuberkulinismus betrifft neben den Gelenken zweifellos auch andere Organsysteme wie z.B. die Haut (Neurodermitis), die Lunge (Asthma), den Magen (chronische Gastritis) und die Leber (Hepatitis).

Das *Koch*sche Tuberkulin ist einschließlich des bovinen oder gallinen Typs nach homöopathischen Gesichtspunkten erforscht und bearbeitet worden (*Vannier*). Auch hier fand sich die für die Homöopathie typische Organbeziehung (oder auch Arzneikrankheit). Für Tuberkulin *Koch* ist eine Trias von Symptomen entscheidend: Erstens der ständige Wechsel von Beschwerden, zweitens eine ungenügende Wirkung von korrekt ausgewählten homöopathischen Mitteln und drittens die außerordentliche Anfälligkeit für Erkältungen. Weitere Einzelsymptome können den Weg zum Tuberkulin zeigen, nämlich Angst vor Tieren (Hunden!), Verlangen nach geräuchertem Fisch und Fleisch sowie Verschlimmerung aller Symptome bei Wetterwechsel, aber auch Schwäche, Mattigkeit, Neigung zur Abmagerung, Retardierung in der geistigen und körperlichen Entwicklung sowie ständiges Verlangen nach Wechsel.

Nach der Empfehlung von *Nebel* hat es sich bewährt, die Verabreichung von Tuberkulin (6. bis 12. LM) mit der sogenannten „Drainage" zu verbinden. Diese besteht aus Crataegus D 4, Chelidonium D 4, Solidago D 4 und Hydrastis D 4, wodurch die Organe angeregt werden, die freigewordenen Toxine auszuscheiden.

Marmorek ist ein über die Pferdepassage gewonnenes Tuberkulin, das besonders bei Neurasthenikern hilfreich sein soll. *Spenglersan* wiederum wird aus dem Blut tuberkulöser Kaninchen gewonnen, es wirkt besonders gut bei erschöpfbaren jungen Frauen sowie bei flüchtigem und subakutem Rheuma (Ponndorf-Impfung!).

Bei florider oder gerade erst ausgeheilter Tuberkulose sollte man mit Tuberkulin vorsichtig sein. Bei lange zurückliegenden durchgemachten tuberkulösen Erkrankungen können auch nach Tuberkulin erhebliche krisenhafte Beschwerden auftreten, die man allerdings mit der Drainage abschwächen kann.

Am Anfang einer jeden Rheumabehandlung stehen grundsätzlich Tuberkulin und sonstige einschlägige Präparate (sehr bewährt: Araniforce!); die Behandlung sollte gekoppelt werden mit einer Bindegewebs-Allgemeintherapie, da die Behandlungsbereitschaft auf diese Weise erheblich verbessert wird. Sollte im Krankheitsbild auch noch eine andere Vorerkrankung von Bedeutung sein, so versteht sich natürlich auch die Verwendung anderer Nosoden wie etwa Medorrhinum (besonders bei Morbus *Reiter*), bei Diphtherie Scarlatina oder Luesinum etc.

Der Lymphatismus und seine Behandlung im Hinblick auf die Beeinflussung chronischer Bindegewebserkrankungen

Im allgemeinen Teil wurde bereits die besondere Art des homöopathischen Denkens am Beispiel des Lymphatismus behandelt. Wenn die Funktionskreise der Kiemenbogenorgane den Angleich des Individuums verantworten, so dürften die in der einschlägigen Behandlung eingesetzten Elemente wie z.B. die Erdalkalien auch einen inneren Zusammenhang aufweisen, der nicht nur in der Ordnungszahl des Periodensystems seine Graduierung findet, sondern auch in der Funktion der einzelnen Mittel beim Arzneimittelversuch am Gesunden manifest wird. Deshalb sei im einzelnen auf die Elemente eingegangen, um diesen Zusammenhang klarzumachen. Auch phänotypisch gibt es einen Hinweis in Form einer Verbreiterung des Stirnschädels gegenüber dem Gesichtsschädel, was bereits auf den ersten Blick den Hinweis zu dieser speziellen Knochenstrukturierung geben kann.

An erster Stelle der Therapiemöglichkeiten solcher Lymphkrankheiten steht die Gabe von Kalzium. Das homöopathische Erscheinungsbild ist prototypisch und gilt sowohl für die Lymphatismus-Bereitschaft als auch für die Behandlung des kindlichen Rheumatismus. Das Kalziumbild zeigt einen schwerfälligen, untersetzten, retardierten Typus, der besonders im Kindesalter als Spätentwickler oder Spätzünder in Erscheinung tritt. Sein Aussehen ist bleich, pastös, das Gewebe schwammig, die Haut fühlt sich feucht und kalt an. Neben Drüsenschwellungen in den Tonsillen, den Inguinaldrüsen und im Hilusbereich besteht die Neigung zu Schweiß und sauren Ausdünstungen, dazu eine entsprechende Bronchitisneigung. Bei der Frau ist die Neigung zu Katarrhen mit milchartigem Ausfluß und zu langen und zu starken Mensesblutungen typisch. Beim Kind zeigt sich eine auffällige Unverträglichkeit von Milch, so daß in diese Betrachtung unter Umständen auch der Milchschorf und die Säurebeschwerden des Magens nach Milchgenuß hineingehören. Charakteristisch für alle ist das Verlangen nach leicht verdaulichen Süßigkeiten, aber auch nach unverdaulichen Mineralien wie Kalk, Kreide und Erde. Psychisch findet man die Kranken ängstlich, schwindelig, hartnäckig und unbelehrbar (Dickkopf!). Die Neigung zu Rheuma wird deutlich in Form von Verschlimmerung durch Kälte, besonders feuchte Kälte, und durch die Abneigung gegen kalte Bäder oder eine Verschlechterung durch diese. Besonders disponiert sind die Gelenke des Beckengürtels sowie die Knie-, Fuß-, Zehen- und Fingergelenke. Verschlimmerung durch naßkaltes Wetter, Besserung durch Trockenheit, Wärme und Liegen.

Calcium phosphoricum: Ähnlich wie beim Karbonatbild besteht auch hier Schnupfenneigung, dazu kommen Katarrhe und Anginen sowie Darmstörungen, ähnlich, wie schon beschrieben. Besonders im jugendlichen Alter überwiegt mehr der Darm in Form kolikartiger Enteriden. Häufig finden sich Knochenschmerzen und Gelenkaffektionen untypischer Art, vor allem im Schulterbereich und bis in die Finger ausstrahlend. Ein typisches Begleitgefühl ist die Taubheit, oft sind auch Nacken und Ileozäkalgegend anfällig. Der Typus ist, wie wir ihn in Pubertät oder Vorpubertät oft genug vorfinden, groß, schlank und labil. Verschlechterung bei Wetterwechsel ist ein typisches Symptom, das immer registriert wird. Besonders Schneefall, aber auch Zugluft sowie körperliche und geistige Anstrengung verschlimmern das allgemeine Befinden. Auch hier besteht Unverträglichkeit von Milch. Epiphysenfugen sind bei diesem Typus länger nachweisbar!

Calcium fluoricum: Typisch für dieses Mittel ist die Überdehnbarkeit der Gelenke sowie die Schwäche der Sehnen und elastischen Fasern. Neben der Luxationsneigung besteht hier eine Anfälligkeit für die chronisch rezidivierende Lumbago und Neigung zu Synovitiden. Verschlimmerung durch Ruhe (Patient kann nicht lange an einem Ort liegen!), durch Kälte und zu Beginn der Bewegung. Eine Besserung durch fortgesetzte mäßige Bewegung und Wärme ist typisch. – Im Rahmen des Bildes von Kalzium, das als Erdalkali eine typische Funktion beim Lymphatismus hat, sind hier auch alle anderen Salze der Erdalkaligruppe zu erwähnen – ja, sie tauschen sich sogar gegenseitig aus, etwa die Magnesiumsalze, wie wir dies in der Physiologie des Mineralstoffwechsels auch von den Funktionen des Magnesiums und des Kalziums kennen.

Die Magnesiumsalze möchte man auf die Hypophyse beziehen, zu der auch das Spurenelement die meisten Beziehungen aufweist. Magnesium steht dem Kalzium chemisch sehr nahe und ersetzt es über die Jahre einer homöopathischen Therapie, in denen am meisten vegetative Unruhe in der Entwicklung zutage tritt. So ist es ein Wachstumsmittel, aber auch ein Mittel der vegetativen Unruhe und des gestörten Rhythmus. Die rheumatischen Erscheinungen manifestieren sich zumeist als neuralgische Beschwerden in den Kiefergelenken, in den Schultern (rechts mehr als links) mit Verschlimmerung durch Kälte und kalte Winde, nachts mit einer Periodizität von 3 Wochen. Besserung in frischer Luft und Wärme. – Diese Symptomatik trifft vor allem auf Magnesium carbonicum zu.

Magnesium muriaticum zeigt Verschlechterung durch Meerbäder und nach dem Essen; Besserung durch Bewegung.

Auch Magnesium phosphoricum hat Beziehungen zur Neuralgie wie zur Okzipitalreaktion mit Verschlimmerung durch Kälte und Waschen. Ebenso, wie beim Magnesium sulfuricum treten Schmerzen zwischen den Schulterblättern und in der Lumbosakralgegend auf, und auch hier Verschlimmerung durch Bettwärme, was die Ähnlichkeit zum Sulfur aufzeigt.

Neben den Erdalkalimineralien sind es die Alkalistoffe, die bei der lymphatischen Konstitution eine deutliche therapeutische Rolle spielen.

Kalium carbonicum ist das wichtigste Kaliumsalz. Es umfaßt die hydrogenoide Konstitution *von Grauvogels* mit verlangsamter Zirkulation und Ödemneigung, Neigung zu Schweißen, besonders am Oberarm; allgemeine Schwäche und Rückenschmerzen machen es zum wertvollsten Mittel bei allen Wirbelsäulenaffektionen. Rheumatische Beschwerden stellen sich vor allem dann ein, wenn ein Körperteil längere Zeit der kalten Luft ausgesetzt wird, wie etwa Schulter und Nacken (Tortikollis!), aber auch Koxarthrosen, Kniearthrosen, Lumbago sowie Ausstrahlung in die Oberschenkel und Gelenkschwellungen zählen zu der reichhaltigen Einsatzfähigkeit des Mittels. Verschlimmerungstendenz durch Kälte und vor allem morgens gegen 3 Uhr.

Kalium bichromicum ist ein außerordentlich wertvolles Mittel bei chronischer Schleimhautbelastung. Es ist aber auch eine Domäne bei der Behandlung des Sicca-Syndroms und des *Sjögren*-Syndroms, weiter bei sekundären Schleimhautschwächen als Folge rheumatischer Erkrankungen. So gilt es als wesentliches Mittel, um die Sekretion der Schleimhäute wieder in Gang zu bringen, hat sich aber auch beim rheumatischen Geschehen im Bindegewebe, z.B. beim Erythema nodosum, klinisch bewährt vor allem dann, wenn der Schmerz eng begrenzt ist und multilokulär kleinfleckig auftritt.

Kalium sulfuricum zeigt wandernde rheumatische Beschwerden an Halswirbelsäule und Hüfte. Verschlimmerung durch Wärme und Warmwerden. Besserung durch kühle Auflagen ist für das Mittel charakteristisch.

Kalium jodatum ist ein Resorptionsmittel, das seine Wirkung sowohl bei Gelenkergüssen als auch nach Pleuritiden nicht versagt. Spezifische Auswirkungen zeigt Kalium jodatum bei Schwellungen der Kniegelenke und bei monoartikulären Gelenksentzündungen, vorwiegend von Knie und Hüfte.

Kalium muriaticum bewährt sich bei akutem und chronischem Rheumatismus (oft fieberhaft) mit Schwellung und Exazerbation in den Gelenken; Synovitis und Tendinitis sind – ähnlich wie für Kalium jodatum – charakteristisch. Daneben findet sich Steifheit der Gelenke und Finger. Feuchte Kälte verschlimmert, trockene Wärme bessert allgemein.

Kalium nitricum: Typisch sind hier neben dem Gefühl von Schwellung in den Fingern Stiche zwischen den Schulterblättern, Schulterschmerzen und Arthritis der Gelenke. Das Mittel ist vor allem angezeigt, wenn es sich um einzelne Lokalisationen handelt.

Potente Psoramittel in der Homöopathie sind die Natriumsalze. Sie haben eine ausgeprägte Beziehung zur Psyche und zum vegetativen Nervensystem. Je nach der Anionenverbindung beziehen sich die Schwächen unterschiedlich auf Sehnen, Gelenke und Muskeln. Alle Salze zeigen Verschlimmerung durch Sonne und Ofenhitze.

Natrium muriaticum ist das stärkste Polychrest, besonders für das weibliche Vegetativum. Von seiten des Rheumabildes sind Rückenschmerzen beim Sitzen, Neigung zur Kontraktur der Sehnen sowie Krepitieren der Gelenke für dieses Mittel ausschlaggebend. Stärker noch wirkt Natrium carbonicum mit seiner Disposition für ein schwaches Fuß- und Sprunggelenk und der Neigung zur Subluxation. Die Rheumabelastung liegt im Kreuzbeinbereich und im Nacken, also im statischen Element des Organismus. Typisch für die Wahl dieses Mittels sind auch Arthritis der Knie durch einseitige Belastung wie Knien, entzündliche Schwellungen, Steifigkeit und Sehnenverkürzung oder auch nur das Gefühl einer Sehnenverkürzung.

Natrium phosphoricum ist das Hauptmittel *Schüsslers* gegen Rheumatismus. Zur Indikation gehören die Neigung zu Halsentzündungen, Krepitieren der Gelenke, Schmerzen im Bereich der Sehnenansätze, Urikämie und Schreibkrampf.

Schließlich seien noch die Ammoniumsalze erwähnt. Sie alle führen Frostigkeit und mangelnde Vitalreaktionen bei korpulentem, aufgeschwemmtem Körperbau mit sich. Es besteht eine Neigung zu Schwächeanfällen und Gelenkablagerungen – hier sei vor allem die Gicht erwähnt.

Ammonium carbonicum: Rheuma der Zehengrundgelenke, Periostschmerzen in der Ferse. Die Beschwerden verschlimmern sich durch Kälte, feuchte Umschläge, Bäder und Waschungen, in der Zeit von 3 bis 4 Uhr und während der Regel.

Ammonium muriaticum: Typisches Mittel beim Ischias, schlimmer beim Sitzen. „Schießende“ rheumatische Schmerzen in den Fingern mit Schwellungen, vor allem während der Menses. Amputationsneuralgien, Arthritiden und Koxarthrosen sind die Bilder dieses Mittels.

Causticum: Erstrangiges Mittel gegen Rheumatismus mit Besserung bei Feuchtigkeit und Verschlimmerung durch trockene Kälte. Es besteht Neigung zu Aphonie; Heiserkeit, Paresen sowie Blasenparesen und Blasenschwäche begleiten das Bild. Rheuma der unteren Extremitäten, besser bei Ruhe im warmen Bett, schlimmer bei Bewegung der Beine. Kiefer-, Finger-, Hüft-, Knie- und Fußgelenke, Ischias, Rheuma der Sehnenansätze mit Verkürzungsgefühl, aber auch Knochenschmerzen und deformierende Gelenkentzündungen mit brennenden Schmerzen, Gelenkkrachen und Knarren der Gelenke, als ob die Sehnen zu kurz wären, gehören zum Bild. Bereits fortgeschrittene rheumatische Veränderungen, vor allem bei älteren Menschen, Trockenheit der Haut und Schleimhäute gehören mit zum Bild des „ausgetrockneten Rheumatikers“.

Mittel mit besonderer Affinität bei Bindegewebserkrankungen

Polychreste aus der Kohlenstoffreihe:

Acidum benzoicum: Standardmittel bei trübem Urin und frischer exsudativer Gelenkentzündung.

Kreosot: Besonders Lumbosakralgegend, Schwäche, pulsierende Schmerzen und Neigung zu Blutungen. Verschlimmerung in frischer Luft, bei Kälte etc.

Acidum carbonicum: Brennende Neuralgien mit Ameisenkribbeln und Parästhesien.

Guajacum: Rheuma der Schultern, der Finger und oberen Extremitäten, Unverträglichkeit von Druck, Hitzegefühl in den Gelenken, Neigung zu deformierenden Gelenkentzündungen, Beugeschmerz, chronische Tonsillitis, Kopfgicht, arthritische Diathese.

Petroleum: Verschlimmerung im Winter und in der kalten Jahreszeit, allgemeine Rheumaanfälligkeit mit Knarren der Gelenke, aber auch Haut- und Schleimhautaffektionen, wobei die Beschwerden vikariieren können. Es bestehen übelriechende Schweiße.

Graphit: Pastöser Typ, frostig und fett mit Neigung zum Ekzem, besonders hinter den Ohren; Intertrigo und Verstopfung sind für diese charakteristische Konstitutionsbelastung typisch. Rheuma aller Gelenke, besonders der Halswirbelsäule und Ileosakralgelenke, der Daumengrundgelenke (Gicht), neuralgische und neuritische Beschwerden, bei denen Brennschmerz charakteristisch ist, gehören zur Graphit-Indikation.

Tierstoffe als Rheumamittel

Apis: Meist monoartikuläre Arthritiden mit obligater Schwellung, blaßrot, teigig und empfindlich bei Berührung. Polyarthritis bei innersekretorischer Störung (Hypothyreoidismus, Prämenopause, Fettsucht etc.). Nierenbeteiligung und Amenorrhöe. Eindeutige Verschlimmerung durch Wärme, Kleiderdruck, Sommerhitze und feuchte Kälte. Saure Speisen und Milch schlecht verträglich.

Formica rufa: Ein altes Hausmittel. Kleinste Bewegung ist schmerzhaft, Druck bessert. Plötzlich auftretende Schmerzen an Sehnen und Insertionen der Ligamente. Reichliche, nicht erleichternde Schweiße. Schwäche der unteren Extremitäten. – Ein Mittel, das sich besonders beim klimakterischen Rheumatismus bewährt hat.

Lachesis: Folgen von septischen Prozessen. Rheumatische Herzaffektionen. Morgendliche Gelenksteifigkeit, linksseitige Beschwerden. Folgen von unterdrückter Regel im Präklimakterium. Hitze, feuchtwarmes Wetter, Druck und Frühjahr verschlimmern.

Modalitäten der Rheumabeschwerden und der chronischen Bindegewebserkrankung

Modalitäten sind feinsinnige Äußerungen des Patienten, die den Verlauf und die Symptomatik seiner Krankheit exakt registrieren können. Dabei geht es um Beschwerden, die wir in unserer heutigen mechanisierten Welt verlernt haben, zu beachten, obwohl gerade sie für den Patienten von großer Bedeutung sein können.

Zu den wesentlichen Modalitäten der chronischen Erkrankung gehört das kalte Wasser. Einen Bezug zur Verschlimmerung und den Folgen von *Kaltwettereinflüssen* sehen wir vor allem in Bryonia, Calcium phosphoricum, Colchicum, Dulcamara, Kalium bichromicum, Pulsatilla, Rhododendron und Rhus toxicodendron.

Warmes Wetter:
Colchicum, Kalium bichromicum.

Nasses Wetter:
Calcium carbonicum, Colchicum, Dulcamara, Natrium sulfuricum, Phytolacca, Pulsatilla, Rhus toxicodendron, Tuberkulin, Silicea, Veratrum.

Zugluft:
Aconit, Belladonna, Calcium carbonicum, Calcium phosphoricum, Capsicum, Causticum, Kalium carbonicum, Rhus toxicodendron, Petroleum, Selenium, Silicea, Sulfur.

Gewitter:
Medorrhinum, Natrium carbonicum, Rhododendron, Psorinum.

Föhn:
Rhododendron, Bryonia, Hepar sulfuris, Spongia.

Sonnenbestrahlung verschlechtert:
Antimonium crudum, Glonoinum, Natrium carbonicum, Natrium muriaticum, Pulsatilla.

Die Seitenbeziehungen sind für den Verlauf des Rheumatismus nicht wesentlich, jedoch zeigt sich, daß eine gewisse Charakteristik von der Symptomatik her von Seitenbeziehungen abzuleiten und vor allem auf die homöopathische Therapie zu projizieren ist.

Bei Rheumabeschwerden mit wechselnden Seiten sind als Mittel einzusetzen: Cimicifuga, Iris, Lac caninum.

Kreuzweise links oben und rechts unten: Agaricus, Ledum, Rhus tox., Taraxacum.

Links unten und rechts oben: Ambra, Phosphorus, Acidum sulfuricum.

Von links nach rechts wandernd: Colchicum, Kalium carbonicum, Lachesis.

Von rechts nach links wandernd: Belladonna, Lycopodium, Sanguinaria, Sulfur.

Linksseitig: Argentum nitricum, Asafödita, Capsicum, China, Clematis, Graphit, Kreosotum, Lachesis, Phosphor, Selenium, Sepia, Silicea, Stannum, Sulfur.

Rechtsseitig: Apis, Aurum, Baptisia, Belladonna, Calcium carbonicum, Chelidonium, Conium, Crotalus. Lycopodium, Pulsatilla, Secale, Sarsaparilla, Acidum sulfuricum.

Es versteht sich, daß eine Mittelsymptomatik nicht ausschließlich von einer Seitenbeziehung abzuleiten ist, aber wenn diese einen zusätzlichen Hinweis gibt, so ist das eine wertvolle Hilfe für die Auffindung des geeigneten homöopathischen Mittels!

Rheuma infolge von
Durchnässung:
Rhus tox., Dulcamara, Natr. sulf., Nux mosch., Calcium carb.
Zug und Wind:
Calcium carb., China und Belladonna.
Trockene Kälte:
Arsen alb., Bryonia, Nux vom., Aconit.
Witterungswechsel:
Bryonia, Calcium carb., Colchicum, Dulcamara, Mercur, Nux mosch., Phos., Rhododendron, Rhus tox., Veratrum.
Folgen von Mercur-Mißbrauch:
China, Jod., Hepar sulf., Sulfur.
China-Mißbrauch:
Arsen, Belladonna, Ferrum, Pulsatilla, Veratrum.
Baldrian-Mißbrauch:
Belladonna, Mercur.
Rheuma nach Gonorrhöe:
Copaiva, Mercur, Terebinthina, Thuja.
Gelenkrheuma
Schwellung:
Acon., Arnica, Belladonna, China, Pulsatilla, Apis, Rhus tox., Zinc.
Krümmung und Steifheit:
Bryonia, Causticum, Lachesis, Rhus tox., Sulfur.
Rheumat. Lähmung:
Causticum, China, Arnica, Ferrum, Rhus tox., Ruta.
Bewegungsschmerz:
Belladonna, Bryonia, China.
Ruheschmerz:
Rhus tox., Rhododendron, Dulcamara, Nux. mosch., Lycopodium, Thuja.
Nächtliche Verschlimmerung in Bettwärme:
Acon., Cham., Mercur, Pulsatilla, Colch., Lycopodium, Rhus tox., Thuja.

Die wichtigsten Mittel bei langwierigen chronischen Prozessen

Causticum: Trockene Luft und Wind unerträglich, empfindlich gegen trockene Kälte, Blasenschwäche und trockene Haut.

Ferrum: Besonders Schultergelenke betroffen, besser bei Bewegung, schlimmer in Ruhe.

Lachesis: Bei älteren Befunden, bei Steifheit oder Krümmung.

Mercur: Nach Schwellungen der Gelenke und nächtlicher Verschlimmerung.

Sulfur: Bei hartnäckigen Rezidiven und alten Beschwerden.

Lac. caninum: Bei wechselseitigen Beschwerden, wenn in der Vorgeschichte eine Beziehung zu Abgang, Schwangerschaft oder Fehlgeburt besteht.

Ledum pal.: Bei Besserung durch kühle Auflagen oder Bäder. Besonders kleine Gelenke, wobei der Rheumatismus von unten nach oben zieht.

Thuja: Plötzliche, herumziehende Beschwerden mit Stichen und Reißen, Folgen von Pockenimpfungen.

Spiraea ulm.: Ziehende Schmerzen in den Gelenken mit Ergußbildung.

Sepia: Klimakterische Arthropathie, Kreuzschmerz, besser beim Gehen, schlechter im Sitzen.

Caulophyllum: Hormonelle Arthropathie, Beginn in den kleinen Gelenken, vorwiegend Fingergelenke.

Cimicifuga: Nacken- und Rückensteifigkeit, Ruhelosigkeit, wechselnde Schmerzen in Muskeln und Gelenken, Depression.

Phytolacca: Wichtigstes Rheumamittel, wenn der Prozeß von den Tonsillen ausgeht! Verschlimmerung bei Bewegung und naßkaltem Wetter, Beschwerden des ganzen lymphatischen Rachenapparates einschließlich der Ohren.

Homöopathie bei Gelenkprozessen

Steifheit morgens: Calc. P., Cimicifuga, Kalium bichrom., Lachesis, Ledum, Petr., Phos., Sel., Sep., Rhus tox., Staph.

Entzündungen:
Gelenke: Acon., Apis, Arn., Bell., Bry., Caust., Ferrum phos., Kali jod., Kalm., Kreos., Lac. c., Led., Phyt., Puls., Rhod., Rhus tox., Ruta, Sabin., Sars., Sil., Sulf.

Finger: Am. c., Calc. s., Hep. s., Mag. c., Puls., Sil., Lyc.

Knie: Bry., Bens. ac., Apis, Fl. ac., Jod., Led., Nux v., Phos., Phyt., Psor., Puls., Rhus tox., Ars., Sulf., Tub.

Schwellungen:

Ellbogen: Bry., Coloc., Lac. c., Lac. ac., Merc., Petr., Puls., Sil., Ter.

Handgelenke: Act. sp., Apis, Calc. carb., Dulc., Kali bi., Lach., Mag. c., Merc., Rhod., Rhus tox., Rhus v., Sulf. ac., Vip.

Finger: Apis, Ars., Benc. ac., Bry., Calc. s., Graph., Kali bi., Lyc., Mag. c., Merc., Natr. c., Nit. ac., Phos., Phyt., Rhus tox., Sulf., Thuja.

Fingergelenke: Lyc., Kali jod., Sulf., Med., Merc., Nit. ac., Phyt., Rhus tox., Vip.

Knie: Apis, Arn., Ars., Bar. m., Benz. ac., Berb., Bry., Calc. carb., China, Clem., Colch., Son., Hep., Jod., Lac c., Led., Lyc., Nat. m., Nux v., Phyt., Puls., Rhod., Rhus tox., Sal. ac., Sars., Sep., Sil., Sulf.

Schmerzen: Arn., Ars., Aur. m. n., Bad., Benz. ac., Bry., Caust., Cham., Chel., Colch., Formica rufa, Kali jod., Kalm., Med., Merc., Nat. a., Phyt., Puls., Rhod., Rhus tox., Sang., Sars., Sulf., Val., Veratr.

– wandernd: Am. m., Carb. s., Kal. s., Lac. c., Puls.
– bei Wärme schlechter: Apis, Bry., Guja., Puls., Sec., Sulf., Ledum.
– bei Wärme besser: Ars., Caust., Cholch., Coloc., Graph., Kali bi., Kali phos., Lyc., Mag. p., Nux v., Phos. ac., Rhus tox., Sil., Sulf.
– bei Wetterwechsel: Calc p., Rhod., Sil.
– Amenorrhö: Lach.
– Schulter re.: Chel., Ferr. m., Led., Lept., Lyc., Nit. ac., Phyt., Sang., Thuja.
– Schulter li.: Agar., Jod., Kalm., Led., Phos. ac., Rhus tox., Sulf.
– Oberarm: Anac. Bell., Cycl.
– Unterarm: Colch., Mag. p., Med., Cycl., Merc. j. f., Rhod.
– Handgelenk: Act. s., Caul., Colch. Guaj., Jug. c., Kali bi., Lach., Puls., Rhus tox., Ruta, Vac., Viol. o.

– Finger: Calc. c., Calc. p. Carban., Caul., Colch., Dios., Guaj,. Act. sp., Hep., Nit. ac., Phyt., Plb., Rhod., Rhus tox., Sars., Sil., Stry., Thuja, Urt. u.

– Gelenke: Actaea spic., Ant. c., Calc. c., Caul., Caust., Colch., Guaj., Sulf., Rarant.

– Gelenke morgens: Aur., Caust., Dios., Nux v., Staph., Led., Rhus tox.

11
Rheumatismus

Nicht der Rheumafaktor schreckt uns, sondern die Alltäglichkeit einer Anamnese!

Beim Rheumatismus sprechen wir einfach von einer „krankhaften Reaktion des Bindegewebes“. Dabei ergeben sich folgende gemeinsame Charakteristika:

1. Alle befallenen Gewebe haben Gemeinsamkeiten bezüglich des Organs wie z.B. Haut, Nieren, Muskeln, Gelenke, blutbildende Organe und seröse Häute.
2. Histologisch finden sich verstreute Herde von hyaliner Degeneration im Bindegewebe.
3. Hypergammaglobulinämie ist eine häufige Begleiterscheinung.
4. Schlechte Prognose, bisher einzige überzeugende Therapie ist Kortison. Man spricht von Kollagenkrankheit, weil das kollagene Bindegewebe insgesamt befallen ist, was als gemeinsames Charakteristikum anzusehen ist.

Für die Therapie muß man zwischen folgenden Formen unterscheiden:

1. *Rheumatoide Arthritis*
   Betroffen sind meistens Frauen zwischen 20 und 40 Jahren. Asthenischer Körperbau, blasses Aussehen, Neigung zu Fieber, stark erhöhte BKS. Es besteht eine Anämie (Fe-Mangel) sowie eine generalisierte oder auch lokalisierte Lymphadenopathie, evtl. auch eine vergrößerte Milz (*Still*sche Erkrankung bei Kindern, *Felty* bei Erwachsenen). Schock und Hormonumstellung! Betroffen sind nicht so sehr Gelenke, sondern mehr Synovia, periartikuläre Gelenkpartien, die sogenannte Pannusschicht in der Randzone der Gelenke, Granulationsgewebe. Knötchenbildung! Rheumafaktoren negativ.

2. *Rheumatoide Arthritis als Zeichen einer Überempfindlichkeit gegen exogene Antigene*
   In etwa einem Drittel der Fälle Nachweis hämolytischer Streptokokken im Serum (ASL-Titer), der Befund früher besprochener Fokalbelastungen (der Begriff „Fokus“ ist nicht mehr modern). Systemische Verlaufsform, meist mittlere Gelenke betroffen, akut und subakut. Oft wesentliche Besserung nach Neuraltherapie einzelner Drüsenorgane!
3. *Rheumatoide Arthritis als Ausdruck einer Autoimmunität*
   Meist an IgG angelagerte Antikörper, die als Ausdruck einer Autoimmunität vermehrt auftreten. Genetische Faktoren werden diskutiert. Der antigene Stimulus erfolgt meist im lokalen Gewebe der Gelenke. Meist Hypergammaglobulinämie und Leberbeteiligung. Der Rheumafaktor wurde erstmals bei der Leberzirrhose entdeckt.
   Generalisierter, aggressiver Verlauf, keine Spontanremission. Änderung des Bildes nur durch andere schwere interkurrente Erkrankungen (Apoplexie etc.). Eine ähnliche Krankheit kann man im Tierversuch provozieren mit dem sogenannten „*Freund*schen Adjuvans“ (Mycobacterium tuberculosis, Aufschwemmung wie Streptokokken-BCG). Der Tuberkelbazillus enthält ein Protein und Kohlehydrat-Antigen. Es zeigen sich zelluläre Immunreaktionen.

11.1 Die Behandlung der rheumatischen Erkrankung unter dem Gesichtspunkt homöopathischer Möglichkeiten

„Herr Doktor, i hab's Rheimatische“ hören wir in der Sprechstunde oft von Patienten. „Na, Mutterl, wo hast denn's Rheimatische?“ – „Im Ischias“, kommt dann die Antwort. „So nimmst was zum Einschmierbn“, und der Doktor greift zum Salizylester, der unter mancherlei wohlklingenden und vielversprechenden Namen in der Kiste mit den Ärztemustern zu finden ist.

Diese alltägliche Situation aus der Praxis macht das Problem des Rheumatismus deutlich.

Rheumatismus ist ein Sammelbegriff und umfaßt nach der Meinung der breiten Bevölkerung jeden Schmerz, der plötzlich auftritt, wechselhaft anhält und insgesamt mit Wärme gebessert wird. Der Schmerz tritt im allgemeinen nach Überanstrengung, nach Erkältung oder auch nach banalen Infekten auf und wird dem Arzt – mehr oder weniger durchdacht – als fertige Diagnose angeboten. Psychologisch bedeutet dies, daß der Patient vom Arzt keine tiefgreifende Untersuchung erwartet, sondern nur ein Mittel zur Besserung haben möchte.

Von dieser Einstellung wiederum geht der Arzt aus, der wegen der wechselhaften, meist banalen Symptomatik keinen Grund sieht, das Schmerzsymptom erst einmal tiefer zu erforschen. Auch für den Arzt ist der Rheumatismus – vor allem, wenn er lokalisiert und wechselnd intensiv auftritt – ein Syndrom, das sich einer objektiven Beurteilung weitgehend entzieht und durch die Therapie ex juvantibus bewiesen werden muß. Erst wenn zum Schmerz eine erhebliche Funktionsbehinderung hinzukommt und sich ein generalisiertes Krankheitsbild entwickelt, kann der Arzt weitere diagnostische Überlegungen anstellen.

Über den Rheumatismus gibt es eine Vielzahl – in erster Linie vom befallenen Organbezirk abhängige – Lehrmeinungen. Es gibt Erklärungen für die allergischen Phänomene und die vegetative Steuerung (vornehmlich durch die Forschungen von *Selye* und *Kendall* gestützt), es fehlt auch nicht die Annahme infektiös-toxischer Ursachen, zu denen beispielsweise die Erkältung gehört, man hat eine Durchblutungsanomalie vermutet und – vor allem bei den häufiger auftretenden klimakterischen Erscheinungen des rheumatoiden

Formenkreises – das Endokrinum verantwortlich gemacht. Wir vermissen allerdings eine Ansicht, für die mancherlei spricht: daß nämlich Rheumatismus eine stoffwechselbedingte Erscheinung sein könnte. Möglicherweise liegt dies daran, daß wir uns zu sehr von einzelnen Erscheinungen leiten lassen und alle Faktoren zusammenwerfen – der Nachteil einer Dogmatik, die jedes biologische Denken ersticken muß ... Natürlich ist auch die Homöopathie nicht frei von einer gewissen Dogmatik, doch sie läßt – und dies herauszustellen scheint mir wichtig – jedem Verordner die funktionelle Sicht eines Krankheitsbildes in einer Form frei, die nicht zu einem Behandlungsreflex führt. Nachdem uns also die Lehrmeinung im Stich läßt, wollen wir den uns adäquaten Weg selbst suchen; er beginnt in der Symptomatik aller Krankheitserscheinungen, die wir für den Rheumatismus zusammentragen können.

Jeder Rheumatismus hat seine Vorerkrankung. Nach einer umfangreichen Statistik handelt es sich dabei in fast 50 % der Fälle um eine Erkrankung des lymphatischen Rachenringes, z.B. eine Angina. Mit etwa 30 % folgt die banale Erkältung oder der banale grippale Infekt. Der Rest besteht aus Zahninfekten, Thrombophlebitis, Appendizitis, Gastroenteritis, Cholezystitis, Zystopyelitis, Salpingitis, Abszessen, Furunkulosen und Dakryozystitis. Die Infektionskrankheit schafft sich also insofern ihr Terrain, als der Organismus bei unzureichender humoraler Abwehr die Noxe – so sage ich einmal – intermediär bindet und die Weiterverarbeitung der histiozytären RES-Funktion auferlegt. Alle nun folgenden Erscheinungen, die nach einem symptomfreien Intervall auftreten, werden unter dem Begriff „rheumatisch“ zusammengefaßt. Wird der Initialinfekt in der biologisch-vitalen Form der Ausheilung humoral abreagiert, so kommt es nicht zum Rheumatismus. Man kann also, wie es uns homöopathisch unschwer möglich ist, mit einer grundlegenden Behandlung der Vorkrankheit im Sinne der biologischen Prophylaxe dem Rheumatismus vorbeugen. Meistens aber haben wir es nicht mit derart vorbetreuten, sondern mit rheumatischen Patienten zu tun.

Zur Kasuistik

Fall 1: Bernhard G., geboren 1960, ist mir seit seinem 3. Lebensjahr bekannt. Damals galt es, ein Milchschorfekzem zu behandeln. Eine wesentliche Umstimmung der Hautsituation dieses ausgesprochen lymphatischen Kindes wurde mit Calcium carbonicum erreicht. Beide Eltern sind Lymphatiker, wobei der Vater ekzembelastet ist, während die Mutter an Infekthäufigkeit und Gallenblasenaffektionen leidet. – Die nächste Behandlung des Kindes fand 6 Jahre später wegen einer Mittelohrentzündung statt; diese konnte mit Kalium chloricum D 4 nach wenigen Tagen beseitigt werden! Schon damals vermerkte ich auf meiner Karte die Klagen der Eltern darüber, daß das Kind nur Süßes esse, einen harten Stuhl habe und eine Abneigung gegen Eier sowie viele saure Speisen zeige. Angesichts des damals noch sehr deutlichen Lymphatismus und spätrachitischer Zeichen an Thorax und Wirbelsäule verabreichte ich Vitamin- und Kalkpräparate. Ein Jahr später (1970) erschien die Mutter erneut mit dem Kind. Es hatte Schulschwierigkeiten und klagte im Zusammenhang damit über nervöse Atembeklemmungen, die die Eltern zunächst als Anämie deuteten. Ich sollte das Kind behandeln. Es fanden sich stark vergrößerte, jedoch nicht ausgesprochen fokalbeherdet aussehende Tonsillen, so daß ich mit Teuricum D 4 und Prosymbioflor eine leichte Umstimmungsbehandlung des Lymphatismus begann. Knapp ein dreiviertel Jahr später hatte das Kind einen erheblichen anginösen Infekt, den die Eltern, ohne mir davon Kenntnis zu geben, zunächst zu Hause behandelten. Als nach einer längeren konservativen Behandlung keine Besserung eintrat, zogen die Eltern den nächsterreichbaren praktischen Arzt hinzu, der mit Gurgelmitteln und vermutlich einem Sulfonamidsaft versuchte, der Angina Herr zu werden. Unmittelbar darauf, aber sicherlich nicht als Folge der Therapie, traten Gelenkbeschwerden auf, zunächst in Form von Schwere mit Müdigkeit und Schmerzen am Morgen. Dieser Zustand steigerte sich dann und führte zu erheblichen Schwellungen beider Knie- und Fußgelenke sowie der Ellenbogengelenke.

Bemerkenswert ist das Blutbild aus dem Jahre 1970, das – bei sonst ausgeglichenem rotem Status – eine Lymphozytose von 72 % aufwies! Nach dem Bericht der Eltern über den Zustand des Kindes empfahl ich eine sofortige Einweisung in die Klinik. Es handelte sich um eine Polyarthritis im Anschluß an einen frischen anginösen Infekt mit Schwellung sowohl der unteren als auch der oberen Extremitätengelenke. Der Antistreptolysintiter war auf 400 erhöht, der Latextest war positiv; es bestand eine Leukozytose von 15 000, nunmehr eine Linksverschiebung des Blutbildes, eine Senkung von 110/138 und rheumatisches Fieber, das bis 39,5° anstieg. Vor allem durch das Fieber war das Kind im Sensorium getrübt, sonst aber durchaus ruhig. Es klagte lediglich über Bewegungsschmerz in allen Gelenken.

Nach der stationären Aufnahme behandelten wir zunächst mit Belladonna, womit wir jedoch das Fieber nicht wesentlich beeinflussen konnten. In Anbetracht des vorausgegangenen, schon länger dauernden Infektes in den Tonsillen entschloß ich mich zu einer Phytolaccabehandlung, anfangs mit D 4, später mit D 8 und D 12. Daraufhin war ein auffälliger Fieberverlauf zu beobachten insofern, als die Temperatur schon nach der ersten Gabe eine ruhigere Kurve zeigte und nach ca. 8 Tagen völlig ausgeglichen war. Nach dieser optimalen Reaktion des Fiebers auf Phytolacca haben wir jede andere Arznei vermieden und konnten bereits nach 8 Tagen einen Rückgang der Blutsenkung auf 80/105 konstatieren. Nach weiteren 8 Tagen waren sämtliche Gelenke abgeschwollen und schmerzfrei, die Angina war völlig ausgeheilt, die BSR auf 30/50 reduziert. Der Antistreptolysintiter war nunmehr auf einen Grenzwert von 200 abgesunken, die Latexprobe negativ geworden. Im Blutbild fand sich nun wieder eine verstärkte Lymphozytose, so daß ich bereits in diesem Zustand zu einer Tonsillektomie riet, die auch kurze Zeit später durchgeführt wurde. Während der TE auf einer HNO-Abteilung wurde als Schutz Penizillin verabreicht. Dabei kam es zum Wiederauf- flakkern eines früheren Ekzems, das ich nach der Entlassung aus der Klinik mit Staphisagria behandelte.

Eine Kontrolle nach 4 Wochen erbrachte bei diesem Patienten ein normales Blutbild, eine normale Senkung und einen völlig beschwerdefreien Zustand, der, wie ich durch Befragen eines Familienmitgliedes kürzlich erfuhr, bis heute angehalten hat.

Fall 2: Eine 38jährige Patientin, die in der Vorgeschichte lediglich eine Neigung zu Infekten aufwies, litt seit 10 Wochen im Anschluß an eine akute Erkältung durch Zugluft und eine nachfolgende Angina an arthritischen Beschwerden mit einem dauernden Fieberzustand. Diesem Zustand gingen schon mehrere Jahre Parästhesien an beiden oberen Extremitäten voraus, bei denen zunächst immer an ein HWS-Syndrom gedacht wurde. Darüber hinaus bestand eine Neigung zu Kniegelenksbeschwerden, die man als frühartrotisch diagnostizierte. Durchuntersuchungen in Rheumakliniken, gynäkologischen und internen Kliniken führten zu keinem entsprechenden Therapieerfolg, so daß sich die Patientin mit dem Zustand erst einmal abfinden mußte.

Nun war es im Anschluß an die akute Erkältung bereits nach wenigen Tagen zu einer Schwellung von Finger-, Knie- und Fußgelenken gekommen. Die Patientin mußte das Bett hüten und erhielt vom Hausarzt gelegentlich Injektionen mit Irgapyrin und Butazolidin, die sie aber schlecht vertrug. Nachdem der Rheumatest positiv ausgefallen war, sprach der Rheumatologe vom ersten Schub einer primär chronischen Polyarthritis. Auffällig war eine im Blutbild dauernd bestehende Paraproteinämie mit einer Gammaglobulin-Zacke von 29 %. Dem gesamten Befund widersprach allerdings zunächst die Senkung, die stets im Bereich zwischen 12 und 22/23 lag und nie höhere Werte aufwies.

Nach einer entsprechenden antibiotischen Behandlung mit eingestreuten Kortisondosen wurde die Patientin zwar wieder gehfähig, jedoch nie beschwerdefrei. In diesem Zustand lernte ich sie kennen und empfahl ihr, zunächst zu einer stationären Beobachtung zu kommen. Diese führten wir über wenige Tage lediglich mit der Medikation von Acid. form. durch, wobei erneut Fieberschübe und ein Anschwellen der Gelenke auftraten; der Rheumatest war nach wie vor positiv.

Die Untersuchung mit eingehender homöopathischer Anamnese erbrachte nun folgende Einzelbefunde:

Im Vordergrund stand zweifellos der tonsillogene Infekt mit einer seit längerer Zeit bekannten allgemeinen Infektanfälligkeit. Im Hintergrund des Geschehens jedoch mußte eine hormonelle Störung erheblichen Ausmaßes vermutet werden: Die Patientin hatte erst im 17. Lebensjahr die Menarche. Seit dieser Zeit traten – auch über zwei Geburten hinaus – immer wieder Störungen, vor allem prämenstruell, mit teilweise verzögerten Intervallen und verlängerten Blutungen auf, im gesamten Zyklus bestand eine erhebliche Unregelmäßigkeit.

Der zu dem rheumatischen Befund führende Infekt und die Erkältung waren nun zufällig in den Zeitraum gefallen, der bei ihr immer wieder krisenhaft war, nämlich ins Prämenstrum. Schon früher waren gerade in dieser Zeit rheumaähnliche Erscheinungen aufgetreten. Während der Menstruation fielen besonders Kreuzschmerzen auf. – Ich stieß nun auf ein interessantes Phänomen: Seit ihrer Kindheit, vor allem seit der Menarche, trat bei der Patientin rezidivierend ein Herpes labialis auf, der in Verbindung mit trockenen Schleimhäuten sehr unangenehm war. Frösteln und Fieberneigung, die Erkältungsneigung schlechthin und vor allem die eindeutige Beziehung zum Menstruationszyklus ließen mich nun speziell an Natrium muriaticum denken. Wir setzten die anfängliche Umstimmungstherapie mit Acid. form. ab und provozierten mit Natr. mur. eine deutliche Erstverschlimmerung. Mit erheblichem Zeitaufwand und nicht ganz mühelos gelang es, in einer Dosierung von D 12, später auch D 15 und D 30, zuletzt sogar in der 12. LM, den gesamten Zustand so umzustimmen, daß nicht nur der Menstruationszyklus mit einer gewissen Regelmäßigkeit ablief, sondern auch die rheumatischen Beschwerden einschließlich des positiven Serumbefundes beim Rheumatest völlig verschwanden!

Es handelte sich hier also offensichtlich um eine Situation, die – zweifellos hormonell gesteuert – zu einer Infektbereitschaft geführt hat, aus der sich ein rheumatischer Prozeß entwickelte, der gekennzeichnet war durch eine Paraproteinämie und einen subchronischen Verlauf von Anfang an, wobei der gesamte Zustand nicht typisch erschien für eine primär chronische Polyarthritis. In der Zwischenzeit – es sind etliche Jahre vergangen – hat die Patientin nahezu Beschwerdefreiheit erreicht. Der polyarthritische Befund hat sich nicht mehr wiederholt, und wenngleich bei einer latenten hypochondrischen Veranlagung immer wieder über neue Beschwerden aus dem vegetativen Bereich geklagt wurde, kann man heute doch mit gutem Gewissen von einer ausgeheilten Polyarthritis sprechen.

Fall 3: Ein 22jähriger Metzgergeselle wurde etwa 8 Tage nach einem ambulant mit Sulfonamiden behandelten zystitischen Infekt zur stationären Behandlung eingewiesen. Schon als die Sanitäter die Trage ins Haus brachten, konnte man ein unbeherrschtes Stöhnen und Wimmern hören, das darauf hinwies, daß dem Patienten die Erschütterung beim Tragen unangenehm war. Wir fanden bei ihm eine starke Schwellung des linken Knies, beider Ellenbogengelenke und des linken Schultergelenkes.

Der Patient war hochgerötet, in Schweiß gebadet und verlangte ständig zu trinken – am liebsten kaltes Wasser. Bei der Untersuchung schrie er schon, ehe man noch die Bettdecke wegzog, wobei er ausgesprochen wild, aufbrausend und unbeherrscht war.

Die klinische Diagnose lautete: akuter Gelenkrheumatismus. Der Antistreptolysintiter war erheblich erhöht, was allerdings im Hinblick auf den vorausgegangenen zystitischen Infekt nicht ganz eindeutig zu erklären war. Erst später kam heraus, daß bei der Erkrankung auch noch ein chronischer tonsillogener Infekt mitspielte, der offenbar durch die Zystitis bzw. den ätiologischen Erkältungsfaktor latent mitschwang.

Bei dem bereits sehr ausgeprägten Bild war für uns Bryonia das Mittel der Wahl. Die meist subfebrilen Temperaturen waren nicht charakteristisch, die Schweiße sauer, was in wenigen Tagen sogar zu einem intertriginösen Erythem führte. Zunächst verabreichte Ichtyolpackungen vertrug der Kranke nicht recht. Andererseits wurde die Ruhigstellung der Gelenke als angenehm empfunden, lediglich übermäßige Wärme wurde abgelehnt. – Wir begannen die Behandlung mit der Gabe von Bryonia D 3 alle 2 Stunden, mußten in Anbetracht der erhöhten Schmerzhaftigkeit allerdings gelegentlich Salizylate einsetzen, deren Wirkung indes nur wenige Stunden vorhielt. So kamen wir nach 10 Tagen auf einen fieberfreien Verlauf. Der Patient konnte langsam wieder mobilisiert werden. Jetzt ergab die Serumuntersuchung erstmalig einen positiven Latextest, der zeigte, daß hier offensichtlich ein dem primär chronischen Gelenkrheumatismus ähnlicher Prozeß abgelaufen war. Die auf maximale Werte von 98/124 erhöhte Senkung ging während der Bryoniabehandlung nicht wesentlich zurück. Da mit einem Rezidiv zu rechnen war, entschloß ich mich daraufhin zu einer vorübergehenden Sulfojodat-Reiztherapie mit D 4, die auch tatsächlich das Fieber erneut aufflackern ließ. Der Patient erhielt danach Bryonia D 12 und schließlich D 30, was nach weiteren 14 Tagen zu einem völligen Stillstand des Geschehens führte. Jetzt ergab die Senkung mit 34/72 schon einen wesentlich besseren Befund, der Latextest fiel negativ aus, der Antistreptolysintiter war reguliert. Den entscheidenden Umschwung im Gesamtkrankheitsbild brachte schließlich eine Impletolbehandlung der Tonsillen.

Bryonia konnte hier zwar das Krankheitsgeschehen im Bereich der Gelenke und des befallenen Mesenchyms wesentlich beeinflussen, doch war die Blockade durch einen chronisch-latenten tonsillogenen Infekt so weit fortgeschritten, daß wir nicht glaubten, die Erkrankung ohne TE restlos beseitigen zu können. Durch die gleich anschließend durchgeführte TE ergab sich dann auch eine völlige Ausheilung des PCP-Bildes. Eine entsprechende Kontrolle nach einem halben Jahr zeigte normale Befunde, vor allem eine völlig normalisierte BSG.

Dies war eigentlich der einzige Bryonia-Fall, der von mir bei einer serumpositiven Polyarthritis erfolgreich behandelt wurde, wogegen Bryoniabehandlungen meist gut ansprechen auf monoartikuläre Belastungen und erst recht auf pleuritische bzw. Mesenchymreize wie Pleuritis, Zystitis, Cholezystitis und Pyelitis.

Es ist nicht ganz einfach, die Wirkung homöopathischer Mittel beim rheumatischen Formenkreis zu verstehen. Selbst unter Zugrundelegung der Reiztherapie müssen wir erwarten, daß die Reize spezifisch eingesetzt werden, wozu es allerdings notwendig ist, die fehlgeleitete Stoffwechselfunktion zu kennen. – Wir wissen, daß eine Veränderung des „Sol-Gel-Zustandes" von kollagenem Gewebe mit nachfolgender Infiltration von wahrscheinlich aus Histiozyten umgewandelten Lymphozyten ein sogenanntes Rheumaknötchen entstehen läßt. Diese Veränderung der Kolloidnatur der Eiweißkörper im Gewebe läßt sich physikalisch durch Temperaturschwankungen, klinisch aber auch durch den ampholytischen Charakter der Eiweißbausteine erklären. Ein solcher Ampholyt ist zum Beispiel das Glykokoll – ein Stoff, der zugleich die Eigenschaften einer schwachen Säure und einer schwachen Base besitzt. Es kommt also hier zur Hemmung der Bildung von Azethylcholin und damit zu einer Störung des Kaliumzellstoffwechsels. – Hier müssen wir eine Brücke schlagen zum Verständnis unserer homöopathischen Reizdosen, wobei ein Mittel, nämlich Acid. benzoic., den Gedankengang beweisen kann. Unter der Voraussetzung, daß das Krankheitsbild mit der Modalität des Arzneibildes übereinstimmt, hat die Benzoesäure oft eine verblüffende Wirkung beim subkutanen und chronischen Gelenkrheumatismus! Entsprechende Patienten kann man nicht übersehen, besser „überriechen“: Ihr dunkler, hochgestellter Urin weist einen typischen Geruch auf, wie er auch dem Pferdeharn eigen ist, den Geruch der Hippursäure. Hippursäure ist Benzoesäure und Glykokoll:

$$\frac{C_6H_5 \cdot COOH + H_2N \times COOH \cdot C_6H}{C_6H_5 \cdot CO \cdot NH \cdot CH_2 \cdot COOH + H_2O}$$

Die Hippursäure entsteht intermediär im Eiweißstoffwechsel und wird bei pathologischen Zuständen vermehrt im Harn ausgeschieden. Meist ist sie ein Zeichen verstärkter Stickstoffbelastung. Die Benzoesäure setzt also den therapeutischen Reiz, doch wollen wir uns auch noch dem Arzneibild von Acid. benzoicum zuwenden: Es fehlen dabei nicht die Schmerzen in Muskeln und Gelenken, die wandern, aber auch im Knie und in der Achillessehne lokalisiert sein können. Dazu kommen viel Schweiß, Kopfschmerzen und Übelkeit, die sich bis zum Erbrechen steigern kann, Angstgefühle und unruhiger Schlaf. Uncharakteristische Symptome sind Kratzen im Hals, Husten und geringer, indifferenter Schleimabgang, während der dumpfe Schmerz in der Nierengegend wesentlich ist (Hippursäure wird vorwiegend in der Niere gebildet), wie überhaupt zystitische Zeichen das Bild prägen. Unser Bild einer toxischen Stoffwechselbelastung wird ergänzt durch beschleunigte Herztätigkeit mit Extrasystolen, Hochdruck mit uncharakteristischen roten Flecken bis zu makulösen und papulösen oder auch pustulösen Effloreszenzen.

Wenngleich die Benzoesäure in der homöopathischen Literatur und vor allem, vom Arzneibild ausgehend, an den charakteristischen Geruch des Urins gebunden ist, so finden sich doch auch zahlreiche Hinweise dafür, daß sich bei chronischer Arthritis, besonders bei chronischer Polyarthritis mit sekundär saurem Urin, Acid. benzoicum oft als hilfreich erwiesen hat. *Wappler* aus Leipzig empfahl die Benzoesäure sogar als ein Hauptmittel bei der Behandlung des Rheumatismus, wobei nicht unbedeutend ist, daß seine Empfehlungen sich auf eine Dosierung von D 1 und D 2 beschränken, während er die höheren Potenzen als unwirksam bezeichnet.

Mezger dagegen hat in Diskussionen mehrfach bestätigt, daß er Benzoesäure bei seinem Patientengut nicht anwenden könne, so daß er das Mittel selbst bei der Behandlung des Gelenkrheumas in Frage stelle.

Ich selbst erinnere mich an eine etwa 45jährige Patientin, die seit mehreren Jahren an einem schweren primär chronischen Gelenkrheumatismus litt. Die rheumatischen Befunde hatten sich zunächst an den kleinen Fingergelenken lokalisiert; ein neuer Schub mit Befunden an beiden Knöcheln und dem rechten Knie machte eine Einweisung in die Klinik erforderlich. Im Zuge der Rheumabehandlung hatte die Patientin sämtliche Zähne, die Tonsillen und die Gallenblase geopfert. Das alles geschah in der Zeit vor dem Kortisoneinsatz, in der noch erhebliche Mengen von Salizyl bis zum Ohrensausen sowie Pyramidon und Ichtyolpackungen angewendet wurden. Nach diesen Behandlungsmethoden entwickelte sich sukzessive eine latente Nierenschädigung mit Konzentrationsschwäche der Nieren und leichter Eiweißausscheidung, was eine toxische Nephrose vermuten ließ. Die Schweiße der Patientin rochen penetrant, und ebenso penetrant war auch ihr eigentümlicher Uringeruch, der dem ammoniakalischen Geruch eines Pferdestalles entsprach! Da wir uns damals in einer rein allopathisch geführten Klinik in der gleichen therapeutischen Not befanden, wie dies bei ausgebrannten Gelenkrheumatikern auch heute noch der Fall ist, setzte ich als Versuch, ohne lange zu überlegen, Acid. benzoicum in der homöopathischen Potenz von D 4, 3 x täglich 5 Tropfen ein. Schon am nächsten Tag berichtete die Patientin, es gehe ihr deutlich besser, sie fühle sich schon wohler, und die Schmerzen in den frisch befallenen Gelenken seien erheblich zurückgegangen! Der von mir sorgfältig beobachtete Urin war nach wenigen Tagen hell und geruchsfrei. Vorsorglich aber gab ich der Patientin in längeren Intervallen über mehrere Monate hinweg weiter Acid. benzoicum und konnte damit Beschwerdefreiheit über ein ganzes Jahr erreichen. Freilich waren die Fingergelenke noch verdickt, und die Kraft der Hände kehrte nur unvollständig zurück, aber Knie und Knöchel, die Stellen des jüngsten Befalls bei einem rheumatischen Schub, waren nach wenigen Wochen völlig ausgeheilt.

Ich verlor dann, zumal ich inzwischen die Klinik gewechselt hatte, die Patientin aus den Augen. Genau 7 Jahre nach dieser ersten Behandlung erfuhr die Patientin über andere Patienten von meinem neuen Betätigungsfeld. Sie zählte dort mit zu meinen ersten Patienten und berichtete, der damalige Behandlungserfolg habe ihr so imponiert, daß sie die ganzen Jahre immer nach einer Gelegenheit gesucht habe, mir wieder ein solch gutes Mittel abzuringen. Nach 7 Jahren aber war nun keine Möglichkeit mehr gegeben, die Behandlung mit Acid. benzoic. fortzusetzen. Angesichts der Ankylosierung der Gelenke, die inzwischen erheblich zugenommen hatte, und des aktuellen Gesamtzustandes der Patientin mit Schweißneigung und stark reduziertem Bindegewebe dachte ich nun an Silicea, zumal man doch sagen konnte, daß die seinerzeitige Behandlung immerhin einen deutlichen Einschnitt in das progrediente Krankheitsgeschehen eines primär chronischen Gelenkrheumatismus gebracht hatte.

Wenn wir bei Rheumatismus das Gefühl der Schwäche als Haupt- und grundlegendes Symptom beurteilen, so ist es nicht verwunderlich, wenn die Schwächemittel, zu denen sämtliche Säuren zählen, hier mit mehr oder weniger Erfolg eingesetzt werden können. So erweist sich die der Benzoesäure verwandte Salizylsäure sowohl schulmedizinisch als auch in homöopathischer Dosierung als durchaus erfolgreich, wenn die für Salizyl typischen starken Schweiße, die Gliederschmerzen bei Bewegung und der Herpes labialis im Gefolge einer rheumatischen Affektion auf dieses Arzneibild hinweisen. Bei beginnendem Gelenkrheumatismus, besonders aber bei Muskelrheumatismus, ist auch die Chininverbindung empfehlenswert.

Die Reihe der Säuren kann fortgeführt werden mit Acid. nitr., wobei am Übergang von Haut und Schleimhaut auftretende Schleimhautaffektionen mit Splitterschmerz ebenso bezeichnend sind für Argent. nitr. Splitterschmerzen bei Gelenkrheumatismus treten nicht selten streng lokalisiert in den befallenen Gelenkpartien, vor allem aber im Knorpel und Muskel auf und verweisen – auch in Verbindung mit stark saurem und penetrant riechendem Urin – ebenfalls auf Acid. nitr. Typisch sind hier noch Gelenkversteifung und Verschlimmerung der Schmerzen bei Wetterwechsel. Argentum met. dagegen hat den Bezug zum rechten Kniegelenk im Sinne einer Monarthritis.

Acid. formicicum oder auch Formica rufa wiederum erinnern an die Ameisenwirkung der Volksmedizin. Das Mittel erfreut sich in Form von Injektionen bei rheumatoiden Schmerzen der Muskeln und Gelenke einer zunehmenden Beliebtheit, es ist ein geeignetes Zwischenmittel bei jeder Form von Rheumatismus; ihm kann ein für den speziellen Fall ausgewähltes Mittel folgen.

Fügen wir der Reihe dieser Mittel noch Acid. sacrol. hinzu, die im Kohlehydratstoffwechsel intermediär entstehende Milchsäure, so rundet sich das Bild des Rheumatismus allgemein ab. Die Milchsäure wird für Ermüdungserscheinungen der glatten und quergestreiften Muskulatur verantwortlich gemacht – auch daraus ersehen wir einen Eingriff in den Stoffwechsel, den wir für die Reiztherapie nutzen. Im Arzneibild der Milchsäure herrschen rheumatoide Erscheinungen mit Verschlimmerung bei jeder Bewegung, Muskelschwäche und Müdigkeit sowie gastrische Störungen mit Neigung zu Sodbrennen und sauren Stühlen vor. Frösteln, kalte Extremitäten und auch Katarrhe mit trockenem Reizhusten sind allgemeine Befunde, die beim Rheumatismus in allen Schattierungen und Intensitäten vorkommen. Wohl jeder kennt das Syndrom des Muskelkaters nach Überanstrengung mit Anhäufung von Stoffwechselschlacken in der Muskulatur. Dieses Syndrom löst einen Schmerz aus, den man durchaus mit dem Rheumaschmerz vergleichen kann. Hier sollte Acid. sacrol. in D 3 – D 6 verordnet werden. Einen nach einer Bergtour auftretenden Muskelkater können Sie sowohl mit einem heißen Bad als auch mit einer Tasse Bohnenkaffee beeinflussen, sie bringen die Durchblutung der Muskeln wieder in Gang und fördern sie. Man kann aber auch den Versuch machen, den Muskelkater in wenigen Stunden mit Acid. sacrol. D 3 oder D 4 elegant zu beseitigen.

11.2 Die homöopathischen Hauptmittel für die Behandlung von Rheumatismus

Zu den wichtigsten und zuverlässigsten Mitteln zählt Bryonia. Die Tinktur der Zaunrübe, deren Wirkung man den Glykosiden und Alkaloiden zuschreibt, enthält größere Mengen von Betain (quartäre Ammoniumverbindung des Glykokolls). So kommen wir wieder auf unseren Stickstoffhaushalt bzw. den Eiweißstoffwechsel zurück. Der erfahrene Kliniker zieht bei einer Betrachtung des rheumatischen Syndroms den Schluß, daß beim Versagen der früher üblichen Salizylsäure dieser in der Therapie nur ein Mittel gleichzustellen ist, nämlich Bryonia. Er empfiehlt es in der Dosierung von D 1 bis D 3, wie ja in der Literatur grundsätzlich die tieferen Potenzen dominieren. Für Bryonia ist es besonders wichtig, eine Differenzierung des Arzneibildes vorzunehmen, da eindeutige Erfolge bei einem schweren rheumatischen Geschehen nur dann zu erzielen sind, wenn das Arzneibild weitgehend zum Krankheitsbild paßt. Die Symptomatik von Bryonia weist sowohl auf die serösen Häute wie Meningen, Pleura, Perikard und Peritoneum als auch auf die Synovia der Gelenke. Schon die geringste Bewegung – selbst eine Berührung – verschlimmert die Schmerzhaftigkeit, ebenso jedoch, wie sich aus dem Behandlungsfall gezeigt hat, der Druck eines Verbandes. Allgemeinsymptom ist eine große, den Durst provozierende Trockenheit der Schleimhäute mit Besserung durch Schweißausbruch und Ingangkommen von Absonderungen, im speziellen Fall auch schon durch die Punktion eines Ergusses. Organbeziehungen verweisen auf Leber und Gallenblase, wie der ganze Charakter des Bildes bzw. des Bryonia-Patienten cholerischer Natur ist. Gastritische und biliäre Beschwerden verursachen einen trockenen und harten Stuhl, so daß zum Arzneibild auch die Verstopfung gehört. Die Haut über den Gelenken ist geschwollen, gerötet und hochgradig empfindlich. Entsprechend der Reizempfindlichkeit der Gewebe gegenüber Bryonia hat *Stiegele* die Dosierung folgendermaßen abgestuft: D 1 bei Gelenkrheuma, D 2 bei Bronchitispneumonie, Pleuritis, Appendizitis und Cholezystitis, D 3 bis D 4 bei Magen-Darm-Erkrankungen, während er bei berstendem Kopfschmerz, der sich bei Bewegung verschlimmert, D 5 verabreicht. Auch die Meningitis gehört hierher, die man mit höheren Potenzen angehen sollte.

Wohl kein Rheumamittel wird in seiner Arzneimittelstruktur die Beziehung zur Wetterfühligkeit und zum Klima vermissen lassen. So ist es bei Sulfur und Hepar sulf. die Erkältungsanfälligkeit gegenüber kaltem Luftzug, bei Aconit ähnlich, während bei Natr. sulf. und Rhus tox. ebenso wie bei Dulcamara vor allem Nässe ätiologische Bedeutung hat. Für Beschwerden durch Wetterfühligkeit/Wetterwechsel dagegen erscheint Rhododendron speziell geeignet. Aus dem Gedanken heraus, daß dieses eine hervorragende Modalität gegenüber Wettereinflüssen besitzt, habe ich viele Jahre mit Rhododendron gearbeitet. Ich wurde aber eigentlich lange enttäuscht, obwohl gerade im süddeutschen Raum viele Föhneinflüsse wirksam werden und Wetterwechsel im Sinne eines Reizklimas fast regelmäßig Krankheiten provozieren helfen, so daß ich ein durchaus für den Einsatz von Rhododendron geeignetes Patientengut zur Verfügung hatte. Erst als ich beim Studium der Rheumaliteratur auf die Beobachtungen von *Stauffer* und *Jahr* zurückkam, denen sich auch *Stiegele* unterworfen hatte, daß nämlich erst eine Dosierung der Urtinktur und der D 1 Erfolge bringt, konnte ich mich davon überzeugen, daß Rhododendron ein äußerst wirksames Rheumamittel ist. Das trifft vor allem dort zu, wo die Anfangserscheinungen einer akuten Entzündung bereits abgeklungen sind und latente chronische Leiden zu Funktionsbehinderungen führen, die besonders beim Hinzukommen klimatischer Reizelemente in Erscheinung treten. Gerade bei Klimawechsel kann eine entsprechende Schmerzbeeinflussung beobachtet werden. Urtinktur wie auch D 1 und Rhododendron sind bei relativ frischen Fällen, die noch nicht das Stadium des Ausgebranntseins erreicht haben, höchst wirksam.

Dies wird auch bestätigt durch jahrelange Erfahrungen der sibirischen Volksmedizin, in der Rhododendron als Tinktur zur Behandlung des rheumatischen Formenkreises bereits vielfach angewendet wird. Schon *Staehlin* erwähnte es in seinem botanischen Reisebericht und führte den Komplex Rhododendronbehandlung in die mitteleuropäische Botanik ein.

Die Besprechung der großen Mittel für die Behandlung des Rheumatismus können wir nicht abschließen, ohne Sulfur zu erwähnen, das in einer Dosierung von D 3 und D 6 (nach *Stiegele*), nach meiner Erfahrung jedoch auch in höheren Potenzen durchaus geeignet ist, als Zwischenmittel einer Rheumabehandlung eingesetzt zu werden. Dabei fußt die Erfahrung vor allem auch auf den Beobachtungen der in verschiedenen Badeorten durchgeführten Schwefelbehandlung. Man muß jedoch berücksichtigen, daß hochaktiver Schwefel, der ja die Oxidationsprozesse im Organismus beschleunigt und seine Wirkung in der Leber entfaltet, nicht für den akuten Rheumatismus geeignet ist, sondern nur bei einem subakuten bzw. besser noch subchronischen Zustand eingesetzt werden sollte! Erst unter diesen Voraussetzungen können wir im Zuge einer kurzfristigen Reaktivierung des Prozesses einen eindeutigen Einfluß auf das Gesamtgeschehen beobachten, wobei nicht selten auch monoartikuläre und sekundäre rheumatoide Belastungen in eine Ausheilungsphase hineinkommen.

Beim primär chronischen Gelenkrheumatismus ist die Schwefelbehandlung, bei der wir am liebsten mit Acid. sulf. in D 1 oder D 2 über die Gelenke quaddeln, als Reiztherapie anzusehen, die anfangs erhebliche Reaktionen im Gewebe, zum Teil auch die Aktivierung eines Fiebers bewirkt, später aber in eine verbesserte Heilungsbasis mündet. Ähnliches gilt auch für die schon von früheren Homöopathen vielfach beschriebene, oft sehr überzeugende Behandlung mit Mercur, bei dem wiederum weniger der subchronische Zustand aktiviert wird, als der subakute Zustand mit seinen subfebrilen Temperaturen eine verbesserte Ausheilungstendenz erfährt. Schwefel ist übrigens auch der Heilfaktor vieler Rheumathermen (z.B. Bad Birnbach).

Der viszerale Rheumatismus

Wenn wir von der PCP als der häufigsten rheumatischen Erkrankung absehen, kennen wir verschiedene Sonderformen, die von der PCP abgeleitet werden können und sich hauptsächlich mit viszeralen Organbelastungen verbinden. Dazu gehört beispielsweise das *Felty*-Syndrom, das sich von einer chronischen Polyarthritis vom Typ der PCP durch Milztumor und Leukopenie unterscheidet. Meist ist der Beginn akut, aber das Krankheitsbild kann sich auch schleichend zur PCP entwickeln. Als Organsymptome fallen eine Leber- und Milzvergrößerung sowie eine Lymphknotenschwellung – zum Teil auch in der Ellenbeuge – auf. Bei einer Eosinophilie als Folge dieser Erkrankung kann es gelegentlich zu einer Granulozytose mit entsprechenden Schleimhautnekrosen kommen. Das Leiden entspricht klinisch, röntgenologisch, biochemisch wie auch rheumaserologisch dem Krankheitsbild der PCP. Nur ein einziger Fall ist mir in Erinnerung, bei dem nach mühseligen Behandlungsversuchen – vorwiegend mit Lebermitteln, aber unter anderem auch mit Ceanothus, Ferr. phos. und schließlich Mercurius – eine deutliche Besserung erzielt werden konnte, so daß es sicher verkehrt wäre, diese Mittel als typisch anzusprechen.

Besser erscheinen die Ergebnisse bei dem ebenfalls als viszeral bezeichneten Rheumatismus des *Sjögren*-Syndroms mit dem Leitbild einer Keratoconjunctivitis sicca, einer Sekretionsstörung von Tränen- und Speicheldrüsen, wobei eine allgemeine Belastung rheumatoider Natur besteht. Betroffen sind meistens Frauen im Klimakterium oder zu Beginn der Menopause. Hier kann ich über zwei sehr gute Behandlungsergebnisse bei Patienten berichten, die sowohl von opthalmologischer als auch von internistischer Seite bereits mehrere Jahre therapiert worden waren. Bei der stationären Behandlung verabreichten wir Kalium bichrom. Gerade dieses scheint mir zu diesem Krankheitsbild mit der Austrocknung der Schleimhäute eine besondere Beziehung aufzuweisen, zumal Kalium bichrom. auch schmerzhafte Lokalisationen mehr punktueller Natur im Bindegewebe beeinflussen kann. – In den beiden von uns behandelten Fällen konnte eine Patientin völlig geheilt das Krankenhaus verlassen. Sie wurde zwar 2 Jahre später mit einem Rezidiv, das sich vorwiegend im Augenbereich abspielte, erneut aufgenommen, aber auch diesmal war Kalium bichrom. wieder hilfreich. Die Anwendung erfolgte – über mehrere Wochen – mit der 6. LM.

Infektarthritis oder Rheumatoide

Darunter vertehen wir die als Folge von infektiösen Krankheitsprozessen auftretenden Schmerzen in den Gelenken. Dabei muß es sich nicht ausschließlich um bakterielle, infektiöse oder metastatisch infolge eines Grundleidens auftretende Gelenkentzündungen handeln, sondern es können auch lokalisierte Prozesse sein. Bei der *infektiösen Genese* kennen wir rheumatische Bilder nach Scharlach, Typhus, Paratyphus und Viruserkrankungen; *abakterielle* Auswirkungen zeigen sich nach anderen serologischen Fremdserenallergien. Charakteristisch für solche Rheumatoide sind die fehlende autonome Progredienz, eine wesentlich geringere BSG-Beschleunigung und das Fehlen serologischer Rheumanachweise. Diese Symptombilder sind einer homöopathischen Behandlung besonders zugänglich – um so mehr, als ursächliche Beziehungen einfacher zu deuten sind als beim primär chronischen Gelenkrheumatismus. Da bei Rheumatoiden vorwiegend einzelne Gelenke befallen werden, empfiehlt sich nach meinen Erfahrungen eine lokale Therapie in Form von Quaddelung mit Einzelmitteln, wobei Acid. formic., Acid. sulf., Mistelpräparate und nicht zuletzt Procain eingesetzt werden können. Bei anaphylaktischen Prozessen nach Behandlung mit Fremdseren (Pockenimpfung!) empfiehlt sich Thuja. Da mit anaphylaktischen Reaktionen auch eine Eosinophilie des Blutbildes einhergeht, ist auch Rhus tox. hier wirksam. Bei Rheumatoiden als Folge des Morbus *Boeck* mit Bezug zur Tuberkulose kann eine Tuberkulinbehandlung mit Typus bovinus oder gallinus erfolgreich sein.

Wenn wir die Erfahrungen von *Stiegele, Wappler* und *Schütz* in Bremen mit unseren eigenen zusammenfassen, so kommen für die Behandlung der Polyarthritis in erster Linie Bryonia, Phytolacca, Rhododendron und Acid. benzoicum in Frage; in seltenen Fällen werden ätiologische Faktoren aufzuschlüsseln sein, die mit Aconit, Dulcamara und Rhus tox. zu behandeln sind. Wie bereits am Fall erklärt, kommt bei der weiblichen Polyarthritis Natr. mur. in Frage, jedoch nicht als Routinemittel. Eher setzt man Cimicifuga und Pulsatilla ein; bei einzelnen speziellen Lokalisationen kommen noch Caulophyllum (kleine Fingergelenke) und Kalium carbonicum (Hüftgelenke) hinzu, während man Lokalisationen an der Schulter mit Ferrum behandelt. Daneben aber wird noch ein Mittel eingesetzt, das in seinem Arzneibild eine Schwellung im Gewebe zeigt, oft genug aber vergessen wird, nämlich Apis – bei der Polyarthritis allerdings mit der Modalität, daß die Wärmeapplikation schlecht vertragen wird und eine kühle Auflage eine deutliche Besserung bringt. So korrespondiert Apis mit Ledum palustre und evtl. mit Bryonia.

Aber auch mit kleineren Mitteln können wir das Krankheitsgeschehen einer Polyarthritis befriedigend beeinflussen. Dazu gehören unter anderem Jodkali D 2 – D 4 und Ichtyolum D 1 bei Kniegelenkarthritis, Cholchicum bei der schon zur Hyperurikämie neigenden Arthritis und Ferr. phos. beim reaktionsarmen Bild einer chronisch progredienten Polyarthritis – vorwiegend im Bereich der oberen Gelenke.

Nach vorausgegangener Kortisongabe führen Zwischenbehandlungen mit ACTH D 12 oder Kortison D 12, mit Nosoden von Irgapyrin oder anderen Rheumamitteln häufig zu einer Besserung.

Die degenerativen Gelenkerkrankungen

Wie beim entzündlichen Rheumatismus spielen sich auch beim degenerativen die pathologischen Prozesse im Bindegewebe vorwiegend in dem gefäßlosen Knorpelgewebe ab. Die Arthrosen, wie die degenerativen Erkrankungen auch genannt werden, stellen im Krankengut der Rheumatiker zweifellos den größten Anteil, wobei auf Grund vielseitiger Belastungen – seien sie traumatisch, alters- oder auch stoffwechsel- bzw. durchblutungsbedingt – eine große therapeutische Breite besteht. Neben den bekannten physikalischen Maßnahmen wie heißen Auflagen, Bädern, lokalen Injektionen, Kurzwellen oder Mikrowellen, haben wir im homöopathischen Repertoire eine Fülle von Medikamenten, die z.T. recht überzeugende Heilerfolge bringen können. Allerdings wirkt es sich erschwerend und meist nachteilig für die Behandlung aus, daß es sich im allgemeinen um Patienten handelt, die schon viele Jahre an ihren degenerativen Beschwerden leiden, wodurch bereits häufig beginnende Ankylosierungen, sekundäre Myogelosen, Durchblutungsstörungen und erhebliche Knorpelabnutzungen entstanden sind, die eine tiefgreifende Therapie unmöglich machen.

Während bei entzündlichen Gelenkerkrankungen im Zusammenhang mit der Synovialflüssigkeit der Gelenke eine Störung im Mechanismus der enzymatischen Hyaluronsäurepolymerisation vorliegt, ist bei degenerativen Gelenk- oder Bandscheibenveränderungen keine erhöhte Aktivität der Synovialflüssigkeit zu finden, wobei hier allerdings mechanische Momente eine wesentliche Rolle spielen und auch biochemische Vorgänge im Knorpelstoffwechsel als auslösende Faktoren diskutiert werden. Diese kann man bisher noch nicht im einzelnen differenzieren. Nach unseren Erfahrungen hat sich etwa bei Kniegelenksarthrose eine meist mit den arthrotischen Gelenken der unteren Extremitäten verbundene erhebliche variköse Belastung gezeigt, was zweifellos auf einen Durchblutungsfaktor hinweist. Typische degenerative Prozesse – gerade in den unteren Extremitäten – entwickeln sich aber im Bereich der stärksten statischen Belastung. Dabei handelt es sich um oligoartikuläre Belastungen, d.h., es sind nur wenige der Statik besonders zugängliche Gelenke befallen. Je mehr degenerative Veränderungen auftreten, desto stärker weist die Ätiologie auf Stoffwechselvorgänge hin, die zwar bisher im einzelnen nicht aufgedeckt werden konnten, aber durchaus zu diskutieren sind. So spricht man auch von einem „Faktor x", einem unbekannten Faktor, der besonders bei Hüftgelenksarthrosen für die Progredienz des Leidens verantwortlich gemacht wird.

Bei der Vielschichtigkeit des arthrotischen Problems ist, was frühzeitig auszugleichende statische Fehlstellungen oder Fehlhaltungen betrifft, die Prophylaxe sicherlich von wesentlicher Bedeutung.

Neben den Verschleißerscheinungen des Knorpels, die, wie bereits erwähnt, viele Ursachen haben können, kommt es bei den Arthrosen zu intermittierenden Reizerscheinungen entzündlicher Natur, die weniger den Knorpel als die Gelenkkapsel, die Synovialflüssigkeit bzw. den Schleimbeutelbefund sowie die Sehnen und den Bandapparat betreffen. Die Funktion des Gelenkes ist hiervon weitgehend abhängig, so daß sich die eingesetzte Therapie, im Zweifelsfall auch ein arthroskopischer Eingriff am Gelenk, meistens bewährt.

Am stärksten belastet sind die Knie- und Hüftgelenke, bei denen sich eine Überbeanspruchung am deutlichsten bemerkbar macht. Typische Zeichen sind Schmerzfreiheit in Ruhe und größerer Anlaufschmerz mit Besserung des Schmerzes nach anhaltender Bewegung. Im Gegensatz zur Polyarthritis wirkt sich Wärmeapplikation bei Arthrosen fast durchweg positiv aus, was auch für eine Durchblutungsverbesserung auf sekundärem Weg in Form von Bädern, Wärmeapplikationen nach Salben und sonstigen durchblutungsfördernden Maßnahmen gilt. Nicht zu vergessen ist dabei, daß sich arthritische Prozesse in arthrotische Formen umwandeln und damit Mischformen eines Gelenkbefalls auftreten, die vom chronisch deformierenden arthritischen Gelenk zum belasteten degenerativ arthrotischen Gelenk fließende Übergänge zeigen. Verständlicherweise sind Entzündungsnachweise nur bei sekundär belasteten arthrotischen Gelenken möglich, wobei die Serumreaktionen auf Rheumafaktor immer negativ sein werden und der Antistreptolysintiter nicht reagiert.

Während die Hauptbelastungen im Knie- und Hüftgelenk liegen, zeigen sich auch arthrotische Degenerationsprozesse im Bereich der Hand, besonders der Fingerendgelenke, und werden hier als Heberden-Arthrose bezeichnet, die zu indolenten, erbsengroßen Verdickungen im Bereich der Dorsalfläche der Fingergelenke führt. Das Leiden wird gelegentlich mit Gicht verwechselt.

Polyarthrosen treten häufig bei Frauen nach der Menopause auf, wobei ebenfalls arthrotische Veränderungen von Hüft- und Kniegelenken im Vordergrund stehen. Aber auch die Finger- und Metakarpalgelenke der Hand werden befallen. Sehr häufig treten dabei entzündliche Erscheinungen durch Überbelastung der Finger auf, etwa bei körperlicher Arbeit. Auch hier ist der Rheumafaktor entscheidend für die entsprechende Beurteilung. Das arthrotische Geschehen zeigt sich auch im Bereich der Wirbelsäule in Form von Spondylosen, Spondylarthrosen und Bandscheibendegeneration, so daß das zervikospondylogene Syndrom, das Okzipitalsyndrom, das zervikobrachiale Syndrom und das thorakospondylogene Syndrom als Arthrose gedeutet werden.

Für die Behandlung der Arthrosen hat fast jeder Arzt sein Spezialrezept. Wir wollen uns hier auf die wenigen bewährten Mittel der Homöopathie beschränken, wobei meist eine sinnvolle Kombination mit äußerer Wärmeapplikation und Reiztherapie sowie physikalischen Maßnahmen möglich ist – dem komplexen Bild der Arthrose entsprechend, das auch eine vielseitige Therapie erfordert.

Im Gegensatz zum in der Homöopathie häufig erwähnten Rhus toxicodendron, das uns als Arthrosemittel oft genug im Stich läßt und für seine Wirkung zweifellos eine Allergenbelastung des Gelenkes voraussetzt, hat sich Causticum als eines der wichtigsten Arthrosemittel bewährt.

Causticum, das als Ätzstoff *Hahnemann*s aus frisch gebranntem, aus Marmor gewonnenem Kalk nach der alten *Hahnemann*schen Vorschrift hergestellt wird, hat in der Homöopathie immer wieder die Gemüter insofern beunruhigt, als es nichts als Wasser enthalten soll. Andererseits zeigt sich nach seiner Anwendung immer wieder eine sehr tiefgreifende charakteristische Besserung der entsprechenden Leiden, so daß Causticum von den Empirikern bis heute hoch gepriesen wird, während die Wissenschaftler immer noch mit Skepsis an dieses Mittel herangehen. Wir wissen, daß eine Ähnlichkeit zu den Ammoniaksalzen besteht und auch Bezüge zum Kalium carb.-Bild vermutet werden. Ich möchte mich hier auf die Wirkung des Mittels beschränken und die Diskussion zunächst kommentarlos weitergehen lassen.

Die *Hauptwirkung* von Causticum ist auf den Bewegungsapparat mit brennenden, reißenden und lähmenden Schmerzen zugeschnitten; in den Gliedern tritt ein Gefühl des Zu-kurz-Seins auf, es besteht das Bedürfnis, sich zu strecken und zu dehnen. Causticum ist in die Mittel der rheumatisch-arthritischen und neuralgischen Beschwerden einzuordnen. Es setzt Trockenheit von Haut und Schleimhäuten voraus, wie wir sie häufig bei chronischen Polyarthritikern finden; die Schmerzen sind brennend, die Besserung bei feuchter Witterung ist eindeutig. An Muskeln und Gelenken bestehen lähmungsartige Schmerzen, die Gelenke sind „wie verrenkt", sie sind steif, und die gelenknahen Bezirke weisen einen reißenden und ziehenden Schmerz auf. Um eine Besserung zu erreichen, muß der Patient sich bewegen – ein typisches Arthrosesymptom, das dem Rhus tox. zugeordnet wird. Die Verschlimmerung tritt vor allem nachts auf – in der Bewegungsverarmung. Es treten dann, verstärkt durch Kälte und kalte Luft, in den befallenen Gelenken und Extremitäten während der Nacht lähmungsartige Erscheinungen auf, sie wirken wie „Eingeschlafensein" mit Parästhesien und ähnlichen Sensationen. Wie Parästhesien an Frühsymptome der Polyarthritis erinnern, so tun es hier die abgestorbenen Finger, so daß auch hier – im Vorfeld der entzündlichen Erscheinungen als Bereitschaftssyndrom des Bindegewebes – an Causticum zu denken ist. Für die Hüftgelenksarthrose kommt vor allem das bewährte Kalium carb. in Frage, das die Schwäche, die Schweißneigung und die Verschlimmerung morgens gegen 3 Uhr und in der Empirie die Belastung der Hüftgelenke nachweisen läßt.

Wenn es um die Polyarthrose der Frauen im Schultergelenk geht, ist Cimicifuga ein typisches Mittel in Verbindung mit Sepia und evtl. Hedera helix. Bewährt hat sich auch Petroleum in D 3 bis D 12 – evtl. auch höher – bei den typischen knarrenden Gelenken, jedoch mehr noch beim HWS-Syndrom mit entsprechender Spondylarthrose der HWS.

Bei unserem heutigen Patientengut stellt das Arm-Schulter-Syndrom bzw. der Armschmerz, der sich sowohl neuralgieform als auch degenerativ im Bereich der zahllosen Möglichkeiten des Schultergelenkes abspielen kann, ein besonderes Kapitel dar. Bei links- oder rechtsseitigem Auftreten kommen Ferr. mur. oder Oxyd. nitr. D 5 in Frage, für Frauen jenseits des Klimakteriums ist bei der brachial-neuralgischen Form ebenso Sanguinaria ein typisches Mittel. Während entzündliche Erscheinungen mehr auf Ferr. phosph. ansprechen, sind bei degenerativen Erkrankungen des Schultergelenkes Ferr. acetic., Ferr. oxy. nigr. und Ferr. mur. wirksam. Wie Sie wissen, wenden wir bei Kreuzschmerzen Ferr. oxy. rubr. in D 3 oder Aesculus in D 4 an, während Steißbeinbeschwerden (Kokzygodynie) elegant mit Castor equi

D 4 beseitigt werden können. Wenn es um einen linksseitigen Arm-Schulter-Schmerz geht, bestehen auch Bezüge zu Pulsatilla und Dulcamara; das Symptom erfordert aber in jedem Fall eine eindeutige Differenzierung und stellt auch dann noch oft eine Crux in der Behandlung dar.

Es bleibt nun noch ein Wort zur Ischialgie zu sagen, die oft als Folge spondylotischer Veränderungen der WS auftritt, aber in ihrem Krankheitsverlauf eine gewisse Eigenständigkeit zeigt. Hier ist Nux vom. das Mittel bei entsprechend gelagerten Spastikern mit Hämorrhoidal- und Obstipationsbeschwerden sowie nach vermehrtem Genuß von Nikotin und Alkohol. Bei Schmerzbesserung im Liegen und Verschlimmerung vor allem beim Sitzen ist Ammonium mur. das typische Mittel, wobei, wie von Causticum bekannt, das Gefühl einer Verkürzung von Bein bzw. Achillessehne auftritt. Cholocynthis setzt man ein, wenn beim Anziehen der Beine eine typische Besserung eintritt, es besteht meistens eine Verbindung zu abgelaufenen oder latenten Cholezystopathien. Ein immer wieder bewährtes Hauptmittel ist Gnaphalium; wir wenden es von D 4 bis D 30 bei all denjenigen Kranken mit Ischias an, die besonders im L 5-Bereich eine Parästhesie aufweisen. Diese reicht bekanntlich meistens von der Kniekehle abwärts über den äußeren Knöchel bis zur Großzehe und zeigt dort schmerzhafte Zonen. Auch Zincum val. D 2 bis D 4 hat in seinem Arzneibild das Einschlafen der Beine in Verbindung mit zuckenden Schmerzempfindungen, bei denen dem Patienten das Bein geradezu hochgerissen wird. Cimicifuga, Aesculus, Sulfur und Rhus tox. ergänzen das Repertoire der Mittel, die bei einer Ischialgie als Folge von degenerativen Erkrankungen der Wirbelsäule einzusetzen sind.

Nie aber sollte Tuberkulin als Anfangs- und Zwischentherapeutikum vergessen werden, das auch zum Reaktionswandel nach längeren Phasen einer supprimierenden Chemo- oder Kortisontherapie erforderlich ist!

11.3 Gelenkerkrankungen und ihre Lokalisation als Therapiehinweis in der Homöopathie

Die Lokalisation eines Gelenkschmerzes und der daraus folgenden Funktionsbehinderung ist beim Rheumatismus so vielfältig, daß es müßig erscheinen mag, darüber zu sprechen. So soll dies auch keine neue Symptomatologie des Rheumas sein, sondern vielmehr eine diagnostische Differenzierung, die nur für eine nachfolgende homöopathische Behandlung wichtig sein kann! Dennoch lehrt die Erfahrung, daß bei einer großen Zahl von Gelenkerkrankungen allein mit der Lokalisation eine Differenzierung (z.B. zwischen entzündlichen und degenerativen Erkrankungen) möglich wird – ganz zu schweigen von den monoartikulären Formen bei darmassoziierten Arthritiden oder auch bei der Gicht.

Unabhängig von der Lokalisation bleiben Schmerz, Schwellung und Bewegungsbehinderung, es bleiben auch immunologische Hinweise aus dem Blut, die vor allem für Verlauf und Prognose bedeutsam sind. Unwesentlich ist eine Lokalisation auch für eine Therapie nach den üblichen supprimierenden Methoden – nicht dagegen für eine homöopathische Behandlung, die neben den ätiologischen Faktoren frühzeitig auch das lokale Formbild in die differentialtherapeutischen Überlegungen einbezieht.

Wer eine solche Behandlungsmöglichkeit nutzen will, sollte drei wichtige Gesichtspunkte beachten:

1. Die die Krankheit auslösenden Faktoren müssen möglichst frühzeitig und gründlich erforscht werden.
2. Es muß nach reaktions- oder konstitutionsbezogenen Merkmalen gesucht werden.
3. Das Behandlungsrisiko, das durch Unterlassung sofortiger hilfreicher Maßnahmen entsteht, muß richtig eingeschätzt werden – auch unter dem Gesichtspunkt, daß diese Maßnahmen nicht auf Dauer helfen.

Tab. 12 Zusammenfassung der Rheumabehandlung.

Auslösende Ursachen = Ätiologie	
Angina tons. u. chron. Tons.	Phytolacca
Grippe	Influenzin u. Echinacea, Gels.
Durchnässung	Feuchte, kalte Luft, Bewegung↑ = Rhus tox.; Erhitzen u. kalt Duschen = Dulcamara; Allgemein: Calc. carb. (Kreuzschm. periodisch) Nux mosch., Ruhe ↓
Zug und Wind	Belladonna (Haarschneiden!), Aurum, Calcium carb. (Bewegung↓), Causticum, China (Bewegung↓), Capsicum.
Trockener Ostwind	Aconit (Unruhe, Berührungsempfindlichkeit); Bryonia: Bewegung↓; Arsenic. alb.: nächtl. Brennschmerz, Unruhe; Nux vomica: Bewegungsscheu.
Wetterwechsel	Bryonia, Calc. carb., Colchicum., Mercurius sol., Natrium sulf., Phosphorus, Kalium sulf., Rhododendron, Rhus tox.
Überanstrengung	Arnica, Rhus tox., Tartarus, Belladonna, Nux vom.
Endokrinum	Pulsatilla (Östrogenirritation), Fingergrund- und Mittelgelenke; Cimicifuga (adipös, alle kleinen und mittleren Gelenke, zyklothyme Depressionen); Lachesis: postinfektiös u. ovaripriv. li>re; Natr. mur.: Thyreoidea; Caulophyllum: kl. Gelenke, postmenopausisch;
Bewegungsmodalitäten	
Ruhe ↓	Dulcamara, Nux mosch. (zerschlagen), Rhododendron (Wetter), Chamomilla (Reizbarkeit, überempfindlich), Ruta (Bewegungsdrang), Lycopodium (Hepar!), Thuja (Metacarpale, Wechsel!), Nux mosch.
Bewegung ↓	Spirea ulm., Belladonna (Wind, Sonne), Bryonia (Ostwind, Berührungsempfindlichkeit), China (Zug, Wind), Colchicum (Wetterwechsel), Nux vom. (Scheu vor kalter Luft), Ruta (Bewegungsunruhe der Beine im Liegen).
Schmerzen treiben aus dem Bett	Chamomilla, Rhus tox., Zincum (Rücken!), Ferrum met. (li. Schulter), Sanguinaria (re. Schulter), Veratrum (kollapsig!).
Wärme allgemein	Apis, Phosphorus, Ledum.
Bettwärme ↓	Mercurius sol., Lycopodium Aconit, Chamomilla, Colchicum, Pulsatilla, Rhus tox., Thuja.

Lokale Beschwerden		
Schulter	re.	Sanguinaria, Apis, Chel. lept.
	li.	Ferrum met. u. Salze, Phyt., Pulsatilla, Ledum, Thuja, Jod, Lachesis,
	(Wirbel)	Phosphorus (Schulterblatt), Tartarus. Acidum benzoicum (Gelenk!).
	re.	Ausstrahlung v. Nacken: Herdera Helix, Menyanthes trif., Calcium fluor.
Hüfte		Colocynthis, Guajacum, Acid. benzoicum, Allium sat., Val., Rhus tox., Ledum, Carb. s., Kali bi., Calc. c., Pub., Phos., Causticum, Natr. s.
Fuß und Hände (kl. Gelenke)		Caulophyllum (postmenopausisch), Actaea spic., Colchicum., Acidum benzoicum (Fuß!), Kalium bichrom. (Knöchel).
	Großzehe:	Acid. benz., Colchicum. Ledum, Manganum (li), Pulsatilla, Guajanum, Rhododendron, Lachesis, Sabina, Ruta grav. (Handgelenk, Schleimbeutel).
Knie und Ellbogen		Angustura, Sulfur, Ichtyol, Petroleum, Acid. benz. (li), Berberis (li), Phytolacca, Kali jod., Kali carb., Causticum, Fluor acid (re), Ledum (re), China (re), Wechsel mit Lycopodium (Arthrosen), Sticta pulm. (Ellbogen), Valeriana.
Knöchel		Causticum, Sulfur, Acid. sulf., Natr. mur., Eupat. perf., Iris, Ledum, Oleum jecoris aselli, Guajanum.
Schleimbeutel		Sticta pulm., Jodum (Knie), Sulfur, Silicea.
Sehnen	zu kurz:	Guajacum, Causticum, Ruta.
Hände, Finger		Actaea spic., Ammon. phos., Antimon crud., Caulophyllum, Herdera Helix, Polygonum aviculare *(Bouchart).*
Handgelenk		Actaea, Caul., Hippomanes, Laburnum (Schwäche!), Ruta, Sabina
Oberkiefer		Niccolum, Rhus tox.
Wirbel	a) zervikal	Actaea racem., Niccolum, Sticta.
	b) thorakal	Agaricus, Medorrhinum, Rhus tox.
	c) lumbal	Ginseng, Medorrh., Rad. brom., Rauwolfia, Lithium benz., Rhus tox.
Gicht		Colchicum D 3, Acid. uricosum D 7, Lycopodium, Guajacum (Sehnen!), Lithium carb. (Ziegelmehlsediment), Acid. benzoicum (tophi), Ledum.
Gelenkerguß	akut	Apis, Bry., Canth., Sticta.
	chronisch	Bry., Abrotanum, Jod, Kali jod., Sticta.
Schleimbeutel		Abrotanum, Bryonia, Colchicum, Kali jod., Sticta.

Dies alles gilt besonders für das rheumatische Fieber mit seiner Herz- und Kreislaufgefährdung. Allein die Schwere des Krankheitsbildes unter gleichzeitiger Berücksichtigung etwaiger Nebenerkrankungen (Herz, ZNS, Niere etc.), die Einbeziehung der möglichen Regenerationsfähigkeit wic auch von Jugend und Alter bestimmen die Auswahl des geeigneten Mittels.

Unter diesen Gesichtspunkten ist der *jugendliche Gelenkrheumatismus* am meisten gefährdet in bezug auf suppressive Therapien, die eventuell Wachstum und Knochenstruktur beeinflussen. Die Gefahr iatrogener Schäden ist um so größer, als gerade Jugendliche auf Schmerzfreiheit bestehen, da sie ihren Aktionsradius im Vergleich zu Gleichaltrigen nicht einschränken wollen und deshalb mit Nachdruck auf eine schnell wirkende Therapie drängen, ohne auf Vorbehalte im toxischen Kalkül zu achten.

Kriterien einer rheumatischen Frühdiagnostik

Sehr wichtig ist die Frage nach dem *Beginn eines rheumatischen Leidens*, da für jede Form eines Gelenkleidens spezielle Prädilektionsalter bekannt sind. So ist das Manifestationsalter der juvenilen Polyarthritis das 1. bis 3. Lebensjahr und später das 10. bis 15. Lebensjahr, in dem die hormonellen Umstellungen erfolgen. Die Spondylitis ankylosans entsteht im 20. bis 30. Lebensjahr, die chronische Polyarthritis am häufigsten vom 35. bis 40., Gonarthrose ab dem 40., Arthritis urica zwischen dem 40. und 60., Psoriasisarthritis ab dem 20. und schließlich die Involutionsosteoporose nach dem 50. Lebensjahr.

Die Kenntnis der Lokalisation, Ausdehnung und Ausstrahlung von Schmerzen erlaubt oft schon die Differenzierung in arthritische (Dauerschmerzen) und arthrotische (periodisch auslösbare Schmerzen) Affektionen.

Die chronische Polyarthritis kann jedes Gelenk treffen. Trotzdem kann man die Lokalisation auf Fingergrund- und Mittelgelenke konzentrieren, während z.B. die psoriatische Arthritis die Endgelenke oder auch alle Gelenke eines Strahls betrifft und die Polyarthrose an den Mittel- und Endgelenken sitzt. Hier fügt sich auch die radiologische Diagnose der Gelenkspaltverschmälerung ein; periartikuläre Sklerose und Osteophyten am Gelenk sprechen für eine Arthrose, Usuren am Gelenk sowie zystoide Defekte mit verwaschenen Strukturen dagegen mehr für die cP. Bei Gicht ist – neben dem Kniegelenk, Sprunggelenk und der Fußwurzel – der Befall am Großzehengrundgelenk typisch, gelegentlich auch am Daumengrundgelenk, was mit dem Befund einer Rhizarthrose zu differenzieren ist.

Morbus *Reiter* und darminfektiöse Monarthritiden betreffen meist einseitig das Kniegelenk und nur gelegentlich auch Fuß- und Sprunggelenk. Der Morbus *Bechterew* tritt bekanntlich – unter Einbeziehung von Hüfte und Schulter – an den stammnahen Gelenken auf, wobei das Iliosakralgelenk am stärksten befallen ist. Seine Ausbreitung erfolgt zentrifugal.

Der Lupus erythematodes wiederum zeigt – wie die PcP – kein bestimmtes Verteilungsmuster, er verläuft gern als Synovitis ohne typische Lokalisation. Dagegen verläuft die Chondrokalzinose oder Pseudogicht nach dem Verteilungsmuster Knie (90 %), Handwurzel (45 %), Hüfte, Schulter und Symphyse 30 %; der Rest verteilt sich auf kleine Gelenke.

Die homöopathische Anamnese und die Bedeutung der Lokalisation

Das Pharmakon war in der Antike Gift und Heilmittel zugleich. In keiner Therapieform hat sich dieser Grundsatz so erhalten wie in der Homöopathie. Für die Erstellung eines Prüfkonzeptes heilsamer Arzneien hat *Hahnemann* die Arzneiprüfung am Gesunden eingeführt. Dabei wird das aus dem Prüfungsprotokoll hervorgehende Vergiftungsbild nach dem Motto „similia similibus curentur“ für den Einsatz von homöopathischen Mitteln nutzbar gemacht. So war etwa nach dem Prüfkonzept der Gartenraute (Ruta graveolens) der Schmerz an der Handwurzel spezifisch und damit in der Therapie hilfreich. Prüfungsresiduen, die sich in der Homöopathie bei einschlägigen Beschwerden bewährt haben, sind auch Metalle wie das Eisen am Schultergelenk, Mineralien wie Kalisalze am Hüftgelenk sowie schließlich Tiergifte, beispielsweise Apis, bei monoartikulären, teigigen Schwellungen.

Ein typisches Beispiel ist das Vergiftungsbild der Lava isländischer Vulkane: Bei den dort weidenden Schafen zeigten sich Exostosen an Kiefer, Schädel, Hüfte und Schienbeinen. Die Quelle dieser Knochenerscheinungen fand man in den mit Eisenoxid versetzten Kalksilikaten. Was lag also näher, als diese Vergiftungsbilder auf eine homöopathische Therapie anzuwenden? So fand man Hekla lava in der D 4 – D 6 hilfreich bei Ostitis der Kiefer und bei Knochenexostosen, aber auch in der Frühbehandlung *Bechterew*scher Erscheinungen.

Die homöopathische Behandlung geht auf eine Zeit zurück, in der zur Erkennung des Krankheitsbildes weder BKS, Blutbild oder gar immunologische Ergebnisse zur Verfügung standen. Allein auf der sorgfältigen Vorgeschichte und der Befunderhebung eines krankhaften Zustandes beruhte das Behandlungskonzept. Wenn wir die Relationen der umfangreichen diagnostischen Bemühungen betrachten, so stehen wir heute (ohne die Verdienste der Medizinforschung schmälern zu wollen) bezüglich einer Therapie immer noch am Anfang. Vielleicht sollten wir, wie es in der Homöopathie geschieht, mehr nach den ätiologischen Elementen fahnden wie etwa dem Einfluß von Wasser, Feuchtigkeit, Kälte, Unterkühlung, Bewegungsverbesserung und -verschlimmerung, Berührungsverschlimmerung oder auch -besserung. Der wandernde oder kreuzweise Gelenkschmerz ist vielleicht doch nicht so unwichtig, wenn wir aus der Anamnese erfahren, daß bei der Geburt eines Kindes Milchmangel und Mastopathie bestanden, was auf das Bild von Lac caninum verweist.

Wie gut allopathische bzw. phytotherapeutische Maßnahmen mit homöopathischen vereint werden können, sehen wir am Bild von Colchicum.

Das eben Gesagte dürfte es rechtfertigen, beim Behandlungskonzept der rheumatischen, aber auch degenerativen Gelenkserkrankungen, mit denen wir alle zu tun haben, homöopathisches Gedankengut einzuflechten.

Über die homöopathische Therapie kann man nicht sprechen, ohne an die mehrfach erwähnten Erbübel zu erinnern, die im Tuberkulinismus vorliegen und auch in der sogenannten Sykosis ihre Beziehung zu den Infektarthritiden der unteren Extremitäten manifestieren. So beginnt keine homöopathische Behandlung einer Gonarthritis ohne die Nosode Medorrhinum, keine Behandlung einer Polyarthritis und Polyarthrose ohne Tuberkulin.

Diese sogenannten „Nosoden“ haben sich vor allem dann bewährt, wenn bereits eine immunsuppressive Therapie vorausgegangen war. Dementsprechend folgte dieser Therapie als Reaktion meist ein Fieberschub. Die Konstitutionsbilder, die der Homöopathie für den Rheumatismus bekannt sind, betreffen hauptsächlich Mittel der sogenannten „lymphatischen Diathese“; sie wurden als Entwicklungsstörung bereits beschrieben.

Das Konstitutionsdenken ist nun einmal keine Stärke der Medizin, obwohl es der einzige Weg wäre, die so gerne gleichgeschaltete Therapie für einen Krankheitsbegriff zu verstehen. Die Beziehung zum Konstitutionsdenken will ich am Beispiel des juvenilen Rheumatismus erläutern.

Der juvenile Rheumatismus

Insbesondere, wenn sie aus Anlageschwächen entstanden ist, kann juvenile Polyarthritis einer aussichtsreichen Therapie mit homöopathischen Mitteln zugeführt werden. Befallen sind vorwiegend die Knie- und Hüftgelenke, die Polyarthritis ist aber auch an den Wachstumsfugen des distalen Radius und deren Störungen erkennbar. Derartige Störungen betreffen das distale Ende der Ossa metacarpalia und die proximalen Phalangen, wobei sich vor allem der 2. und 3. Finger extrem verlängert. Vor dem 10. Lebensjahr ist besonders die Reifung des Knochens an der Handwurzel beschleunigt, so daß ein Vorsprung des Knochenalters zu beobachten ist – vor allem, wenn der Befall einseitig auftritt.

Mit 60 % ist am häufigsten das Knie betroffen; je schneller sich eine Atrophie des Quadrizeps entwickelt, desto ausgeprägter ist die Schwellung. Die Beugefähigkeit ist eingeschränkt, in der Kniekehle findet sich oft eine Synovialzyste. Typisch ist auch die Demineralisation des Femur- oder Tibiaknochens. Zu 30 – 40 % ist – meist sogar bilateral – die Hüfte betroffen. Dabei werden die einseitigen Schmerzen häufig auf Knie und Wade verlagert. Zu einem hohen Prozentsatz (35 %) ist das Kiefergelenk in die Krankheit mit einbezogen. Eine augenfällige Störung ist dabei die Mikro- oder Retrognathie, das Zurückweichen des Unterkiefers (15 %), der Gaumen ist gotisch geformt mit Zahnstellungsanomalien und sekundär bedingten chronischen Belastungen beider Kieferhöhlen. Störungen von Statik und Knochenwachstum zeigen sich auch an der Halswirbelsäule, an den Sakroiliakalgelenken und nicht zuletzt in Form von skoliotischen Veränderungen der Wirbelsäulenachse.

Die Kalziumbilder, besonders aber Calcium phosphoricum, entsprechen dem jugendlichen Rheumatismus, vor allem, wenn vorher Tuberkulin verabreicht wurde. Calcium phosphoricum zählt zu seinen Leitsymptomen neben Abmagerung eine rasche körperliche und geistige Erschöpfbarkeit und eine Knochenmanifestation in Form schmerzender Gelenke und Suturen. Typisch ist auch die skoliotische Achsenverschiebung der Wirbelsäule, Kopfschmerz nach statischer, aber auch geistiger Belastung (z.B. Schulkopfschmerz) und Besserung durch Wärme und warme Jahreszeit. Verschlimmerung tritt dagegen ein bei kaltem Wetter und Nässe, durch Zugwind und Wetterwechsel, aber auch durch körperliche und geistige Überanstrengung. Steifheit von Nacken und Hals sowie Schmerzen in allen Gelenken und Knochennähten weisen auf eine spezifische Lokalisation hin.

Ist es zu Ankylosierung und osteophytären Neubildungen an den Gelenk- und Epiphysenfugen gekommen, so kann man Calcium phosphoricum gut mit Calcium fluoricum kombinieren – insbesondere dann, wenn das für Calcium fluoricum charakteristische Merkmal, die Überstreckbarkeit der Fingergelenke, dazukommt.

Die Therapie mit Kalziumsalzen in homöopathischer Dosierung schließt auch die juvenile Arthritis ein, sie ist – neben der Gabe von Tuberkulin – vor allem im Frühstadium eine wirksame Hilfe. Allerdings darf man nicht vergessen, daß eine vorhergegangene suppressive Behandlung den Erfolg oft verhindert!

Eine wichtige Lokalisation der Gelenkerkrankungen bezieht sich auf die Fingergelenke. Dabei ist die Differenzierung sehr schwierig, wenn wir nicht die embryologische Entwicklung der oberen Extremität betrachten. Hier werden gröbste Entstellungen der äußeren Form sichtbar, Farbveränderungen, Knotenbildungen, Bewegungseinschränkungen und Muskelatrophie. Bei Krankheitsproblemen mit den Händen wird dem Kranken bewußt, daß es um die Erhaltung der personalen Gestalt geht; nach dem Gesicht ist die Hand das wichtigste Ausdruckselement des Menschen, und die Erhaltung ihrer ursprünglichen Funktion ist ein wesentliches therapeutisches Ziel, das nicht zuletzt die Chirurgie mit erreichen kann.

Aus der Entwicklungslehre der oberen Extremität gibt es einige bedeutsame Ansätze. Die Zellsäule aus der Extremitätenknospe spaltet sich in 2 Äste, deren Enden sich in einer distalen Platte dem späteren Carpus anlegen. Aus der Endplatte bilden sich die Fingerfurchen und schließlich die Strahlen des Skelettes. In der 9. Embryonalwoche beginnt die Entwicklung der Mittelhandknochen nach dem Schema II, III, IV, V und später erst I. Die 2. Reihe der Phalangen beginnt in der 11. bis 12. Woche, während das Wachstum des Skeletts im 2. Fötalmonat beginnt und erst in der Pubertät endet. Wir kennen innersekretorische, Klima- und Rasse- sowie Ernährungseinflüsse der Ossifikation.

Die Handwurzelentwicklung nach F. Schmid. Bis zum 2. Jahr Ossifikationszentrum; bis zur Pubertät abgeschlossenes Größenwachstum mit Spongiosastruktur; bis nach der Pubertät Raumwachstum mit Verzahnung der Carpalia. Beim weiblichen Geschlecht setzt die Ossifikation früher ein, und auch die Knochenkerne sind früher angelegt – eventuell ein Grund dafür, daß Gelenkveränderungen bei Frauen sehr viel häufiger auftreten als bei Männern.

Erwähnenswert ist auch, daß Schmerz zur Ruhigstellung und damit zur Atrophie von Knochen und Muskeln führt. Die Fingergelenke sind entweder zweifach beteiligt (Schwurhand und Kleinfinger) oder es sind Gelenkausbildungen, Grundgelenke, Mittel- und Endgelenke betroffen.

Folgende Ursachenkomplexe wirken sich an den Händen aus:

1. Akute Infektarthritis,
2. Chronische Arthritis,
3. Endokrines Rheumatoid,
4. Allergische Manifestation,
5. Alterungsprozesse,
6. Stoffwechselerkrankungen,
7. Neurologische Erkrankungen,
8. Vasomotorische Erkrankungen,
9. Gelenkerkrankungen bei Hämophilen,
10. Ineinandergreifen mehrerer Ursachenkomplexe.

Die wichtigsten Mittel zur Behandlung der Fingergelenke

Apis: Verschlimmerung durch Hitze mit Schwellung mehrerer Finger – meist, wenn zur gleichen Zeit Störungen im Hormonhaushalt der Frau auftreten. Synovialschwellung, teigige Schwellung mit Berührungs- und Hitzeempfindlichkeit.

Ledum palustre: Gichtische Veranlagung mit primär an den Füßen und sekundär an den Händen auftretenden Schmerzen. Besserung auch durch Kaltauflagen.

Colchicum: Befall von Großzehen und Daumengrundgelenk, mehr den linken Arm betreffend mit entsprechenden Zeichen von gichtischer Diathese (Durchfall, Empfindlichkeit gegen Speisengeruch etc.).

Chionanthus: Eigentlich Leber- und Gallemittel, hat sich aber bei selektiver Belastung des Daumengrundgelenkes bewährt.

Ruta grav.: Arthritis der Handgelenke mit Kontrakturen der Beugesehnen der Finger.

Berberis vulgaris: Nagelschmerz der Mittelhand mit gichtischer Schwellung der Fingergelenke.

Pulsatilla prat.: Endokrin ausgelöste Arthropathien der Finger I – III, vornehmlich der linken Hand.

Actaea spicata: Mensesabhängige Fingerbeschwerden, vornehmlich an Grund- und Mittelgelenken. Krampfartige Kontrakturen der Finger.

Caulophyllum: Postklimakterische rheumatische Affektionen der Fingergelenke und Fußzehen. Verschlimmerung beim Schließen der Hand.

Guajacum: Gichtische Diathese, heiße Fingergelenke mit Besserung durch Kälte und Ruhe. Beschwerden vorwiegend nachts.

Von den Mitteln, die eine größere Differenzierung verlangen, seien erwähnt:

Ammonium phosph.: Schwellung der Fingergelenke mit Neigung zu Ganglion. Verschlimmerung durch naßkaltes Wetter, aber auch durch Wärme.

Cimicifuga: Hauptmittel bei Polyarthrose der postklimakterischen Frau mit Beteiligung aller Gelenke, vorwiegend aber der kleinen Gelenke. Typischer Kopfschmerz.

Angustura vera: Mittel bei Bedürfnis, die Gelenke zu strecken, und bei Knacken der Gelenke. Dysenterie und Verdauungsschwäche.

Lithium carbonicum: Rheuma der kleinen Gelenke bei gichtischer Diathese.

Es versteht sich, daß die Fingergelenke allein noch keinen Krankheitsbegriff geben können. Bei diesen Mitteln geht es daher vor allem um die Frühzeichen an den Fingergelenken, und als Frühsymptome sind die Beschwerden auch zu behandeln.

Eine andere, nicht minder wertvolle Lokalisation der Arthritis ist das *Kniegelenk*, das in ca. 60 % befallen ist und im Befallmuster gleich nach den Fingern rangiert. Die Schwellung ist um so stärker ausgeprägt, je schneller sich eine Atrophie des Quadrizeps entwickelt. Zuerst ist die Beugefähigkeit eingeschränkt, wobei das Gelenk instabil erscheint. Häufig treten Synovialzysten in der Kniekehle auf, die oft mehr Beschwerden machen können als das betroffene Gelenk.

Die Kniegelenksarthrose ist eine der häufigsten Erscheinungen des zunehmenden Alters, insbesondere, wenn Übergewicht besteht, wenn sich eine Genu-valgus- oder Genu-varus-Stellung entwikkelt, Varizenstau die Lymphbahnen blokkiert und die Gelenkversorgung nicht mehr funktioniert. Oft geht ein jahrelanges Knarren der Gelenke voraus, das Schmerzbild betrifft die Bergabbelastung. Aber auch Haltungsanomalien wie Coxa vara, Senk- und Spreizfußbildung sowie posttraumatische Knorpelverletzungen und Meniskuseinrisse fördern die Arthrose. Die Behandlung muß vielschichtig sein – vom Regulieren des Gewichtes und Verbesserung der Durchblutung bis zu Quaddelungen mit Ameisensäure, Plenosol, Harpagophytum, Cantharidenpflaster oder Durchblutungsanregung mit dem Capsicumpflaster reichen die alten, probaten Mittel. Am Ende solcher Behandlungen steht allerdings nicht selten die Umstellungsosteotomie oder schließlich die Prothese.

Bei Entzündungen des Kniegelenkes im Sinne einer Arthritis oder sekundären Arthritis in Begleitung der Arthrose haben sich folgende Mittel bewährt:

Entzündung bds.:	Acidum benzoicum, Bryonia, Apis, Ledum, Phytolacca und Pulsatilla.
Schwellungen:	Apis, Arnika, Berberis, Phytolacca, Colchicum, Lycopodium, Rhododendron und Calcium carbonicum.
Schmerzen li.:	Acidum benzoicum, Acidum carbolicum, Kalmia, Berberis.
Schmerzen re.:	Acidum fluoricum, China, Kalium bichromicum, Ledum, Phytolacca.

Für eine homöopathische Behandlung ist der asymmetrische und oligoartikuläre Verlauf einer Gelenkerkrankung besonders reizvoll. So treten die typischen Symptome des Mb. *Reiter* wie Urethritis, Konjunktivitis und Monarthritis meist am Kniegelenk auf. Verlauf und Symptomatik korrelieren häufig mit der Arthritis psoriatica; sie treten zusammen oder auch vor der Hautmanifestation auf. Die häufige Koinzidenz mit Durchfallerkrankungen läßt diese Formen auch an die Yersinia, Salmonellen oder Ruhrarthritis denken.

Neben dem einleitenden Medorrhinum ist im Frühstadium des Mb. *Reiter* Mercurius solubilis ein wichtiges und überraschend gut wirkendes Mittel. Erst im chronischen Stadium bzw. nach längerem Bestehen der Arthritis sollte man mit Echinacin eine immunstimulierende Therapie einleiten (ca. 5 – 7 Tage tgl. 1 Amp.), dann weiterbehandeln mit Thuja, Clematis oder Rhododendron. Die letzteren Mittel beziehen sich auch auf die begleitende Balanitis, die – wenn alle Behandlungen versagen – schließlich noch gut auf Mercurius sol. D 8, zweimal tgl. 15 Tropfen, reagiert.

Im Gegensatz dazu spricht die auch asymmetrisch verlaufende Arthritis psoriatica erfahrungsgemäß gut an auf Sarsaparilla mit Dulcamara D 4 im Wechsel. Die Yersinia oder Darminfektarthritis verlangt im Frühstadium Ferrum phosphoricum D 4, solange der Darm noch beunruhigt ist. Später ist mit Aloe D 4, evtl. China D 3 – D 4 eine günstige Wendung des Krankheitsgeschehens zu erreichen. Interessanterweise sind es Bitterstoffe wie Aloe, Tausendgüldenkraut und vor allem Harpagophytum, die das darmassoziierte Immunsystem im Sinne einer Stimulation des IgA beeinflussen. Es ist anzunehmen, daß – ähnlich wie beim juvenilen Rheumatismus oder dem *Sjögren* – für den Verlauf der Krankheit ein Mangel an IgA verantwortlich ist.

Es gibt noch eine Reihe weiterer Behandlungsmöglichkeiten anderer Einzellokalisationen, weshalb im Sinne einer Zusammenfassung bewährter Indikationen noch kurz die Gelenklokalisationen aufgeführt werden sollen, die man sogar als Einstieg in eine homöopathische Behandlung betrachten kann.

So zeigt sich beim Schulterschmerz links Pulsatilla wirksam, auf der rechten Seite dagegen sind es die Eisensalze; der rechte Ellbogen spricht auf Mimosa pudica D 4, ein seltenes Mittel aus der französischen Pharmakopoe, an. Wirbelsäulenbeschwerden im oberen BWS-Anteil reagieren auf die Ammoniumsalze und Causticum, im unteren Bereich auf Pichi-Pichi oder – beim Kreuzschmerz – auf Aesculus. Das bewährteste Mittel bei Coccygodynie ist Castor equi D 4, das rechte Sprunggelenk spricht bei Schmerz und Schwellung auf Capsicum an, während sich das Zehengrundgelenk nach Gnaphalium bessert.

Homöopathische Therapie darf nie als Lokaltherapie aufgefaßt werden; sie bedarf einer individuellen Erweiterung, insbesondere in bezug auf die kalorischen, jahreszeitlichen und Bewegungsmodalitäten unter Einbeziehung individueller – oder besser personotroper – Merkmale. Die Lokalisation, für die ich einige Beispiele genannt habe, ist nur ein Symptom, gibt aber vielleicht wichtige Fingerzeige für die Therapiefindung!

12
Die Wirbelsäule im Alter und ihre homöopathische Beeinflussung

Lebensprobleme werden uns nicht selten in den Sagen des klassischen Altertums dargestellt, eine davon ist die Sage von Ödipus.

Aber nicht seine Beziehung zu den Eltern, von der der bekannte Komplex seinen Namen hat, sondern ein oft zitiertes Rätsel sei angesprochen – jenes, das die Sphinx ihm aufgab, von dem Geschöpfe nämlich, das am Morgen mit 4, am Mittag mit 2 und am Abend mit 3 Beinen gehe. Es sei am stärksten, wenn es am wenigsten Beine habe. Jenes Geschöpf, dem es sowohl auf die lebenswichtige Plattform ankommt, auf der es sich bewegen kann, als auch auf die Haltung, die es dabei einnimmt. Während man beim Kinde nicht früh genug erwarten kann, daß der so wesentliche Akt der Aufrichtung stattfindet und beim Erwachsenen der aufrechte Gang als Reife oder Persönlichkeitsmerkmal betrachtet wird, ist die Statik der WS im Alter ein Spiegel des Lebensablaufs – nicht nur in ethologischer, sondern auch in psychologischer und physiologischer Sicht. Man hat sich sogar zu der Feststellung verstiegen, daß die Wirbelsäule der Gradmesser eines gesunden Alters sei (Abb. 53).

Ich möchte noch ein wenig bei den Gedanken verweilen, die man mit dieser Lebenssäule verbindet, jener Säule, die – mit dem entsprechenden Muskelapparat ausgestattet – für die Haltung verantwortlich ist. Die Freiheit, eine beliebige Haltung einzunehmen, ist spezifisch menschlich und muß vom Kinde entdeckt werden. Stehen und Standhalten und das Annehmen einer Haltung sind Grundkategorien für jedes menschliche Verhalten, das im Alter so wesentlich verändert sein kann und uns in der gebeugten Haltung als Resignation gegenüber dem Dasein begegnen kann. *E. Strauss* hat das Besondere der menschlichen Haltung phänomenologisch und anthropologisch durchschaut, wenn er meint, was physiogenetisch beim Stehen in der so stark variierbaren Haltung des Menschen organisiert werde, sei immer auf das menschliche Sein bezogen. Stehenwollen ist zugleich ein Stehenkönnen und ein Stehendürfen und schließlich ein Stehenmüssen. Die menschliche Haltung ist mehrdimensional, sie ist Natur und Kultur, Ausdruck von Emanzipation, Selbständigkeit, aber auch Zeichen eines Bedrohtseins. „Der Aufrechte ist vom Sturze bedroht"; der Gebeugte ist im Begriff des Fallens. So ist die Wirbelsäule Ausdruck einer Seinshaltung des alternden Menschen, ohne die wir seine Pathologie nicht verstehen können.

Da die Wirbelsäule als Achsenorgan nicht nur eine morphologisch-statische, sondern auch eine funktionell-dynamische Einheit bildet, gehört besonders beim alternden Menschen die funktionelle Betrachtung der Wirbelsäule unbedingt zur Ganzheitsdiagnostik. Die Bewegungsdiagnostik der WS führt zur Beurteilung von Stabilität und Labilität einzelner WS-Abschnitte, wie z.B.

1. umschriebene Haltungsveränderungen (Kyphose, Lordose, Skoliose, Streckhaltung) (Abb. 54),
2. segmentale Funktionsstörungen (Bewegungsbehinderungen),
3. reaktive Veränderungen in den benachbarten Weichteilen (Periostosen, Ligamentosen, Tendinosen, Tendimyosen und Myogelosen).

Lassen sich in dieser Weise die Funktionen der Haltung ordnen, so resultiert die Haltung des Menschen selbst aus dem Wechselspiel vieler verschiedener Faktoren. Sie ist nach *Wagenhäuser* das Ergebnis einer spezifischen Anpassung des Menschen an die funktionellen Anforderungen, die durch den aufrechten Gang und Stand auf kleiner Grundfläche gestellt werden. *Schede* und *Steindler* bezeichnen die Haltung zu Recht als Ergebnis und Maßstab des Kampfes zwischen Schwerkraft und Aufrichtung.

Das Resultat dieses Kampfes ist bei jedem Menschen ein anderes und somit Ausdruck seiner körperlichen und psychischen Gesamtheit.

Im Alter verändert die WS ihre Form. Durch die Zunahme der Brustwirbelsäulenkrümmung gehen die Menschen mehr oder weniger gebückt, sie werden kleiner, was nicht zuletzt auch durch den Schwund der Knorpelanteile bedingt ist. Wie an den Gelenken werden die Knorpel rissig, weniger durchblutet, dadurch kommt es zu überbrückenden Spangenbildungen der Wirbelkörper, was die Beweglichkeit der Wirbelsäule zunehmend einschränkt.

Dazu gesellen sich nicht selten entzündliche Merkmale, die den Circulus vitiosus der Beschwerden einleiten. Während im Vergleich zu jüngeren Menschen die akuten Ischiasanfälle in den Hintergrund treten, kommt es im Alter doch viel häufiger zu Intercostal- und segmentalen Neuritiden von weniger heftiger Auswirkung, aber mit oft langwieriger Bewegungseinschränkung und vor allem mit Auswirkung auf vegetative Funktionen, auf die der alternde Mensch bei seiner Tendenz zum Ruhegleichgewicht ungleich empfindsamer reagiert als der jüngere. Hauptursache solcher Segmentneuritiden ist meist die Osteoporose mit ihren Folgeerscheinungen, auf die noch näher einzugehen ist.

Wie jeder Knochen unterliegt auch der Wirbelkörper während des ganzen Lebens einem ständigen Auf- und Abbau. Das Knochengewebe paßt sich in Struktur und Dichte weitgehend den mechanischen Anforderungen an. Im Alter sistiert der Aufbau auf Grund mannigfaltiger Einflüsse; an gefährdeten Stellen wie etwa am Schenkelhals kommt es zu Brüchen der bedrohlichen Auflockerungen. An der Wirbelsäule kann es ebenfalls zu Einbrüchen in Dach und Boden von Wirbelkörpern kommen, meist jedoch erfolgt ein kontinuierlicher Umbau des Wirbelkörpers, den wir im Röntgenbild als

„Fischwirbel“ bezeichnen und der die Tendenz zu einer Haltungsversteifung hat.

Auf Grund hormoneller Einflüsse zeigen sich solche Störungen bei Frauen oft schon vor dem Klimakterium, wie überhaupt die Frau für die Osteoporose offensichtlich anfälliger scheint als der Mann, wenn wir den Statistikern (Amerika) folgen.

Die eigentliche Ursache der Osteoporose liegt noch im dunkeln. Man nimmt eine hormonale Regulation in bezug auf das Knochengewebe an. Vor allem scheint die sogenannte Kalziumhomöostase wesentlich am Zustandekommen der Osteoporose beteiligt zu sein. Darunter versteht man das Kalziumgleichgewicht, das durch Abbau des skelettgebundenen Kalziums gegenüber dem von außen zugeführten aufrechterhalten wird. Andererseits wissen wir, daß immobilisierte Patienten auffallend rasch eine Osteoporose bekommen, was die Bedeutung des hormonellen Faktors zurückstellt. Daraus läßt sich der Schluß ableiten, daß eine mechanische Skelettbelastung, ein verstärkter Muskeltonus oder körperliche Aktivität einen deutlich stimulierenden Reiz für den Knochenumbau darstellen. Die schulische Therapie stützt sich auf die wenigen gesicherten Möglichkeiten des durchaus komplexen Bildes, nämlich Kalziumzufuhr, Sexualhormone (Anabolika) in physiologischen Dosen, körperliche Aktivität und in geeigneten Fällen Vitamin D und Fluor.

Das Problem der Osteoporose ist aber mit dieser Therapie nicht gelöst, denn es läßt sich leicht erkennen, daß eine solche Therapie eine Art Palliativmaßnahme darstellt, die das Beschwerdebild manchmal bessert, jedoch keinen Stillstand des Leidens erzielen kann. Zahlreiche Beobachtungen, die wir im Rahmen des klinisch manifesten Lymphatismus machten, wiesen darauf hin, daß die Osteoporose dort zu einer pathologischen Verlaufsform führte, wo ein kindlicher Lymphatismus nachweisbar war.

Von einer pathologischen Verlaufsform kann man jedenfalls sprechen, wenn der physiologische Abbau bzw. Umbau des Skelettsystems sowohl vorzeitig auftritt, als auch generalisiert zu den multilokulären Knochenimpressionsfrakturen führt. Zweifellos können im Alter solche Verlaufsformen einer Skelettentartung auch durch Inaktivität (nach längerem Krankenlager) u.a. auftreten.

Zunächst war der Lymphatismus eine konservative Entwicklungstendenz, die typologisch vor allem dem trophotropen Gewebe zugehört und als verzögerter Angleich der kindlichen Entwicklung nach der Definition von *Conrad* aufgefaßt werden muß. In einer früheren Darstellung habe ich bereits den Lymphatismus in Funktionsbereiche eingeteilt, deren Ineinandergreifen besonders bei den bekannten klinischen Bildern evident erscheint. Diese ineinandergreifenden Bereiche haben vor allem untereinander ontogenetische Beziehungen auf Grund ihrer Zugehörigkeit zu den Kiemenbogenorganen, denen wir andererseits wieder im kindlichen Alter die Anpassung an das Milieu zuschreiben müssen. Im Alter dagegen werden diese kindlichen Belastungen aus der exsudativen Phase über die pubertäre produktive in die sklerosierenden Elemente übergeleitet.

Auf unser Thema bezogen, zeigt sich im kindlichen spasmophilen Bild der rachitogenen Tetanie die exsudative Form einer Lymphopathie, in der klinischen Spätrachitis – etwa beim Morbus *Scheuermann* – die produktive Form und in der Osteoporose die Altersverlaufsform, die insofern sklerosierend ist, als die Relation zwischen Phosphor und Kalzium zu einer Umstrukturierung des Knochens führt, der in seiner Kompakta sklerosierende Merkmale erkennen läßt. Wie eng diese Probleme zusammenhängen, beweist die Tatsache, daß die Funktionskreise und deren Bereiche mit dem Begriff der Osteoporose zusammenhängen, etwa die thyreoidale und die adeno-hypophysäre Belastung, die die Osteoporose frühzeitig manifest werden lassen. In gleicher Weise läßt sich dabei auch der parathyreoidale Funktionskreis als Beweis anführen.

Wenn wir nun von einer möglichen Therapie ausgehen, so liegt es nahe, wie bei der Behandlung anderer Funktionskreise an die Therapie mit den Elementen der 2. Ordnungsgruppe des periodischen Systems zu denken. Von diesem Gedanken geleitet, haben wir die Osteoporose seit langer Zeit mit Strontium behandelt, das mehr als Kalzium, Magnesium oder etwa Barium in die Kalziumhomöostase einzugreifen vermag.

Strontium steht in der Gruppe der Erdalkalimetalle zwischen Barium und Kalzium. Wenn in der Nahrung Strontium durch Kalzium ersetzt wird, kommt es zu einer Rachitis. Toxikologische Experimente sprechen dafür, daß Strontium Knochenveränderungen induziert, die einer Phosphorvergiftung gleichkommen. In der Kompaktamasse des Knochens bilden sich Osteophyten, ähnlich wie wir es in den mannigfachen Bildern der Spondylarthrosen beobachten können. Es läßt sich die Beziehung zum Knochensystem bei Strontium nur mit Kalzium vergleichen. Bei den Modalitäten des Arzneibildes von Strontium fällt die Besserung bei Bewegung auf, vor allem auch in der Wärme, während die Anstrengung eine Verschlimmerung herbeiführt. Dies ist ein wesentliches Leitsymptom für den Belastungsdruck der Wirbelsäule im Alter, die bekanntlich nur durch dauernde und intensive Bewegung in einem gebesserten Zustand erhalten werden kann. Wie bekannt, ist die größte Schwierigkeit bei alten Menschen die lang dauernde Ruhigstellung. Die orthopädische Praxis macht deshalb auch an Stelle von Gipsverbänden weitgehend Gebrauch von inneren Fixationen mit Verschraubungen und Nagelungen, um die Patienten rasch aus dem Bett zu bringen.

Wenn wir die Behandlung mit Strontium carb. D 6 – D 12 durchführen, so ist der wesentliche Faktor auf dem Weg zur Rehabilitation das frühzeitige Gehen, da die Bewegung zur Poroseheilung unumgänglich ist, auch wenn sie die erste Zeit von Schmerzen begleitet ist.

Neben Strontium haben sich noch einige andere Mittel bewährt, unter denen Hekla Lava hervorzuheben ist: Ein Mittel, das mehr aus der Erfahrung als aus klinischer Erprobung bekannt ist und bereits im Zusammenhang mit dem Rheumatismus genannt wurde.

Nach dem toxikologischen Bild sind die Exostosen der WS indiziert, die im Alter auf Grund des Umbaus der WS beobachtet werden. Wir haben seit mehreren Jahren die Behandlung der altersabhängigen WS-Beschwerden mit Hekla Lava D 4 – D 6 unterstützt und konnten günstige Ergebnisse erzielen, wenn auch die Abhängigkeit von diesem Mittel nicht sicher nachzuweisen war. Das gleiche gilt von Symphytum, das wir meist auch bei der Altersosteoporose einsetzen, obwohl kein Symptom des Arzneibildes auf die Osteoporose hinweist. Während der Beinwell mehr aus der Volksmedizin bekannt ist, sind seine Beziehungen zum Skelettsystem der proliferativen Wirkung zuzuschreiben, die sich aus der Wundheilung und anderen ähnlichen Tendenzen des Mittels ergeben. Für die Homöopathie ist die toxikologische Fragwürdigkeit nicht relevant. *Calcium fluoratum* hat eine starke Beziehung zum lymphatischen System mit den Schleimhäuten, Lymphknoten und Tonsillen. Der Einsatz von Calcium fluoratum ist mehr aus der physiologischen Wirkung von Kalk und Fluor zu verstehen als aus dem homöopathischen Arzneibild, das mehr den Drüsenprozessen als dem Knochensystem entspricht. Die Verschlimmerung durch Kälte, Zugwind, Wetterwechsel und die Besserung durch Wärme, besonders Bettwärme, sind allgemeiner Natur und entsprechen nicht so sehr der Osteoporose, wie dies speziell bei Strontium der Fall ist. Auch die Phosphorbeziehungen zur Osteoporose im Alter sind nicht aus dem Arzneibild eruierbar. Vielmehr ist Phosphor eher der gefäßaktive Stoff für das Alter, als daß er gerade das Osteoporosesystem betrifft. Trotzdem ist durchaus an Phosphorverbindungen speziell mit den Kationen der 2. Ordnungsgruppe zu denken, besonders bei Barium und Calcium phosphoricum, wobei man sich vor reinem Phosphor im Alter in acht nehmen sollte, da die Gefäßaktivität Probleme schaffen kann.

Die Osteoporose ist ein Grundproblem des Alters. Sie stellt offenbar dort, wie erwähnt, die Therapie vor ernsthafte Schwierigkeiten, wo bereits im Kindesalter eine lymphatische Diathese vorherrschte und in den späteren Jahren die Lymphopathie latent – oder besser larviert – verlief. Mit der Altersinvolution der Wirbelsäule und der entsprechenden Skelettmuskulatur eng gekoppelt ist die nachfolgende Fehlhaltung, die schließlich zur fixierten Formanomalie führt.

Während wir zu den Fehlhaltungen den Rundrücken, den hohlrunden Rücken, den Flachrücken, die skoliotische Schiefhaltung und die Haltungsinsuffizienz bis zum Haltungsverfall zählen, kommt es im Alter oft frühzeitig zu einer fixierten Anomalie, die nicht mehr zu korrigieren ist. Jetzt spricht man zu Recht von einer krankhaften Anomalie, die in Verbindung mit der Osteoporose oder von ihr ausgelöst den Typus des alternden Menschen prägt und sowohl lokale Wurzelreizphänomene an den Schwerpunkten – nämlich den Kreuzungspunkten der pathologischen Lordose bzw. Kyphose mit der Schwerlinie der Wirbelsäule bzw. Statik – oder osteochondrotische, rheumatische Entzündungsphänomene auslöst. Dabei darf man nicht vergessen, daß zahlreiche Projektionen auf die segmentalen Versorgungen von Innenorganen möglich sind, die Organerkrankungen an Herz, Lunge, Magen-Darm, Nieren und Blasen auslösen können, um nur einige wenige Beziehungen aufzuzeigen. Ich erinnere mich dabei an schwere Dyspepsien, chronische Obstipationen, Nephropathien mit Steindiathese, die man mangels anderer ätiologischer Anhaltspunkte auf veränderte Wirbelsäulenfunktionen zurückführen mußte. Die adäquate Therapie muß vom Segment ausgehen.

Schließlich hat die Zwerchfellhernie zu einem Teil ihre Ursache in einer Statikverschiebung der Wirbelsäule, zu einem anderen Teil im intraabdominellen Druck. Zu den fixierten Fehlformen der WS zählen wir die Kyphose, die Lordose, eine abnorm fixierte Geradehaltung, eine strukturelle Skoliose mit Torsion und den Gibbus. Beachtet man dabei, daß die Gewichtsverteilung bei fettleibigen Patienten einen besonders starken Einfluß auf die Statik der WS ausübt, so verstehen wir, wie sich umgekehrt als Folge einer Fastenbehandlung eine oft sehr einschneidende statische Veränderung ergibt, so daß nach einem Gewichtsverlust häufig über mehr Beschwerden geklagt wird als vorher, andererseits aber auch Beschwerden verschwinden können.

Die sonst übliche Einteilung der Wirbelsäulenerkrankungen in Diskopathien, Spondylosen und Osteochondrosen sowie Zervikal- und Lumbalsyndrome sind für das Alter nicht mehr voll gültig. Die Bandscheibenanteile sind ohnehin degeneriert, die Spondylose geradezu schicksalhaft entwickelt, während im Zuge des osteoporotischen Umbaus das Bild einer segmentalen Beteiligung z.B. im Halsbereich kurzfristig auf den Brustwirbel- oder Lumbalbereich überwechseln kann. Die Einteilung für eine homöotherapeutische Behandlung erfolgt in myogene, nervale und vasale Störungsbereiche der Wirbelsäule in Verbindung mit einer Altersinvolution.

Neben den degenerativen Veränderung der Wirbelsäule besteht bekanntlich eine spinale Belastbarkeit in Form von lumbalen Auswirkungen wie Ischiasneuritis oder es liegen zervikale Störungen mit der Fülle der Möglichkeiten von funktionellen Schulter-Armsyndromen neuralgiformen Charakters vor, um nur zwei Brennpunkte des Schmerzgeschehens um die Wirbelsäule zu erwähnen.

Das Nervensystem ist als Ganzes formiert durch die zerebrospinalen und vegetativen (viszeralen) Bahnen, die sich in kleinstem Raume an einem topographisch interessanten Orte, im Intervertebralloch, tangieren. Dort, wo auf Grund der Schwerlinienbelastung (Schnittpunkt von Achse und Schwerlinie) betonte Drehelemente der Wirbelsäule zu finden sind, zeigen sich auch die Abnutzungserscheinungen mit der Auswirkung spinaler oder vegetativer Störungen. Es sei nur daran erinnert, daß C 1 – 2 Augenstörungen, C 3 – 6 Migräne, C 4 – Th 3 das Schulter-Handsyndrom oder die Pseudoangina pectoris, Th 4 – 6 Magenaffektionen, Th 5 – 7 Gallenblasenstörungen auslösen können, um nur einige der bekannten Beispiele zu nennen. Um wieviel mehr haben wir im Alter bei den Fehlhaltungen der Kyphose und Skoliose an die Beeinflussungen innerer Organe zu denken, wo der elastische Ausgleich fehlt.

In der Therapie segmentaler Reizerscheinungen sind wir zunächst an kausale Bezüge gebunden. Sei es, daß wir durch eine Fastentherapie eine Schwerlinienverschiebung vornehmen oder durch eine neural ausgerichtete Therapiemaßnahme den lokalen Reiz bereinigen, immer werden wir versuchen, den Schmerz rasch und angenehm zu beseitigen. Haben hier auch unsere homöopathischen Mittel Chancen?

Wenn ich an unsere klinischen Behandlungen denke, so möchte ich dies voll bejahen und im folgenden eine geraffte Zusammenstellung einiger Mittel geben, die wir besonders gerne im Alter einsetzen, da die Prozesse nicht mehr so stürmisch verlaufen und eine Homöotherapie oft überraschend schnell zur Umstimmung beiträgt. Betrachten wir zunächst die Auswirkungen einer WS-Fehlhaltung in bezug auf das spinale System. Neuralgiformen und neuritische Syndrome sind es schließlich, die sich bei Kompressionen einzelner Wirbelpartien zuallererst auswirken. *Stiegele* hat in seiner klinischen Homöopathie eine unserer wertvollsten Zusammenstellungen für die Neuralgiebehandlung hinterlassen, bei der gerade die Auswirkungen beim alten Menschen besonders zu betrachten sind. Das Gebiet der Zerviko-Okzipitalneuralgie hat er mit den Bildern von Chinin und Sanguinaria, bei den kongestiven Symptomen mit Belladonna, bei ophthalmischen Krisen mit Gelsemium und schließlich mit Arnika dort behandelt, wo die Unterlage beim Liegen zu hart erscheint. Wenn wir nach ihm beim Hinterhauptskopfschmerz Silicea angegeben finden, wo Bedürfnis nach Wärme und Einhüllen besteht, so kommen wir mit diesem typischen Altersmittel schon zu konstitutionellen Merkmalen, die mehr als nur eine symptomatische Behandlung vermuten lassen (Petroleum).

Die brachioneuralgische Auswirkung des WS-Schmerzes hat eine merkwürdige Beziehung zum Bild von Eisen und dessen Verbindungen. *Mezger* hat die Rolle des Eisens bei Muskel- und Gelenkschmerzen durch die Redoxwirkung – besser fermentative Wirkung – im Myoglobinstoffwechsel erklärt. Hervorzuheben ist dabei, daß die Schmerzen durch Ruhe schlimmer werden und zu Bewegung zwingen – ein typisches Eisensymptom. Die Tatsache, daß dabei die Schulter vermehrt belastet wird, ist zunächst nicht zu erklären, keineswegs jedoch unglaubwürdig, wenn wir wissen, daß auch das Hüftgelenk ähnlichen Einflüssen ausgesetzt ist, also eine Beziehung zu den embryonal gleichgerichteten Gelenkpartien besteht. *Stiegele* nimmt nun eine reichhaltige Differenzierung von Einzelempfehlungen vor wie etwa Ferrum muriaticum oder Ferrum oxydatum nitricum D 3 bei links- oder rechtsseitiger Belastung. Auch Ferrum aceticum D 2 und Ferrum phosphoricum D 3 sollen sich dabei bewährt haben. *Rabe* gibt ein beliebtes Mittel beim Kreuzschmerz der Frau an, nämlich die Eisenverbindung Ferrum oxydatum rubrum D 3 (nach *Rabe* zusammen mit Coccus cacti D 4).

Stauffer empfiehlt schlicht Ferrum metallicum auch bei Schulterarthritis. Wir haben in der Klinik – zunächst von der *Stiegel*schen Empfehlung ausgehend – Erfahrungen mit Ferrum oxyd. nitricum und Ferrum oxyd. nigrum gesammelt und dort gute Ergebnisse gesehen, wo mehr die Belastung des Schultergelenks als die primären HWS-Belastungen nachzuweisen waren.

Die Omarthritis – besser die Periarthritis humeroscapularis – ist ein in der Geriatrie häufig belastendes Gelenkbild. Die Unterscheidung zwischen Auswirkungen aus HWS-Fehlhaltungen und echten Schultergelenksaffektionen ist nicht immer leicht, ja sie verwischt sich meist ätiologisch. Nach neueren systematischen anatomischen Untersuchungen der befallenen Schultergelenke wissen wir, daß ohne eigentliche Ursache eine erhebliche Schrumpfung der Gelenkkapsel des Schultergelenks zu diesen oft sehr therapieresistenten Bildern führt. Diese Schrumpfungstendenz beobachten wir nach Radiojodbehandlungen der Schilddrüse, nach hormonellen Störungen (Geriatrie), nach Kreislauf- und fokaltoxischen Einflüssen, um nur einige der vermuteten Ursachen aufzuzeigen. Aus den Erscheinungen einer Stoffwechselunterbilanz des Eisens kennen wir eine Tendenz zu trophotropen Störungen des Gewebes in Form von Gewebsschrumpfung, trockener Haut und atrophischer Schleimhaut – kurz ein Bild, das in pathophysiologischer Hinsicht am meisten an die idiopathische Kapselschrumpfung des Schultergelenkes erinnert. Um das Eisenbild in geriatrischer Richtung abzurunden, sei nur noch erwähnt, daß ein Herabdrängen der weiblichen Genitalorgane bei alten Menschen mit Ferrocyankali D 3 – D 6 behandelt wird, nach *Dahlke* bei gleicher Indikation Ferrum jodat. 6. Verreibung eingesetzt wird und schließlich die senile Hypertrophie der Prostata auf die 2. – 3. Verreibung von Ferrum picrinicum gut ansprechen soll.

Die Interkostalneuritis, die entzündlich in der Folge von Zoster und als Neuralgie meist nach Alterskyphosen aufzutreten pflegt, macht Mittel notwendig, die mehr vom Schmerzbild geprägt sind, so Asclepias tuberosa D 1, Ledum palustre D 1 – D 3, Rhus tox., Arsen, Mercurius bijodatus oder Apis. Wir haben in der Klinik von zahlreichen Mitteln Gebrauch gemacht, die nach ihrem Bild die Partien zwischen den Schulterblättern betreffen, so von Kaliumverbindungen und auch Ammoniumsalzen; letzteren steht außerdem die welke und trockene Haut alter Menschen nahe sowie eine Kreislaufschwäche, die bei Kyphosen seltsam gehäuft ist. Nicht zu vergessen ist Ranunculus bulbosus (D 4 – D 8) bei der Herpesneuritis im subchronischen Zustand.

Die Lendenwirbelsäule verursacht schließlich alle klinischen Bilder, die auf die Ischiasverlaufsformen hinausgehen. Bei allem Vorbehalt, solche Syndrome ohne die hintergründige Differentialdiagnose abzuhandeln, genügt es, die Mittel zu erwähnen, mit denen wir zuverlässige Heilungen erzielen konnten – oft genug völlig unabhängig von einer etwa bestehenden Diskopathie, die nach der Meinung von Neurochirurgen nicht mehr konservativ behandelt werden sollte. Dabei kommt beim geriatrischen Krankengut die negative Einstellung des Patienten und des Therapeuten in bezug auf eine Operation unseren Behandlungsbestrebungen oft entgegen.

Bei der Ischiasbehandlung – um die verschiedenen Formen des Lendensyndroms einmal zusammenzufassen – unterscheiden wir grundsätzlich die Symptome mit Bewegungsbesserung – *Stiegele* nannte sie auch Ischialgia ambulatoria (Mercurius solubilis D 4 – D 12, Rhus tox. D 12, Pulsatilla, Sulfur D 30, Ferrum und Sepia sowie Kalium jodatum) – und in zweiter Linie die Symptome des Ischiasschmerzes mit Ruhebesserung (re. Seite Bryonia:), Ledum palustre, Nux vomica, Ammonium muriaticum (Sitzen)). Zur Ruhebesserung zählt auch die oft sehr hilfreiche Colocynthe mit der Krümmungsbesserung und den Parästhesien als echtem Neuritissymptom. Wenn die Parästhesie entlang dem Nerv L 5, also zur Großzehe zieht, so folgert daraus Gnaphalium, mit dem man in D 30 verblüffende Erfolge erzielt. Das gleiche gilt von den zuckenden Beinen und der Beinunruhe, die mit Zincum metallicum oder Zincum valerianum rasch verschwinden können.

Man kann diesen Bereich der Wirbelsäule nicht verlassen, ohne auf

Pichi-Pichi aufmerksam zu machen, das auch als Fabiana imbricata bekannt ist. *Stiegele* reiht es unter die Terpene ein und verweist es nur auf die Zystitis oder Diskopyelitis. *M. Stübler* verdanke ich den Hinweis, daß es sich auch um ein Mittel des sogenannten Nierenwirbels handelt. Bekanntlich steigt die Niere im Laufe der Entwicklung, vom Becken ausgehend, bis in die Höhe der Lumbalregion und bleibt dort fixiert. Während dieser Aszendenz wird offenbar der 2. Lendenwirbel sensibilisiert. Auffallend ist nämlich, daß man bei allen Nierenerkrankungen im Frühstadium eine Druckempfindlichkeit des 2. Lumbalwirbels findet. Man kann sowohl neuraltherapeutisch als auch physiotherapeutisch von dieser Empfindlichkeit Gebrauch machen und so das Nieren- und Blasenorgan sekundär beeinflussen.

So bleibt in der Aufteilung des Achsenorgans noch das Kreuzbein. Zweifellos ist Aesculus D 1 – D 4 das Hauptmittel, was vermuten läßt, daß die Ursache des Kreuzschmerzes kreislaufbezogen ist. Auch Ferrum und Coccus cacti im Wechsel haben sich so bewährt. Schließlich wissen wir, daß der Schwerpunkt des Körpers im Kreuzbeinbereich liegt, daß jegliche Veränderung des Gewichtes eine Schwerpunktsverschiebung und konsekutiven Schmerz im Kreuzbein auslöst. Dieser Schwerpunkt ist bei der Alterskyphose und der ausgleichenden Lordose besonders empfindlich, weshalb es auch einer Pflege der Statik durch gute Schuhe (Hausschuhe) ebenso bedarf wie einer bewußten und forcierten Beweglichkeit im Alter. Es bleibt noch der Schmerz des Steißbeines zu erwähnen, der sicher und schnell mit Castor equi D 4 behandelt wird, dessen Wirkung zwar unerklärlich, aber sicher zu erwarten ist.

Nach den Irritationen des spinalen Anteiles des intervertebralen Nervenbündels wären die Einflüsse des autonomen NS zu erwähnen, die im Alter zwar nicht mehr so heftige, aber doch belastende Zeichen setzen. Man denke an den vertebralen Schwindel, der teilweise als Zirkulationsstörung der Arteria vertebralis und der Basaldurchblutung aufzufassen ist, teilweise als Sympathikusreiz, der vom Grenzstrang induziert wird. Zum einen Fall müssen wir an Ambra, Aranea diadema oder ixobola und evtl. Strychnin. phosph. denken, im anderen Fall an Agaricus, Causticum (Rekurrensreiz bei HWS-Syndrom) und Conium. Nehmen wir eine sympathische Organbeziehung zwischen der WS und dem Herzen an, so sind sicherlich die Arzneibilder von Spigelia und Prunus spinosa (Ziliarneuralgie) induziert. Typisch für eine Alterserscheinung, die von der Brustkyphose ausgeht, sind Beschwerdebilder des Eingeweidesystems.

So finden sich bei Torsionsskoliosen der WS vorwiegend vegetative Dystonien im Magen-Darm-Trakt. Gastro-Enteroptosen, Pankreopathien, Nephropathien und Divertikulosen sind nur einige der typischen Alterserkrankungen, die häufig ihren Ursprung oder ihren pathologischen Reiz in der WS-Veränderung haben. Es ist sicherlich problematisch, hier nur einige Mittel zu erwähnen, ohne den Gesamthabitus zu beurteilen, doch sollen diese Ausführungen klinische Erfahrungen widerspiegeln, und deshalb seien solche Bezüge erlaubt.

Die Ptose des Altersmagens im Hinblick auf etwaige Störungen von seiten der vegetativen Innervation wurde mit Abies nigra, Condurango und vor allem Lycopodium (das sich am meisten findet) erfolgreich behandelt. Die Pankreopathie des Alters wird mit Chamomilla und China günstig beeinflußt. China ist das tonisierende Elixier des Darmes und wird auch in Verbindung mit Arsen immer als hilfreich empfunden. Die Galle hat bekanntlich ihre segmentalen Anteile zwischen Th 6 und 7 re., und der Rückenschmerz und Rechtsbelastung führen bereits den Anfänger auf Chelidonium, das grundsätzlich zu häufig verordnet wird (*Rademacher*), aber ein wahrhaft heilsames Altersmittel sein kann. Fehlt noch der Dickdarm mit seinem oft durch WS-Veränderungen gestörten Tonus im Sinne einer atonischen Obstipation, so denken wir an Opium und an Hydrastis, mehr aber noch an Alumina, das auch Bezüge zum Prostataleiden und zur Blasendystonie hat. Die Mittel für Blase und Nieren in Verbindung mit der WS können Pichi-Pichi, Thuja, Gelsemium sein, es ist aber meist Causticum, vor allem, wenn Inkontinenz im Spiele ist. Diese Situation ist differentialtherapeutisch nur noch mit Kalium carb. zu vergleichen.

Verweilen wir noch kurz im Untergeschoß. Die mangelhafte Beweglichkeit der WS führt nicht selten zu Hämorrhoidalstauungen sowie zum Uterus- und Analprolaps. Ferrum jodatum, Aesculus und vor allem Collinsonia sind hier unter Umständen hilfreich. In letzter Zeit wird der Durchblutung der WS mehr Beachtung geschenkt, als dies bislang geschehen ist. Dabei sind Erkenntnisse darüber gesammelt worden, daß die Durchblutung der unteren Extremitäten meist von der Beweglichkeit der WS abhängt. Wenn solche Zusammenhänge mit der notwendigen kritischen Einstellung betrachtet werden, so finden wir noch weitere Anhaltspunkte in diesem funktionellen Therapiebild.

Eine symbolische Bedeutung für den Bewegungsapparat hat das Achsenorgan, die Wirbelsäule, der gerade im Alter mehr Bedeutung zuzumessen ist als im aktiven Teil des Lebens. Haltung und Aufrichtung führen in der Phylogenese zur Befreiung der Hände und zur daraus resultierenden Handlungsfreiheit, die den Menschen in seiner Persönlichkeitsentwicklung auszeichnet. Davon gingen wir aus. Wenn im Alter eine Hand an die Stütze in Form des Stockes oder des Festhaltens gebunden ist, so kann dies der eine als Verlust oder Einschränkung jener Handlungsfreiheit auffassen, der andere als spielerische Untätigkeit der Hände.

Die Homöopathie sieht einen bedeutsamen Anteil an therapeutischen Möglichkeiten im Alter. Erfahrungen dazu kann jeder erweitern. Der Gedanke, hiermit einen Einstieg in die eigene Erfahrung zu machen und sich loszulösen von dem therapeutischen Klischee: „Es ist halt das Alter, da kann man nichts machen!“ könnte dazu dienen, einem alten Menschen noch einige glückliche und beschwerdefreie Tage zu verschaffen.

13
Die homöopathische Therapie neurologischer und psychiatrischer Alterskrankheiten

Ein Teil der neurologischen Ausfallerscheinungen im Alter ist im strengen Sinne den Gefäß- bzw. Kreislaufleiden zuzuordnen, doch ergibt sich aus dem allmählichen Absterben von Hirnsubstanz eine Reihe typischer neurologischer Symptome, denen man in der biologischen Therapie einen gesonderten Platz einräumen muß. Beim zerebralsklerotischen Geschehen, d.h. der Starre, Wandverdickung und Atheromatose der Gehirnarterien, zeigt sich neben der Symptomatik des Gehirnmantels auch eine solche der Stammganglien. Auf Grund des allmählichen Zugrundegehens von Hirngewebe kommt es zu Erweichungsherden und auch zu entsprechenden psychischen Verfallserscheinungen.

Dabei hat sich folgende Einteilung nach eindeutigen Gesichtspunkten bewährt:

1. Zerebralsklerose.
2. Der apoplektische Insult mit seinen Folgen.
3. Senile Demenz.

Die *Zerebralsklerose* ist Ausdruck einer Mangeldurchblutung. Da infolge der Gefäßstarre nur noch eine sehr bedingte Erweiterung der Gefäßbahnen erreicht werden kann, erscheint verständlicherweise eine Therapie allein mit durchblutungsfördernden Mitteln nicht mehr sinnvoll, so daß es hier gilt, die Therapie nach der speziellen Symptomatik durchzuführen.

Subjektive Symptome sind vorwiegend vasomotorisch bedingt. So finden sich im Beschwerdebild Kopfschmerz, Kopfdruck, Schwindel bis zum Schwarzwerden vor den Augen mit Augenflimmern,

Ohrensausen, gesteigerte Ermüdbarkeit und ein Krankheitsgefühl mit allgemeinen Abbauerscheinungen wie Verlust der Merkfähigkeit und Konzentrationsschwäche. Daneben zeigen sich aber auch objektive Symptome wie Arcus senilis, Augenhintergrundveränderungen, Parkinsonismus des Alters, Pseudobulbärparalyse usw. Als verwertbares äußeres Zeichen einer Gefäßverkalkung kann auch eine Schlängelung der Schläfenarterien gesehen werden, wenngleich die Arteriosklerose selten generalisiert, sonden eher mehr oder weniger stark auf einzelne Organbezirke lokalisiert aufzutreten pflegt.

Früher beschränkte man sich darauf, die schweren Formen geistigen Verfalls bei alten Menschen in die Trias Gedächtnisschwäche, krankhafte Emotion und Interesselosigkeit einzuordnen; von Zerebralsklerose schlechthin sprach man immer dann, wenn diese Erscheinungen bei einem alternden Menschen auftraten. Daß dies aber nicht so einfach ist, beweist nicht zuletzt die Tatsache, daß selbst anatomisch hochgradig sklerotisch veränderte Gehirngefäße oft keinerlei klinische Erscheinungen auszulösen vermögen. Das gleiche gilt für recht unterschiedliche Blutdruckwerte, obwohl diese von entscheidender Bedeutung sein können; bei längerem Bestehen eines Hochdruckes z.B. sind arteriosklerotische Veränderungen sehr wahrscheinlich, und auch der drohende apoplektische Insult und seine eventuelle Prophylaxe hängen damit zusammen.

Ein Frühsymptom der Zerebralsklerose ist der Schwindel mit allen seinen Erscheinungsformen. Charakteristisch dabei ist der Schwindel bei rascher Lageveränderung, etwa morgens beim Aufstehen. Dieser bildet sich rasch wieder zurück. Echte Drehschwindel sind dabei selten, wobei dann auch Nystagmus, Erbrechen, Blässe und Übelkeitserscheinungen hinzukommen können. Nach *Milikan* und *Siekert* werden diese Erscheinungen als intermittierende Insuffizienz der Arteria basilaris gedeutet, der hinsichtlich der Zerebralsklerose eine besondere Bedeutung beigemessen wird (siehe hierzu auch das Kapitel über die Behandlung des Schwindels). Diese intermittierenden Insuffizienzerscheinungen dauern Minuten bis Stunden; sie lösen jedoch beim Patienten ein schweres Krankheitsgefühl aus, bei dem es bis zu leichten Bewußtseinstrübungen kommen kann. Als Auslöser wurde immer ein kardialer Faktor verantwortlich gemacht wie z.B. mehrfach auftretende Arrhythmien, Blutdruckkrisen usw. Diese Symptome gelten auch als Prodrome von Basilaristhrombosen.

Neben den Schwindelerscheinungen können auch Schlafstörungen dem Arzt frühzeitige Hinweise geben. Es kann zu einem Wandel des Schlaf-Wachrhythmus kommen, wobei die Patienten tagsüber schlafen und nachts an Unruhezuständen leiden, vor allem an Einschlafstörungen mit Gedankenandrang. Der Schlaf selbst ist kurz, nachts unruhig, gegen Morgen vertieft; die Patienten pflegen schon mit Sonnenaufgang wieder hellwach zu sein. Da es sich hier um eine echte Durchblutungsnot unter dem Einfluß des Vagus handelt, führt eine symptomatische Therapie mit Schlafmitteln oft zu paradoxen Reaktionen, d.h., die Unruhe wird noch stärker, und es kommen Angst- und Depressionszustände hinzu. Der am Abend gewünschte Schlaf tritt schließlich erst am Tage ein, und seine Unterdrückung macht entsprechend leistungsunfähig.

Neben einem Nachlassen der Arbeitsfähigkeit treten Charakterveränderungen auf, die angestammte Wesenszüge extrem in Erscheinung treten lassen. So werden sparsame Menschen zu Geizhälsen, vorsichtige zu mißtrauischen, gewissenhafte zu pedantischen, erregbare zu jähzornigen und eigenwillige zu starrköpfigen Menschen, wobei eine depressive und pessimistische Haltung überwiegt. Neben einer Verflachung des Gefühlslebens, einer Gefühlsverödung, entsteht eine egoistische Einengung der Interessensphäre; persönliche Bindungen erkalten, während sich gleichzeitig eine Enthemmung des Gefühlsausdruckes zeigt, die Affektinkontinenz:

Zwangsweinen und Zwangslachen, Weinerlichkeit und Rührseligkeit. Aufgrund des Abbaus feinerer Gefühlsregungen entwickeln sich Taktlosigkeit, eine Vernachlässigung der äußeren Erscheinung, sittliche Hemmungslosigkeit und sexuelle Entgleisungen.

Relativ früh empfindet der Kranke seine gewohnte Beschäftigung als Anstrengung; die geistige Konzentration fällt ihm schwer. Es treten zunächst vereinzelt, dann gehäuft unerklärbare Fehler in der gedanklichen Tätigkeit und der Reaktionsfähigkeit auf. So reagieren beispielsweise Autofahrer paradox, indem sie bei Rotlicht über die Kreuzung fahren. Grobe Störungen der Merkfähigkeit und des Gedächtnisses allgemein gehören zu den Symptomen einer bereits fortgeschrittenen Zerebralsklerose. Dabei fällt auf, daß Ereignisse der jüngsten Vergangenheit am raschesten vergessen werden, während länger zurückliegende Ereignisse besonders lange im Gedächtnis haften – ja, es wird sogar die Erinnerung an Kindheits- und Jugenderlebnisse scheinbar wiederbelebt.

Der Abbau der intellektuellen Funktion führt mit dem Nachlassen der zeitlichen und örtlichen Orientierungsfähigkeit allmählich zum Zustand der arteriosklerotischen Demenz. Eifersuchts-, Verfolgungs- und Beeinträchtigungsvorstellungen leiten über zu psychiatrischen Bildern, die differentialdiagnostisch nicht immer leicht abzugrenzen sind. Oft läßt sich die Differentialdiagnose zerebralsklerotischer Zustandsbilder durch die Beobachtung erleichtern, daß das klinische Bild der Zerebralsklerose sich immer dann verschlimmert, wenn zugleich eine Verschlechterung der Herzleistung auftritt, da in solchen Zuständen auch schon geringste Veränderungen des Herzminutenvolumens registriert werden können.

Der Altersparkinsonismus

Prädeliktionsstellen für die Zerebralsklerose sind die Arteria cerebri und die Arteria basilaris, so daß die herdförmigen arteriosklerotischen Parenchymläsionen auch überwiegend in den Stammganglien und in der Brücke, etwas weniger in der Rinde anzutreffen sind (Status lacunaris). Bewegungsstörungen im Corpus striatum und Corpus pallidum erinnern an ausgesprochen parkinsonartige Bilder der Zerebralsklerose. Auftretender Rigor der Muskulatur, Tremor der Hände, Nick- und Wackeltremor des Kopfes können sich in seltenen Fällen als hypokinetisch-rigides Pallidumsyndrom bis zur vollständigen arteriosklerotischen Muskelstarre steigern.

Der senile Tremor unterscheidet sich vom Parkinsonismus durch das Fehlen von Starre, Bewegungsarmut und Haltungsanomalie; der sporadische, weitgehend isolierte Tremor bei alten Leuten bevorzugt den Kopf, wobei es sich um ein Ruhe- oder Haltungszittern handelt. Dabei ist es durchaus wahrscheinlich, daß ein isolierter Tremor Zeichen eines *Parkinson*-Frühsymptoms ist und gleichzeitig ein fließender Übergang zum Altersparkinsonismus vorliegt. Der organische Tremor als Ausdruck von Schädigungen basaler motorischer Kerne extrapyramidaler Natur ist bekanntlich ein Ruhetremor; er vermindert sich bei Intention, jedoch nicht durch Affekte. Dieser Tremor ist bei alten Menschen Symptom eines Altersparkinsons.

Der apoplektische Insult und seine Folgen

Die Sterblichkeit durch Gefäßstörungen des Zentralnervensystems steigt jenseits des 40. Lebensjahres stark an. Verständlicherweise stehen dabei die arteriosklerotischen Gefäßprozesse im Vordergrund der Betrachtung; der Hinweis ergibt sich schon aus Veränderungen anderer Gefäßbereiche. Von einem apoplektischen Insult sprechen wir, wenn plötzlich unter dem Zeichen der Bewußtlosigkeit Symptome lokalisierter zerebraler Zirkulationsstörungen manifest werden. Dabei kann nicht immer gleich eindeutig gesagt werden, ob es sich um eine Blutung, eine funktionelle Zirkulationsstörung, eine Erweichung, eine arterielle Thrombose oder eine Embolie handelt.

Dem apoplektischen Insult gehen meist Prodrome voraus, die aus Erbrechen, Kopfschmerzen, Schwindel und vor allem Unruhe- und Angstzuständen bestehen können. Während hierbei die Abgrenzung gegenüber Embolien oder speziellen Gefäßprozessen in das Gebiet der Neurologie oder der Inneren Medizin zu verweisen ist, interessiert in diesem Zusammenhang vor allem die Massenblutung, die sich meist als Folge eines hohen Blutdruckes entwikkelt. Massenblutungen liegen bis zu 80 % im Großhirn; sie gehen überwiegend von der Arteria lenticulo-striata aus und führen – je nach dem Kaliber des rupturierten Gefäßes – zu kleinen bis großen Ausfallserscheinungen, da die Blutung auf Teile der inneren und äußeren Kapsel sowie die Stammganglien trifft und damit einen hemiplegischen Funktionsausfall bedingt.

Leichte Fälle dagegen, die teilweise gar nicht ärztlich behandelt werden, zeigen nur eine Supinationsschwäche, eine Tonussteigerung oder eine Hyperreflexie. Oft beweisen nur das sogenannte *Strümpell*sche Phänomen (Dorsalflexion des Fußes bei Anziehen des paretischen Beines), eine Neigung zur Mitbewegung und eine einseitige Abschwächung des Bauchdeckenreflexes die durchgemachte Apoplexie. Die Gefahr liegt jedoch in der Wiederholung, während Gehirnembolien in der Differentialdiagnose meist rezidivfrei bleiben. Allerdings zeigen sich bei der Gehirnembolie weniger oder sogar nur geringe Rückbildungstendenzen der Lähmungen, die nach einer Enzephalorrhagie nach einem halben bis dreiviertel Jahr nicht mehr wesentlich besserungsfähig sind.

Nach einem Insult stellen die Blutdruckwerte, deren Erhöhung sicherlich für das Zustandekommen einer Massenblutung verantwortlich sein kann, keine wesentliche differentialdiagnostische Hilfe dar, bei erhöhtem Blutdruck kommen auch Enzephalomalazien vor. Bei der apoplektischen Bewußtlosigkeit sprechen ein stark gerötetes Gesicht, tiefe, schnarchende Atmung und das Auftreten während des Tages für eine Hirnblutung, wogegen Gesichtsblässe eher auf eine Erweichung oder einen Gefäßverschluß hindeutet. Die mehr oder weniger lange andauernde Durchblutungsdrosselung beim vieldiskutierten angiospastischen Insult spielt vor allem für die Therapie eine wesentliche Rolle, da hier eine verminderte Durchblutung vorliegt, der Blutdruck meist niedrig bis normal ist und der angiospastische Insult häufig nachts auftritt. Bei ihm wie auch bei Gehirnthrombosen und Embolien ist der Aderlaß, der bei einer Massenblutung der Druckentlastung dient, kontraindiziert!

Die senile Demenz

Bei atrophierenden Prozessen des Gehirns denkt man vor allem an die Degeneration der Nervenzellen. Daneben spielen aber regressive Veränderungen am neuroektodermalen Stützgewebe und im mesenchymalen Bindegewebe eine entscheidende Rolle, so daß die Grenzen zwischen den atrophischen und dystrophischen Prozessen des Gehirns fließend sind. Unter diesem Aspekt ist die senile Demenz zu betrachten, die sich aber ebensowenig gegen eine normale Vergreisung abgrenzen läßt. Zentrales Symptom ist bekanntlich eine abnorme Störung der Merkfähigkeit mit Erinnerungslücken in bezug auf die jüngste Vergangenheit. Diese Symptome bilden mit Konfabulationen und Desorientiertheit das *Korsakow*-Syndrom. Neben den psychischen Zeichen von Gedächtnisschwäche, Verblödung, Gefühlstörungen und Charakterveränderungen treten besondere Formen auf, wie Presbyophrenie (hochgradige Merkschwäche bei sonst guterhaltener Persönlichkeit), seniler bzw. präseniler Verfolgungswahn und oft delirante Verwirrtheitszustände. Sinnestäuschungen treten meist bei Personen auf, die allgemein einer schizophrenen Konstruktion nahestehen.

Depression oder depressive Verstimmungszustände im Alter

Involutionsdepressionen sind nach *Staehelin* von hereditärer Belastung aus dem zyklothymen Formenkreis sowie von manischen oder depressiven Phasen vor dem Rückbildungsalter zu unterscheiden. Sie stellen eine Sondergruppe depressiver Zustandsbilder dar und treten eindeutig häufiger beim weiblichen als beim männlichen Geschlecht auf. Dazu disponieren gewisse charakterliche Anlagen, da es sich bei den Betroffenen vorwiegend um arbeitsame, selbstbeherrschte, ichbezogene und übergewissenhafte Persönlichkeiten handelt, denen es schwerfällt, sich affektiv zu äußern, und die zunehmend zu emotionalem Anstauen von Unlustgefühlen, zu Resignation und Mißtrauen neigen. Die Altersverteilung zeigt eine Anfälligkeit bei Frauen vom 50. bis zum 60. Lebensjahr, bei Männern vom 60. bis zum 65. Lebensjahr. Das späte Auftreten bei Frauen beweist, daß es sich kaum um sexuelle Rückbildungsvorgänge handelt, zumal auch eine Hormontherapie wenig Besserung bringt. Vielmehr sind es die meist negativen Erlebnisse des letzten Lebensabschnittes, die sich als Verluste bezeichnen lassen – Tod und damit Verlust von Ehepartner, Freunden, Gleichaltrigen, Verlust von Macht und Ansehen, von Beruf und materiellen Einkünften, nicht zuletzt aber auch die Erkenntnis vom Verlust der körperlichen und geistigen Leistungsfähigkeit. Zur Resignation kommen Ängste um die Gesundheit und um eine gesicherte materielle Zukunft sowie eine Pflichtleere bei Frauen, deren Kinder selbständig geworden sind. *Vischer* bezeichnet das Involutionsalter als das Alter der Verluste.

Die Spannungen unlustbetonter Affekte lösen neurovegetative Störungen aus, die bei den Kranken infolge übertriebener Selbstbeobachtung zu zahlreichen hypochondrischen Vorstellungen führen. Das depressive Zustandsbild tritt nach einer vielleicht nur geringfügigen psychischen oder physischen Belastung in Erscheinung. Die Kranken zeigen ein ängstlich agitiertes Gepräge, sie sind – je nach Charakterstruktur – paranoid, hysterisch oder hypochondrisch. Die dabei beobachteten Wahninhalte führt *Schneider* auf die Angst um Seele, Leben und Besitz zurück, so daß die Kranken ständig durch Versündigungsideen, Krankheits- und Verarmungsgedanken unruhig umhergetrieben werden. Manchmal gehen diese depressiven Zustandsbilder in eine Spontanremission über, meistens aber sind sie der Übergang in depressiv gefärbte Alterspsychosen ...

Nach Einführung der Psychopharmaka hat sich für die Therapie derartiger Depressionen ein neuer Weg gezeigt, jedoch sollte man, ehe man über biologische Therapiemöglichkeiten berät, bedenken, daß eine Depression, vor allem eine Depression des Involutionsalters, auch zur Lebensgeschichte eines Menschen gehören kann. Da sie gerade im Alter mit dem Verlust des Lebensgefühls gekoppelt ist und mitunter nichts anderes sein kann als der Ausdruck einer Lebenskrise, wird manchmal das Erlebnis einer Depression gerade im Niedergang der Vitalität zu einer notwendigen Erfahrung!

Homöotherapie

Neben den schon im Kapitel über Kreislauferkrankungen erwähnten Mitteln verdient eine andere Gruppe von homöopathischen Mitteln besonders hervorgehoben zu werden: Solche, die erst durch Prüfungen der letzten Jahre einen deutlichen Hinweis darauf gaben, daß mit einer speziellen Verbesserung der Gehirndurchblutung und der Einwirkung auf die Spastik als Folge von Zerebralsklerose gerechnet werden kann! Es handelt sich dabei um die Spinnengifte, die auch als „Chelizerengifte“ Eingang in die Therapie fanden. Die Biologie der Spinnen, die ihre Beute lähmen, wenn sie ihr Gift in der Nähe des Zervikalganglions ihrer Opfer absetzen, läßt dabei eine besondere Wirkungsweise vermuten. Die von der Spinne erzeugte Lähmung läßt auf eine neurotrope Wirkung des

Giftes schließen. Daß das Neurotoxin eine starke Wirkung hat, läßt sich aus der Tatsache erkennen, daß manche Spinnenarten nicht nur Reptilien und Vögel, sondern auch kleinere Säugetiere vergiften! Die erbeuteten Tiere verharren im Lähmungszustand und können – gleichsam konserviert – stets frisch verspeist werden. Dagegen hat man beobachtet, daß Spinnenarten, die ihre Beute sofort verzehren wollen, ihr Gift ohne Rücksicht auf die Lokalisation absetzen und damit einen sofortigen Tod ihres Opfers erreichen (Gift häufig im Bauchganglion).

1952 führte man im *Robert-Bosch*-Krankenhaus unter der Leitung von *J. Mezger* eine umfassende Prüfung des Spinnengiftes Aranea ixobola durch, die sehr aufschlußreiche Hinweise auf eine spezifische Beeinflussung der basilaren Gehirndurchblutung ergab. In der Tat erhält die basilare Gehirndurchblutung ihren Hauptzustrom aus der Arteria vertebralis, wobei eine Steuerung aus Reflexzentren im Bereich der Gehirnbasis möglich ist. So ergibt sich eine aufschlußreiche Parallele in der Biologie des Spinnengiftes zu seiner therapeutischen Wirkung. Im Arzneibild der Aranea ixobola zeigen sich Symptome, die eng verwandt sind mit denen zerebralsklerotischer bzw. allgemeiner zerebraler Durchblutungsstörungen. So geben zahlreiche Prüfer Ruhelosigkeit, Beeinträchtigung der Konzentrationsfähigkeit, Bedürfnis nach Bewegung und frischer Luft, Schlaflosigkeit mit Gemütsveränderungen wie Euphorie, Wohlgefühl mit Rededrang und Witzelsucht, später dann eine depressive und gereizte Stimmungslage an. Auffallend ist vor allem eine Geräuschempfindlichkeit und eine allgemeine Überempfindlichkeit der Sinnesorgane, dazu Gleichgewichtsstörungen, Schwindel mit kongestiven Kopfschmerzen, Nackensteifigkeit und Verkrampfung der Rückenmuskulatur, Frostigkeit und Kältegefühl (charakteristisch für alle Spinnengifte), anginöse Herzbeschwerden, Sensibilitätsstörungen, partielle Taubheits-, Schwere- und Vergrößerungsgefühle sowie Steifigkeit, Krämpfe, Zuckungen in Muskelgruppen, die auf eine stark veränderte neurosmuskuläre Erregbarkeit hinweisen, die vor allem auch für das zerebralsklerotische *Parkinson*-Syndrom bedeutsam ist.

Neben Aranea ixobola zeigen sich Aranea diadema, Theridion, Latrodectus mactans und – in leicht verändertem Maße – auch Tarantula hispanica ähnlich in ihren Auswirkungen, was für Latrodectus vor allem bei der Angina pectoris des Alters, für Aranea dagegen mehr bei organischen Krankheiten des ZNS mit spastischen Erscheinungen wie dem *Parkinson*-Syndrom eine wertvolle therapeutische Bereicherung darstellt. Die Dosierung wird für Aranea mit D 4 bis D 12 angegeben, für andere Spinnengifte gegebenenfalls auch höher (vgl. hierzu auch *Leeser*: „Lehrbuch der Homöopathie", Tierstoffe). – Für Aranea ixobola hat sich nach letzten Erfahrungen noch eine besondere Indikation ergeben: Die Behandlung des Tinnitus, der nicht selten Vorstadium von Hörsturz oder zerebralem Schwindel und der *Ménière*-Krankheit ist.

Wenn bei der Arteriosclerosis cerebri parkinsonähnliche Bilder mit depressiver Gemütslage vorherrschen, erweist sich neben den Spinnengiften in der Homöopathie vor allem Hypericum (D 4 bis D 12) als wertvoll. Es liegen dazu zwar noch keine einheitlichen Ergebnisse vor, doch versprechen die eindeutigen Beziehungen des Arzneibildes zu einem ähnlichen Symptomenkomplex eine Wirkung. Phytotherapeutische Präparate werden erfolgreich bei leichten Depressionen – besonders des Alters – eingesetzt. Nach *Stauffer* werden die bekannten „Zittermittel" wie Agaricus muscaricus (D 6 bis D 30), Gelsemium (D 1 bis D 2) und Zincum (D 4 bis D 6) empfohlen. *Nash* nennt weiter Acidum sulfuricum, und *Joussée* verweist auf Tabacum D 1 sowie Atropinum sulfuricum D 3. Zweifellos hat die homöopathische Therapie bei der Beeinflussung des Altersparkinsons auf zerebralsklerotischer Grundlage Erfolgschancen. Auch Magnesium phosphoricum D 6 aus der *Schüssler*schen Reihe ist zu empfehlen, ehe eine chemotherapeutische Behandlung durchgeführt wird.

Bei der Behandlung des *apoplektischen Insults*, der *Thrombose* oder der *Hirnembolie* wird man zunächst die spezielle Symptomatik und die Biochemie der Gerinnungsstörung beachten müssen. Verständlicherweise sind die Folgen der Thrombose und Embolie von Sitz und Größe des Embolus abhängig. Sofern bei der Embolie der Exitus nicht sofort mit dem Insult eintritt, kehrt nach einigen Tagen das Bewußtsein zurück; es bildet sich eine Hirnerweichung mit den entsprechenden degenerativen Ausfallerscheinungen. Beim alten Menschen ist dieses Geschehen relativ selten, da die Ursache meist in einer gestörten Hämodynamik des Herz-Kreislaufsystems zu suchen ist. Für die homöopathische Behandlung werden in erster Linie Schlangengifte eingesetzt (Ginkgo biloba, Naja trip., Lachesis, Elaps corallinum etc.).

Die Gehirnblutung oder Apoplexie dagegen ist eine typische Erscheinung des Alters und als Folge einer Atheromatose anzusehen. Hier richtet sich die Therapie aus auf die Stillung der Blutung, Resorption des Blutergusses, Wiederherstellung der Funktion des Gehirns und seiner Leitungsbahnen. Als ideale Therapie gilt die *Prophylaxe* der Atheromatose; ist der Insult eingetreten, so braucht man im homöopathischen Sinne bei tiefem komatösem Zustand mit langsamer Atmung, verlangsamtem Puls, starkem Schwitzen und hitzigem Zustand neben Belladonna vor allem Opium. Es ist eine Erfahrungstatsache, daß Opium (D 12 bis D 30) am wirksamsten dort ist, wo die Zeichen eines geschädigten Atemzentrums vorherrschen – ananlog dem Vergiftungsbild von Morphium. Ist die Kopfkongestion besonders hervorstechend, so wird Glonoin D 6 oder Hyoscyamus D 6 eingeschaltet. Daneben ist Arnika als Hauptmittel für den postapoplektischen Zustand zu betrachten, wobei unbedingt die Dosierung zu beachten ist: Sie soll anfangs nicht über D 12 hinausgehen! Später, nach völliger Rückbildung des Sensoriums, sind für die postapoplektische Lähmung hohe und höchste Potenzen erforderlich.

Selbstverständlich werden physikalische und medikomechanische Therapien in der Nachbehandlung ihren bewährten Platz behalten.

Bei zurückgebliebenen Lähmungen empfiehlt *Stauffer* als Zwischenmittel zunächst Sulfur, anschließend – entsprechend der Symptomatik – Causticum, Strychninum phosphoricum, Zincum, Baryum und Conium (D 30 und höher). Letzteres ist besonders für alleinstehende alte Leute geeignet.

Die Problematik der depressiven Verstimmungszustände im Alter und deren biologische Behandlung wird durch die Tatsache erhöht, daß eine Reihe relativ stark wirksamer allopathischer Medikamente ungleich schneller zu einem Ergebnis führt als die bislang bekannten biologischen Arzneien, deren Wirksamkeit von einer exakten Klärung der Symptomatik und der daraus resultierenden Arzneimittelwahl abhängt. Zweifellos kann man von einer eleganten Therapie sprechen, wenn z.B. eine sklerotisch bedingte Halluzination (Sehen von Tieren) mit Stramonium (D 30 und höher) schlagartig beseitigt wird. Depressive Gemütszustände, die auf Baryum, Sulfur und vor allem Aurum ansprechen und für die gegebenenfalls auch noch Sepia, Platina und Opium in Frage kommen, bedürfen einer wohlgeleiteten Therapie, die meist mit mittleren Dosierungen (D 12 und D 15) beginnt und oft erst bei weit auseinandergezogenen einzelnen Hochpotenzgaben mit dem gewünschten Ergebnis endet. Es muß also jedem Behandler vorbehalten bleiben, den Grad einer Depression, vor allem die damit zusammenhängende Suizidneigung, abzutasten und entsprechend zu therapieren. Die homöopathische Arzneimittellehre bietet für eine individuelle Arzneimittelfindung ein mannigfaltiges, fast unerschöpfliches Reservoir!

In den letzten Jahren wurde vielfach über das Problem der „Verjüngung" diskutiert, wobei sich die Vorstellungen der Ostblockstaaten und unserer westlichen Welt sehr unterscheiden. Im Ostblock betrachtet man das Alter im wesentlichen als Dystrophie und demnach für beeinflußbar. So machte vor allem die Prokaintherapie von *Aslan* von sich reden. In der westlichen Wissenschaft dagegen wird das Alter als streng determiniert, genetisch festgelegt und schicksalhaft betrachtet und daher für wenig beeinflußbar gehalten. Für den Arzt bedeutet Geriatrie eine Behandlung der Krankheiten im Alter, nicht aber Verjüngungsexperiment. Er steht vor der Tatsache, daß sich altersstarre, sklerotisch veränderte Gefäße nicht mehr erweitern lassen. Der alte Mensch verlangt keine Wunder, er verlangt nur den ihm zustehenden Teil der Existenzberechtigung, vor allem aber verlangt er Verständnis für seine Welt und seine Nöte. Dieses Verständnis wird ihm mit Hilfe anderer ausgleichender Maßnahmen den Lebensabend erhellen. Man weiß, daß Untätigkeit die Lebenszeit verkürzt; die Erfolge der Medizin werden dadurch illusorisch. Dem Alter und seiner verminderten Reaktionsfähigkeit entsprechende Aufgaben zählen daher mit zu den wertvollsten Behandlungsmöglichkeiten psychischer Altersveränderungen! Und die Spannung, die in der Hinführung zu einer Aufgabe entsteht, ist mit dem Problem des Altwerdens und Altseins deutlich verquickt.

14 Vergleichende Arzneimittelbetrachtung zur Immunität und Resistenz beim funktionellen Syndrom Schweiß und Schwäche

Als wichtigste Polychreste sind bekannt: Calcium carbonicum, Silicea, Mercurius, Arsen.

Silicea hat kalte und warme Schweiße.
Arsen schwitzt heiß, dann kalt mit Frösteln.

Silicea hat eine Gesundheitsschwäche, legt sich aus Schwäche hin.
Arsen hat eine Lebensschwäche.

Silicea hat Angst um die Gesundheit.
Arsen hat existentielle Angst und Unruhe.

Silicea hat Bezug zum Mesenchym,
Arsen zu allen drei Keimblättern.

Silicea hat besonders die Lokalisation der Schweiße am Oberkörper.

Aus den Arzneimittellehren:

Silicea

Schweiß:
Saure und übelriechende Nachtschweiße.
Fußschweiß macht die Zehen wund.
Sobald der Patient einschläft, beginnt er zu schwitzen (Pulsatilla, Conium).
Reichlicher Schweiß, nachts, Geruch sauer, widerlich riechend.
Kopfschweiß (nachts, während des Schlafes, beim Einschlafen, nur am Kopf).
Schweiß Axilla, übelriechend, Schweißdrüsenabszeß.
Schwäche des Rückens, Schweißrücken (zervikal, lumbal nachts).

Schweißhand, Handteller, Fuß, kalt, übelriechend, unterdrückt, zwischen den Zehen, wundmachend.
Folgen von Unterdrückung des Schweißes.

Schwäche:
Lebenswärme gering. Neurasthenie, geistige Schwäche, Konzentrationsschwäche, geistige Anstrengung verschlimmert. Empfindlich. Mangel an Selbstvertrauen, Zaghaftigkeit in der Öffentlichkeit, Furcht, etwas zu unternehmen.
Angst um die Gesundheit, nachts Gewissensangst um Kleinigkeiten, im Liegen durch Geräusche, während der Menses, Schlafwandeln. Kind will getragen werden.

Arsen

Schweiß:
Reichliche übelriechende Schweiße mit großer Erschöpfung.
Kalte Schweiße am ganzen Körper, klebrig.
Schweiß färbt die Wäsche gelb, Geruch sauer, widerlich, aashaft, klebrig und kalt, Folge von Unterdrückung des Schweißes, morgens, nachts.
Schweiß bei Angst, bei leichter Anstrengung, Bewegung verschlechtert und verbessert, bei Husten, bei Atemnot, bei Konvulsionen, im Liegen, im Sitzen, in kalter Luft, Abneigung gegen Entblößen, während des Essens, nach dem Essen, nach dem Trinken, beim Einschlafen, während der Menses, während des Stuhlgangs.

Schwäche:
Schwäche, Kraftlosigkeit und fortschreitende Abmagerung (Kachexie), begleitet von großer Ruhelosigkeit und Angst. Ruhelosigkeit trotz Erschöpfung.
Ruhelosigkeit nachts, nach Mitternacht, will aus einem Bett in das andere, treibt ihn aus dem Bett.
Furcht vor dem Alleinsein, vor Räubern, Todesfurcht, Gewissensangst.
Die Schwäche und Versagensangst der Moribunden.

Calcium carbonicum

Schweiß:
Partielles Schwitzen (z.B. am Kopf, an den Händen, Füßen und an der Brust).
Partielles Frieren (z.B. Kälte am Kopf, kalte Hände und kalte Füße, wie ständig in nassen Strümpfen). Kopfschweiße während des Schlafs, so daß das Kissen naß wird. Schweiße riechen sauer.
Schweiß in kalter Luft, nach leichter Anstrengung, bei geistiger Anstrengung, durch Husten, nach Koitus.

Schwäche:
Allgemeine Mattigkeit. Mangel an Spannkraft und Initiative, rasche Ermüdbarkeit bei körperlicher und seelischer Anstrengung. Gedrückter Gemütszustand, sieht alles von der schlimmsten Seite. Mutlosigkeit.
Schwäche der Keimdrüsen mit Neigung zur Fettleibigkeit. Die Schwäche des pastösen Kindes.

Mercurius

Schweiß:
Übelriechende, klebrige, auch gelbliche Schweiße, die keine Besserung, oft sogar Verschlimmerung bringen. Die Schweiße färben die Wäsche gelblich und treten besonders nachts auf.
Reichliche Nachtschweiße, Schwitzen beim geringsten Anlaß. Schweiß beim Einschlafen, beim Erwachen.

Schwäche:
Große Schwäche und rascher Verlust der Kräfte, muß sich niederlegen, muß sich aber trotzdem immer bewegen. Angst und Unruhe, hastiges Wesen und Gereiztheit, Angst und Besorgnis, meint, den Verstand zu verlieren.
Später: geistige Stumpfheit.
Schwäche nach eben überstandener Krankheit.

Funktionsmittel-Säuren:
Alle Säuren sind Schwächemittel!

Acidum aceticum, Essigsäure

Schweiß:
Reichlicher Schweiß, wie in Schweiß gebadet, Nachtschweiße, Hitzeanfälle mit Schweißausbrüchen. Unruhe (ähnlich Arsen).

Schwäche:
Schwächeanfälle. Schwinden der Kräfte. Ödematöse Schwellung der Füße und Schenkel, Blässe der Haut, wachsartig.

Sonstiges:
Ödeme, bedingt durch Eiweißverlust durch die Niere.
Allergische Reaktionen.

Acidum benzoicum

Schweiß:
Reichlicher Schweiß, Kopfschweiß.

Schwäche:
Schwäche nach stinkenden Seifen-Wasser-Stühlen.
Schwäche der Gelenke.

Sonstiges:
Urin riecht wie Pferdeharn (Kolibakterien).

Acidum nitricum

Schweiß und Ausscheidungen wie Heringslake.
Mittleres Keimblatt ist betroffen. Harnsaure Diathese. Rheuma.

Acidum fluoricum

Schweiß:
Übelriechende Schweiße, Schweiße an Händen und Füßen. Saure und klebrige Schweiße. Streckt die Füße aus dem Bett (Sulfur). Hitziger Zustand mit Verlangen nach Abkühlung und kalten Bädern und Abwaschungen, Hände und Füße heiß. Auch Frieren am ganzen Körper, besonders kalte, feuchte, blaue Hände und Füße. Fühlt sich ständig müde und möchte sich infolge Senkungsgefühls der inneren Organe gerne flachlegen. Altersleiden. Bindegewebsschwäche (zart und schmalwüchsig, mit dünner Haut und feinen Knochen).
Kraftlosigkeit der Muskulatur, Kachexie trotz übermäßigen Appetits. Unruhe und Hast.

Sonstiges:
Varizen, Venenentzündungen (Calcium fluoricum).

Acidum formicicum

Schweiß:
Als Ausdruck der Schwäche.

Schwäche:
Schwächegefühl und Müdigkeit bis zu Ohnmachtsanwandlungen, Leistungsunfähigkeit.

Sonstiges:
Rheumatische Gliederschmerzen. Hormoneller Bezug (vor allem weiblich), Hitze verschlechtert, ähnlich wie Lachesis. Verschlechterung durch nasse Kälte und Hitze. Besserung durch Bewegung. Plötzlichkeit der Beschwerden. Als rH50-Serie zum Teil mit ansteigender Dosierung Eigenblut (2 – 5 ml jeden 2. Tag) bei Arthrose, Ekzem, allergischen Hauterkrankungen.

Acidum hydrocyanicum

Schweiß:
Kalter Schweiß, Eiskälte der Haut, Kollaps, Gesicht blaß bis zyanotisch.

Schwäche:
Lähmende Schwäche.

Sonstiges:
Zuckungen. Besserung durch Essen. Pulsfrequenz immer tachykard(!). DD: Pulsfrequenz bei Laurocerasus bradykard (Herzfrequenz unter 60 Schlägen/min.).

Acidum lacticum / Acidum sarcolacticum

Muskelschwäche, Bewegung verschlechtert, z.B. bei rheumatoiden Beschwerden und bei MS.

Acidum muriaticum

Schweiß:
Hitzegefühle und Schweiße, Frieren und Schaudern, kann nicht warm werden.

Schwäche:
Der Kranke ist so schwach, daß er im Bett herunterrutscht, er schläft im Sitzen ein, der Unterkiefer sinkt herab.

Sonstiges:
Adynamisches Fieber. Sich schlecht lösende Infektionen (auch nach Antibiotikagabe).
Schläfriges Wegtauchen, bedingt durch toxische Einwirkung auf Gehirn (siehe Hyos, Bapt. Direkte Einwirkung auf das Gehirn).
Entzündung der Lidränder (Graph., Clemat.).
Stuhl und Wasser werden immer gemeinsam gelassen.
Inkontinenz mit Atonie und Atrophie der Magenschleimhaut.
Durchfälle (siehe Aloe).
Hämorrhoiden sind wie ein Splitter, Prolaps, Abschnürung (siehe Ac. nitr., Arg. nitr., Ratania).

Acidum nitricum

Schweiß:
Geruch sauer, widerlich, wie Urin von Pferden.
Schweiß mit kalten Händen und blauen Nägeln.
Schweiß vermehrt nach körperlicher Anstrengung, beim Essen.
Häufige Nachtschweiße von üblem Geruch.
Kälte des ganzen Körpers.

Schwäche:
Große körperliche Mattigkeit, Zerschlagenheit und Elendigkeit mit Zittern und hochgradiger Überreiztheit der Nerven.
Abmagerung am ganzen Körper.

Sonstiges:
Rhagaden an den Lippen.
Entzündungen mit Splitterschmerz und Geschwulstbildung an den Übergängen zwischen Haut- und Schleimhaut.
Hydrogenoide Konstitution.
Urin riecht wie Heringslake.

Acidum oxalicum

Große Erregung und Lebhaftigkeit.
Nervöses Herzklopfen.
Flush zum Kopf.
Schlimmer beim Darandenken.
Häufiger bei Männern angezeigt.
Präsklerose.

Acidum phosphoricum

Schweiß:
Schweiße am ganzen Körper, Schweiße nachts mit Hitze.
Kältegefühl mit innerem Frieren.
Schweiß klebrig und kalt, schwächend.

Schwäche:
Schlummersucht und Tagesschläfrigkeit, kann aber beim Hinlegen nicht einschlafen (häufig im Klimakterium).
Schwäche von Körper und Geist, Gedächtnisschwäche, kann seine Gedanken nicht sammeln, Benommenheit der Gedanken.
Gleichgültig, voller Sorgen und Kummer.
Kurzer Schlaf erquickt, nachts schlaflos.

Sonstiges:
Flush zum Kopf, zur Lunge.

Acidum picrinicum

Schweiß:
kalt, klebrig.
Hitzegefühl im Kopf.
Kalte Glieder, Hände und Füße.

Schwäche:
Allgemeine Müdigkeit, kann die Glieder kaum bewegen, bei geringer Anstrengung erschöpft.
Folge von Überarbeitung (auch geistig).
Folge von Narkoseschäden.
Folge von Kummer und Sorge.

Sonstiges:
Parkinson.

Acidum salicylicum

Schweiß:
Reichliche Schweiße.

Schwäche:
Depressive Gedrücktheit oder manische Erregung mit Halluzinationen.

Sonstiges:
Ohrensausen, Schwerhörigkeit, Kopfbrummen, Rheumabelastung.

Acidum sulfuricum

Schweiß:
Heiße, dampfende, profuse Schweiße.

Schwäche:
Mattigkeit, Erschöpfung, Schwäche mit Zittern.
Zittern und Zucken am ganzen Körper.
Reizbar.
Alles geht ihm nicht schnell genug, befindet sich in ständiger Hast.
Niedergeschlagen und weinerlich.

Sonstiges:
Klimakterium (Hitze mit Wallungen und vielen Schweißen – siehe klassische klimakterische Mittel).
Zittern (siehe Zinc., Rhus. tox., Gels.).
Blutungsmittel (siehe Arn., Ruta.).
Rheuma der kleinen Gelenke (Caulophyllum, Ac. benz., Act. spicata).
Blutungen unter der Haut, Geschwüre.

Kalium carbonicum

Schweiß:
Neigung zu Schweißen bei Tag und Nacht, vor allem 3 Uhr nachts.
Schweiße mit Herzschwäche.
Anfälle von Schwäche und Schweißausbruch schon nach geringer Bewegung oder Anstrengung (Schweiße vor Mitternacht eher Silicea, Arsen).

Schwäche:
Anfallsweise.
Allgemeine Spannungslosigkeit und Schwäche.
Lebt in ständiger Angst.
Stechende Schmerzen, Herzschmerzen von vorn nach hinten.

Kalium jodatum

Schweiße im Zusammenhang mit Knie- und Hüftgelenkserkrankungen.

Sonstiges:
Reaktionsmittel. Mesenchymale Krankheitsprozesse.
Antidot zu Mercur.
Linksbetonung (Hüfte, Knie).
Resorptionsmittel.

Kalium sulfuricum

Chron. Pulsatilla.

Veratrum album

Schweiß:
Kalte Schweiße im Zusammenhang mit ohnmachtsartigem Zustand (Kollaps). Kältegefühle äußerlich und an den inneren Organen, Frösteln.
Nervöse Schweiße (kalte, feuchte Hände, DD Natrium carbonicum, Secale; bei jungen Frauen häufig Natrium carbonicum angezeigt.).
Niedriger Blutdruck.

Schwäche:
Anfallsweise, zwingt zum Niederlegen, mit Ausbruch von kalten Schweißen.
Zuckungen und Krämpfe.

Symptomatische Schweißbehandlung:

Jaborandi D 4, Salvia D 4, Sambucus nigra D 4.

Schweißtreibende Maßnahmen der Phytotherapie:

Lindenblüten, Holunder, Weidenrinde, Kamille, schweißtreibende Wickel.

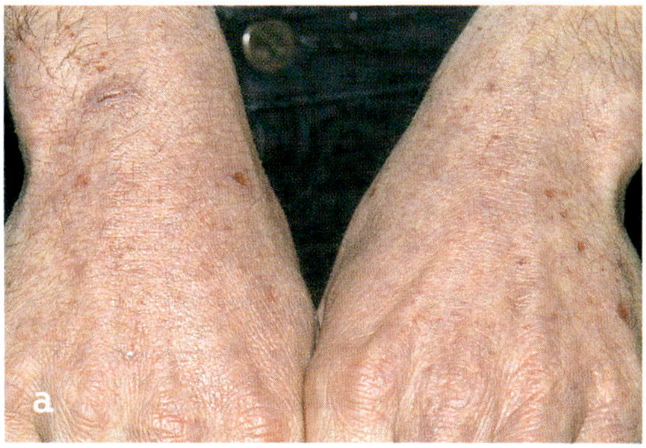

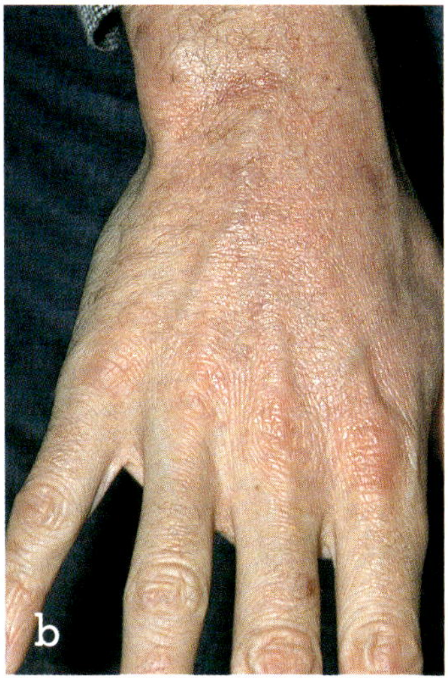

Abb. 1 Anagallis-Handrückenekzem; a vor und b nach Behandlung.

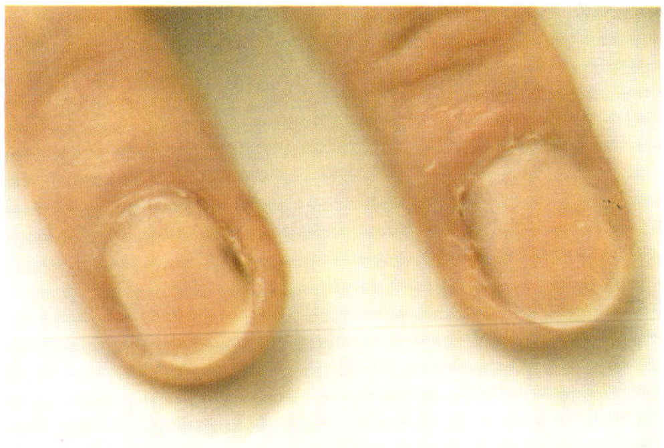

Abb. 2 Anantherum-Behandlungsfall.

Abb. 3 Plantarmykose-Mancinella D4; a vor und b nach Behandlung.

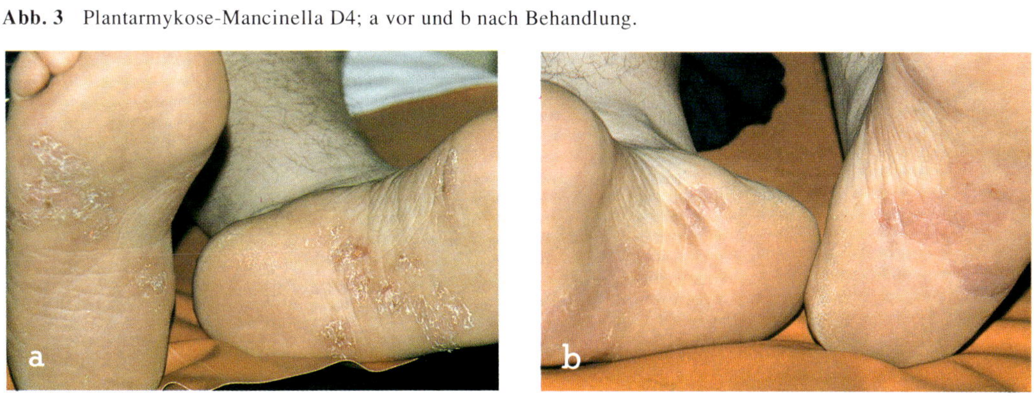

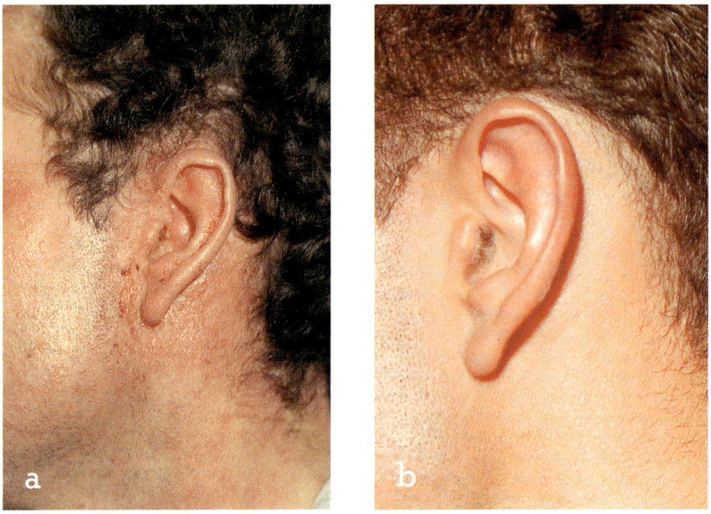

Abb. 4 Ohrekzem, mit Graphites D12 behandelt.

Abb. 5 Dimensionen der klinischen Homöopathie.

Pharmakoth. Chirurgie Infekt – Defekt	Regulative Therapie	Immunth. Zelltherapie	Psycho- u. Verhaltens- therapie	Homöopathie	
Organtherapie festständige Krankheiten Physiotherapie Biochemie	Funktion Syndrom – nerval humoral Suppression med.-toxisch	Konstitution Typologie Genetische Merkmale	Psychosyndrom life events	Gesamtheit der Krankheits- zeichen	V IV III II I
Kleine Mittel Organotropie	Funktiono- tropie Nosoden	Polychreste Spezifische Nosoden	Symbol – as ife –		
		Konstitutionotropie		Personotropie	
Tiefpotenzen →		mittlere Potenzen →		Hochpotenzen	Dosierung

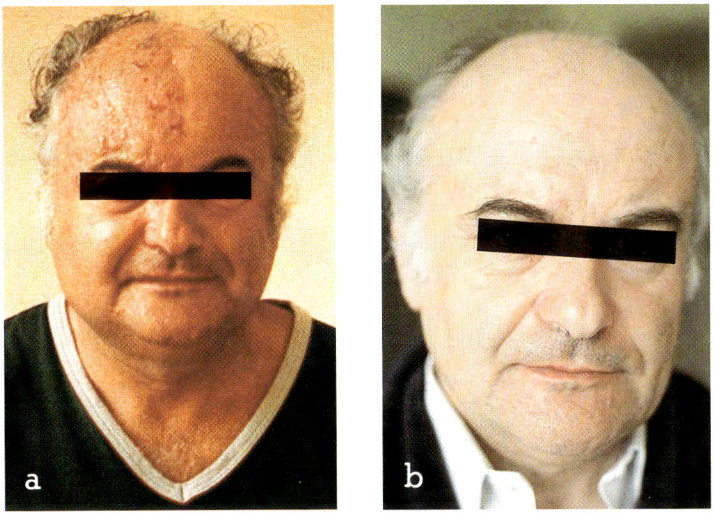

Abb. 6 Zoster des Gesichts; a vor und b nach Capsicumbehandlung

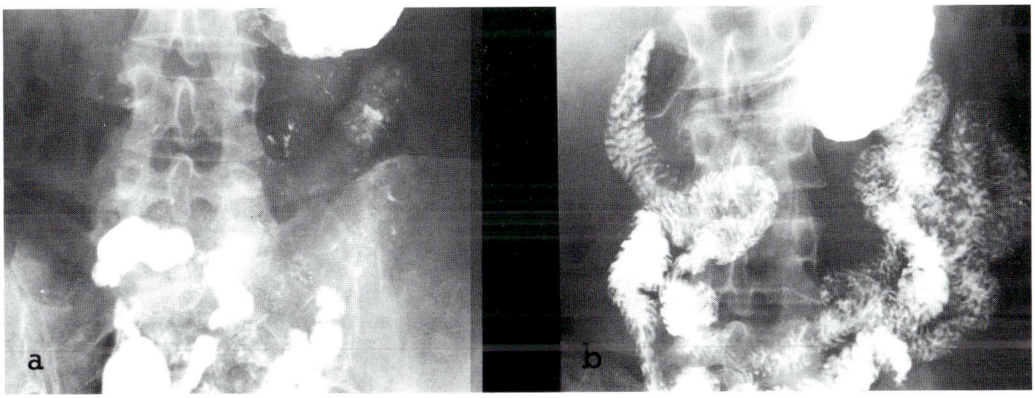

Abb. 7 Exsudative Enteropathie a vor und b 14 Tage nach Aloe.

Abb. 8 Lupus erythematodes; a vor und b nach Behandlung.

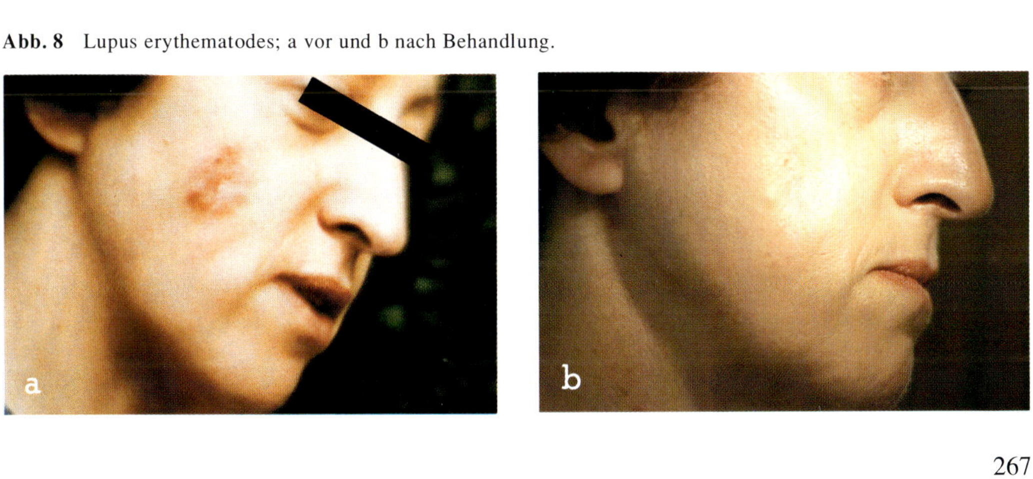

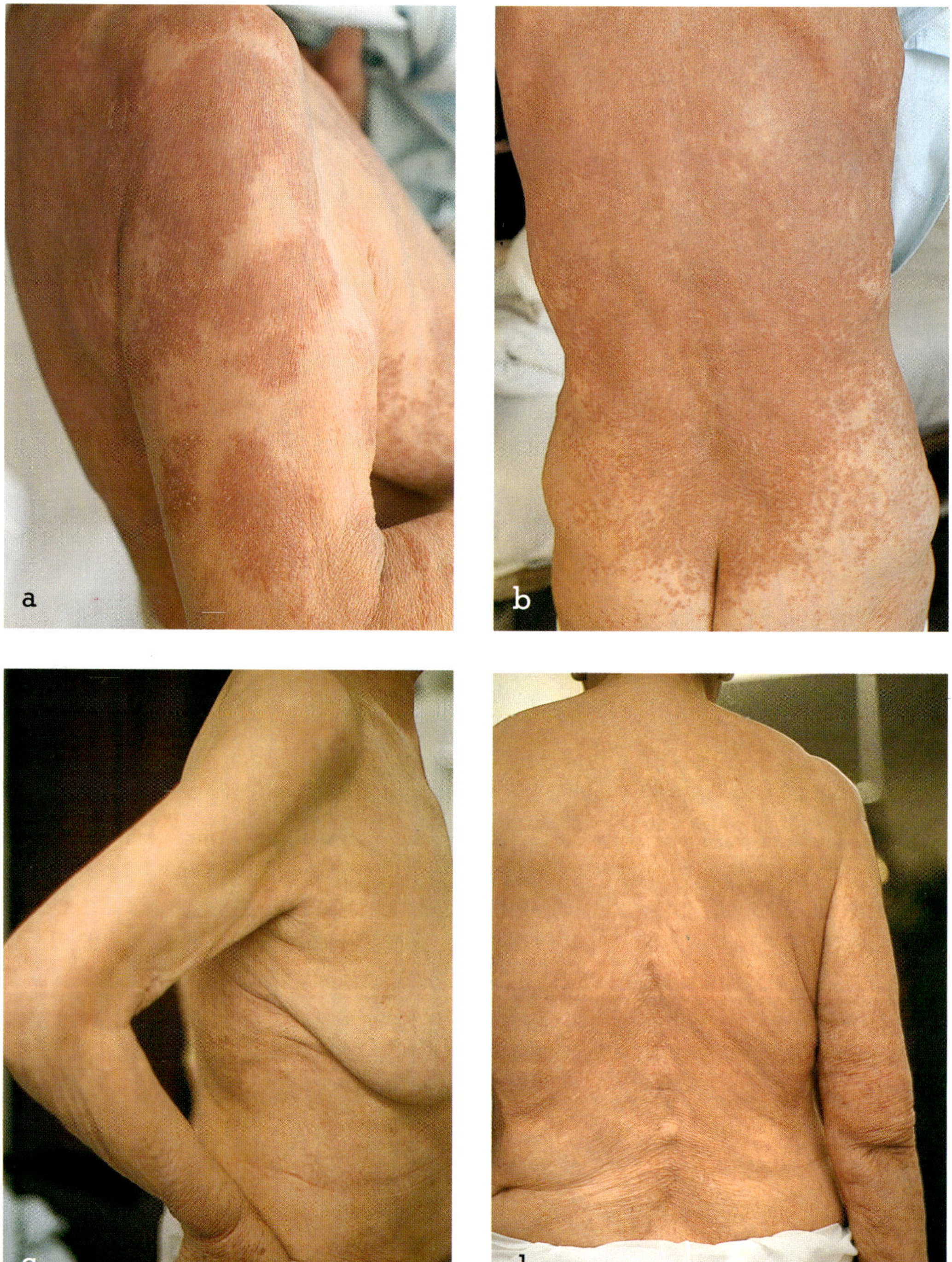

Abb. 9 Lymphogranuloma anulare; a und b vor, c und d nach Tuberkulinbehandlung.

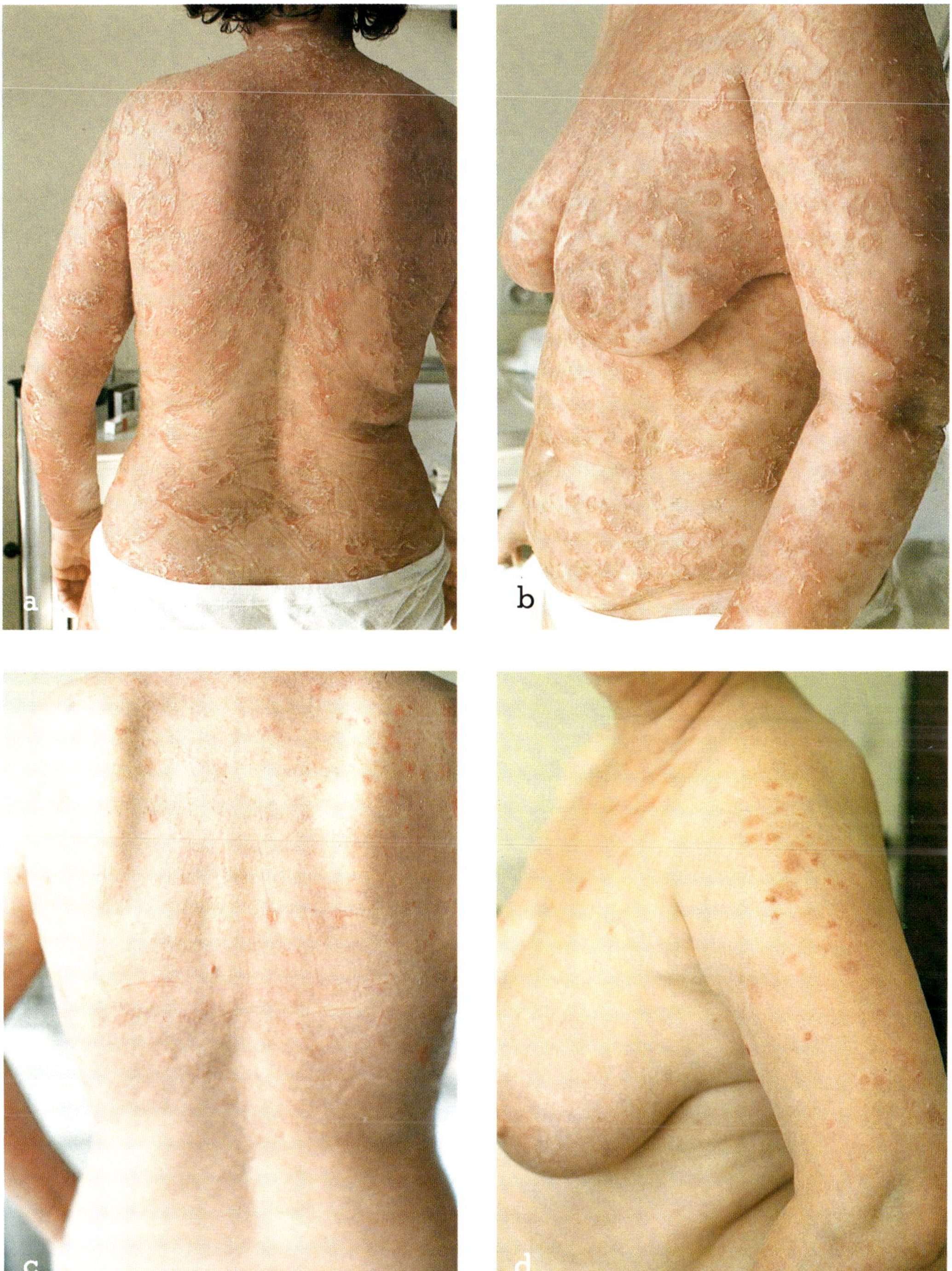

Abb. 10 Pemphigus vulgaris; a und b vor, c und d nach 3wöchiger Behandlung mit Lachesis 6. LM.

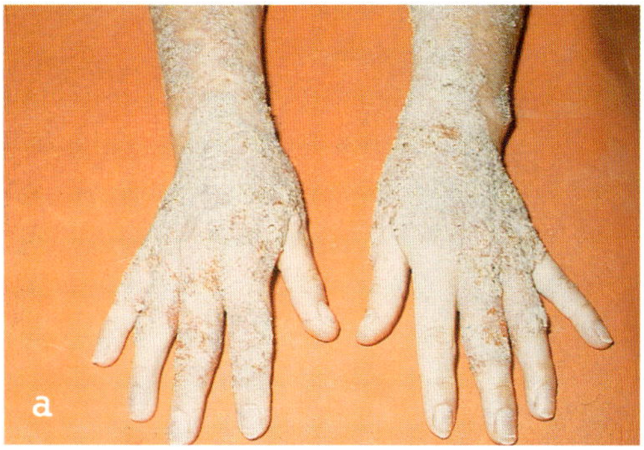

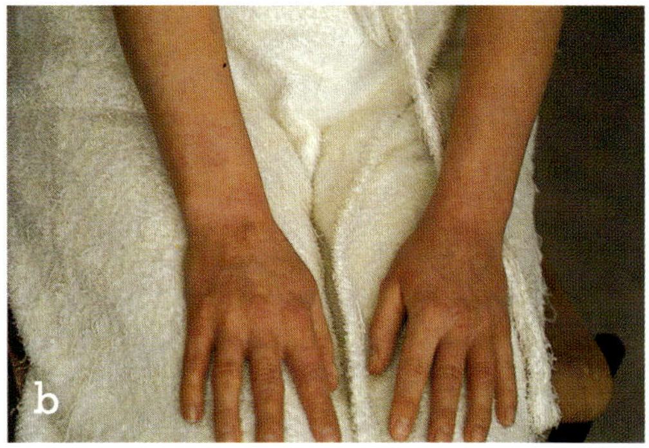

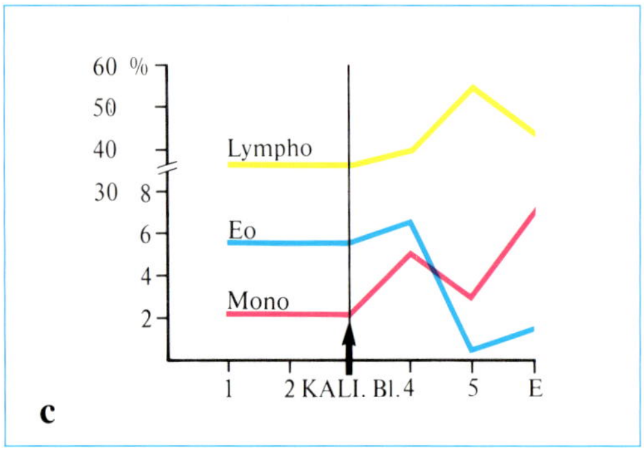

Abb. 11 a und b Kaliumbichromatbehandlung, c Verlauf der Blutkurve während der Behandlung.

Abb. 12 Die Funktionskreise des Lymphatismus.

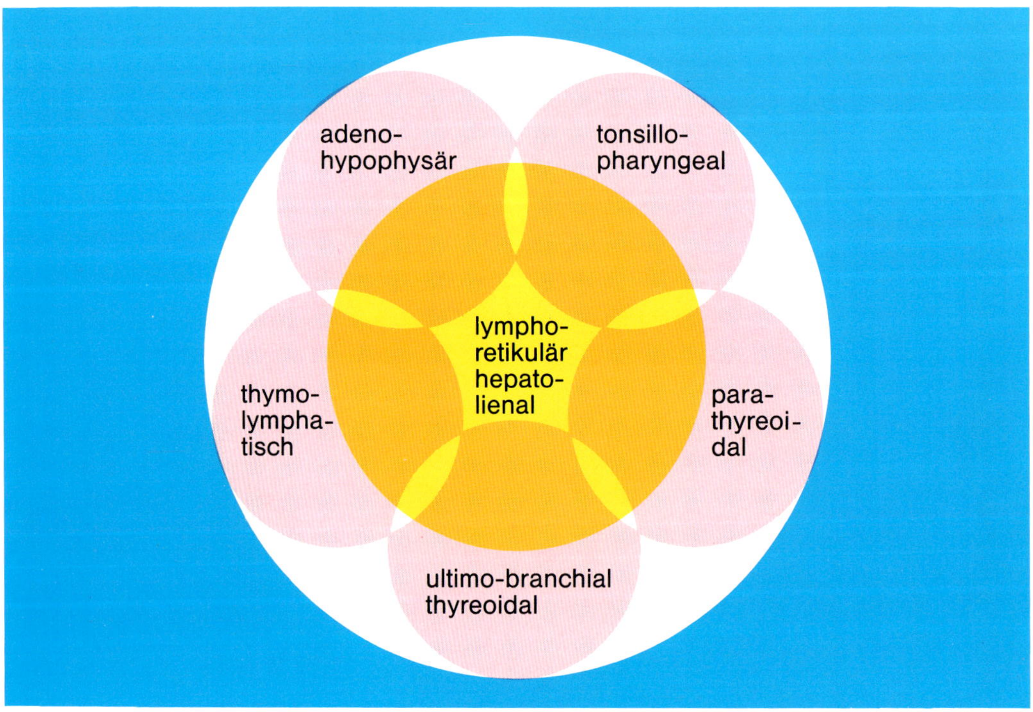

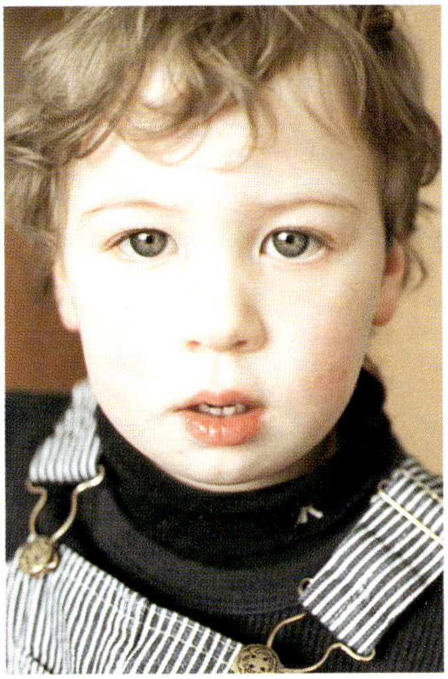

Abb. 13 Calcium phosphoricum Typus.

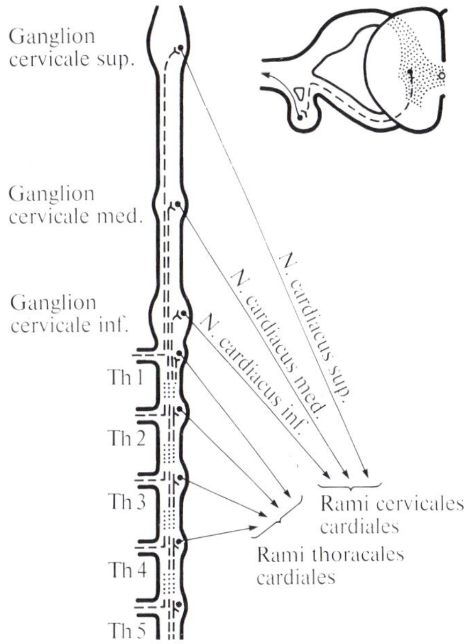

Abb. 14 Die autonomen Ganglien im Hals- und Brustbereich.

Abb. 15 a Crataegus oxycantha (Fruchtstand)

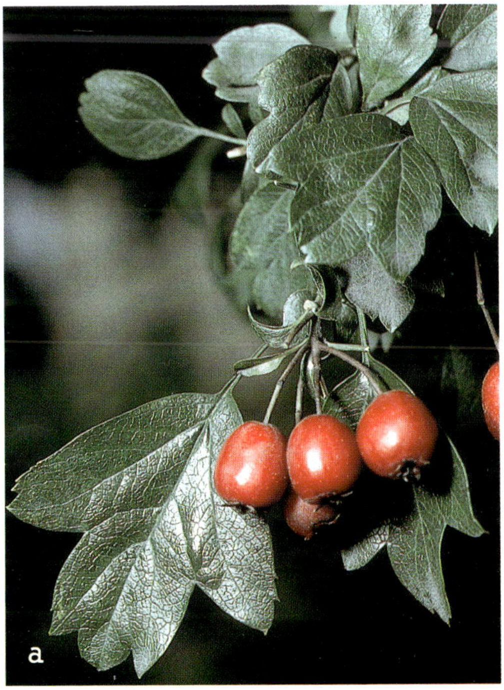

Abb. 15 b Änderung der Wärmetransportzahl nach dreimaliger Verabreichung von Crataegusextrakt (Quelle: Rietbrock, Schnieders u. Schuster: Vieweg-Verlag, Wiesbaden 1983)

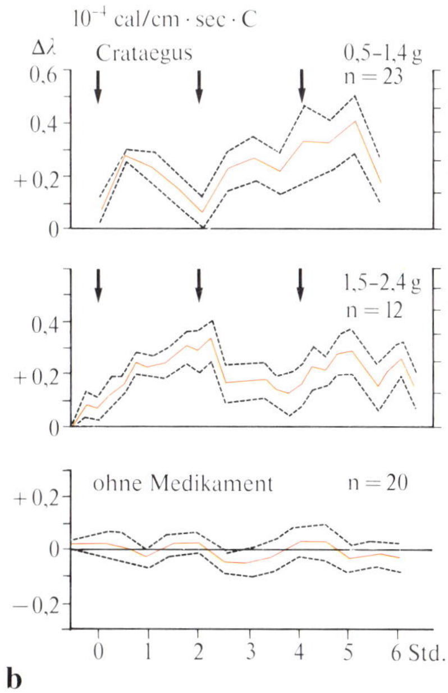

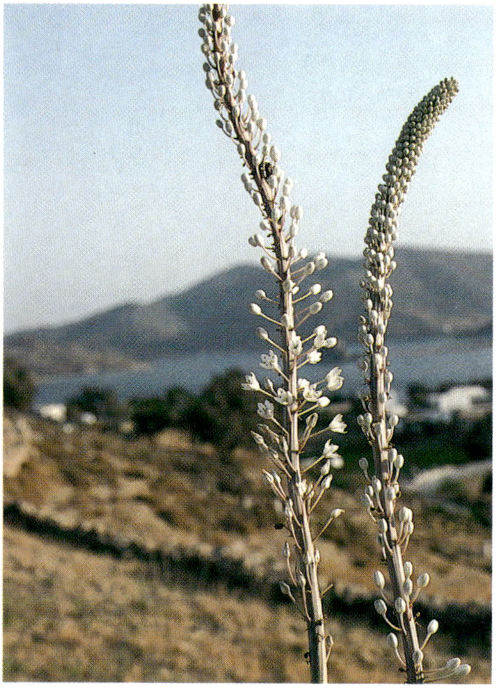

Abb. 16 Scilla maritima, Blütenstand.

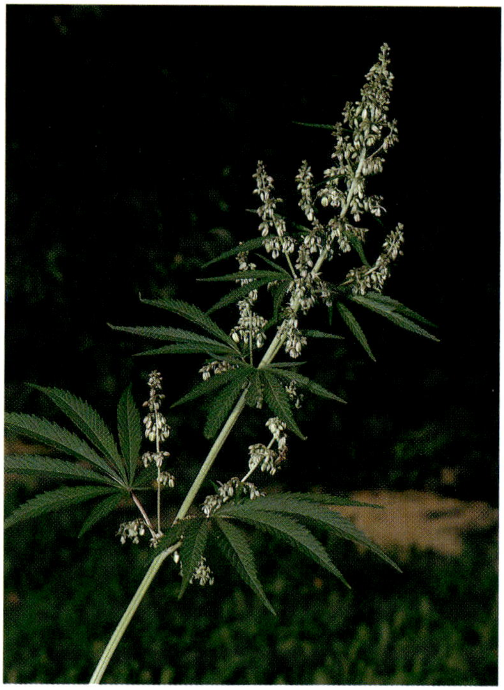

Abb. 17 Apocynum cannabinum, Familie Apocynaceae, Indianerkraut.

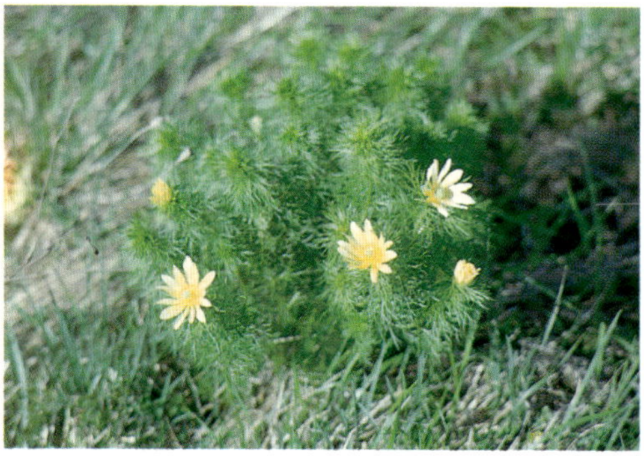

Abb. 18 Adonis vernalis, Familie Ranunculaceae, Adonisröschen.

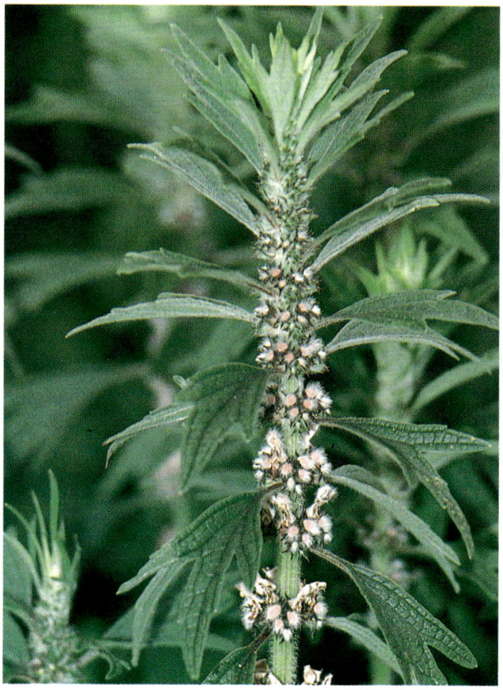

Abb. 19 Leonurus cardiaca, Familie Lamiaceae, Herzgespann.

Quelle der Abb. 20 bis 23 b: Zimmermann: Klasssische Homöopathie, Heft 1 1963, Haug-Verlag, Heidelberg.

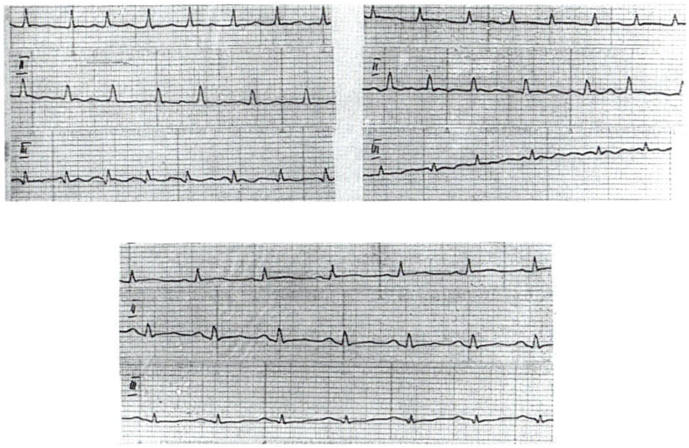

Abb. 20 Herzrhythmusstörung, Aconitbehandlung. Fall 1 Vorhofflimmern-flattern: Abs. Arrhythmie. Freq. um 150/min (o. links); 10 Minuten nach 1 Tablette Aconit D4 (o. rechts); nach 1 Stunde und 2 Tabletten Aconit D4, Sinusrhythmus (unten).

Abb. 21 a und b Aconitbehandlung bei Herzrhythmusstörung mit Bradykardie. Fall 2 Vorhofflimmern-flattern.

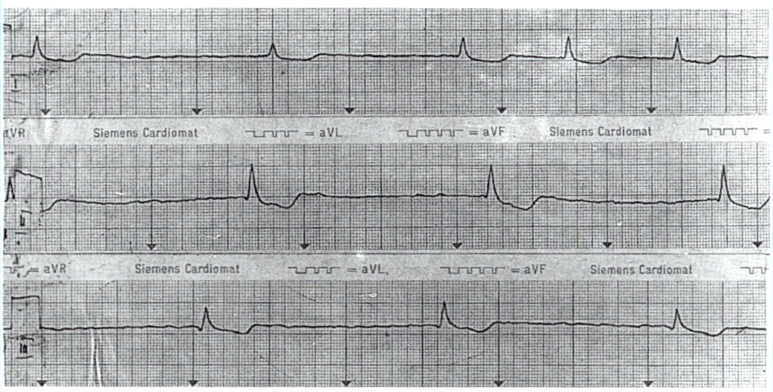

Abb. 21 a Abs. Arrhythmie. Mittlere Freq. um 55/min; Behandlung mit Aconit; ST-Senkung in allen Ableitungen, T II und III negativ. Myocardschaden.

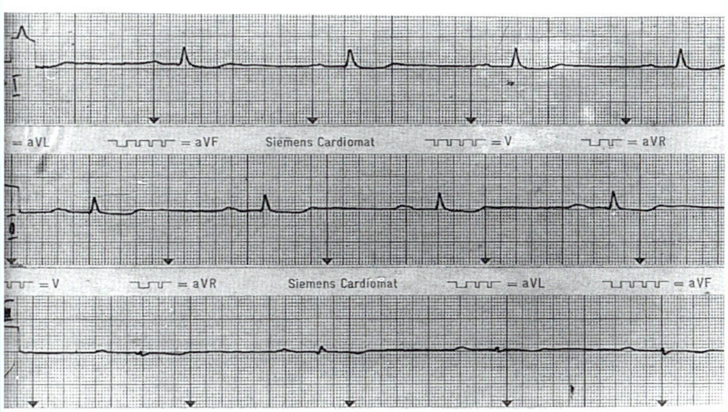

Abb. 21 b Sinusrhythmus. Freq. 56/min. Querlagetyp. Nach Aconitbehandlung P=0,12″, PQ=0,27″, QRS=0,07″, QT=0,36″ = 90% der Norm.

Abb. 22 a und b Aconitbehandlung bei Herzrhythmusstörung mit Tachykardie. Fall 3 Vorhofflattern.

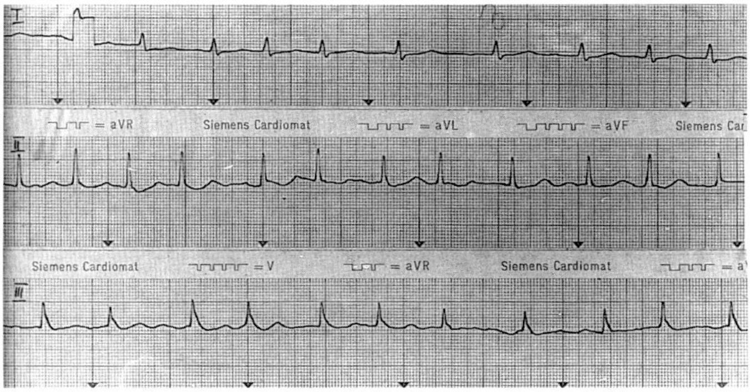

Abb. 22 a Abs. Arrhythmie. Mittlere Freq. um 120-140/min. Normtyp. ST-Senkung in allen Ableitungen, Finalschwankung meist noch erhalten.

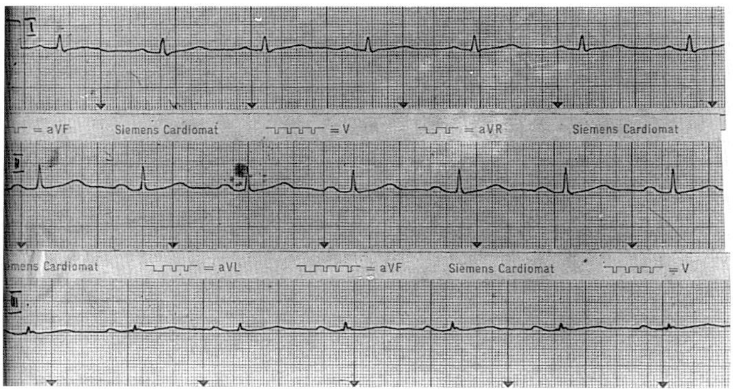

Abb. 22 b Nach Aconitbehandlung. Sinusrhythmus. Freq. 85/min. Querlagetyp. P=0,08″, PQ=0,18″, QRS=0,08″, QT=0,33″ = 100% der Norm. Finalschwankung leicht deprimiert.

Abb. 23 a und b Herzrhythmusstörung nach Grippe-Infekt, Gelsemiumbehandlung. Fall 6a Normaltyp.

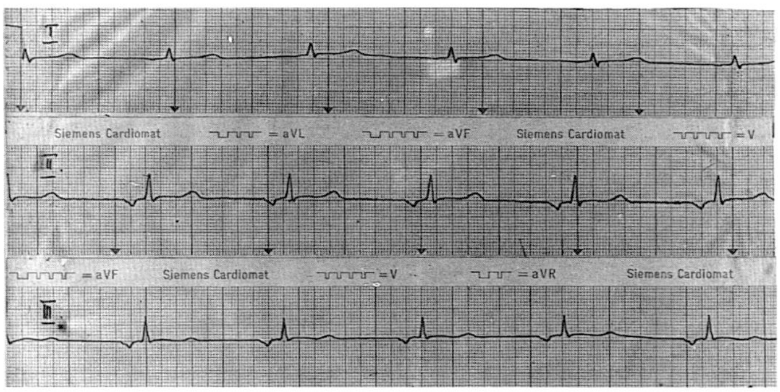

Abb. 23 a av.- bzw. Knotenrhythmus. Freq. 60/min. Klin. Diagn.: Zustand n. Grippe. P=neg., II III PQ=0,14″, QRS= 0,06″, QT=0,36″ = normal.

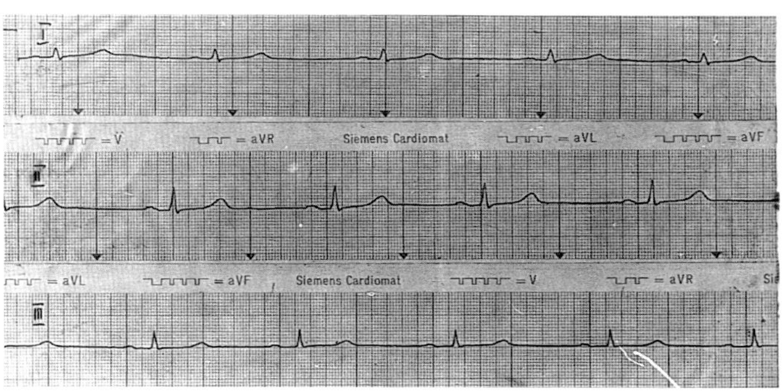

Abb. 23 b Nach Behandlung Freq. 57/min. Normaler Sinusrhythmus. – Gelsemium D4. P=0,10″, PQ=0,17″, QRS=0,07″, QT=0,40″. Klinisch beschwerdefrei.

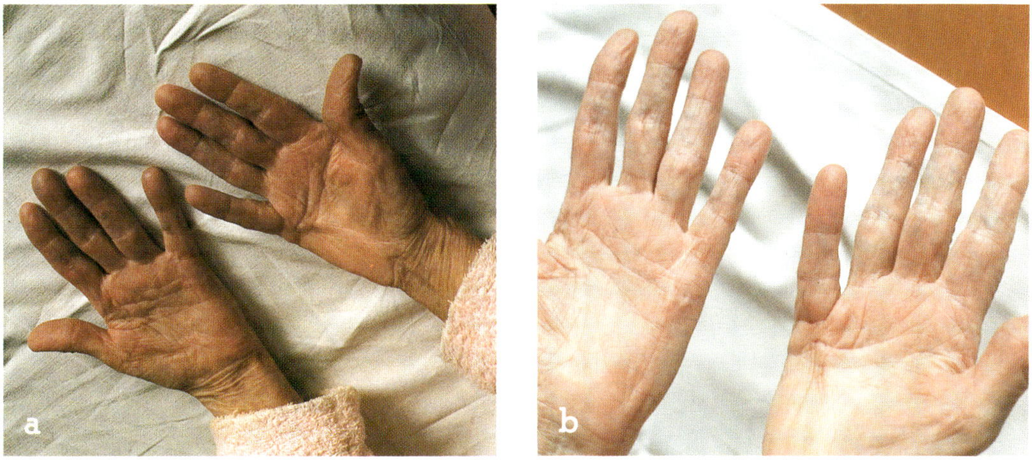

Abb. 24 Fischstachel-Intoxikation mit nachfolgender Kreislaufinsuffizienz; a vor und b nach Behandlung mit Vipera berus D12.

Abb. 25 Dumpingsyndrom mit Zingiber D4 behandelt.

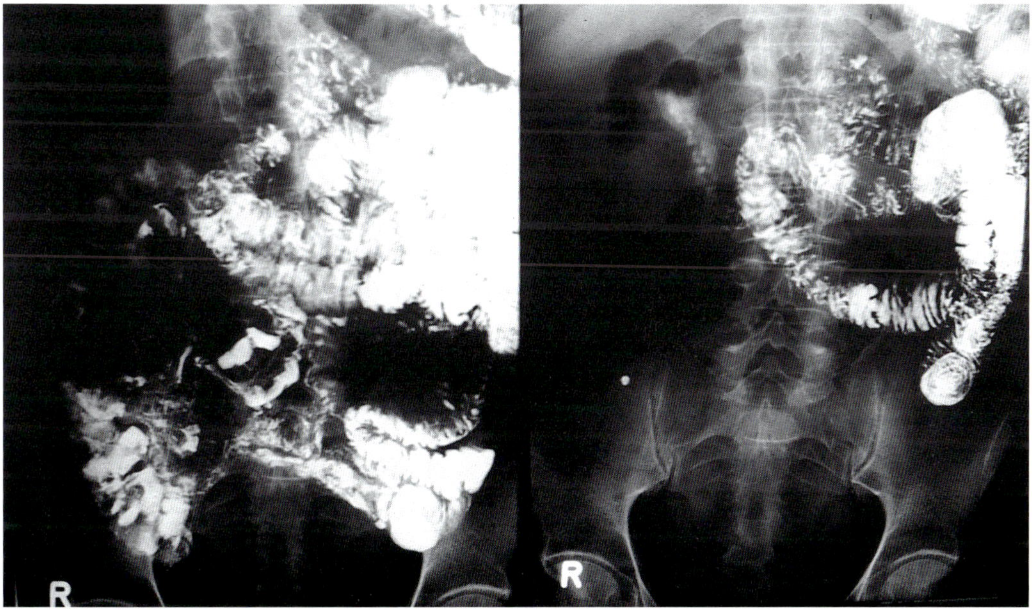

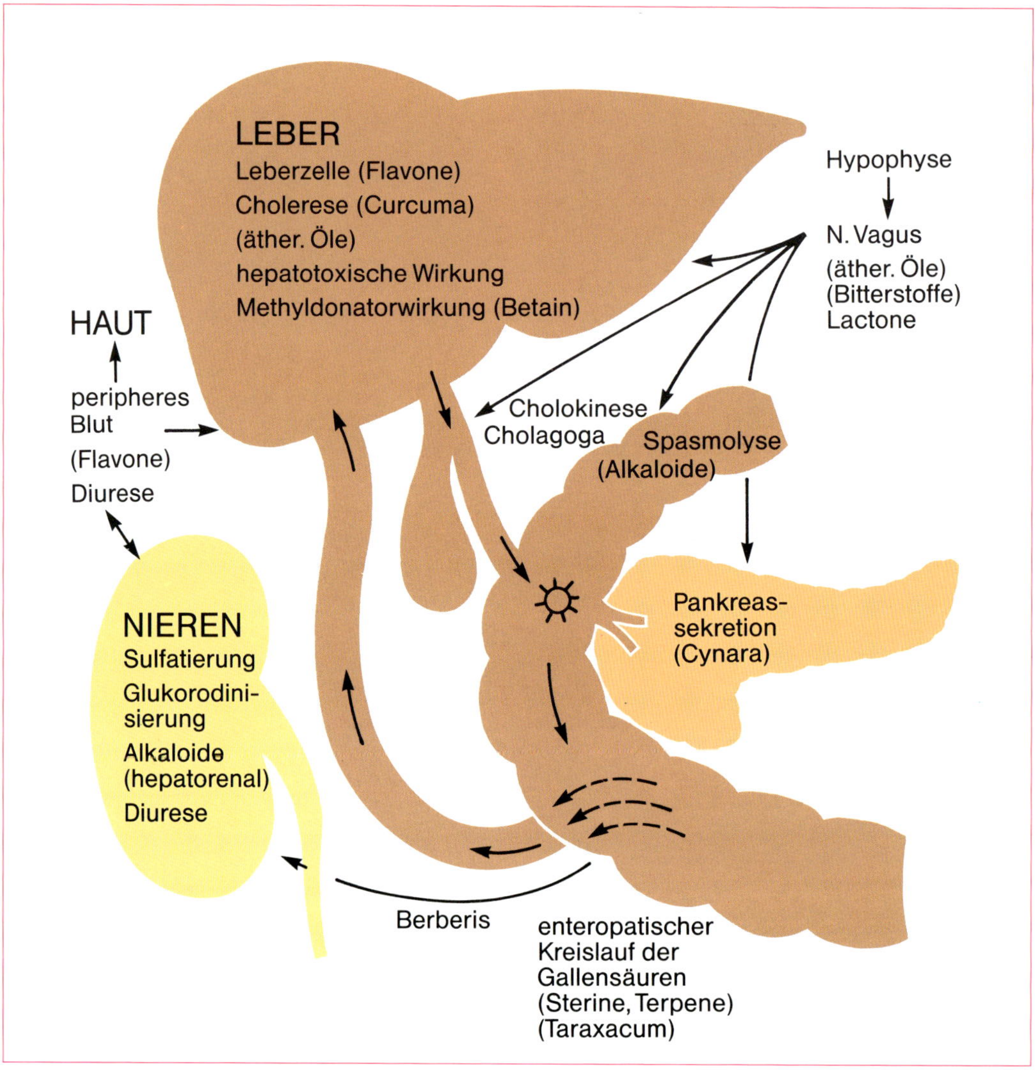

Abb. 26 Funktion des Leber-Gallensystems und seine medikamentöse Beeinflussung.

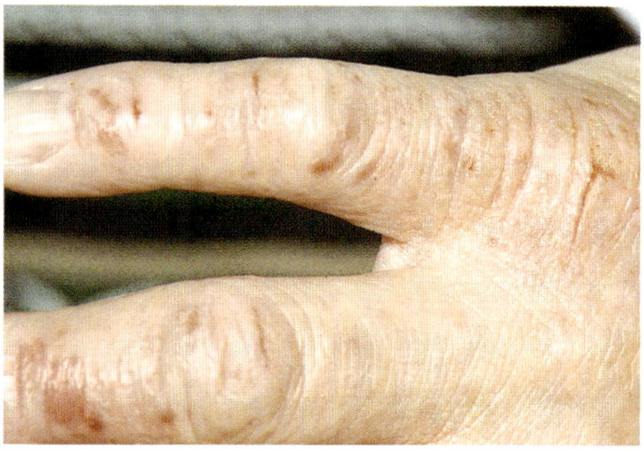

Abb. 27 Fingerekzem bei chronischer Cholecysto-Hepatopathie.

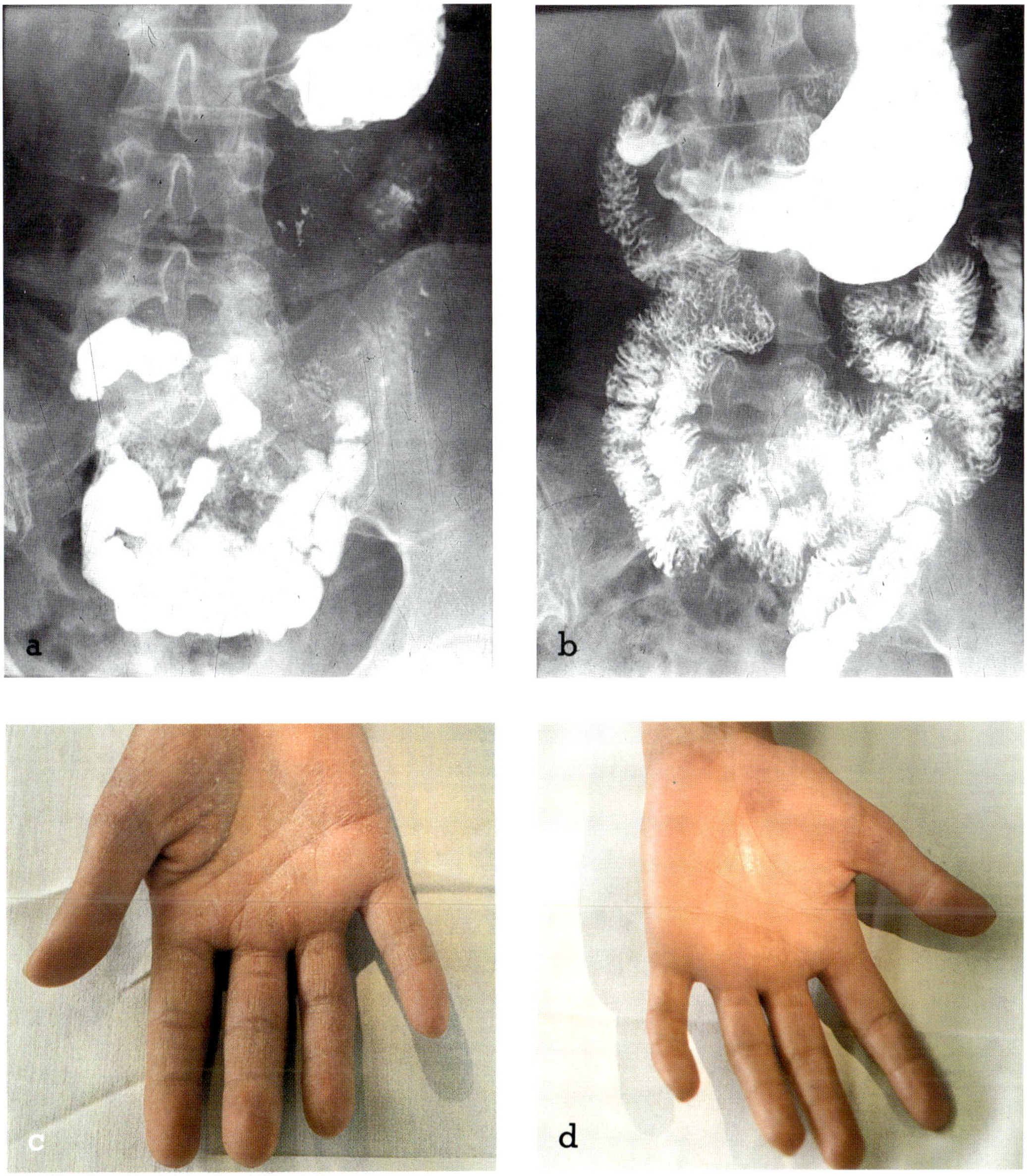

Abb. 28 Magen-Röntgenbild Lactase-Mangelsyndrom; a Erstuntersuchung, b bei Abschlußbehandlung mit Natrium sulf. D12. Unter: Palmarekzem bei derselben Patientin; c vor und d nach Behandlung mit Natrium sulf. D12.

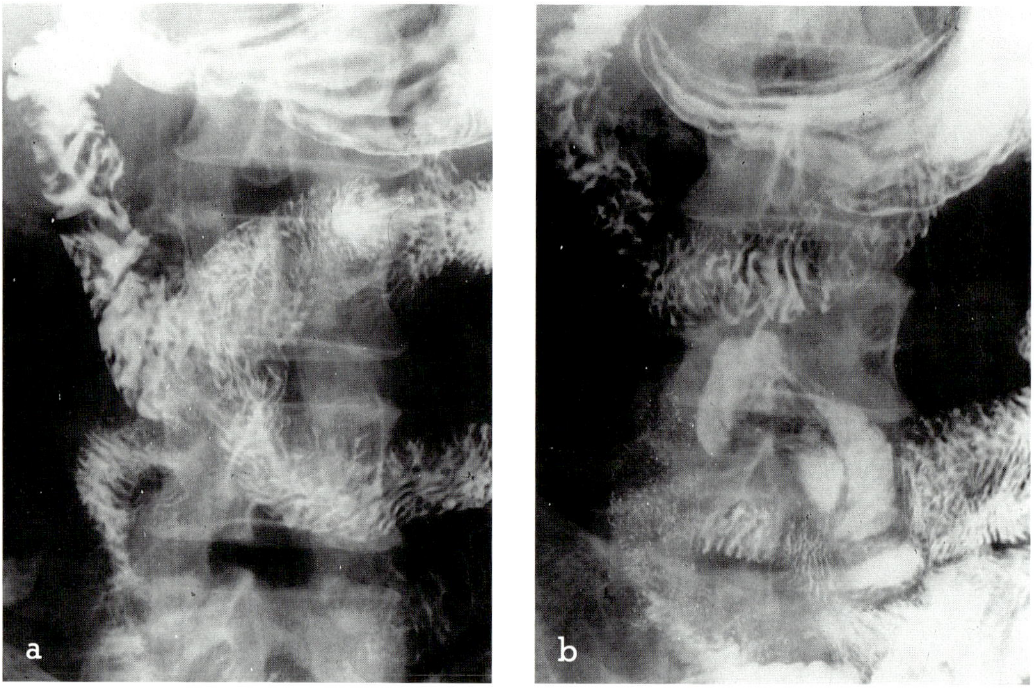

Abb. 29 Enteritis bei Papillenstenose; a vor und b nach Behandlung mit Podophyllum.

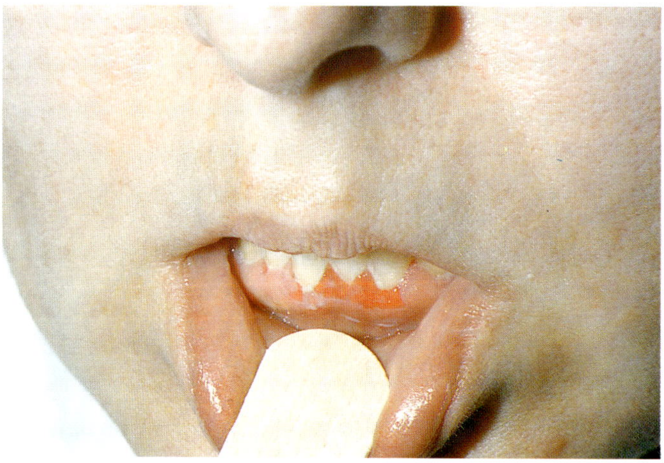

Abb. 30 Typische Gingivitis bei Stomatitis, Merkurbehandlung.

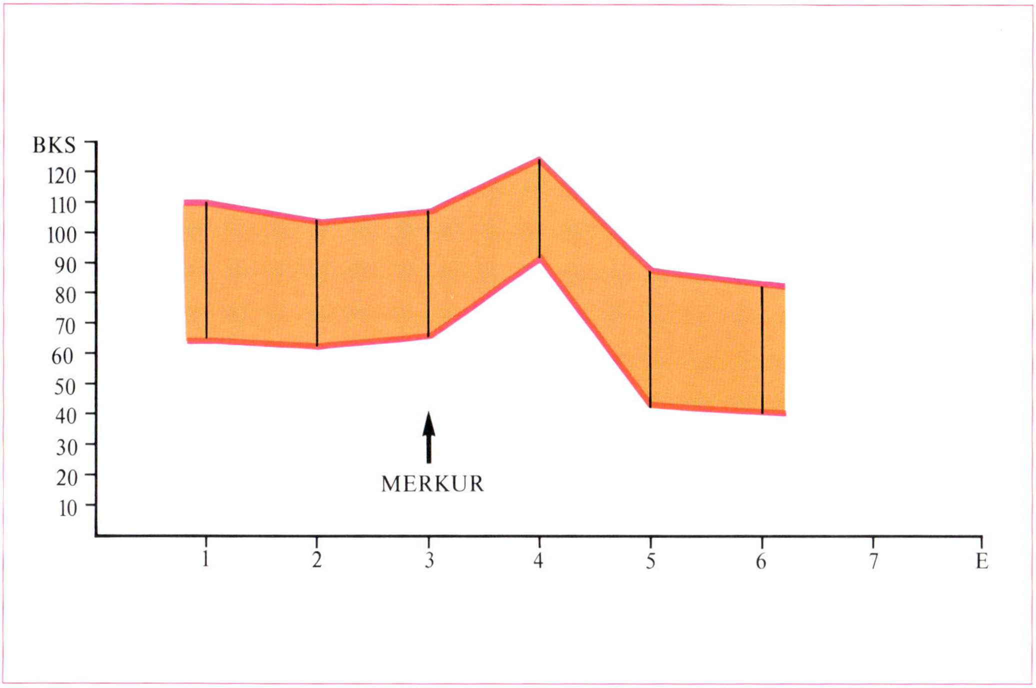

Abb. 31 Verlauf der Blutsenkung bei Merkurbehandlung.

Abb. 32 a vor b nach Behandlung mit Arsenicum album D12 (Quelle: Körfgen/Zimmermann: Hautkrankheiten und ihre biologische Behandlung, S. 158, Haug-Verlag, Heidelberg 1967.)

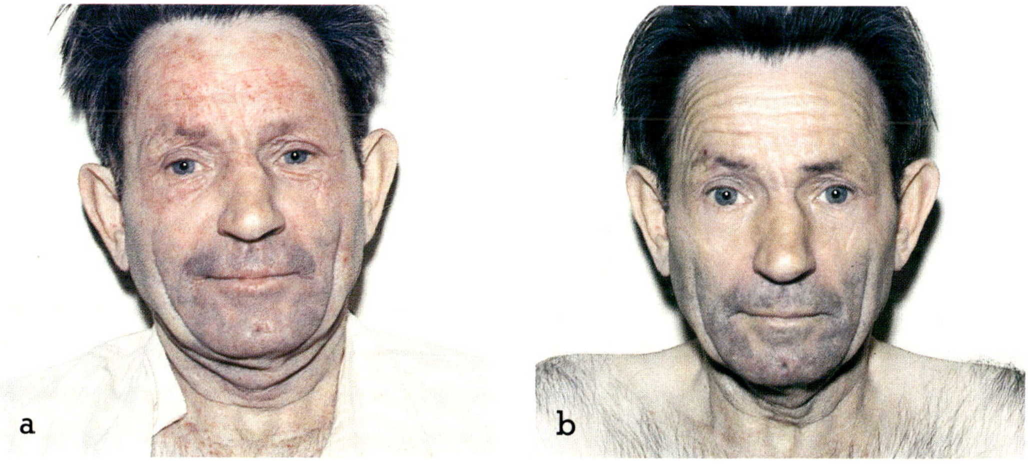

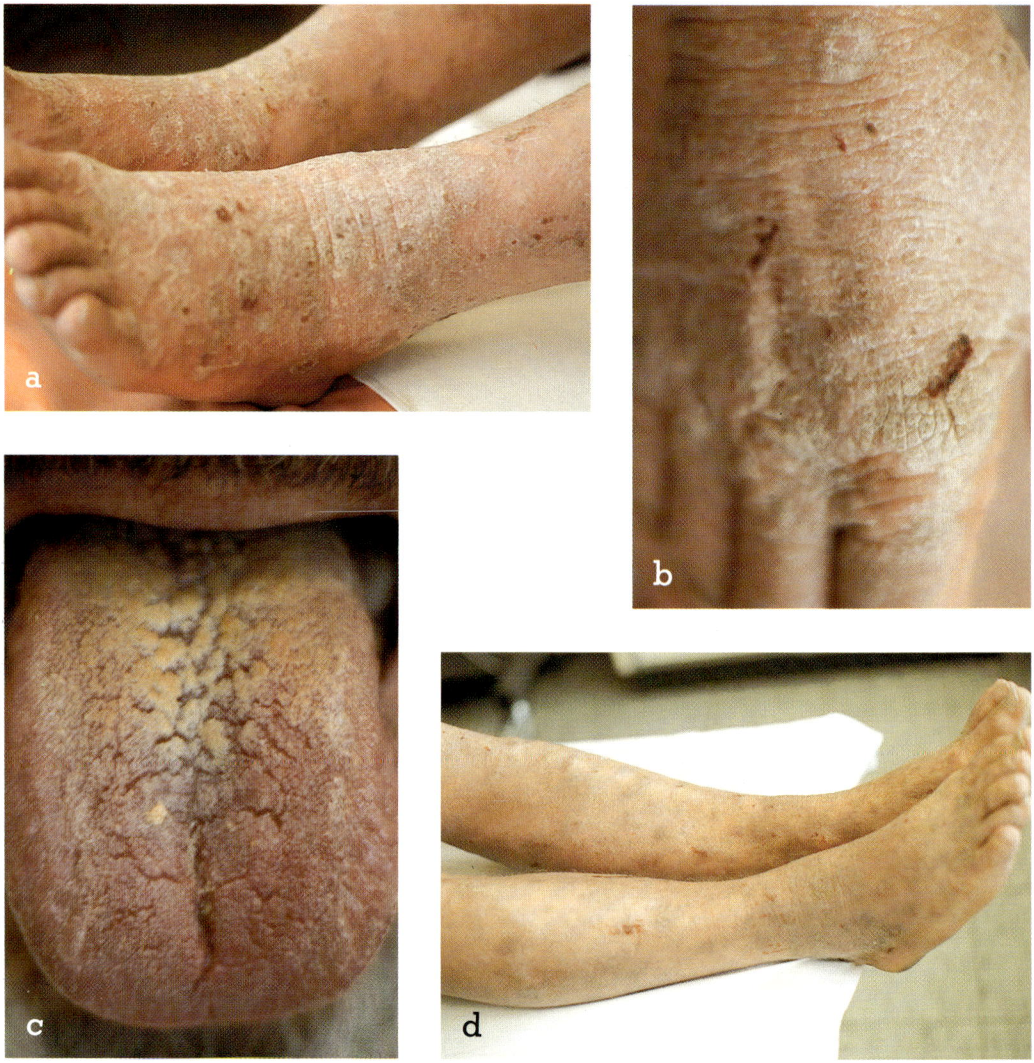

Abb. 33 Chronische Gastroenteritis und verhornendes Ekzem des ganzen Körpers. Behandlung mit Antimon. crud. D12-30.

Abb. 33 d Beine nach 3wöchiger Behandlung.

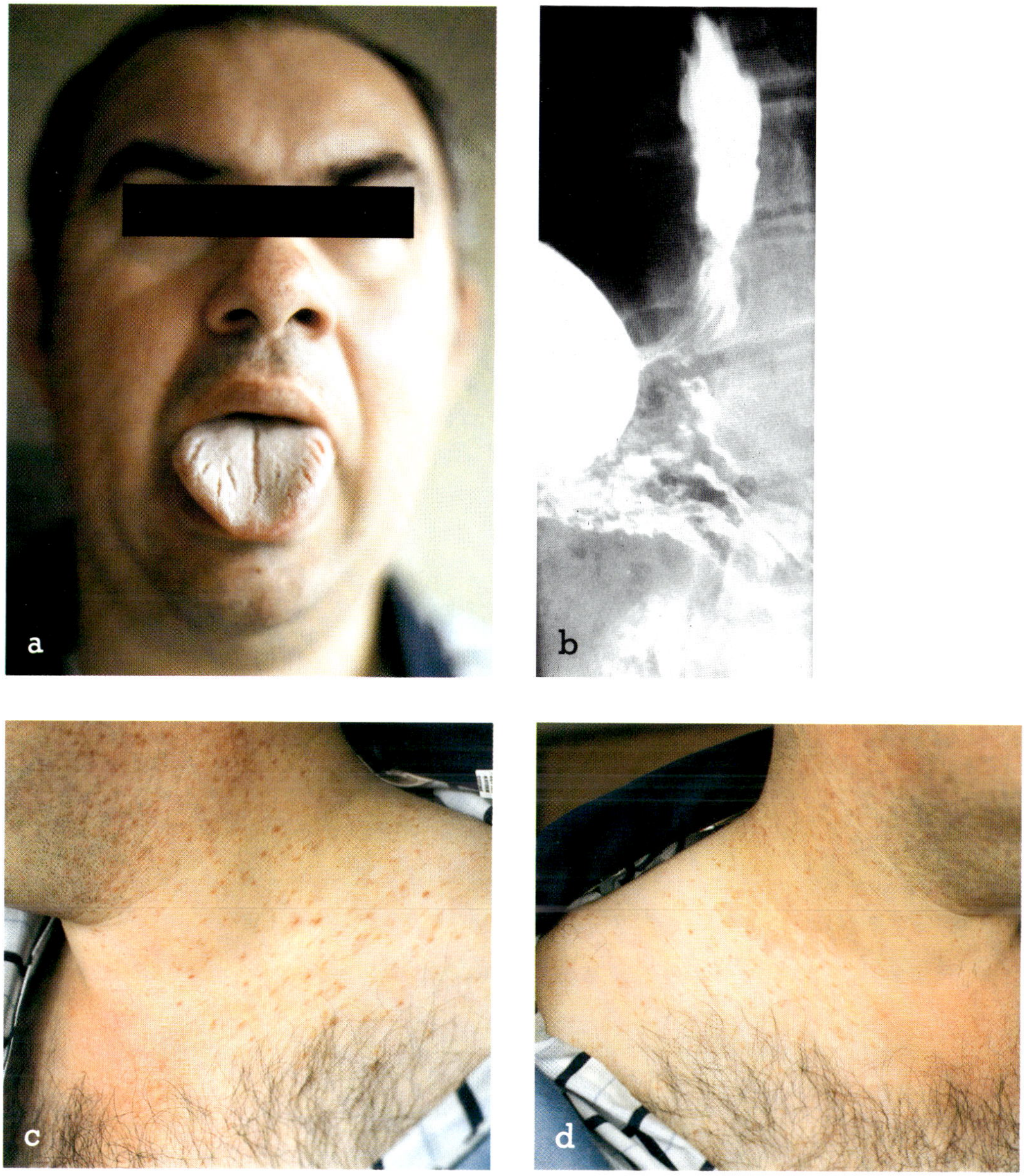

Abb. 34 Bismutum subnitricum D12-D30; a typisches Zungenbild, b Magen-Gleithernie, c und d Lichen pigmentosus vor und nach Behandlung.

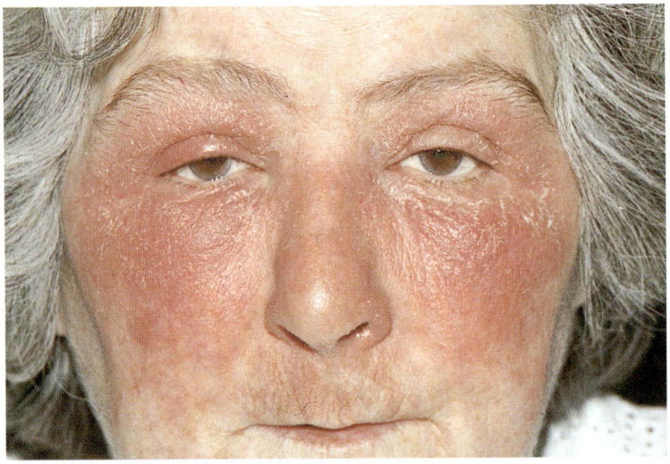

Abb. 35 Sulfurbild Gesichtserysipel.

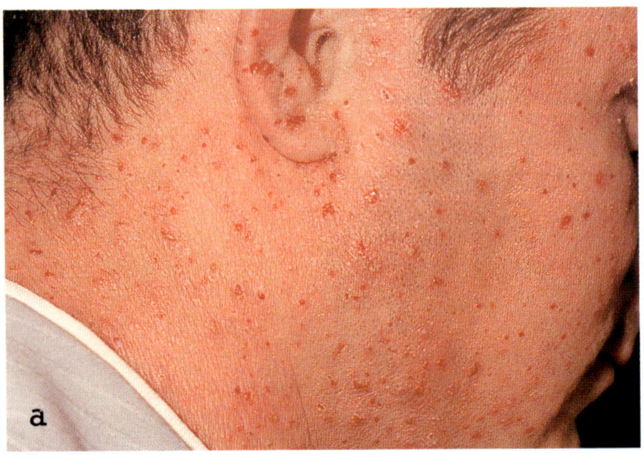

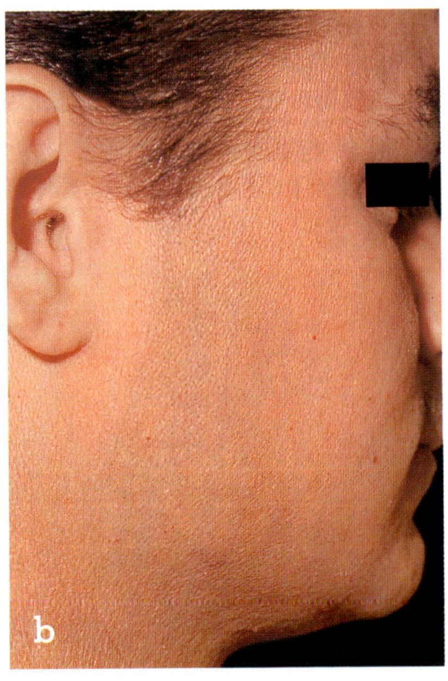

Abb. 36 Hepar-sulfuris-Bild Erythrodermie-Staphylokokkeninfektion. (Quelle: Körfgen/Zimmermann: Hautkrankheiten und ihre biologische Behandlung, S. 179, Haug-Verlag, Heidelberg 1967.)

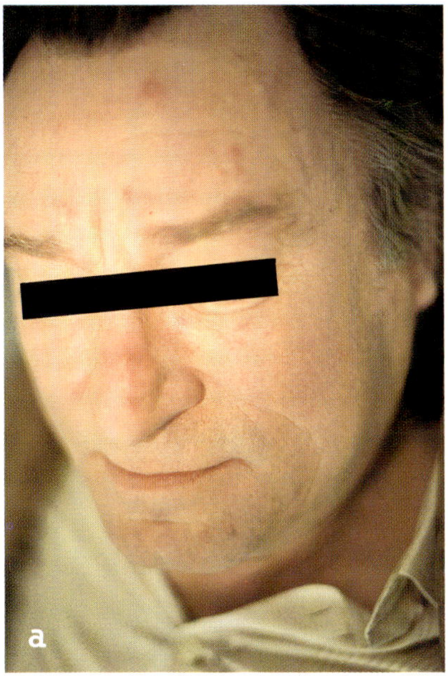

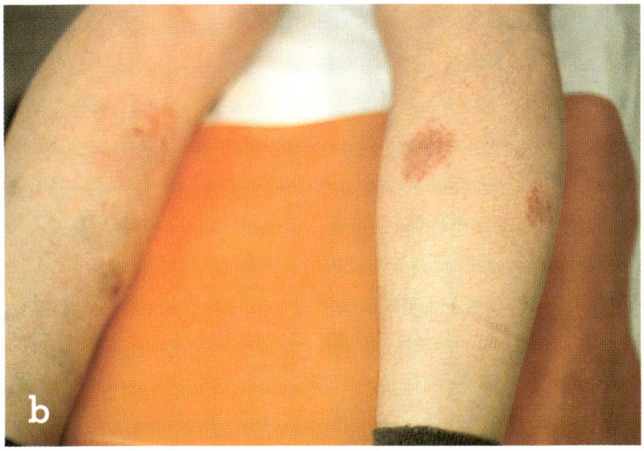

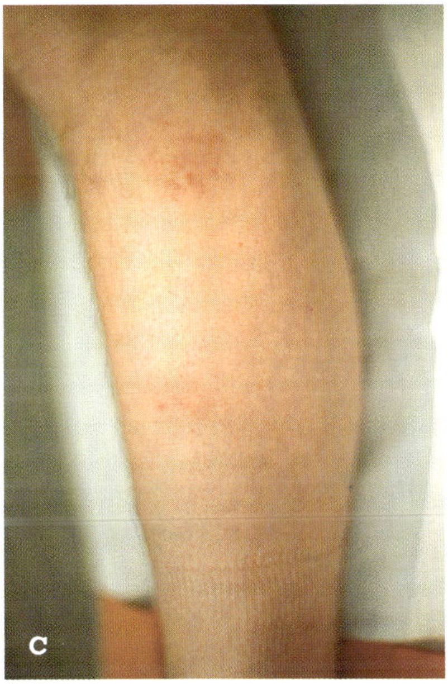

Abb. 37 Hepar-sulfuris-Beispiel; a Akneiformes Exanthem, b vor und c nach Behandlung.

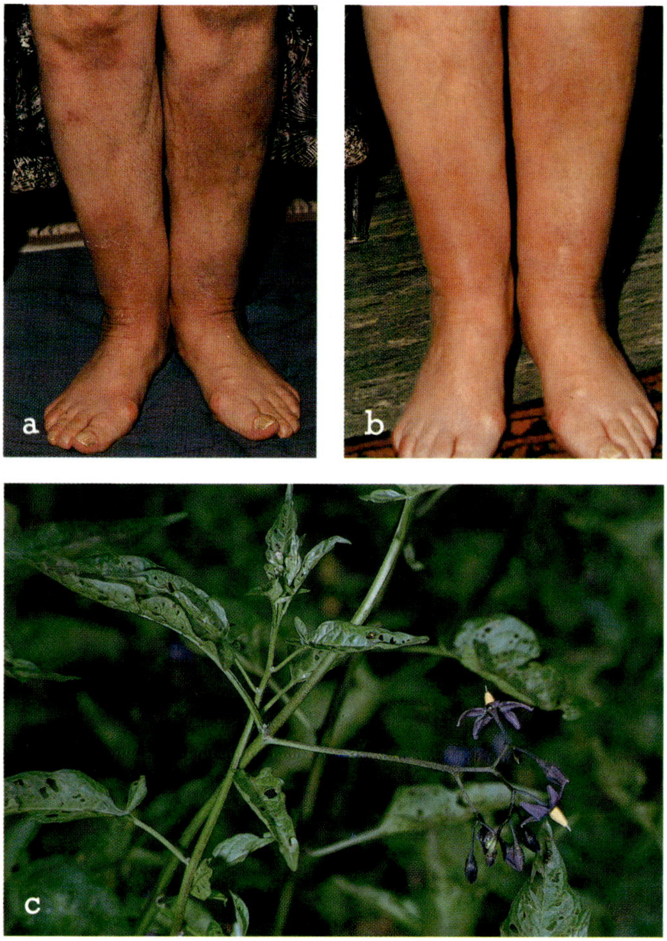

Abb. 38 Erythema nodosum Dulcamara-Beispiel; a vor und b nach Behandlung, c Bittersüßer Nachtschatten. (Quelle der Abb 38 a und b: Körfgen/Zimmermann: Hautkrankheiten und ihre biologische Behandlung, S. 147, Haug-Verlag, Heidelberg 1967.)

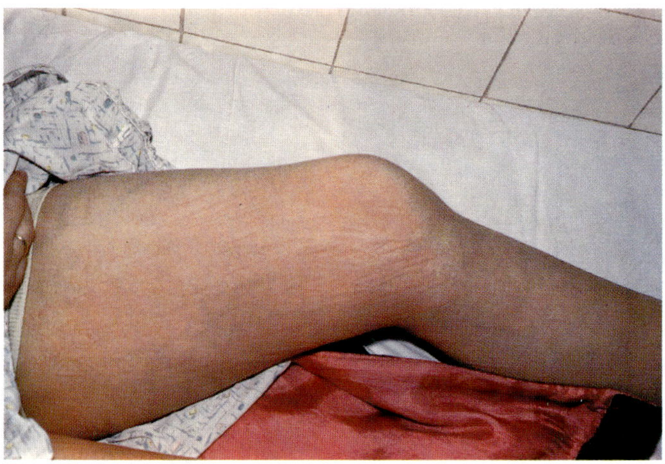

Abb. 39 Wiesendermatitis Belladonna-Fall.

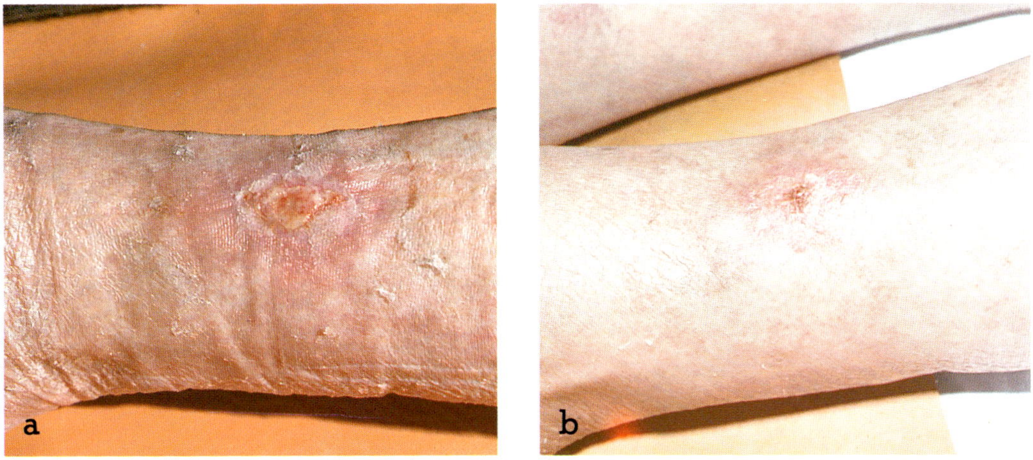

Abb. 40 Variköses Ekzem; a vor und b nach Behandlung mit Pulsatilla.

Abb. 41 Nervale Bezüge zum Capsicumbild.

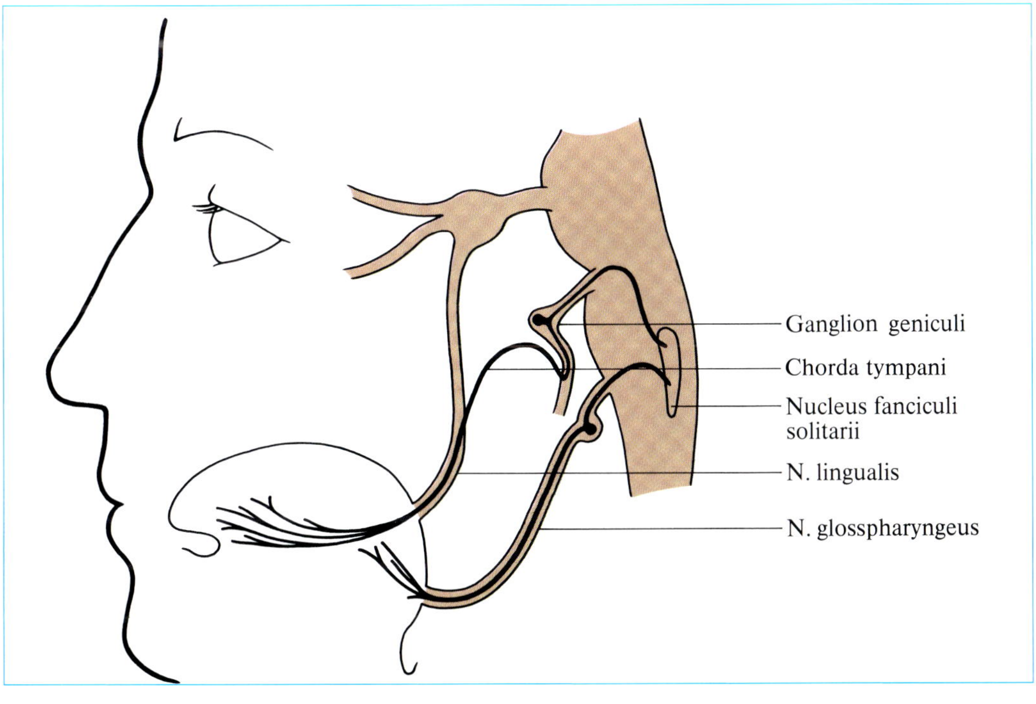

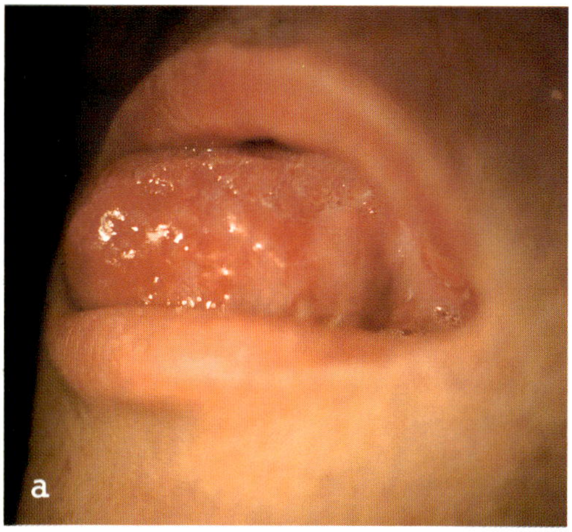

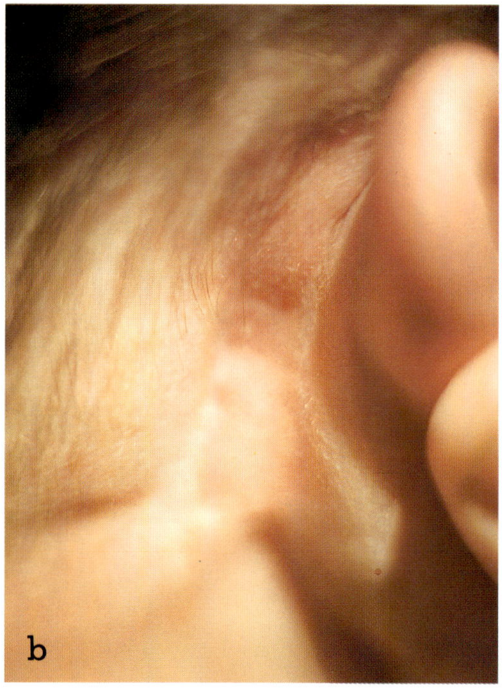

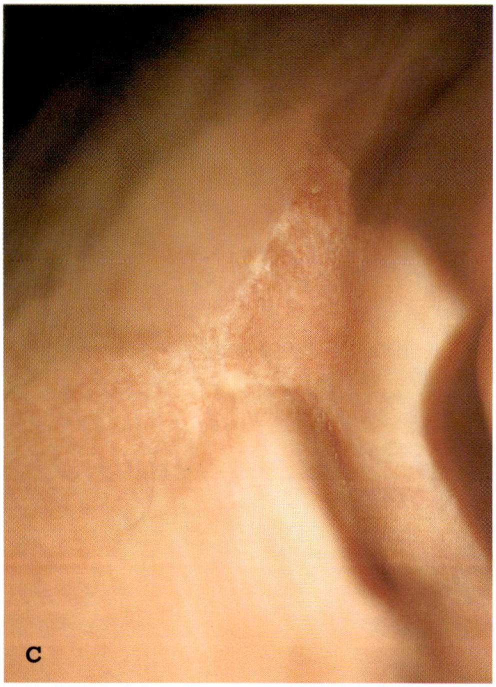

Abb. 42 Glossitis und Ohrekzem – Capsicumbeispiel; a Zungenbild, b Ohrekzem vor und c nach Behandlung (Narbenekzem).

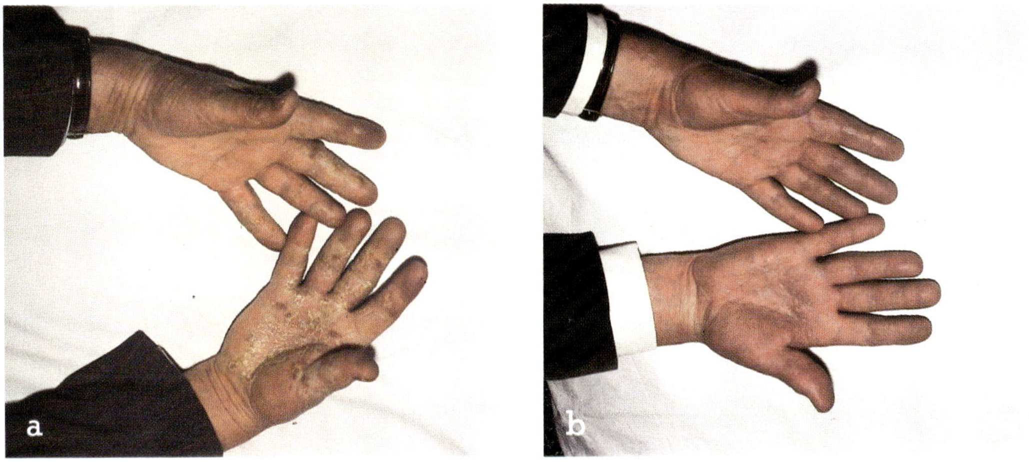

Abb. 43 Kontaktallergie auf Insektizide; a vor, b nach Behandlung mit Rhus toxicodendron D12. (Quelle: Körfgen/Zimmermann: Hautkrankheiten und ihre biologische Behandlung, S. 194, Haug-Verlag, Heidelberg 1967.)

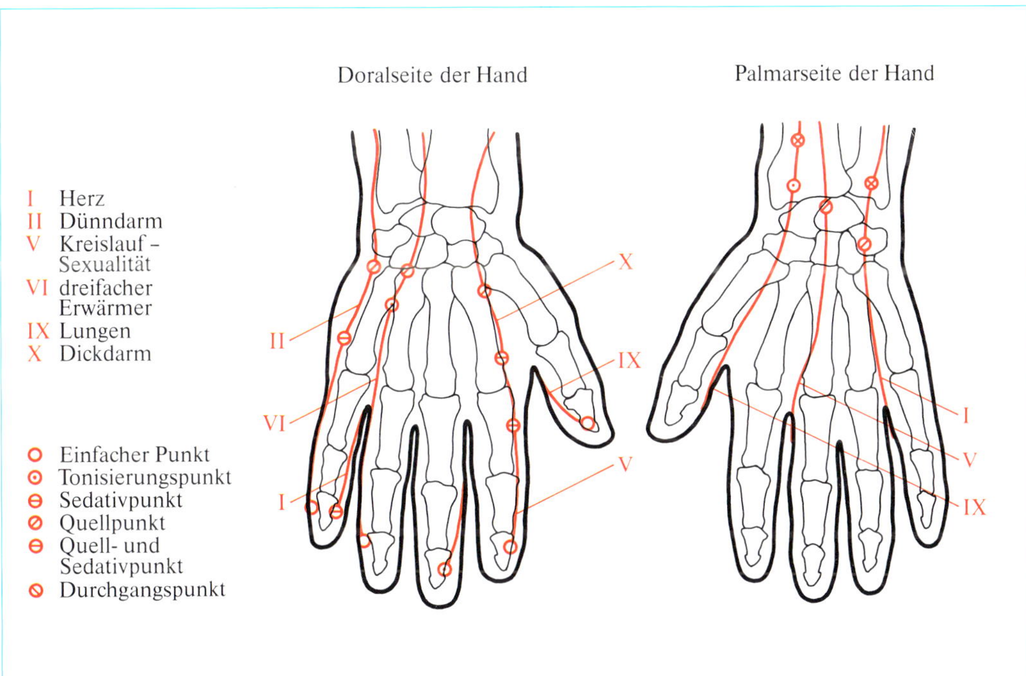

Abb. 44 Akupunkturlinien der Hand. (Quelle: De la Fuye/Schmidt: Die moderne Akupunktur, Hippokrates, Stuttgart 1952.)

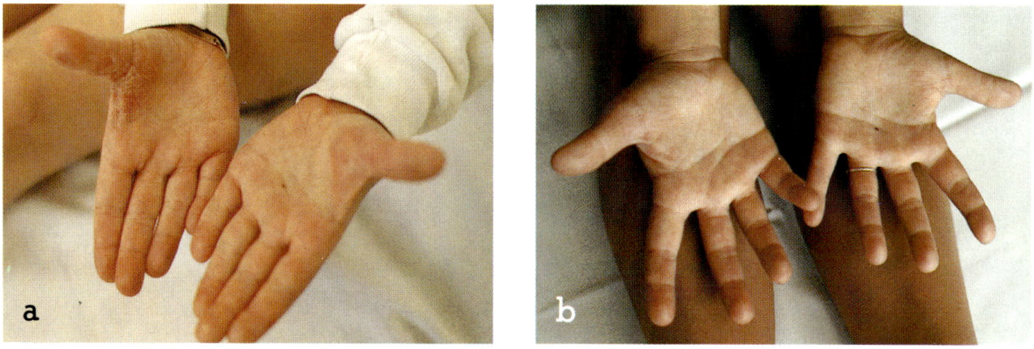

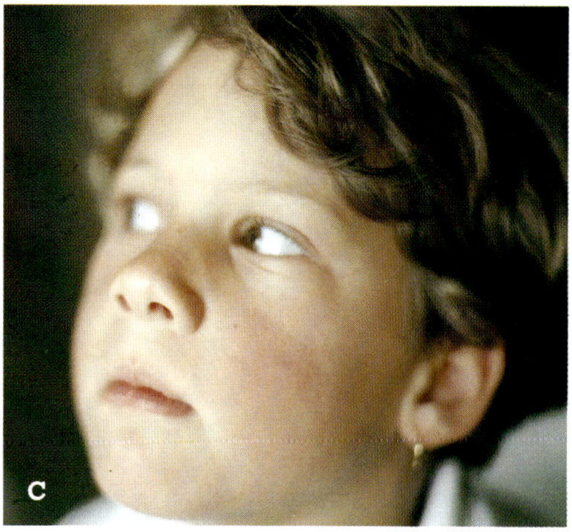

Abb. 45 Handekzem nach Antibiotikabehandlung eines Ohreninfekts. Man beachte die Blauskleren des Calciumtypus (Calcium phosph. 6. LM und Nosode); a vor und b nach Behandlung, c Typusbild.

Abb. 46 Dermatitis vesiculosa; a vor und b nach Behandlung mit Natrium mur. 6. LM:

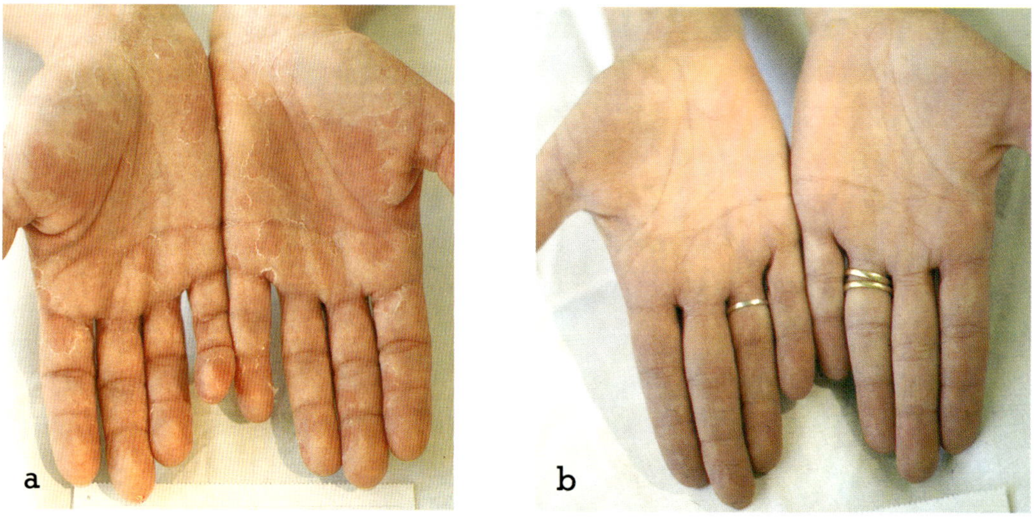

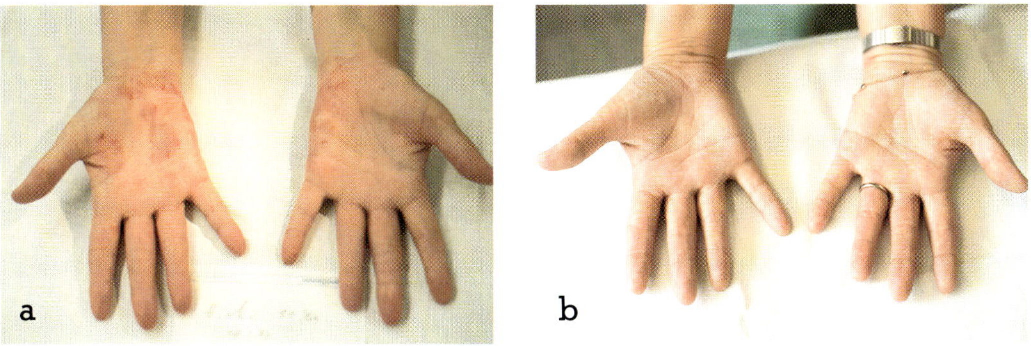

Abb. 47 Handekzem bei chronischem Stoffwechselleiden, a vor und b nach Behandlung mit Natrium sulf. 6. LM.

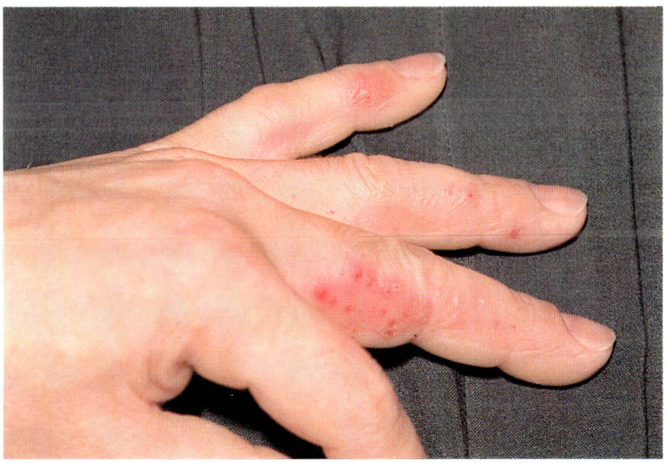

Abb. 48 Interdigitalekzem bei Ulcus duodeni; Anacardium 6. LM.

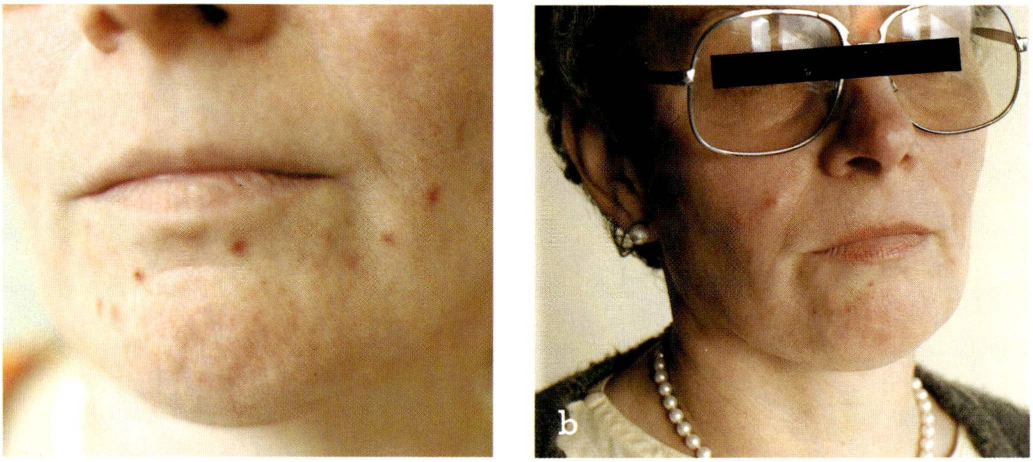

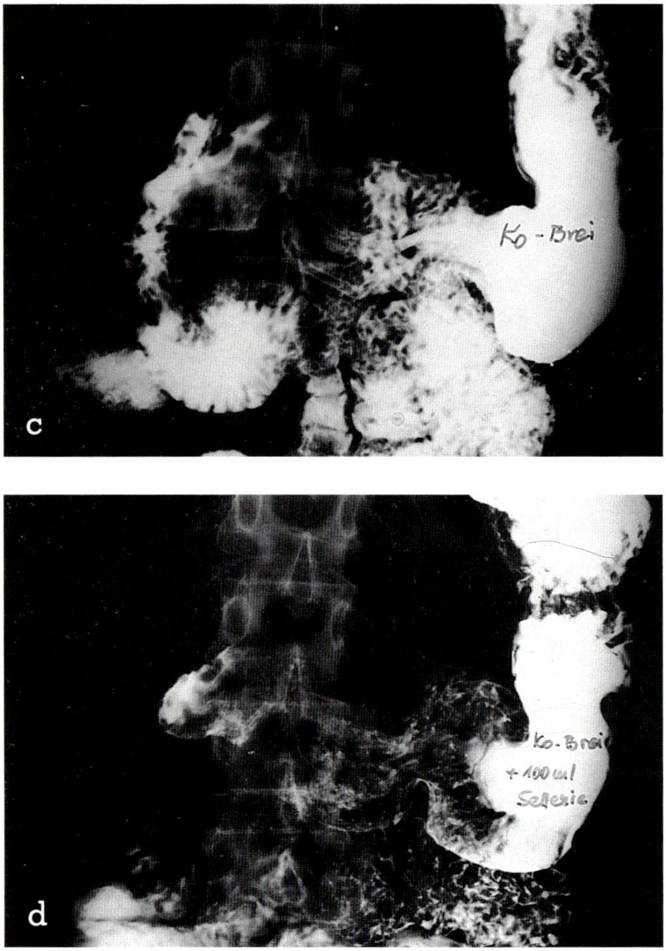

Abb. 49 Periorales Exanthem bei Sellerie-Allergie als Möglichkeit der Desensibilisierung; a vor und b nach Behandlung mit Cicuta virosa (D4 bis D12). Nutritiver Test im Röntgenbild: c mit Kontrastbrei, d Kontrastbrei + 100 ml Sellerie.

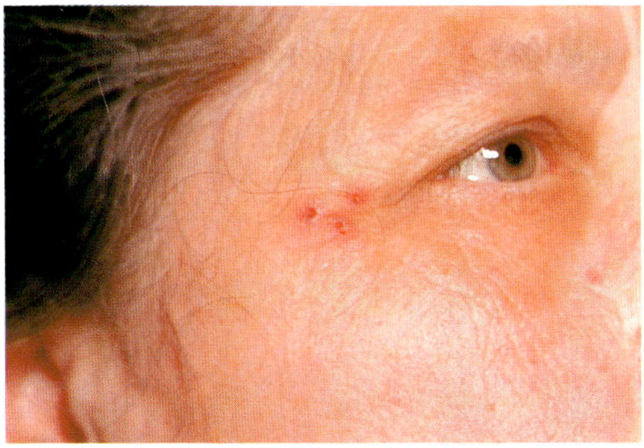

Abb. 50 Herpes im periorbitalen Trigeminus-Bereich, Capsicumbild.

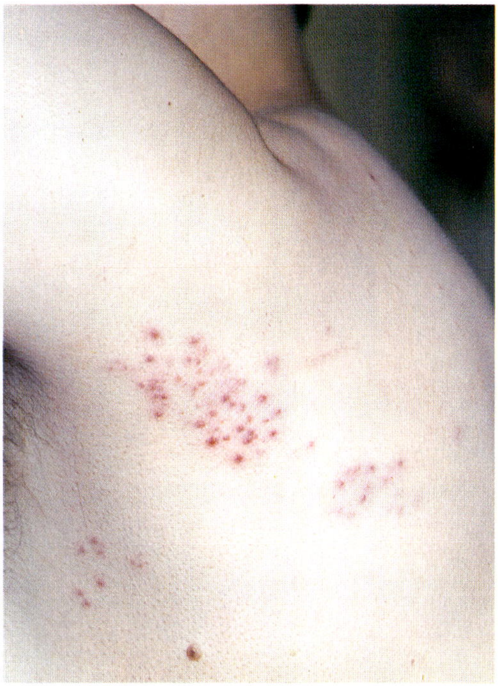

Abb. 51 Herpes zoster behandelt mit Hura D12.

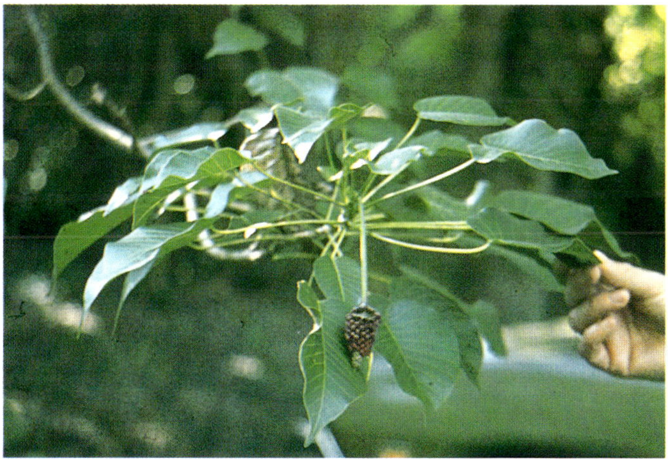

Abb. 52 Hura brasiliensis.

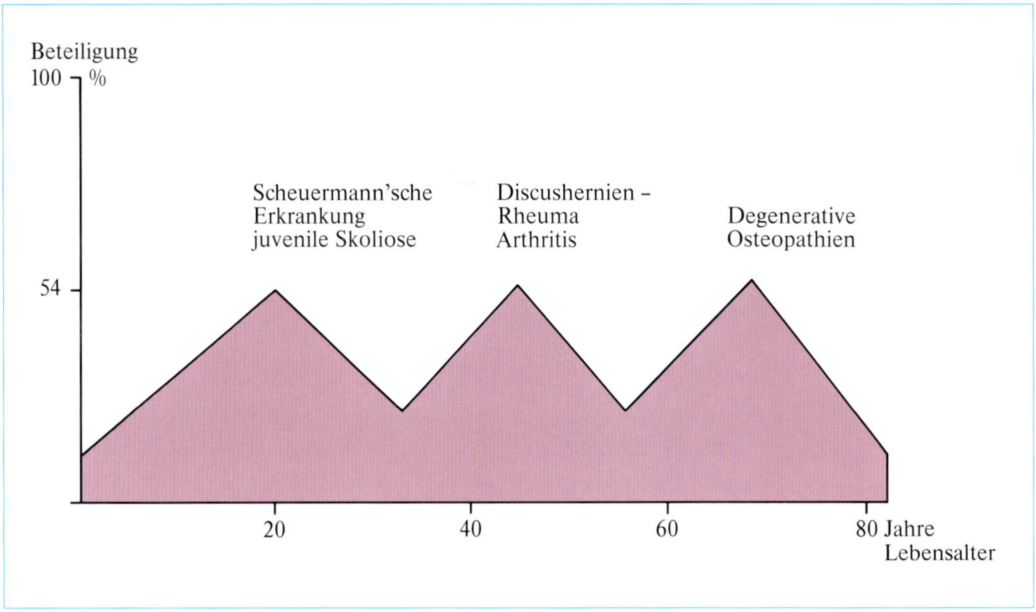

Abb. 53 Altersverteilung der Wirbelsäulenschäden (grob-schematisch).

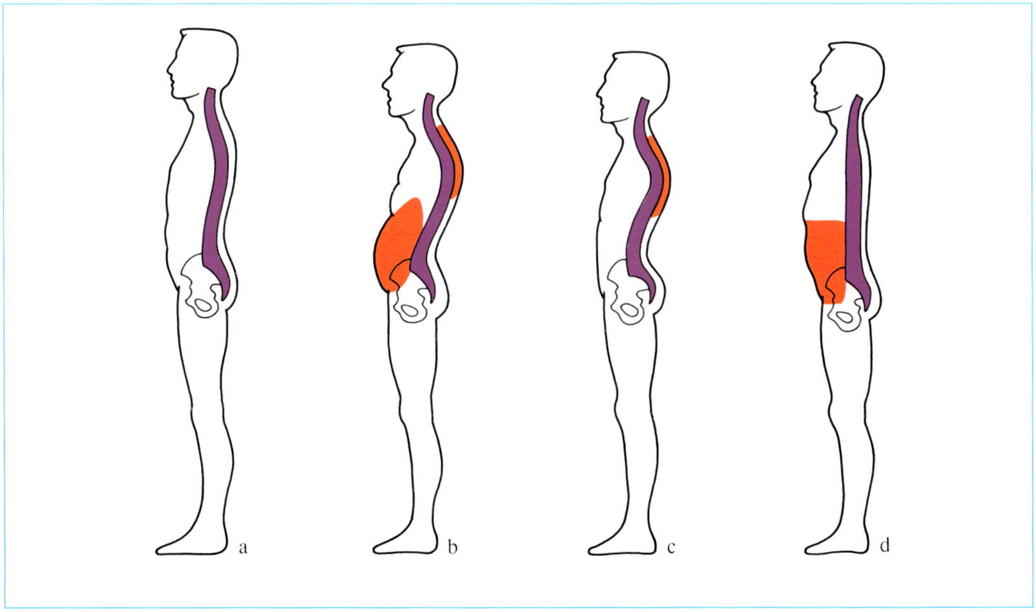

Abb. 54 Die alltäglichen Haltungsfehler.

Literaturverzeichnis

Aschner, Bernhard: Technik der Konstitutionstherapie. 3. Aufl., Haug-Verlag, Ulm 1952.

Bopp, K. Ph.: Physikalische Medizin und Rehabilitation 19, 6 (1978)

Buchborn, Eberhard: Verhandlungen der Deutschen Gesellschaft für Innere Medizin 86 (1984).

Buchborn, Eberhard: Erfahrung in der Medizin. Münch. Med. Wschr. 125, 10 (1983).

Buchborn, Eberhard: Medizin ohne Diagnose. Der Internist 16, 61–68 (1975).

Burger, Max: Die Hand des Kranken. Lehmanns Verlag, München 1956.

Carus, Karl Gustav: Symbolik der menschlichen Gestaltung. Wiss. Buchgesellschaft, Darmstadt 1962.

Czerny, A.: Sammlung klinischer Vorlesungen über Kinderheilkunde, Leipzig 1942.

Dingfelder, Hermann: Deutsche Homöop. Mtschr., 10 (1955).

Ensinger, Theo: Unterdrückung bei der Kentschen Arzneimittellehre. Klass. Homöopathie 3. 122–128 (1968).

Gebhardt, Karl-Heinz: Beweisbare Homöopathie. Haug-Verlag, Heidelberg 1980.

Glanzmann, E.: Lehrbuch der Pädiatrie. Schwabe-Verlag, Basel 1952.

Grauvogel, Eduard v.: Die Grundgesetze der Physiologie, Pathologie und Homöopathischen Therapie. Korn-Verlag, Nürnberg 1860.

Gross, Rudolf: Allopathie-Homöopathie. Dtsch. Ärzteblatt, 32 (1981).

Haas, Adolf: Das stammesgeschichtliche Werden des Menschen. Herder-Verlag, Freiburg 1959.

Haehl, Richard: Gynaekologie und Homöopathie. Hippokrates-Verlag, Stuttgart 1935.

Hackl, Monica: Als-Ob-Symptome in der Homöopathie. Johann-Sonntag-Verlag, Regensburg 1986.

Hahnemann, Samuel: Organon der Heilkunst. 6. Aufl., Haug-Verlag, Heidelberg-Ulm 1950.

Hahnemann, Samuel: Reine Arzneimittellehre. Haug-Verlag (Nachdruck), 1950.
Hahnemann, Samuel: Die chronischen Krankheiten. Haug-Verlag (Nachdruck), Ulm 1956.
Hansen, Karl: Allergie. Thieme-Verlag, Stuttgart 1949.
Heyer, G. R.: Vom Kraftfeld der Seele. E. Klett-Verlag, Stuttgart 1949.
Hirscherl, Bernhard: Der Homöopathische Arzneischatz. Fleischer-Verlag, Leipzig 1887.
Hoff, Ferdinand: Behandlung innerer Krankheiten. Thieme-Verlag, Stuttgart 1954.
Hoffmann, Thomas: Neuere wissenschaftliche Hinweise für eine Wirksamkeit homöopathischer Hochpotenzen. Dissertation Nürnberg-Würzburg Okt. 1986.
Jakob, Johann: Die Grundlagen unserer naturwissenschaftlichen Erkenntnisse. Büchergilde Gutenberg, Zürich 1948.
Jacob, Wolfgang: Medizinische Anthropologie im 19. Jahrhundert. Beiträge aus der allgemeinen Medizin, 20. Heft. Ferdinand-Enke-Verlag, Stuttgart 1967.
Jores, Arthur: Vom kranken Menschen. Thieme-Verlag, Stuttgart 1960.
Julian, Otto: Materia Medica der Nosoden. Haug-Verlag, Heidelberg 1960.
Jung, C. G.: Der Mensch und seine Symbole. Walter-Verlag, Freiburg 1980.
Kent, J.: Kent's Repertorium. Übersetzt und herausgegeben von G. v. Keller, Künzli v. Fimelsberg, Bd. I–III, Haug-Verlag, Ulm 1961.
Klages, Ludwig: Grundlegung einer Wissenschaft vom Ausdruck. Bouvier-Verlag, Bonn 1972.
Kröner-Gisevius: Handbuch der homöopathischen Heillehre. Behr-Verlag, Berlin 1908.
Leeser, Otto: Grundlagen der Heilkunst. 3. Aufl., Haug-Verlag, Heidelberg 1963.
Leeser, Otto und Janner, Karl: Archiv für Homöopathie. Band I, Hippokrates-Verlag, Stuttgart 1953.
Lersch, Philipp: Gesicht und Seele. E. Reinhardt-Verlag, München 1951.
Lüderitz, B.: Therapie der Herzrhythmusstörungen. Springer-Verlag, Berlin 1987.
Lutterotti, M. v.: Stoffwechsel bei Osteogenesis., Z. Gesamte Inn. Med., 236 (1949)
Mezger, Julius: Gesichtete homöopathische Arzneimittellehre. Bd. I und II, Haug-Verlag, Heidelberg 1977.
Mössinger, Paul: Homöopathie heute. Allgem. Homöop. Zeitschr. 1 (1980) und 6 (1981).
Monnier, M.: Pathophysiologie des Vegetativen Nervensystems. Bd. I und II, Hippokrates-Verlag, Stuttgart 1963.
Panse, F.: Angst und Schreck. Thieme-Verlag, Stuttgart 1963.
Planer, R.: Lehrbuch der homöopathischen Therapie. Verlag Dr. Schwabe, Leipzig 1931.
Popp, F. A.: Allgem. Homöop. Zeitschr. 2, 46 (1978); 3, 93 (1978).
Popp, F. A.: Ärztezeitschrift für Naturheilverfahren 3, 115 (1982).
Rabe, Hans: Die Bedeutung der Homöopathie für die ärztliche Praxis. Hippokrates-Verlag, Stuttgart 1938.
Rademacher, Johann Gottfried: Erfahrungsheillehre, 3. Aufl., Neudruck, Karl-Rohm-Verlag, Lorch/Wttbg. 1939.
Ritter, Hans: Die Behandlung der Herz- und Gefäßkrankheiten. Haug-Verlag, Saulgau 1947.
Ritter, Hans: Homöopathie als Ergänzungstherapie. Hippokrates-Verlag, Stuttgart 1954.
Rückert, Th. J.: Klinische Erfahrungen in der Homöopathie. Bd. I–IV, Verlag O. Pufürst, Leipzig 1961.
Schmidt, G.: Giftspinnen und ihre Gifte. Med. Welt 35, 675 (1984).
Schönebeck, Otto: Handbuch der Homöopathischen Heillehre. Bd. II, Kröner-Grisevius 484 ff., B. Behrs-Verlag, Berlin 1908.
Starck, D.: Embryologie, 2. Aufl., Thieme-Verlag, Stuttgart 1982.
Stauffer, Karl: Homöopathie. 5. Aufl., 1965 neu bearbeitet v. W. Zimmermann, Johann-Sonntag-Verlag, Regensburg 1965.
Staib, J.: Spurenelemente. Schattauer-Verlag, Stuttgart 1982.

Tischner, Rudolf: Vorläufer der Homöopathie. 1. Teil, Schwabe-Verlag, Leipzig 1932.
Tournier, Paul: Krankheit und Lebensprobleme. Benno-Schwabe-Verlag, Basel 1941.
Vannier, L.: Les Tuberculiniques, Doin Precis de. Mat. Med. Homöopathique-Verlag, Paris 1958.
Walter, H.: Grundriß der Anthropologie. BLV-Verlag, München 1970.
Zilch, Max-Josef: Lymphsystem und Lymphatismus. J A. Barth-Verlag, München 1963.
Zimmermann, Walther und Körfgen, Quido: Hautkrankheiten und ihre biologische Behandlung. Haug-Verlag, Heidelberg 1967.
Zimmermann, Walther: Homöopathie der Hautkrankheiten. 2. Aufl., Johann-Sonntag-Verlag, Regensburg 1986.
Zimmermann, Walther: Studie der Capsicumbildung, Allg. Homöop. Ztschr. 208, 515–522 (1963).
Zimmermann, Walther: Homöopathische Arzneitherapie. 5. Aufl., Johann-Sonntag-Verlag, Regensburg 1990.
Zimmermann, Walther: Grenzen und Möglichkeiten der Naturheilweisen. Johann-Sonntag-Verlag, Regensburg 1985.
Zimmermann, Walther und Czallner, H.: Homöopathie und verwandte Arzneibehandlungen. Deutscher Apothekerverlag, Stuttgart 1985.
Zimmermann, Walther: Der Schwindel und seine homöopathische Behandlung. Allgemeine homöop. Ztschr. 212, 10 (1967).
Zimmermann, Walther: Der Lymphatismus und seine Funktionskreise. Erfahrungsheilkunde 12, 384 (1967).
Zimmermann, Walther: Herzrhythmusstörungen und Homöopathie. Klass. Homöop. Bd. VII, 2 (1963).
Zimmermann, Walther: Consilium Cedip Naturheilweisen. 5. Aufl., Cedip Verlag, München 1990.